高职高专药学类专业"十三五"规划教材

生药学

SHENGYAOXUE

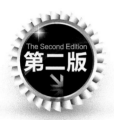

The Second Edition
第二版

王苏丽　刘灿仿　主编

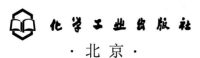

化学工业出版社

·北京·

《生药学》（第二版）分总论、各论及生药鉴定技能训练 3 部分。共收载生药 318 种，其中植物药 275 种、动物药 33 种、矿物药 10 种。书中涉及的理化鉴别及成分含量测定中使用的检测方法均依据《中华人民共和国药典》（2015 年版）。生药鉴定技能训练部分共设计了 18 个实训项目。本教材在每章前均设有学习目标，章后附有目标检测，供学生自学及同步自我测试。正文中灵活穿插了与生药相关的真实案例、知识链接等。每种生药均配有彩色照片，重点生药附有组织及粉末显微结构图片，突出了实用性，增强了可读性，体现了职业教育教材的特色。

本书适用于医药卫生类高职高专院校药学、制药、医药营销、中药学等相关专业师生，亦可作为函授、自学、执业药师考试及药检人员的参考用书。

图书在版编目（CIP）数据

生药学/王苏丽，刘灿仿主编. —2 版. —北京：化学
工业出版社，2017.12（2023.9重印）
高职高专药学类专业"十三五"规划教材
ISBN 978-7-122-30877-1

Ⅰ.①生… Ⅱ.①王… ②刘… Ⅲ.①生药学-高等
职业教育-教材 Ⅳ.①R93

中国版本图书馆 CIP 数据核字（2017）第 261795 号

责任编辑：迟　蕾　章梦婕　李植峰　　　　　装帧设计：王晓宇
责任校对：边　涛

出版发行：化学工业出版社（北京市东城区青年湖南街 13 号　邮政编码 100011）
印　　装：北京建宏印刷有限公司
787mm×1092mm　1/16　印张 21¼　字数 564 千字　2023 年 9 月北京第 2 版第 3 次印刷

购书咨询：010-64518888　　　　　　　　售后服务：010-64518899
网　　址：http://www.cip.com.cn
凡购买本书，如有缺损质量问题，本社销售中心负责调换。

定　　价：79.00 元　　　　　　　　　　　　　　版权所有　违者必究

《生药学》（第二版）编写人员

主　编　王苏丽　刘灿仿

副主编　王立娟　敬小莉　闫　欣

编　者　（按照姓名笔画顺序排列）

王立娟（齐鲁医药学院）

王苏丽（山东中医药高等专科学校）

牛林徽（南阳医学高等专科学校）

刘灿仿（邢台医学高等专科学校）

闫　欣（河南医学高等专科学校）

张　俊（乐山职业技术学院）

屈云飞（通辽职业学院）

敬小莉（达州职业技术学院）

魏国栋（山东中医药高等专科学校）

本教材是依据教育部推行的高等院校教学改革工作精神，从高等职业教育的定位出发，以培养高素质应用型人才为目标，由高等医药院校教师及行业企业专家共同编写。教材结构及内容紧扣职业特点，以满足药品生产、流通、检验及药事管理工作能力为主线，与现行国家药品标准及国家职业标准相统一，与药用植物学、天然药物化学等相关课程内容相衔接。

本教材在每章前均有学习目标，章后附有目标检测，供学生自学及同步自我测试。正文中穿插了与生药相关的真实案例、知识链接等，增强了教材的可读性和趣味性。每种生药均配有彩色照片，重点生药附有组织及粉末显微结构图片，共计 352 幅，突出了实用性，体现了职业教育教材的特色。主要读者对象为全国医药卫生类高等院校药学、制药、医药营销、中药学等相关专业师生，亦可作为函授、自学、执业药师考试及药检人员的参考用书。

本教材分总论、各论及生药鉴定技能训练 3 部分。总论部分共 6 章，概述了生药学的含义、任务及发展简史；介绍了生药的分类与记载、资源、采收、加工、贮藏、中药材的炮制及鉴定的基本知识。各论部分按植物、动物及矿物类生药顺序共分为 12 章，介绍常用生药的来源、产地与采制、成分、性状、显微特征及理化鉴别、药理作用、性味与功能、伪劣品等内容。共收载生药 318 种，其中植物药 275 种、动物药 33 种、矿物药 10 种。教材中涉及的理化鉴别及成分含量测定中使用的检测方法均依据《中华人民共和国药典》（2015年版）。生药鉴定技能训练部分共设计了 18 个实训项目。

本教材的编写人员及编写分工如下：王苏丽（第一章至第四章），敬小莉（第五章、第六章、第十四章至第十六章、实训一、实训十六），王立娟（第七章根及根茎类生药概述至北沙参、实训二至实训四），闫欣（第七章龙胆至白及、实训五），张俊（第八章、第九章、实训六至实训八），魏国栋（第十章、第十一章、第十八章、实训九至实训十一、实训十八，以及稿件的整理与校对），刘灿仿（第十二章、实训十二、实训十三），牛林徽（第十三章、实训十四、实训十五），屈云飞（第十七章，实训十七）。

本教材在编写过程中，得到了各参编院校及部分药检机构的大力支持和帮助，山东中医药高等专科学校崔维响、滨州药品检验所贾善学主任药师参与了教材插图的制作，在此一并表示衷心的感谢。

　　由于编者水平所限，书中难免有疏漏和不妥之处，敬请读者提出宝贵意见，以便进一步修订和完善。

编者

2017 年 9 月

　　本教材依据教育部推行的高等院校教学改革工作精神，从高等职业教育的定位出发，以培养高素质应用型人才为目标，由化学工业出版社组织部分医药类高等院校教师及行业企业专家共同编写。教材结构及内容紧扣职业特点，以满足药物流通、药品检验及药事管理工作能力为主线，与现行国家药品标准及国家职业标准相统一，与《药用植物学》、《天然药物化学》等相关课程内容相衔接。本教材主要读者对象为全国医药卫生类高等院校药学、制药、医药营销、中药学等相关专业师生，亦可作为函授、自学、执业药师考试及药检人员的参考用书。

　　本教材分总论、植物类生药、动物类生药、矿物类生药及生药鉴定技能训练5篇。总论部分共6章，概述了生药学的含义、任务及发展简史；介绍了生药的分类、资源、采收、加工、贮藏、中药材的炮制及鉴定的基本知识。植物、动物及矿物类生药篇共分为12章，介绍常用生药的来源、产地与采制、化学成分、性状、显微及理化鉴别特征、药理作用、性味与功能、伪劣品等内容。共收载生药318种，其中植物药276种，动物药34种，矿物药8种。教材中涉及的理化鉴别及成分含量中使用的检测方法均依据《中华人民共和国药典》(2010年版)。生药鉴定技能训练部分共收载18个实训项目。

　　本教材在每章前均有学习目标，章后附有目标检测，供学生自学及同步自我测试。正文中灵活穿插了与生药相关的真实案例、知识链接等。每种生药均配有彩色照片，重点生药附有组织及粉末显微结构图片，共计352幅，突出了实用性，增强了可读性，体现了职业教育教材的特色。

　　本教材的编写人员及编写分工如下：王苏丽（第一章至第四章），李建树（第五章、第六章、实训一），庆兆（第七章根及根茎类生药概述至白蔹、实训二、实训三），刘芳（第七章人参至天花粉、实训四），吕文龙（第七章桔梗至白及、实训五），鞠康（第八章、第九章、实训六至实训八），刘文兰（第十章、第十一章、实训九至实训十一），刘灿仿（第十二章、实训十二、实训十三），李雪莹（第十三章、实训十四、实训十五），敬小莉（第十四章至第十六章、实训十六），易东阳（第十七章，实训十七），吴君（第十八章，实训十八）。

本教材在编写过程中，得到了各参编院校及山东省部分药品检验机构的大力支持和帮助，山东中医药高等专科学校崔维响、李雪莹，滨州药品检验所贾善学主任药师，文登职业中等专科学校 2010 级姜笑彦参与教材插图的制作，李雪莹、吴君协助完成稿件的整理和校对工作，在此一并表示衷心的感谢。

由于编者水平所限，书中难免有疏漏和不妥之处，敬请读者提出宝贵意见，以便进一步修订和完善。

编者

2013 年 3 月

目录

第一篇 总 论

第一章 绪论

【学习目标】 ………………………………………………………………………… 2
第一节 生药学的含义和任务 …………………………………………………… 2
一、生药学的含义 ………………………………………………………………… 2
二、生药学的任务 ………………………………………………………………… 3
第二节 生药学发展简史 ………………………………………………………… 4
一、生药学的起源 ………………………………………………………………… 4
二、生药学的发展 ………………………………………………………………… 6
【目标检测】 ………………………………………………………………………… 8

第二章 生药的分类与记载

【学习目标】 ………………………………………………………………………… 9
第一节 生药的分类 ……………………………………………………………… 9
第二节 生药的记载 ……………………………………………………………… 10
一、记载项目 ……………………………………………………………………… 10
二、生药的拉丁名 ………………………………………………………………… 11
【目标检测】 ………………………………………………………………………… 11

第三章 生药的资源

【学习目标】 ………………………………………………………………………… 13
第一节 我国生药资源概况 ……………………………………………………… 13
第二节 生药资源的开发、利用与保护 ………………………………………… 14
一、生药资源的开发 ……………………………………………………………… 14
二、生药资源的利用 ……………………………………………………………… 15
三、生药资源的保护 ……………………………………………………………… 15
【目标检测】 ………………………………………………………………………… 17

第四章 生药的采收、加工与贮藏

【学习目标】 ………………………………………………………………………… 18

第一节　生药的采收 ……………………………………… 18
　一、传统的生药采收原则 ………………………………… 18
　二、现代的生药采收原则 ………………………………… 19
第二节　生药的产地加工 ………………………………… 19
第三节　生药的贮藏 ……………………………………… 20
　一、虫蛀及其防治 ……………………………………… 20
　二、霉变及其防治 ……………………………………… 20
　三、泛油及其防治 ……………………………………… 20
　四、变色及其防治 ……………………………………… 21
【目标检测】 ……………………………………………… 21

第五章　中药材的炮制

【学习目标】 ……………………………………………… 22
第一节　中药材炮制的发展概况 ………………………… 22
第二节　中药材炮制的目的 ……………………………… 23
　一、纯净药材，利于贮藏 ……………………………… 23
　二、降低或消除药物的毒性或副作用 ………………… 23
　三、提高疗效 …………………………………………… 23
　四、缓和或改变药性 …………………………………… 23
　五、便于调剂和制剂 …………………………………… 23
　六、除臭矫味，便于服用 ……………………………… 24
第三节　中药材炮制的方法 ……………………………… 24
　一、净制 ………………………………………………… 24
　二、切制 ………………………………………………… 24
　三、炮炙 ………………………………………………… 24
　四、其他炮制方法 ……………………………………… 27
【目标检测】 ……………………………………………… 27

第六章　生药的鉴定

【学习目标】 ……………………………………………… 29
第一节　生药鉴定的依据 ………………………………… 29
　一、《中华人民共和国药典》 …………………………… 30
　二、局颁药品标准 ……………………………………… 30
　三、地方药品标准 ……………………………………… 31
第二节　生药鉴定的一般程序 …………………………… 31
　一、检品登记 …………………………………………… 31
　二、取样 ………………………………………………… 31
　三、鉴定 ………………………………………………… 31
　四、写出报告 …………………………………………… 32
第三节　生药鉴定的方法 ………………………………… 32
　一、来源鉴定 …………………………………………… 32

二、性状鉴定 32

三、显微鉴定 33

四、理化鉴定 35

【目标检测】 40

第二篇　各　论

第七章　根及根茎类生药

【学习目标】 42

第一节　根类生药 42

一、性状鉴定 42

二、显微鉴定 43

第二节　根茎类生药 43

一、性状鉴定 43

二、显微鉴定 44

狗脊 44

绵马贯众 45

细辛 47

大黄 48

何首乌 50

虎杖 52

牛膝 52

川牛膝 53

商陆 54

银柴胡 54

太子参 55

威灵仙 55

川乌 56

草乌 57

附子 58

白芍 59

黄连 60

防己 62

北豆根 63

乌药 64

延胡索 64

板蓝根 65

地榆 66

苦参 66

山豆根 67

葛根 68

甘草 ··· 69

黄芪 ··· 71

远志 ··· 73

甘遂 ··· 73

白蔹 ··· 74

人参 ··· 74

西洋参 ··· 77

三七 ··· 78

白芷 ··· 80

当归 ··· 81

独活 ··· 82

羌活 ··· 83

前胡 ··· 83

川芎 ··· 84

藁本 ··· 85

防风 ··· 86

柴胡 ··· 86

北沙参 ··· 88

龙胆 ··· 88

秦艽 ··· 90

白薇 ··· 91

徐长卿 ··· 91

紫草 ··· 92

丹参 ··· 93

黄芩 ··· 95

玄参 ··· 96

地黄 ··· 97

胡黄连 ··· 98

巴戟天 ··· 98

茜草 ··· 99

续断 ·· 100

甘松 ·· 100

天花粉 ·· 101

桔梗 ·· 102

党参 ·· 103

南沙参 ·· 104

木香 ·· 105

白术 ·· 106

苍术 ·· 108

紫菀 ·· 108

三棱 ·· 109

泽泻 ·· 110

香附 ·· 111

天南星 ·· 112

半夏 ·· 113

石菖蒲 ·· 115

千年健 ·· 116

百部 ·· 116

川贝母 ·· 117

浙贝母 ·· 119

黄精 ·· 121

玉竹 ·· 121

天冬 ·· 121

麦冬 ·· 122

知母 ·· 123

山药 ·· 124

射干 ·· 125

莪术 ·· 125

姜黄 ·· 126

郁金 ·· 126

高良姜 ·· 127

天麻 ·· 127

白及 ·· 130

【目标检测】 ·· 130

第八章　茎木类生药

【学习目标】 ·· 132

第一节　茎类生药 ·· 132

一、性状鉴定 ·· 132

二、显微鉴定 ·· 132

第二节　木类生药 ·· 133

一、性状鉴定 ·· 133

二、显微鉴定 ·· 133

海风藤 ·· 133

木通 ·· 134

大血藤 ·· 135

苏木 ·· 136

鸡血藤 ·· 136

降香 ·· 137

皂角刺 ·· 137

沉香 ·· 138

通草 ·· 140

钩藤 ·· 140

【目标检测】 ·· 141

第九章　皮类生药

【学习目标】 ………………………………………………………………………… 142
一、性状鉴定 …………………………………………………………………… 142
二、显微鉴定 …………………………………………………………………… 143
桑白皮 ………………………………………………………………………… 143
牡丹皮 ………………………………………………………………………… 144
厚朴 …………………………………………………………………………… 145
肉桂 …………………………………………………………………………… 147
杜仲 …………………………………………………………………………… 149
黄柏 …………………………………………………………………………… 150
秦皮 …………………………………………………………………………… 151
香加皮 ………………………………………………………………………… 152
地骨皮 ………………………………………………………………………… 153
【目标检测】 ………………………………………………………………………… 154

第十章　叶类生药

【学习目标】 ………………………………………………………………………… 156
一、性状鉴定 …………………………………………………………………… 156
二、显微鉴定 …………………………………………………………………… 156
石韦 …………………………………………………………………………… 157
侧柏叶 ………………………………………………………………………… 158
淫羊藿 ………………………………………………………………………… 158
大青叶 ………………………………………………………………………… 159
枇杷叶 ………………………………………………………………………… 160
番泻叶 ………………………………………………………………………… 161
枸骨叶 ………………………………………………………………………… 162
罗布麻叶 ……………………………………………………………………… 163
紫苏叶 ………………………………………………………………………… 163
艾叶 …………………………………………………………………………… 164
【目标检测】 ………………………………………………………………………… 164

第十一章　花类生药

【学习目标】 ………………………………………………………………………… 166
一、性状鉴定 …………………………………………………………………… 166
二、显微鉴定 …………………………………………………………………… 166
辛夷 …………………………………………………………………………… 167
槐花 …………………………………………………………………………… 167
丁香 …………………………………………………………………………… 168
洋金花 ………………………………………………………………………… 170

金银花 171

款冬花 172

菊花 172

红花 173

蒲黄 175

西红花 176

谷精草 177

【目标检测】 177

第十二章　果实及种子类生药

【学习目标】 179

第一节　果实类生药 179

　一、性状鉴定 179

　二、显微鉴定 180

第二节　种子类生药 180

　一、性状鉴定 180

　二、显微鉴定 180

　　地肤子 181

　　五味子 181

　　肉豆蔻 182

　　葶苈子 183

　　木瓜 184

　　山楂 185

　　苦杏仁 185

　　桃仁 186

　　郁李仁 187

　　乌梅 188

　　金樱子 188

　　沙苑子 189

　　决明子 189

　　补骨脂 190

　　枳壳 191

　　陈皮 192

　　化橘红 193

　　吴茱萸 194

　　鸦胆子 195

　　川楝子 195

　　巴豆 196

　　酸枣仁 196

　　胖大海 198

　　使君子 198

　　诃子 199

小茴香 …………………………………………………………… 199

蛇床子 …………………………………………………………… 201

山茱萸 …………………………………………………………… 201

连翘 ……………………………………………………………… 202

女贞子 …………………………………………………………… 203

马钱子 …………………………………………………………… 203

菟丝子 …………………………………………………………… 204

蔓荆子 …………………………………………………………… 205

夏枯草 …………………………………………………………… 206

天仙子 …………………………………………………………… 206

枸杞子 …………………………………………………………… 207

栀子 ……………………………………………………………… 207

瓜蒌 ……………………………………………………………… 208

鹤虱 ……………………………………………………………… 209

牛蒡子 …………………………………………………………… 209

薏苡仁 …………………………………………………………… 210

槟榔 ……………………………………………………………… 210

砂仁 ……………………………………………………………… 212

草果 ……………………………………………………………… 214

豆蔻 ……………………………………………………………… 215

草豆蔻 …………………………………………………………… 215

益智 ……………………………………………………………… 216

【目标检测】 …………………………………………………… 216

第十三章　全草类生药

【学习目标】 …………………………………………………… 218

一、性状鉴定 …………………………………………………… 218

二、显微鉴定 …………………………………………………… 218

麻黄 ……………………………………………………………… 219

鱼腥草 …………………………………………………………… 221

仙鹤草 …………………………………………………………… 222

紫花地丁 ………………………………………………………… 223

金钱草 …………………………………………………………… 223

广藿香 …………………………………………………………… 225

半枝莲 …………………………………………………………… 227

荆芥 ……………………………………………………………… 227

益母草 …………………………………………………………… 228

薄荷 ……………………………………………………………… 229

肉苁蓉 …………………………………………………………… 231

锁阳 ……………………………………………………………… 232

穿心莲 …………………………………………………………… 232

车前草 …………………………………………………………… 234

　　　茵陈 ·· 235

　　　青蒿 ·· 236

　　　淡竹叶 ·· 237

　　　石斛 ·· 238

　【目标检测】 ·· 240

第十四章　藻菌类生药

　【学习目标】 ·· 241

　　一、藻类生药 ·· 241

　　二、菌类生药 ·· 241

　　　海藻 ·· 242

　　　冬虫夏草 ·· 242

　　　灵芝 ·· 244

　　　茯苓 ·· 245

　　　猪苓 ·· 246

　【目标检测】 ·· 247

第十五章　树脂类生药

　【学习目标】 ·· 249

　　一、树脂的化学组成 ·································· 249

　　二、树脂的性质 ······································ 250

　　三、药用树脂的分类 ·································· 250

　　　乳香 ·· 250

　　　没药 ·· 251

　　　安息香 ·· 252

　　　血竭 ·· 252

　【目标检测】 ·· 253

第十六章　其他类生药

　【学习目标】 ·· 255

　　　海金沙 ·· 255

　　　青黛 ·· 256

　　　儿茶 ·· 256

　　　冰片 ·· 257

　　　五倍子 ·· 258

　　　芦荟 ·· 259

　【目标检测】 ·· 259

第十七章　动物类生药

　【学习目标】 ·· 261

第一节　动物类生药的应用概况 ……………………………………………………… 261
第二节　药用动物的分类 ……………………………………………………………… 262
　一、动物分类简介 …………………………………………………………………… 262
　二、动物的命名 ……………………………………………………………………… 262
第三节　动物类生药的鉴定 …………………………………………………………… 263
　一、来源鉴定 ………………………………………………………………………… 263
　二、性状鉴定 ………………………………………………………………………… 263
　三、显微鉴定 ………………………………………………………………………… 263
　四、理化鉴定 ………………………………………………………………………… 263
　　地龙 ………………………………………………………………………………… 263
　　水蛭 ………………………………………………………………………………… 265
　　石决明 ……………………………………………………………………………… 265
　　珍珠 ………………………………………………………………………………… 266
　　牡蛎 ………………………………………………………………………………… 268
　　海螵蛸 ……………………………………………………………………………… 268
　　全蝎 ………………………………………………………………………………… 269
　　蜈蚣 ………………………………………………………………………………… 270
　　土鳖虫 ……………………………………………………………………………… 271
　　桑螵蛸 ……………………………………………………………………………… 271
　　斑蝥 ………………………………………………………………………………… 272
　　僵蚕 ………………………………………………………………………………… 273
　　海马 ………………………………………………………………………………… 273
　　蟾酥 ………………………………………………………………………………… 274
　　哈蟆油 ……………………………………………………………………………… 275
　　龟甲 ………………………………………………………………………………… 276
　　鳖甲 ………………………………………………………………………………… 276
　　蛤蚧 ………………………………………………………………………………… 277
　　金钱白花蛇 ………………………………………………………………………… 278
　　蕲蛇 ………………………………………………………………………………… 279
　　乌梢蛇 ……………………………………………………………………………… 279
　　鸡内金 ……………………………………………………………………………… 280
　　阿胶 ………………………………………………………………………………… 280
　　麝香 ………………………………………………………………………………… 281
　　鹿茸 ………………………………………………………………………………… 283
　　牛黄 ………………………………………………………………………………… 285
　　羚羊角 ……………………………………………………………………………… 287
【目标检测】 …………………………………………………………………………… 288

第十八章　矿物类生药

【学习目标】 …………………………………………………………………………… 290
　一、矿物的性质 ……………………………………………………………………… 290
　二、矿物类生药的分类 ……………………………………………………………… 291

三、矿物类生药的鉴定 …………………………………………………………… 292

    朱砂 …………………………………………………………………………… 292

    雄黄 …………………………………………………………………………… 292

    自然铜 ………………………………………………………………………… 293

    赭石 …………………………………………………………………………… 293

    炉甘石 ………………………………………………………………………… 294

    滑石 …………………………………………………………………………… 294

    石膏 …………………………………………………………………………… 295

    芒硝 …………………………………………………………………………… 295

【目标检测】 ……………………………………………………………………… 296

第三篇　生药鉴定技能训练

实训一　显微鉴定基本技能训练 ………………………………………………… 298

实训二　大黄的鉴定 ……………………………………………………………… 299

实训三　黄连的鉴定 ……………………………………………………………… 300

实训四　人参的鉴定 ……………………………………………………………… 301

实训五　根及根茎类生药的性状鉴定 …………………………………………… 302

实训六　茎木类及皮类生药的性状鉴定 ………………………………………… 303

实训七　苏木的鉴定 ……………………………………………………………… 304

实训八　厚朴、黄柏与肉桂的鉴定 ……………………………………………… 305

实训九　叶类及花类生药的性状鉴定 …………………………………………… 307

实训十　番泻叶的鉴定 …………………………………………………………… 308

实训十一　红花、西红花的鉴定 ………………………………………………… 309

实训十二　果实及种子类生药的性状鉴定 ……………………………………… 310

实训十三　五味子、小茴香的鉴定 ……………………………………………… 311

实训十四　全草类生药的性状鉴定 ……………………………………………… 312

实训十五　麻黄、薄荷的鉴定 …………………………………………………… 313

实训十六　菌类、树脂类及其他类生药的鉴定 ………………………………… 314

实训十七　珍珠、蟾酥的鉴定 …………………………………………………… 316

实训十八　动物与矿物类生药的性状鉴定 ……………………………………… 317

生药中文名称索引　　　　　　　　　　　　　　　　　　　　　　　**318**

参考文献　　　　　　　　　　　　　　　　　　　　　　　　　　　**321**

第一篇
总　论

第一章

绪论

学习目标

1. 掌握生药学的含义和任务。
2. 熟悉历代主要本草著作的作者、成书年代和主要特点。
3. 了解我国生药学发展概况。

第一节　生药学的含义和任务

一、生药学的含义

生药学（pharmacognosy）是应用现代科学技术，对生药进行综合研究的一门科学。其研究范围极广，结合我国对生药研究的内容来看，生药学是一门运用本草学、植物学、动物学、化学、药理学和中医学等学科知识，研究生药的来源、生产、采制、鉴定、化学成分、品质评价及资源开发利用等方面的综合应用科学。

生药（crude drug）是生药学研究的对象，指来源于天然的、未经加工或只经简单加工的、具有医疗或保健作用的植物、动物和矿物。生药绝大多数取自于植物，少数来源于动物和矿物，包括植物或动物的全体，如金钱草、全蝎；植物或动物体的一部分，如肉桂、鹿茸；植物或动物的生理、病理产物或加工品，如乳香、蟾酥、牛黄、阿胶；或采用矿石，如石膏、朱砂等。

在我国"生药"一词早有运用。我国明代太医院中规定："凡天下解纳药材，俱贮本院生药库"。清朝太医院及御药房的医事制度中亦规定："凡遇内药房取用药材……俱以生药材交进，由内药房医生切造炮制"。由此可见，生药是我国古代一直沿用的、供切造炮制或制成药饵的原料药物的称谓。

近代生药名词的应用，源自日本学者大井玄洞 1880 年将德文"Pharmakognosie"译为"生药学"，将生药学所研究的对象"Drogen"译为"生药"。书中称：凡宇宙直接采取之药物，具有其天然之形状者或因机械的制法变换其形貌而贩卖者，皆谓之生药，而讲求此等科学者，谓之生药学。1934 年我国学者赵燏黄与徐伯鋆合编了《现代本草学——生药学》，书中指出：利用自然界生产物，截取其生产物之有效部分，备用于治疗方面者曰药材。研究药材上各方面应用之学理，实验而成一种之独立科学，曰生药学。

由此可见，"生药"实质上与我国医药界常使用的"中药材"一词相当。大多数生药都是我国历代本草收载的中药。稍有不同的是，生药还包括本草没有记载、中医不常应用而为西医所用的天然药物，如洋地黄叶、麦角等。另外，国外生药一般不包括矿物。从广义上讲，生药包括一切来源于天然的中药材、草药、民族药和提制化学药物的原植物、动物或矿物，兼有生货原药之意。

随着现代医药学的发展和天然药物的普遍使用，生药、中药、中药材、草药的涵义有时较难明确区分。在生药学教材中，上述名词都将随习惯适当应用。

> **药物、中药、中药材、中药饮片、中成药、民族药、草药的含义**
>
> 　　**药物**：凡用于预防、治疗、诊断人类的疾病，并规定有适应证、用法和用量的物质，统称为药物。
>
> 　　**中药**：指在传统中医药理论指导下，用于防治疾病和医疗保健的天然药物及其制品。中药包括中药材、中药饮片和中成药。
>
> 　　**中药材**：指来源于植物、动物或矿物，未经加工或只经过简单产地加工的原料药。
>
> 　　**中药饮片**：指药材经过炮制后可直接用于中医临床或制剂生产使用的处方药品。
>
> 　　**中成药**：是以中医药理论为指导，以中医处方为依据，以中药饮片为原料，由药品生产企业按照规定的工艺和质量标准批量生产的，具有一定规格和剂型的药品。
>
> 　　**民族药**：指各民族用于防治疾病的天然药物。
>
> 　　**草药**：一般是指民间医生用以治病或地区性口碑相传的民间药物，绝大多数是历代本草无记载的天然药物。

二、生药学的任务

我国生药使用历史悠久，种类繁多，资源丰富。但目前还存在来源复杂，品种混乱，某些生药资源日渐匮乏等问题。分析当前生药存在的问题，结合生药学科及相关学科发展的现状与趋势，我国现阶段生药学研究的主要任务如下。

1. 生药的品质评价及质量控制

生药的品质评价是指建立一定的评价方法和指标，对生药的真伪优劣进行评价。其内容包括真实性鉴定及有效性、安全性评价。真实性鉴定包括对药用部位的性状鉴定和显微鉴定，对生药化学成分的理化鉴定等，目的是确保生药研究工作的科学性和用药的安全有效。有效性评价即指对生药中含有的能够代表该生药医疗效应的化学成分的评价，包括生药中所含有效成分或主要成分的定性和定量分析、含量限度等，科学评价生药的质量优劣，确保其临床疗效。生药的安全性评价包括生药中毒性成分分析及其限量，外来有害物质如重金属、农药残留物等的检测与限量等。

生药的质量控制即采用一定的分析方法，建立生药的质量标准，对生药在生产和流通过程中的质量进行全程动态监测与调控，确保生药质量的稳定和可控。

总之，建立专属性的鉴别方法用于鉴别生药的品种，多组分含量测定等整体质量控制的分析方法用于评价生药的品质，快速、灵敏的有害物质的检测方法和合理的限量标准用于确保生药的安全性，构建和完善生药质量标准体系，是生药学研究的重要任务。

2. 生药资源及其可持续利用的研究

生药资源是药品研制、生产、开发和应用的基础，为了合理、科学地保护和扩大生药资源，应采取一系列必要措施，如进行生药资源调查，建立生药资源数据库及生药资源保护区；药材栽培、养殖技术的研究及规范化生产；运用组织培养、快速繁殖等现代科学技术，建立种质资源库，保护和发展种质资源与物种的多样性；计划生产、合理采收和再生资源的及时更新；野生珍稀、濒危生药的资源保护研究等。

寻找生药的新资源，实现资源的可持续利用，也是生药学研究的重要内容。如从草药、民族药及历代本草著作中寻找新资源；以生物类群之间的亲缘关系或化学成分为线索，寻找新资源；还可根据植物生长的地理位置和气候条件，开发新资源；扩大药用部位，提高药材资源的综合利用率等。

第二节　生药学发展简史

一、生药学的起源

人类药物知识的起源，可以追溯到远古时代。人们在寻找食物的同时，也发现了许多动物、植物或矿物可以用来防治疾病。古书记载，神农尝百草，一日而遇七十毒。说明我们祖先长期而广泛的医疗实践过程。由此积累起来的药物知识代代相传，并且不断有后人增加新的观察经验，这些丰富的药物经验在无文字的远古时代，靠师承口授流传后世，在文字产生以后，便逐渐以图文形式记录下来，出现了医药书籍。这些书籍使药物的知识得以积累并流传和推广。由于其记载的药物多以植物类为主，所以，古代记载药物的著作通常被称为"本草"。可以说，这些本草著作是生药学科发展的基础。

1. 我国古代重要本草著作简介

我国在周朝时期就有许多著作记载可供药用的动物或植物，如《诗经》《左传》《论语》《吕氏春秋》《山海经》《尔雅》等。从秦、汉到清代，本草著作浩如烟海。在此时期，我国的本草学处于世界领先地位。

(1)《神农本草经》　为我国已知最早的药学专著。成书于东汉末期，全书共三卷，收载动物、植物及矿物药共365种，分为上、中、下三品。上品120种，可延年益寿，多服久服不伤人；中品120种，无毒或有毒，能治病补虚；下品125种，多有毒。每药项下载有性味、功能与主治。书中还简要记述用药的基本理论，如四气五味、配伍法度、服药方法及丸、散、膏、酒等剂型。并指出，药物"有毒无毒，阴干暴干，采造时月，生、熟，土地所出，真伪陈新，并各有法"。对药物的产地、采收时间、采收方法以及辨别药物真伪等都有一些原则性的概括。原书虽已失传，但原文已收载于后代本草中，可以说《神农本草经》是汉代以前我国药物知识的总结，为以后的药学发展奠定了基础。

(2)《本草经集注》　梁代陶弘景将《神农本草经》整理补充，著成《本草经集注》，载药730种，全书以自然属性分类，将药物分为玉石、草木、虫兽、果及菜等类别。对药物的产地、采收、形态、鉴别等都有所论述，重视药材的对比鉴别，如对《神农本草经》中"术"的鉴别，认为："术有两种，白术叶大有毛而作桠，根甜而少膏……；赤术叶细无桠，根小，苦而多膏"；记载了部分药材的火烧试验、对光照视等鉴定方法，如硝石"以火烧之，紫青烟起"；云母"向日视之，色青白多黑"；有的还指出品质的好坏，如常山"以细实而黄的'鸡骨常山'最有效"等。原书已散失，现仅存残卷，但其主要内容散见于后世本草中。

(3)《新修本草》　唐代李勣、苏敬等人集体编撰的《新修本草》，又称《唐本草》，由官府颁行，可以说是我国也是世界上最早的一部国家药典。该书载药850种，并附有药物图谱，开创了我国本草著作图文对照的先例。由于唐代对外交流频繁，国外药物陆续输入，该书新增了许多进口药物，如豆蔻、丁香、木香、槟榔、乳香、马钱子等。《新修本草》对我国药物学的发展有很大影响，而且流传国外，对世界医药的发展亦做出了很大贡献。原书已散失不全，现仅存残卷。

(4)《证类本草》　北宋唐慎微将《嘉祐补注本草》（宋，掌禹锡等著，载药1082种）和《本草图经》（宋，苏颂等著，载药780种）合并、校订并增补，编成《经史证类备急本草》，简称《证类本草》，载药1746种，该书内容丰富，图文并茂，对历代本草中各家的说法均加采录，因此，保存了许多已散失的本草书籍的内容，为我国现存最早、最完整的本草著作，是研究我国明代以前药物学的重要文献。

（5）《本草纲目》　明代伟大的医药学家李时珍，参阅历代本草著作，历经 30 年的临床和药物考察及采集实践，编成巨著《本草纲目》。该书 52 卷，将药物分为 16 部 60 类，载药1892 种，附方 11096 条。本书以药物的自然属性作为分类基础，名称统一，结构严谨，为自然分类的先驱，如第 14 卷将高良姜、豆蔻、益智等含挥发油的姜科植物排在一起，列为芳草类，与现今的自然分类相符。该书对药物形态鉴别方法的记载也较为完善，在"集解"项中，引录了很多现已失传的古代本草对药物鉴别的记载，为后世留下了宝贵史料。《本草纲目》在17 世纪初流传海外，曾经多次刻印并被译成多种文字，对中外医药学及动物、植物及矿物的研究都产生了巨大影响，是我国 16 世纪以前医药成就的大总结，也成为世界性的重要药学文献之一。

（6）《本草纲目拾遗》　清代医药学家赵学敏，对《本草纲目》作了正误和补充，于 1765年编撰成《本草纲目拾遗》，该书载药 921 种，其中新增药物 716 种，为清代新增药物品种最多的一部本草著作，如冬虫夏草、西洋参、浙贝母、鸦胆子、银柴胡等均系初次记载，大大丰富了药学内容。是继《本草纲目》后的我国药物学的又一次总结。

（7）《植物名实图考》和《植物名实图考长编》　清代吴其濬编撰，分别收载植物药 1714种和 838 种，两部著作详细描述了所载植物的形态、产地、性味及用途，并附有较精确的插图，尤其着重植物的药用价值与同名异物的考证，为生药的来源鉴定和本草考证研究提供了宝贵的资料。

另有一些专门性的本草，也有一定的参考价值。如记载外来药物的《海药本草》（唐·李珣），记载食物疗法的《食疗本草》（唐·孟诜），侧重药物鉴别的《本草衍义》（宋·寇宗奭），侧重药物炮炙的《雷公炮炙论》（南北朝刘宋·雷敩）等。此外，我国古代许多医学著作中也收载有药物的知识，如东汉张仲景所著的《伤寒论》和《金匮要略》，东晋葛洪的《肘后备急方》，唐代孙思邈的《千金备急要方》和《千金翼方》，宋代太医局所编的《太平惠民和剂局方》等。本草书籍中收载的药物和方剂，很多至今仍广泛应用，具有很好的疗效，我们应珍视这个祖国医药学的伟大宝库，努力发掘，加以提高。

2. 国外生药学的萌芽

国外药物知识以埃及和印度的医药书籍出现最早。

印度的《寿命吠陀经》（Ayruveda）被认为是人类最早记载植物治疗作用的文字资料，即人类最早的医药书籍。之所以这样推断，是因为《寿命吠陀经》中无任何参考文献，而其他如古埃及、中东等记载植物治疗作用的文献均有参考印度医药学的文字。但该书究竟著于何时仍无法考查。

公元前 1500 年左右，古埃及的《爱柏氏纸草纪事》（Papyrus Ebers）也是一部著名的记载植物治疗作用的远古著作，该书从一古墓中被发现，1873 年由 Georg Ebers 购买并整理，两年后刊行。其后印度的《阿育吠陀经》（Ajurveda）中也有药物的记载。

希腊、古罗马及阿拉伯的医药发展也有悠久的历史，如公元 28 年，被称为"西方医学之父"的希腊医生 Pedanius Dioscorides 撰写了《药物学》（De Materia Medica）一书，该书收载了 600 种药用植物，其中许多在今天仍然是重要的药物，如鸦片、麦角和桂皮等。Pedanius Dioscorides 的著作影响西方医药学近 1500 年。

公元 130～201 年间，古罗马医生 Claudius Galen 著书 20 部，总结了复杂的古罗马医药体系，记述了许多含药用植物处方的制备方法，英文 Galenical Pharmaceuticals（草药制剂）一词就是由 Galen 的贡献而来。公元 980 年，阿拉伯医生 Avicenna 所著《医药典》（Canon Mediclnae）等都是专门的药物学著作，对古代医药学的发展都有较大的影响。

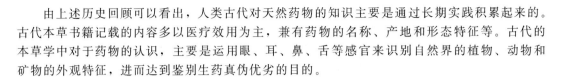

由上述历史回顾可以看出，人类古代对天然药物的知识主要是通过长期实践积累起来的。古代本草书籍记载的内容多以医疗效用为主，兼有药物的名称、产地和形态特征等。古代的本草学中对于药物的认识，主要是运用眼、耳、鼻、舌等感官来识别自然界的植物、动物和矿物的外观特征，进而达到鉴别生药真伪优劣的目的。

二、生药学的发展

1. 生药学科的形成与发展

17世纪开始，欧洲的生产力和科学文化迅速发展，同时也促进了近代药学的发展。18世纪末到19世纪中叶，生药学逐渐成为一门独立的学科。

一般认为，19世纪初叶德国学者 T. W. C. Martius 是生药学科的先驱者，Martius 于1832年出版了 "Grundriss der Pharmakognosie des Pflanzenreiches"（《植物界的生药学基础》），正式使用了 "pharmakognosie" 这一学科名称。

19世纪初期，法国学者 Derosne、Pelletier 和德国药师 Sertüner 等相继从生药中分离出生物碱，并证明具有明显的生理作用，推动了生药有效成分的研究。19世纪中叶，随着国际交通和贸易的发展，生药采购和流通区域扩大，生药种类和数量逐渐增多，生药学从药物学中分出，成为独立的学科。又由于生物科学的进步，生药的来源和形态学的研究也有了新的发展。当时，生药学主要是研究商品生药的来源，鉴定商品生药的真伪和优劣。

1838年，德国学者 Schleiden 阐明了细胞是植物体构造的基本单位，并利用显微镜观察了多种生药的显微构造，发现根据显微构造的不同，可以准确区别各种生药。其后，利用显微镜鉴别生药的方法得到了进一步的发展，成为生药鉴定的重要手段之一。如1892年德国 J. Moeller 所著的《解剖图谱》描述了德国药典中重要粉末植物生药的显微特征；美国 A. Schneider 于1921年所著《粉末植物生药显微分析》，较全面、详细地叙述了研究粉末植物生药的通则、操作方法、显微描述及检索表的编列等，并收载了210种粉末生药的显微特征和粉末特征图。这本书可以说是早期最著名的粉末生药学专著，迄今仍有重要参考价值。

与此同时，随着化学学科的发展，化学定性和定量的方法也开始应用到生药鉴定工作中。如1804年德国人 F. W. Sertürner 从罂粟蒴果中分离到吗啡，1817年证明为生物碱，1923年被英国人 J. M. Gulland 和 R. Robinson 鉴定结构。1820年法国人 Pierre Joseph Pelletier 和 Joseph Bienaime Caventou 从金鸡纳树皮中分离到喹宁，后来由多个实验室鉴定其结构，并证明这些生物碱具有明显的与原植物相同的生理作用，自此以后，生药学的研究沿着形态学和化学两个方向发展。

1930年以后，物理化学的分析方法，如毛细管分析法、比色法、分光光度法、荧光分析法和色谱法等逐渐应用于生药分析鉴定中，成为生药的基本鉴定方法。1960年以后，由于现代仪器分析方法迅速发展，紫外光谱、红外光谱、薄层色谱、气相色谱、高效液相色谱、核磁共振、质谱等新的分析方法的应用，推进了生药化学成分及其定性定量分析的研究；电子显微镜和 X 线衍射法用于观察和研究生药超微结构；免疫电泳法、高效毛细管电泳法也在生药分析中应用。至此，生药化学成分的分析、生药超微结构的鉴定、有效成分定性及定量的测定逐渐成为生药学研究的主要内容。

随着生药有效成分的不断阐明及其分析方法的迅速发展，迎来了现代生药学的新时期，也推动了对影响生药品质的各种因素进行科学的探讨。如对于有效成分明确、经济价值较大、大量栽培的药用植物进行选种、嫁接、杂交以及环境条件和栽培技术、病虫害防治等方面的研究，以提高产量和质量；对生药采收时期、加工方法和贮藏条件等方面的研究，力求提高并保持生药的优良品质；利用细胞和组织培养方法来生产药用植物的有效物质等，都获得了进展。

由于分析技术的进步，人们在传统生药形态鉴定的基础上，更加强了对生药内在质量的评价，对于有效成分不明确的生药，引进指纹图谱技术全面控制生药质量；同时还强调重金属、农药残留和致病微生物等有害物质的限量检查。

2. 我国生药学发展概况

20世纪初期，近代西方生药学的概念经日本传入我国，至此，我国的生药学研究从本草学时代进入了生药学时代，开始了对传统中药的显微鉴定及药物有效成分分析等现代研究。

20世纪50年代前，由于国家连年战争，社会动荡不安，致使中国科技发展缓慢，生药学的研究困难重重，几乎处于停滞状态。

新中国成立后，我国中医药事业得到重视，药学院系的生药学等相关课程得到加强，各省市先后设立中医药研究机构，并在药品检验所内成立了中药室，加强了教学、研究和质量检验工作。药学教育、科研事业有了空前发展，取得了显著的成就。

（1）生药资源的调查 20世纪50年代末至今，我国政府先后多次组织专业队伍，进行了大规模的中药资源普查和研究整理工作。通过资源普查和专题研究，基本摸清了天然药物的种类、分布和民间应用情况，在调查中，各地还相继发现了许多新药源，如新疆的紫草、甘草，青海的枸杞、党参，西藏的胡黄连、大黄，云南的砂仁、芦荟，广西的安息香，广东和广西的降香、苏木、萝芙木等，其中有些品种过去完全依靠进口。在此期间，出版了多部全国性和地方性药物专著，如《中药志》、《全国中草药汇编》、《中草药学》及《中国中药资源丛书》等。

（2）生药品种的整理和质量评价 20世纪80年代末至今，国家医药管理部门组织医药工作者分别进行了"中药材同名异物品种的系统研究""常用中药材品种整理和质量研究""中药材质量标准的规范化研究"等工作，澄清了多来源中药材的品种混乱问题，并出版了《常用中药材品种整理和质量研究》等专著。在此期间，中药的标准化工作也走向正轨，《中华人民共和国药典》自1963年开始将中药单列一部，1985年版开始，每五年修订出版一次，并从1990年版开始出版英文版。

（3）生药化学成分与药理作用的研究 近年来，生药化学及其生物活性研究也得到迅速发展。我国学者从生药中分离出治疗老年痴呆、防治心血管疾病、抗肿瘤、抗艾滋病病毒、抗肝炎、抗过敏、降血糖、止血、抗菌、消炎和免疫促进等活性成分，先后取得多项成果应用于临床，如抗高血压药利血平、抗菌药小檗碱、镇痛药延胡索乙素和治疟药青蒿素等。中药活性成分的研究对于阐明中药治病的物质基础、中药的标准化和质量控制以及新药开发均有重大意义。

（4）药用资源的开发利用 中华人民共和国成立后，药用植物引种、野生变家种的研究取得较大的进展。全国已建立了600多个中药材生产基地；并运用杂交、诱变、花药培养等生物学技术，获得浙贝母、延胡索、地黄、吴茱萸、薄荷等高产优质的新品种；许多重要的进口药材也引种栽培成功，如西洋参、丁香、西红花等。一些珍贵的药用动物也实现了驯化家养，并成功地进行了饲鹿锯茸、养麝取香等工作。对一些贵重生药，如人参、西洋参、三七、冬虫夏草、灵芝进行了组织培养技术和发酵培养技术的研究，并已形成了一定规模的商品生产。

（5）生药学教材建设及相关著作的出版 继赵燏黄等编写的《现代本草学——生药学》于1934年出版之后，一系列生药学教材和研究专著也相继出版。如李承祜主编的《生药学》（1952），楼之岑主编的《生药学》（1965）等。这些著作中所载的内容，大多着重于国外常用生药的研究。1960年，南京药学院编写组编著出版的《药材学》结合我国传统中药材应用实际，主要收载了我国常用药材。此后出版的生药学，着重对国内习用的药材进行较全面的叙述。20世纪80年代后，又相继出版了徐国钧主编的《生药学》（1987），郑俊华主编的《生药学》(1999)，蔡少青主编的《生药学》(2011) 等，这些书籍成为我国医药院校生药学课程的教学用书。生药学研究方面的著作有《中药材粉末显微鉴定》(1986)、《中药辞海》1~4 册 (1993~1998)、《中华本草》(1997~1998)、《中药志》Ⅰ~Ⅳ册 (1979~1998)、《新编中药志》(2002)、《中药大辞典》(2006) 等。此外，还创办了与生药学研究相关的期刊，如《中国中药杂志》、《中国天然药物》、《中药材》、《现代中药研究与实践》等。

近年来，大量新技术、新方法也用于生药研究中，如光谱技术、色谱技术、现代生物技术及人工智能技术等。2001 年起，国家科技部实施了"创新药物和中药现代化"的国家重大科技专项研究，加快了从生药中开发新药的进程，提高了我国新药研究和开发的综合实力。同时，在海洋药物、民族药物的研究开发和利用方面取得不少成绩。中药炮制及生药的安全性研究也取得了进展。

总之，生药学从其诞生、发展的历程可以看出，该学科一直以生药为研究对象，不断吸取化学、生物学等相关学科的最新研究成果，为人民提供安全、有效、质量稳定可控的药物。我国的生药学科是将生药学的研究任务与中药研究进行有机的结合，发展成为有中国特色的生药学科，为我国中医药事业发展做出了巨大贡献。

 目标检测

一、单项选择题

1. 在我国，下列哪项不属于生药范围（　　　）。
A. 生物制品　　　　　　B. 中药材　　　　　　C. 植物药材
D. 动物药材　　　　　　E. 矿物药材

2. 我国古代记载药物的书籍称为（　　　）。
A. 草本　　　　　　　　B. 草药　　　　　　　C. 本草经
D. 本草全书　　　　　　E. 本草

3. 我国最早的一部药典性著作是（　　　）。
A. 《神农本草经》　　　B. 《本草经集注》　　C. 《本草纲目》
D. 《新修本草》　　　　E. 《证类本草》

4. 我国已知最早的药学专著是（　　　）。
A. 《神农本草经》　　　B. 《证类本草》　　　C. 《本草纲目》
D. 《新修本草》　　　　E. 《丹麦药典》

5. 我国现存最早、最完整的本草著作是（　　　）。
A. 《神农本草经》　　　B. 《本草经集注》　　C. 《本草纲目》
D. 《新修本草》　　　　E. 《证类本草》

二、名词解释

1. 生药　2. 中药　3. 生药学

三、简答题

1. 简述生药学的含义。

2. 生药学的主要任务有哪些？

3. 总结我国古代重要本草《新修本草》《本草纲目》《证类本草》的作者、成书年代及主要特点。

（王苏丽）

第二章

生药的分类与记载

第一节　生药的分类

我国生药资源分布广泛，品种繁多。为了便于学习、研究和应用，需将其按一定的规律分门别类，加以叙述。不同的书籍，根据研究目的不同，采用了不同的分类方法。常见的分类方法如下。

（1）按天然属性及药用部位分类　首先将生药分为植物药、动物药和矿物药，植物药再依不同的药用部位分为根及根茎类、茎木类、皮类、叶类、花类、果实和种子类及全草类等。这种分类法便于学习生药的外部形态和内部构造特征，比较同一药用部位不同生药间在性状和显微特征上的异同。

（2）按化学成分分类　根据生药中所含的主要化学成分或有效成分的类别进行分类。如含苷类生药，含生物碱类生药，含挥发油生药等，国外的生药学多采用此种分类方法。这种分类方法便于学习和研究生药的有效成分，进行理化分析，有利于研究有效成分与疗效的关系以及含同类成分的生药与科属之间的关系，有利于生药资源的开发利用。但生药中的化学成分十分复杂，一种生药中常有多种成分或多种生药含有一种成分，目前对生药化学成分的研究也不全面和深入，因此，难以进行规范、统一的分类；另外，主要化学成分与性状及内部结构的关联较少，不利于对生药进行全面的鉴定。

（3）按自然分类系统分类　根据生药的原植物（动物）在分类学上的位置和亲缘关系，按门、纲、目、科、属和种分类排列，天然药物学多采用此分类法。此种分类方法便于学习和研究亲缘关系较近的生药在性状、内部构造、化学成分与功效等方面的异同点，以揭示其规律性；有利于寻找具有类似成分及功效的植物或动物类生药，以扩大生药资源。

（4）按中药功效或药理作用分类　根据传统的中药功能与主治将生药分为解表药、清热药、理气药、止咳平喘、活血化瘀药等，中药学教材多采用此种分类方法。根据现代的药理作用将生药分为解热药、强心药、抗菌药等，药理学著作多采用此分类法。此种分类方法便于学习和研究生药的功效与药理作用，有利于与临床及有效成分研究相结合。

（5）按字首笔画顺序编排分类　《中华人民共和国药典》、《中药大辞典》等著作均按中文名的笔画顺序，以字典形式编排。这是一种最简单的分类法，便于查阅。但各生药间缺少相互联系，一般教材不采用此法分类。

（6）其他分类法　我国已知最早的本草著作《神农本草经》，是按药物毒性和用药目的不同分为上、中、下三品；《本草经集注》按药物自然属性将药材分为玉石、草、木、果菜、米食等类别；《本草纲目》将药物分为水、火、土、石、草、谷、菜、果等16部，又把各部的药物按其生态及性质分为60类，并把亲缘关系相近的植物排列在一起。

比较以上各种分类法的优缺点，从我国药学教育的特点和培养目标出发，本教材采用药用部位、自然分类系统与化学成分相结合的分类方法。植物类生药主要按药用部位分类，动物类生药按自然分类系统分类，矿物类生药按所含主要化学成分进行分类。

第二节　生药的记载

一、记载项目

生药学书籍中所载生药是按一定次序进行叙述的。限于篇幅，一般对较重要的、具有代表意义的生药叙述比较详细，对其余的生药叙述则比较简单。较详细叙述的生药的记载项目如下。

（1）名称　包括中文名、汉语拼音名、拉丁名和英文名等。如人参、Ren shen、Ginseng Radix et Rhizoma（拉丁名）、Ginseng（英文名）。

（2）来源　包括原植物（动物）的科名、植物（动物）名称、拉丁学名和药用部位。多数生药的名称与原植物（动物）名称是一致的，如人参的来源为：五加科植物人参 *Panax ginseng* C. A. Mey. 的干燥根及根茎；有些生药名称与原植物（动物）名称不同，如大青叶的来源是：十字花科植物菘蓝 *Isatis indigotica* Fort. 的干燥叶。矿物类生药的来源包括矿物所含主要化学成分类别、族名及矿物名称，如石膏的来源为：硫酸盐类矿物硬石膏族石膏。

（3）植物（动物）形态　描述原植物（动物）的主要外观形态特征、生长习性及其自然分布，便于野外采集。也有助于对生药性状特征的理解。

（4）植物（动物）的培育　记载药用植物的栽培和药用动物的饲养技术。

（5）产地　介绍生药的主产区。野生植物记载主要的采收地区，栽培植物记载主要的栽培地区。

（6）采制　简述生药的采收、产地加工的要点及注意事项。

（7）性状　描述生药的形状、大小、色泽、表面、质地、断面、气、味等特征。

（8）显微特征　记载生药在显微镜下所观察到的组织构造、粉末特征及显微化学反应的结果，性状及显微特征是鉴定生药真实性的重要依据。

（9）化学成分　记载生药所含主要化学成分或有效成分的名称、类别及含量。生药的化学成分是生药产生疗效的物质基础，也是生药理化鉴定与品质评价的依据。

（10）理化鉴别　记载利用物理或化学方法对生药所含化学成分定性分析的方法及结果。理化鉴别是生药品质评价的重要手段之一。

（11）含量测定　记载药品标准中对生药主要成分、指标成分或有效成分的定量分析方法以及含量限度。

（12）药理作用　记载生药及其化学成分的现代药理研究结果，重点是与传统功效有关或有明显特点的药理作用。

（13）功效　记载生药的性味、归经、功能、主治、用法与用量等。

（14）附注及附　记叙与该生药有关的其他内容，如类同品、混淆品、地方习惯用药、掺杂品、伪品等的主要特征，以供鉴别、应用和研究时参考。另外，同种不同药用部位的生药或含相同化学成分的资源植物等也在此项记载。

本教材根据药学专业的培养目标，重点记载生药的名称、来源、产地与采制、性状、显微特征、化学成分、理化鉴别、药理作用、性味与功能及伪品等方面的内容。

二、生药的拉丁名

生药的拉丁名是国际上通用的生药名称，便于生药研究在国际间的交流与合作。

生药拉丁名通常由两部分组成，第一部分由药用动物或植物的学名组成，用名词属格。第二部分为药用部位的名称，用名词主格。常见的药用部位拉丁文有：Radix（根）、Rhizoma（根茎）、Caulis（茎）、Lignum（木材）、Ramulus（枝）、Cortex（树皮）、Folium（叶）、Flos（花）、Pollen（花粉）、Fructus（果实）、Pericarpium（果皮）、Semen（种子）、Herba（全草）、Resina（树脂）等。生药拉丁名中的名词和形容词第一个字母均大写，连词和前置词一般小写。具体命名方法如下。

（1）原植物或动物的属名＋药用部位名　适用于一属中只有一个种药用，或一属中有多个种作同一生药使用。前者如黄芩 Scutellariae Radix；后者如麻黄 Ephedrae Herba。

若同一生药有两个不同的药用部位时，则药用部位名称间用 et 或 seu 相连接，如大黄 Rhei Radix et Rhizoma。

（2）原植物或动物的种名或俗名＋药用部位名　如人参 Ginseng Radix et Rhizoma；牡丹皮 Moutan Cortex。

（3）原植物或动物的属名和种名＋药用部位名　适用于同属中有多个种分别作为不同生药使用。如当归 Angelicae Sinensis Radix 与白芷 Angelicae Dahuricae Radix。如果某生药已采用属名命名，则只将同属其他种的生药用属名加种名命名，以便区分，如川乌 Aconiti Radix 与草乌 Aconiti Kusnezoffii Radix。

（4）原植物或动物属名（或种名）＋药用部位名＋附加词　附加词用以说明生药具体的性质或状态，如豆蔻 Amomi Fructus Rotundus（近圆形的）、附子 Aconiti Lateralis（侧边生的）Radix Preparata（制备的）。

（5）直接以属名、种名或俗名命名　有些生药的拉丁名中没有药用部位的名称，直接用原植物或动物的属名或种名。例如：①某些藻菌类生药，如海藻 Sargassum（属名）、茯苓 Poria（属名）；②药用部分为完整动物体的生药，如斑蝥 Mylabris（属名）、蛤蚧 Gecko（种名）；③动物或植物的干燥分泌物，如麝香 Moschus（属名）、芦荟 Aloe（属名）。有些生药的拉丁名采用原产地的俗名，如阿片 Opium，五倍子 Galla Chinensis。

（6）直接用原矿物或矿物主要化学成分命名　矿物类生药的拉丁名，一般采用原矿物拉丁名，如朱砂 Cinnabaris，雄黄 Realgar；或用矿物主要化学成分拉丁名，如芒硝 Natrii Sulfas；有的再加形容词，如玄明粉 Natrii Sulfas Exsiccatus（干燥的）。

 目标检测

一、单项选择题

1. 本教材植物类生药采用的分类方法是（　　）。

A. 药物功能分类　　　　　B. 药用部分分类　　　　　C. 有效成分分类

D. 自然分类法分类　　　　E. 生药名称笔画分类

2. 下列哪项在生药的来源中描述（　　）。

A. 药用部位　　　　　　　B. 主产地　　　　　　　　C. 生药的形状

D. 化学成分　　　　　　　E. 功效

3. 生药的气味在下列哪项中描述（　　）。

A. 来源　　　　　　　　　B. 采制　　　　　　　　　C. 性状

D. 显微特征　　　　　　　E. 理化鉴别

4. 果实的拉丁文是（   ）。

A. Rhizoma   B. Cortex   C. Folium

D. Fructus   E. Semen

5.《中国药典》2015 年版，生药人参的拉丁名为（   ）。

A. Ginseng Radix   B. Ginseng Radix et Rhizoma   C. Ginseng Rhizoma

D. Radix Ginseng   E. Radix et Rhizoma Ginseng

二、简答题

1. 生药的来源主要包括哪些内容？

2. 本教材采用的分类方法有哪些？各有什么优缺点？

3. 举例说明生药拉丁名的命名方法。

（王苏丽）

第三章

生药的资源

学习目标

1. 掌握我国重要的道地药材产地及品种。
2. 熟悉我国生药资源的开发利用及保护情况。
3. 了解我国生药资源概况。

第一节　我国生药资源概况

　　我国地域辽阔，蕴藏着丰富的天然药物资源。经第三次全国中药资源普查，我国天然药物种类达 12807 种，其中植物药约占 87%，动物药约占 12%，矿物药约占 1%。药用植物种类超过 100 种的科有毛茛科、大戟科、蔷薇科、豆科、伞形科、萝藦科、茜草科、玄参科、菊科、百合科和兰科。通过调查，基本搞清了分布在我国各省、市、自治区及所属地区的生药资源种类。生药资源最多的 5 个省区为云南省（5050 种）、广西壮族自治区（4590 种）、四川省（4354 种）、湖北省（3970 种）及陕西省（3291 种）。

　　由于天时、地利的生长条件和世代相传的生产技术，使一些中药材的生产逐步形成了地域性。这种具有特定的种质、产区、生产技术和加工方法所生产的优质中药材，习称"道地药材"。全国约有道地药材 200 余种，如四川的川芎、附子、川乌、川贝母、川牛膝、冬虫夏草、麝香等；云南的茯苓、木香、三七等；东北的人参、鹿茸、五味子、细辛、龙胆、绵马贯众等；广西的蛤蚧、肉桂、罗汉果等；广东的广藿香、砂仁、陈皮、巴戟天、佛手等；浙江的白术、白芍、浙贝母、菊花、延胡索、玄参、麦冬、郁金，习称"浙八味"；河南的地黄、山药、牛膝、菊花，习称"四大怀药"；此外，甘肃的麻黄、当归、肉苁蓉，宁夏的枸杞子、银柴胡，新疆的紫草、红花、伊贝母、甘草，青海的大黄，山东的金银花、阿胶，江苏的薄荷、苍术，海南的槟榔，贵州的杜仲、天麻，西藏的胡黄连等，均以品质优，产量高，疗效好而闻名于天下。

道地药材与中药材专业市场

　　唐贞观元年，政府依据自然地形，把全国分为关内、河内、河东、河北、山南、淮南、江南、陇石、剑南等十个"道"，这可能就是"道地"二字最早提出的理由。孙思邈在《千金翼方》中首次用"道"来归纳药材的产地；而"道地药材"一词，始见于元代汤显祖《牡丹亭》中。

　　在道地药材形成的同时，逐渐形成了各地区道地药材的集散地，并发展成各地区的药材交易市场。目前，在全国有影响的中药材专业市场有：安徽亳州药材市场；湖南邵东廉桥药材市场；湖南岳阳药材市场；广州清平药材市场；广东普宁药材市场；广西玉林药材市场；重庆市解放路药材市场；昆明市菊花路药材市场；江西樟树药材市场；河北安国药材市场；山东鄄城舜王城药材市场；河南禹州药材市场；兰州市黄河药材市场；西安市万寿路药材市场；成都市荷花池药材市场；哈尔滨市三棵树药材市场；湖北蕲州药材市场等。

第二节　生药资源的开发、利用与保护

一、生药资源的开发

　　随着现代科学技术的发展及医疗水平的不断提高，天然药物及其衍生物在临床的应用逐渐增多。从天然药物中寻找、研究和开发新产品，满足人类健康事业的需要有着重要的意义。我国天然药物资源丰富，中药的使用历史悠久，在天然药物研究方面具有优势。新中国成立以来，从药用植物中开发研制出新药 200 多种，如青蒿素、月见草油、前列康片、地奥心血康、复方丹参滴丸等。

　　生药资源的开发是多方面、多层次的，如以发展药材和原料为主的初级开发，以发展中药制剂和其他天然副产品为主的二级开发，以发展天然化学药品为主的深开发和利用废弃物开发出其他产品的综合开发等。

　　生药资源开发的主要途径如下。

　　（1）根据"动植物亲缘—化学成分—疗效相关性"的基本理论寻找药源　亲缘关系相近的动植物类群通常具有相似的化学成分和临床疗效。如小檗科小檗属、十大功劳属植物中寻找小檗碱的原料植物，利用水牛角代替犀牛角等。生药肉苁蓉 *Cistanche deserticola* Y. C. Ma 的资源短缺，在寻找新资源的过程中发现同科同属的管花肉苁蓉 *Cistanche tubulosa* (Schrenk) Wight 中有效成分松果菊苷含量较高，符合药用标准，因此，管花肉苁蓉也被《中国药典》正式收载。另外，从进口药材的国产近缘植物中寻找代用品，如以国产安息香代进口安息香，以西藏胡黄连代进口胡黄连，以新疆阿魏代进口阿魏等。

　　（2）从历代医书、本草记载中开发新药　现代中药制剂多是根据传统中医理论和历代医书、本草记载，经现代研究开发出来的。如根据中医活血化瘀治则，从川芎中提取治疗心血管疾病的有效成分川芎嗪；从活血化瘀药丹参和开窍药冰片等传统药材中开发出治疗冠心病和脑血栓的复方丹参片、复方丹参滴丸等；一些传统中药过去没有发现或虽有记载而未引起重视的药效得到了证实，如大黄用于治疗胰腺炎、胆囊炎及肠梗阻；山楂用于治疗冠心病、高血压、高脂血症及脑血管疾病；青蒿用于治疗各型疟疾及红斑狼疮；青黛用于治疗白血病及银屑病等。

　　（3）从民族药、民间药中开发新药资源　我国少数民族中，约 80％ 的民族有自己的药物。尤其在乡村和边远地区，民族药、民间药发挥着重要作用。《中国药典》收载的土木香、余甘子、冬葵果、沙棘等均为民族药，从民间药草珊瑚 *Sarcandra glabra* 开发出的"复方草珊瑚含片"，以满山红 *Rhododendron dauricum* 为原料制备的"消咳喘"，治疗类风湿关节炎和红斑狼疮的"昆明山海棠片"等事实证明，草药、民族药有着巨大的开发潜力。

　　（4）通过扩大药用部位充分利用天然资源　如人参从只用根，扩大到根茎、叶、花、果实及种子等综合利用，大大提高了人参的经济价值；另外，杜仲叶、山楂叶等均被《中国药典》收载，提高了生药资源的综合利用率。

（5）以药用植物成分作为原料，通过化学结构改造开发新药　如从薯蓣属的一些植物中提取的薯蓣皂苷元用作激素及避孕药物的半合成原料；云南产的生药三分三含莨菪碱达1%，经化学方法处理，可转化为使用极广泛的药物阿托品；洋地黄中含有的洋地黄毒苷可通过生物转化转化为强心药地高辛等。

此外，还可根据植物生长的地理位置和气候条件，开发新资源，如西藏胡黄连、云南马钱子等生药的发现；利用生物技术开发新药，如通过紫草细胞培养可产生紫草素，黄连组织培养产生小檗碱，长春花组织培养产生蛇根碱和阿马碱等。

二、生药资源的利用

生药资源的应用范围很广，除了主要供医疗保健外，在食品、日用品、香料、染料、天然杀虫剂等方面也广泛应用。

（1）医疗应用　根据中医理论，生药常常直接以饮片配方入药，如解表药麻黄、桂枝，清热解毒药金银花、板蓝根，补气药人参、黄芪等；以生药为原料制成的中成药，如六味地黄丸、牛黄解毒片等早已广泛应用于临床；以生药提取成分制成的制剂，如藿香正气水、复方丹参滴丸等也应用于临床，并不断有新品种研发出来。

（2）保健食品　我国有"药食同源"的悠久历史，以部分生药为原料制成的食品常具有特定保健功能，适宜于特定人群食用，具有调节机体功能的作用。目前，保健品开发前景十分广阔，有一大批药食兼用的动植物资源，如山药、乌梅、枸杞子、薏苡仁等。

（3）天然香料及甜味剂　我国天然香料资源十分丰富，如肉桂、小茴香、薄荷、玫瑰、陈皮、砂仁、广藿香、干姜等。天然甜味剂主要从甜味植物中提取，具有安全性高、热量低、甜味足、风味佳的特点，如从甘草中提取的甘草甜素，从罗汉果中提取的罗汉果苷，从掌叶覆盆子叶中提取的悬钩子苷等。

（4）天然食用色素　许多药用动植物是天然色素的原料，其色调自然，安全性高，如紫草红、姜黄素、红花黄、栀子黄等均是从植物里提取而得。在食品中常常使用天然色素着色，如栀子黄用于饼干、方便面着色，姜黄素用于酸奶着色等。

（5）日用品　如牙膏中加入某些生药，在清洁牙齿的同时，还起到防治牙病和口腔疾病的作用，如草珊瑚、两面针、金银花等；以苦参、野菊花、川楝子、金银花、甘草等为原料开发的药皂，具有清洁皮肤、杀菌止痒、预防和治疗皮肤病的作用。此外，保健药枕、药物鞋垫、中草药空气清洁剂等已被广大消费者广泛使用。

（6）中药杀虫剂、杀菌剂　以除虫菊为主要成分的蚊香比其他化学性杀虫剂污染小、杀蚊虫效果好、经济实惠；黄芩根提取物稀释30倍，可防治草地真菌的感染等。

保健食品

　　保健食品在国际上又称为功能性食品、健康食品或营养食品，2005年7月，原国家食品药品监督管理局颁布的《保健食品注册管理办法（试行）》中指出，保健食品是指声称具有特定保健功能或者以补充维生素、矿物质为目的的食品。即适宜于特定人群食用，具有调节机体功能，不以治疗疾病为目的，并且对人体不产生任何急性、亚急性或者慢性危害的食品。具有保健功能的食品必须经国家食品药品监督管理局审查确认，对审查合格的保健食品发给《保健食品批准证书》。

三、生药资源的保护

近年来，随着世界范围内回归自然的潮流，人们对天然动植物药的需求量剧增。自然生长的生药资源，经过大量采挖，资源日渐枯竭，如20世纪80年代后期，甘草资源比50年代减少70%，麝香资源比50年代减少80%，野生人参、厚朴、杜仲、麻黄、紫草等资源破坏十分严重；黑熊、马鹿、林麝、蛤蚧等野生药用动物资源显著减少。生药资源是生药学研究和中药制剂生产的前提和保障，因此，在开发生药资源的同时，必须兼顾生药资源的保护，做到合理的开发利用。

1973年，制定了《濒危野生动植物种国际贸易公约》，其宗旨是对其所列的濒危物种的商业性国际贸易进行严格的控制和监督，防止因过度的国际贸易和开发利用而危及物种在自然界的生存，避免其灭绝。

1984年，《中国珍稀濒危保护植物名录》公布。

1987年，《野生药材资源保护管理条例》颁布，条例规定：国家重点保护的野生药材物种分为三级。一级为濒临灭绝状态的稀有珍贵野生药材物种；二级为分布区域缩小，资源处于衰竭状态的重要野生药材物种；三级为资源严重减少的主要常用野生药材物种。一级保护野生药材物种禁止采猎，二级和三级保护野生药材物种的采猎，必须按照县以上医药管理部门会同同级野生动物、植物管理部门规定的计划，报上一级医药管理部门批准后执行。

条例制定出第一批国家重点保护野生药材物种名录，共76种。具体重点保护的野生药材物种如下。

一级保护物种：虎、豹、赛加羚羊、梅花鹿。

二级保护物种：马鹿、林麝、马麝、原麝、黑熊、棕熊、穿山甲、中华大蟾蜍、黑眶蟾蜍、中国林蛙、银环蛇、乌梢蛇、五步蛇、蛤蚧、甘草、胀果甘草、光果甘草、黄连、三角叶黄连、云连、人参、杜仲、厚朴、凹叶厚朴、黄皮树、黄檗、剑叶龙血树。

三级保护物种：川贝母、暗紫贝母、甘肃贝母、棱砂贝母、新疆贝母、伊犁贝母、刺五加、黄芩、天冬、猪苓、条叶龙胆、龙胆、三花龙胆、坚龙胆、防风、远志、卵叶远志、胡黄连、肉苁蓉、秦艽、麻花秦艽、粗茎秦艽、小秦艽、北细辛、汉城细辛、细辛、新疆紫草、紫草、五味子、华中五味子、蔓荆、单叶蔓荆、诃子、绒毛诃子、山茱萸、环草石斛、马鞭石斛、黄草石斛、铁皮石斛、金钗石斛、新疆阿魏、阜康阿魏、连翘、羌活、宽叶羌活。

1988年，《中华人民共和国野生动物保护法》颁布。

1989年，《国家重点保护野生动物名录》颁布。

1993年5月，《国务院关于禁止犀牛角和虎骨贸易的通知》颁布并实施，取消犀牛角和虎骨药用标准，此后不得再用犀牛角和虎骨制药。

1999年9月，《国家重点保护野生植物名录》公布。其中一级52种，如红豆杉、水杉等；二级203种，如金钱松、黄檗、黄皮树等。

2001年6月，《卫生部关于限制以野生动植物及其产品为原料生产保健食品的通知》指出：禁止使用人工驯养繁殖或人工栽培的国家一级保护野生动植物及其产品作为保健品成分；使用人工驯养繁殖或人工栽培的国家二级保护野生动植物及其产品作为保健品成分的，应提供省级以上农业（渔业）、林业行政主管部门的批准文件。在《卫生部关于限制以甘草、麻黄草、苁蓉和雪莲及其产品为原料生产保健食品的通知》中指出：禁止使用野生甘草、麻黄草、苁蓉和雪莲及其产品作为保健食品成分；使用人工栽培的甘草、麻黄草、苁蓉和雪莲及其产品作为保健品成分的，应提供原料来源、购销合同以及原料供应商出具的收购许可证（复印件）。

自2017年7月1日起施行的《中华人民共和国中医药法》第三章第二十五条规定：国家保护药用野生动植物资源，对药用野生动植物资源实行动态监测和定期普查，建立药用野生动植物资源种质基因库，鼓励发展人工种植养殖，支持依法开展珍贵、濒危药用野生动植物的保护、繁育及其相关研究。

许多生药品种由于野生资源有限，进行人工养殖和栽培是最好的保护办法之一，采用无公害种植药材，建立中药生产基地是今后的发展方向。目前，全国有植物药栽培基地 600 多个，大面积生产的有：人参、三七、黄连、当归、川芎、地黄等 200 多种。野生变家种的有：天麻、细辛、石斛、龙胆、延胡索、甘草、五味子、川贝母、黄芩、黄芪、绞股蓝等近 40 种。野生动物驯化成功的有：麝香、鹿茸、羚羊角、全蝎等。通过动植物类群之间的亲缘关系，可以寻找紧缺药材的代用品和新资源，近几十年来，我国在寻找和研究珍稀濒危动植物药材方面，取得了一定成绩，如林下参代替野山参，水牛角代替犀牛角等，缓解了对野生资源的压力。此外，还可利用植物生物技术扩大濒危物种的繁殖和创造转基因新物种等。

　　总之，遵守国家颁布的野生资源保护法规和条例，合理利用与开发保护相结合，才能使我国生药资源可持续发展，不断地为人类健康服务。

 目标检测

一、单项选择题

1. "四大怀药" 不包括（　　）。

A. 地黄　　　　　　　B. 牛膝　　　　　　　C. 山药

D. 菊花　　　　　　　E. 红花

2. 不属于 "浙八味" 的药材有（　　）。

A. 玄参　　　　　　　B. 白芍　　　　　　　C. 延胡索

D. 白术　　　　　　　E. 北沙参

3. 下列道地药材的叙述，错误的是（　　）。

A. 吉林的人参　　　　B. 宁夏的枸杞　　　　C. 湖北的大黄

D. 云南的三七　　　　E. 山东的金银花

4. 被列为国家一级重点保护的野生药材物种的是（　　）。

A. 赛加羚羊　　　　　B. 林麝　　　　　　　C. 川贝母

D. 甘草　　　　　　　E. 穿山甲

5. 禁止作为保健食品成分使用的野生生药是（　　）。

A. 肉苁蓉　　　　　　B. 黄芪　　　　　　　C. 五味子

D. 天麻　　　　　　　E. 山药

二、名词解释

1. 道地药材　　2. 四大怀药　　3. 浙八味

三、简答题

1. 简述生药资源开发的主要途径。

2. 生药的利用主要有哪些方面？

（王苏丽）

第四章

生药的采收、加工与贮藏

💡 学习目标

1. 掌握生药的一般采收原则。
2. 熟悉生药加工的目的及方法。
3. 了解生药贮藏中常见的变质现象及预防变质的方法。

第一节 生药的采收

在长期的生产实践中，我国劳动人民对生药的合理采收积累了许多宝贵的经验。孙思邈《千金翼方》云："夫药采取，不知时节，不以阴干暴干，虽有药名，终无药实，故不依时采取，与朽木不殊，虚费人工，卒无裨益"。在民间也流传着许多谚语，如"当季是药，过季是草"。反映了药材必须在合适的季节采收。随着现代科技的发展，对生药中有效成分含量变化的深入研究，更加证实了生药的采收应当根据药用动植物有效成分及毒性成分的变化规律和药用部分产量等因素，确定生药的最佳采收期和采收方法。

一、传统的生药采收原则

目前很多生药的有效成分尚不明确，还需要利用传统的采药经验，结合不同药用部分的生长特点、采收的难易程度等，确定合理的采收时间。

(1) 根和根茎类生药　一般在秋后春前采收，此时花叶萎谢，根或根茎中营养物质贮藏丰富，有效成分含量高，如大黄、黄连等。但也有例外，如柴胡、明党参在春天采收较好；太子参在夏季采收较好；延胡索立夏后地上部分枯萎，不易寻找，故多在谷雨和立夏之间采挖。

(2) 茎木类生药　宜在秋、冬二季采收，如钩藤；也有全年均可采收的，如沉香、苏木。

(3) 皮类生药　树皮多在春夏之交采收，此时树皮内汁液较多，皮部与木部易剥离，如厚朴、黄柏；少数树皮在秋冬季节采收，如肉桂，此时有效成分含量高。根皮多在秋季采收，如牡丹皮。

(4) 叶类生药　宜在植物生长旺盛时采收，如大青叶；但桑叶需经霜后采收。

(5) 花类生药　药用部分为花蕾者，应在花蕾期采收，如槐花、辛夷等；洋金花在花初开放时采收；红花则在花冠由黄变橙红时采收。

(6) 果实与种子类生药　果实宜在成熟或即将成熟时采收，如五味子、木瓜等；少数用未成熟的果实，如枳壳。种子类宜在果实完全成熟后采收，如苦杏仁、马钱子等。

(7) 全草类生药　宜在植株生长旺盛，或在花蕾期、花盛开时采收，如益母草、青蒿、穿心莲等。

（8）藻菌类生药　采收期不一，如冬虫夏草在子座出土，孢子未散发时采挖；茯苓在秋后采收。

（9）动物类生药　根据药用动物的种类、生长习性、活动规律和药用部位的不同，选择适宜的采收季节和方法，如以成虫入药的，宜在活动期捕捉；斑蝥等有翅昆虫大多在夏、秋季清晨露水未干时捕捉。鹿茸需在清明后适时采收，过时则骨化。

（10）矿物类生药　全年可挖，多结合开矿采掘，选择杂质少的矿石供药用，如石膏、自然铜等。

二、现代的生药采收原则

现代科学认为，生药的质量取决于有效成分含量。因此，确定生药的最佳采收期，必须把有效成分的积累动态和药用部分产量结合起来考虑。

（1）有效成分含量有显著的高峰期，而药用部分产量变化不显著，则含量高峰期为适宜采收期。如穿心莲中有效成分穿心莲内酯和新穿心莲内酯的含量在8月分别为6.5％和9.0％，在9月（花蕾期）为13.6％和18.5％，在10月（结果期）为13.2％和8.5％，所以9月为最佳采收期。

（2）有效成分含量高峰期与药用部分产量高峰期不一致时，要考虑有效成分的总含量，即有效成分总含量＝单产量×有效成分百分含量，总值最大时，即为最佳采收期。亦可利用绘制有效成分含量和产量曲线图，二曲线的相交点即为最佳采收期。如薄荷在花蕾期挥发油含量最高，而叶的产量高峰期却在花后期，绘制曲线，二曲线的相交点即为适宜采收期。而且薄荷在阳光充沛时，有效成分含量高，故应该在晴天采收。

此外，生药采收时还要注意保护野生药源，做好计划，合理采挖。凡用地上部分者要留根，用地下部分者要采大留小，采密留稀，合理轮采。

第二节　生药的产地加工

除少数生药可鲜用外，大多数需要在产地进行简单的加工处理。目的是除去杂质和非药用部分，使药物干燥，保持良好的品质，便于运输和贮藏等。

（1）拣、洗　采集后的生药，需拣去混杂在生药中的非药用部分，清洗去泥土，以保证生药的纯净。如花中夹杂的叶片、花梗，根和根茎类带有的茎基、叶基等。新鲜挖出的根及根茎类药材，应及时洗去泥沙。但龙胆、黄连等水洗时间不宜过长，黄芩、紫草则忌用水洗，以免有效成分损失。

（2）切制　肉质的果实类生药，如木瓜、枳壳，较大的根或根茎类生药如大黄、葛根，藤茎类生药如鸡血藤等，需要趁鲜切成片、块或段，便于干燥。

（3）蒸、煮、烫　某些生药采收后，需经蒸、煮或烫等加工处理，有利于富含黏液、淀粉或糖类的药材干燥，如天麻。便于刮皮，如北沙参。能杀死虫卵，防止孵化，如桑螵蛸。有的蒸制后能起滋润作用，如黄精。防止花类散瓣，如菊花。能使药材中的酶失去活性，以防有效成分分解，如黄芩。

（4）发汗　某些药材在加工过程中用微火烘至半干或微蒸、煮后，堆置起来发热，使其内部水分析出的方法称为"发汗"。如厚朴、杜仲等。

（5）干燥　生药采收后需及时除去大量水分，避免霉烂、虫蛀及有效成分的破坏，保证生药品质。通常采用的干燥方法如下。

① 晒干法　利用阳光直接晒干，是最经济、方便的干燥法。多数生药可采用这种方法干燥。但含挥发油的药材（如薄荷）日晒可造成挥发油损失；红花、麻黄等生药曝晒后颜色发

生改变，均不宜用此法干燥。

②阴干法　将药材置于通风的室内或荫棚下，避免阳光直接照射，利用空气流动使药材中水分自然蒸发，使药材干燥。此法适用于含挥发油的花类、叶类和全草类药材，如红花、青蒿等。此法的缺点是温度低，干燥慢，需经常翻动，以防霉坏。

③烘干法　利用人工加温的方法使药材干燥，温度一般以 $50\sim60℃$ 为宜。多汁的果实类药材可在约 $80℃$ 的温度下迅速干燥；富含淀粉的药物烘干时需缓慢升温，以防淀粉糊化，如葛根；含挥发油的药材不宜用烘干法，如薄荷。

④低温冰冻干燥法　利用低温真空冰冻干燥设备，在低温下使药材内部水分冻结，然后在低温减压下除去其中水分，使药材干燥。此法能保持药材新鲜时固有的色泽、形状及有效成分，是理想的干燥方法。但因设备、费用昂贵，目前仅用于名贵药材的干燥，如人参低温冰冻干燥后，称为"冻干参"。

近年来，一些新技术也应用于生药的干燥，如远红外干燥和微波干燥。均具有干燥速度快、加热均匀以及能杀灭微生物、防止发霉或生虫等优点。

第三节　生药的贮藏

生药在贮藏期间，因受保存条件和自然环境的影响，常会发生虫蛀、霉变、变色、泛油及气味散失等变质现象，影响药物疗效。因此，贮藏和保管好生药，是保证生药品质的重要环节之一。

一、虫蛀及其防治

含淀粉、蛋白质、脂肪和糖类较多的生药容易发生虫蛀。害虫生长繁殖的适宜条件为：温度 $18\sim35℃$，空气相对湿度在 70% 以上，药材含水量较多（13% 以上）。生药被虫蛀后，产生蛀洞、虫粉，不但破坏了药材外形，而且造成有效成分的损失，降低了药效，甚至失效。

主要防治措施如下。

①生药入库存放之前，应提前对仓库进行清扫、粉刷和消毒。

②对需入库的生药提前检查，发现有虫蛀的，应拣出并进行灭虫处理。

③按生药的性质及是否易发生虫蛀分类存放，如陈皮与高良姜、泽泻与牡丹皮同放，不易生虫；有腥味的金钱白花蛇、蛤蚧、海马等，放入花椒则可防虫；土鳖虫、全蝎、斑蝥等药材中放入大蒜可防虫；保存瓜蒌、枸杞子、哈蟆油等生药的容器中，可放入瓶装酒精，使其慢慢挥发，形成不利于害虫生长的环境，以达到防虫目的。

④对易虫蛀的生药定期检查，保持仓库干燥通风，控制仓库内的温度和湿度。

⑤定期消毒、杀虫。可采用：曝晒、烘烤；低温冷藏；密封法；低剂量的磷化铝熏蒸，结合低氧法进行；高频介质电热、黑光灯诱杀蛀虫等。

二、霉变及其防治

空气中含有大量的霉菌孢子，一旦散落在生药表面，在适宜的温度（ $20\sim35℃$ ）、湿度（空气相对湿度在 75% 以上）及适宜的环境（阴暗潮湿）下，易萌发菌丝，分泌酵素，分解和溶蚀药材，使药材霉烂、腐坏。

防治方法：检查生药的含水量，一般生药的含水量在 13% 以下；控制仓库的湿度在 60%～70%，温度在 $20℃$ 以下为宜；注意库房的通风及干燥。

三、泛油及其防治

泛油又称"走油"，是指含油生药的油质泛于表面，如苦杏仁、当归等；或某些含糖生药由于受潮、变质后表面呈现油样物质的变化，如党参。

防止生药泛油的方法：保持低温、干燥的环境，减少生药与空气的接触，避光保存等。

四、变色及其防治

变色是指药物的天然色泽发生了改变。生药中若含黄酮、羟基蒽醌、鞣质等成分，其结构中的酚羟基在酶的作用下，易氧化、聚合成大分子有色化合物；若含糖、糖酸类成分，易分解产生糠醛或其他类似化合物，这些化合物有活泼的羰基，能与含氮化合物缩合成棕色色素；某些含有蛋白质的生药易变色，原因是其中的氨基酸，能与还原糖作用而生成大分子棕色物质。另外，外界条件也能导致生药变色，如日照或烘干时温度过高，使用某些杀虫剂，贮藏日久或生药生虫、发霉等。防止药材变色的主要方法有干燥、冷藏和避光。

此外，生药贮藏时常见的变质现象还有气味散失（如冰片）、风化（如芒硝）、自然分解（如绵马贯众）等，应采用不同的养护措施，并注意生药的贮藏期限。

 目标检测

一、单项选择题

1. 根及根茎类中药的采收期通常是（　　　）。

A. 春夏之交　　　　　B. 夏季　　　　　　　C. 秋季

D. 秋后春前　　　　　E. 夏末秋初

2. 下列除哪项外其余均属变质现象（　　　）。

A. 发汗　　　　　　　B. 虫蛀　　　　　　　C. 霉变

D. 变色　　　　　　　E. 走油

3. 富含淀粉的生药易发生的变质现象是（　　　）。

A. 泛油　　　　　　　B. 变色　　　　　　　C. 气味散失

D. 虫蛀　　　　　　　E. 风化

4. 防止生药霉变的重要措施是（　　　）。

A. 用杀虫剂　　　　　B. 避光　　　　　　　C. 充分干燥

D. 蒸或煮　　　　　　E. 对抗贮藏

5. 富含脂肪油的生药易发生的变质现象是（　　　）。

A. 自然分解　　　　　B. 气味散失　　　　　C. 霉变

D. 泛油　　　　　　　E. 风化

二、名词解释

1. 发汗　　　2. 泛油

三、简答题

1. 如何确定生药的最佳采收期？

2. 简述生药的一般采收原则。

3. 生药贮藏期间常见的问题和预防措施有哪些？

（王苏丽）

第五章

中药材的炮制

第一节 中药材炮制的发展概况

中药炮制是按照中医药理论，根据药材自身性质，以及调剂、制剂和临床应用的需要，所采取的一项独特的制药技术。中药材必须经过炮制后才能应用于临床，这是中药的一大特点，也是中医药学的特色。

炮制，古称"炮炙""修治""修事"。为了更准确地反映药材加工处理技术，现代均称"炮制"。其含义是："炮"表示加热，"制"表示火以外的其他加工处理方法。中药炮制是随着中药的发现和应用而产生的，有着悠久的历史。为了便于服用，人们对药材进行洗涤、打碎或用火处理等简单加工，形成了最初的中药炮制。

最早的医书《五十二病方》记载了炮、炙、燔、细切、熬、酒渍等炮制方法；《黄帝内经》中有"制半夏"的记载；《神农本草经》中提出了中药炮制的原则"药有毒无毒，阴干暴干，采造时月……并各有法"、"若有毒宜制，可用相畏相杀者，不尔勿合用也"；东汉末年，张仲景所著的《伤寒杂病论》就已注明了许多药物的炮制方法，同时提出了部分药物炮制质量要求和目的。《雷公炮炙论》是我国第一部炮制专著，书中总结了以往的炮制方法，奠定了中药炮制的基础，对以后中药炮制的发展，产生了很大的影响。孙思邈的《备急千金要方》指出"诸经方用药，所有熬炼节度，皆脚注之"；《新修本草》第一次将中药炮制作为法定内容加以收载。到了宋代，中药炮制发展较快，政府颁布的《太平惠民和剂局方》列有专章讨论药材的加工技术，提出：对药物要"依法炮制""修制合度"，并将炮制列为法定的制药技术。到明代，中药炮制的理论得到全面的发展，陈嘉谟的《本草蒙筌》中提出了制药原则："凡药制造，贵在适中，不及则功效难求，太过则气味反失"，并阐述了炮制辅料的原理："酒制升提，姜制发散，入盐走肾脏，仍使软坚，用醋注肝经，且资住痛。童便制，除劣性降下；米泔制，去燥性和中；乳制滋润回枯，助生阴血；蜜炙甘缓难化，增益元阳；陈壁土制窃真气骤补中焦；麦麸皮制抑酷性勿伤上膈；乌豆汤、甘草汤渍曝并解毒，至令平和"。还将炮制方法归纳为："火制""水制""水火共制"三类。李时珍在《本草纲目》中专列"修治"项，收载了各家之法。其后缪希雍又在《雷公炮炙论》基础上，增加了当时的炮制方法，在其著作《炮炙大法》中提出了著名的"炮炙十七法"，总结了以往中药炮制的方法。

中华人民共和国成立以后，对中药炮制的理论和方法做了大量的整理工作，先后出版了许多地方性的《中药饮片炮制规范》、全国性的《中药炮制经验集成》和《历代中药炮制法汇典》等，在中医药院校开设了中药炮制学课程。特别是近年来科技的迅速发展，促进了中药化学成分和药理作用的研究，对阐明中药炮制的原理和炮制质量的评价提供了科学的方法和依据。目前，炮制中药的生产设备逐渐机械化，中药炮制的质量和水平正在不断提高。

第二节　中药材炮制的目的

一、纯净药材，利于贮藏

生药在采收、运输、保管过程中，常混有泥沙、杂质及霉败品，因此入药前必须经过炮制，使其纯净，以保证药材的品质及临床用药剂量的准确。某些生药蒸后可杀死虫卵，如桑螵蛸；僵蚕炒后可杀死白僵菌；黄芩加热（蒸）处理后破坏酶的活性，避免有效成分分解，有利于药材的贮藏。

二、降低或消除药物的毒性或副作用

有些生药疗效虽好，但因其毒性或副作用太大，临床应用不安全。这些生药经过炮制以后，毒性降低，副作用减轻，增加了临床用药的安全性。如川乌、草乌含有双酯型二萜类生物碱（如乌头碱），具有强烈毒性，对人的致死量为 $3\sim5mg$，与 $0.5\sim1g$ 生药相当，必须炮制减毒后入药，经加热水解的方法，乌头碱水解为单酯型生物碱苯甲酰乌头胺，其毒性明显降低，仅为乌头碱的 $1/500\sim1/200$，进一步水解为醇胺类生物碱乌头胺，其毒性为乌头碱的 $1/4000\sim1/2000$；马钱子在温度 $230\sim240℃$，砂烫 $3\sim4min$ 后，主要毒性成分士的宁、马钱子碱部分转变为异士的宁和异马钱子碱及其氮氧化物等，毒性变小，且保留了生物活性，增强了临床用药的安全性。

三、提高疗效

中药炮制过程中，通常加入一些辅料，可与药物起协同作用，使疗效提高。如蜜炙款冬花、枇杷叶、甘草可提高其润肺止咳的作用；醋制延胡索增强其疏肝、镇痛作用，延胡索经醋制后，其所含的游离生物碱转变成乙酸盐，增大了水溶性，而利于有效成分的煎出；姜制半夏可以加强止呕作用等。

四、缓和或改变药性

有的药材通过炮制改变或缓和了药物的过偏性能，以适应临床的治疗目的。如麻黄辛散力及解表力强，主要用于外感风寒表实证，炙麻黄辛散之力减弱，可用于老年人及小儿的风寒表证，同时又能增强止咳平喘作用；生黄连大苦大寒，能清湿热，泻火毒，姜炙黄连可缓和其苦寒之性，主治胃热、呕吐；生甘草味甘性平，能补脾益气，清热解毒，炙甘草味甘性温，能补脾和胃，益气复脉；生地黄味甘性寒，能清热凉血，养阴生津，为清热凉血药，经蒸制后成为熟地黄，药性变为甘温，能补血、滋阴，为滋阴补血药；生何首乌性微温，味苦涩，能润肠通便，用酒蒸制之后，成为制何首乌，其味甘性温，能滋补强壮。

五、便于调剂和制剂

矿物类、贝壳类及动物骨甲类药物（如赭石、牡蛎、穿山甲等），质地坚硬，难于粉碎和煎出有效成分，经过炮制后，质地变得松脆，易于调剂和制剂，而且有利于有效成分的溶出。一些种子类药材，其种皮坚硬，只有炒制后才能使种皮破裂，利于有效成分的煎出。一些大块的根及根茎类药材，需要切制成片，便于调配，也有利于有效成分的煎出。如：赭石

（Fe₂O₃）经火煅醋淬后，不仅易于粉碎，而且所含铁质转变为氧化铁，部分转变为乙酸铁，增大了亚铁离子与其他成分的溶出；牡蛎经煅烧后，所含碳酸钙一部分或全部转变为氧化钙，易于粉碎，并有利于钙质及其他成分的溶出。

六、除臭矫味，便于服用

动物类或其他有特殊臭味的生药，在服用时易引起恶心、呕吐。为了便于服用，常采用酒制、蜜制、醋制、水漂、麸炒、炒黄等方法炮制而矫正臭味。如酒制乌梢蛇、蕲蛇去腥。

第三节　中药材炮制的方法

中药的炮制方法可分为净制、切制及炮炙三类。

一、净制

净制即净选加工。经净制后的药材称为"净药材"。药材在切制、炮炙或调配制剂时，均应使用净药材。净制药材可根据其具体情况，分别选用挑选、筛选、风选、水选、剪、切、刮、削、剔除、刷、擦等方法达到质量标准。如大黄、人参等，采挖后需洗净；黄柏需刮净栓皮；葶苈子、车前子可用簸筛等方法除去附着的泥沙；果实类药材如五味子、山楂需拣去果柄等。

二、切制

药材除少数可鲜切、干切外，大多需软化后才能切制。软化的方法有：喷淋、抢水洗、浸泡、润、漂、蒸、煮等。软化时，应按药材的大小、软硬程度等分别处理，并注意掌握温度、水量、时间等条件，以防止有效成分的流失。切制的方法有切法、镑法、刨法、锉法和劈法等。切制后的饮片应及时干燥，保证质量。

切制后的饮片类型有片、段、块、丝等。其规格通常如下。

（1）片　极薄片 0.5mm 以下，如鹿茸片；薄片 1～2mm，如槟榔；厚片 2～4mm，如何首乌。

（2）段　短段长 5～10mm，如北沙参；长段长 10～15mm，如麻黄。

（3）块　8～12mm 的方块，如葛根。

（4）丝　细丝宽 2～3mm，如黄柏；宽丝宽 5～10mm，如枇杷叶。

三、炮炙

将经过净制、切制后的药材（饮片）直接加热或与辅料共同加热处理的方法称为炮炙。依据临床要求，药材性质不同，常采用下列炮炙方法。

1. 炒

将净选或切制后的生药放入锅内，加热并不断翻动的方法称为"炒"。炒法分为单炒（清炒）和加辅料炒两大类。需炒制者应为干燥品，且大小分档；炒时火力应均匀，不断翻动；应掌握加热温度、炒制时间及程度要求。

（1）单炒　取净药材置热锅中，用不同火力炒至规定程度时，取出，放凉。根据炒的程度不同，分为炒黄、炒焦、炒炭三种。

①炒黄　用文火或中火炒至药材表面黄色或色泽加深，或微带焦斑，或膨胀鼓起，或有爆裂声，逸出药材固有香气，如炒麦芽、炒莱菔子等。炒黄的目的是为了增强疗效，使药材质地疏松，易于煎出有效成分；破坏酶的活性，避免有效成分分解，保存药效；矫臭矫味。

② 炒焦　用中火炒至药材表面焦黄或焦褐色，内部黄色，并有焦香气味，如焦山楂、焦槟榔。炒焦的目的是为了增强药物消食健脾之功效，如消导药的炮制；还能缓和药性，如焦槟榔炒焦后能缓和药性。

③ 炒炭　用武火或中火炒至表面焦黑色、内部焦黄色或至规定程度时，喷淋清水少许，熄灭火星，取出，晾干。炒炭的目的是增强药物的收敛止血作用。如地榆炭、侧柏炭等。槐米炒炭后，具止血作用的鞣质和槲皮素含量增高，而异鼠李素含量减少（抑制止血的成分），止血作用增强。

（2）加辅料炒　因加入的辅料不同分为麸炒、土炒、米炒等。

① 麸炒　取麸皮，撒在热锅中，用中火加热至冒烟时，放入净药材，迅速翻动，炒至药材表面呈黄色或色变深时，取出，筛去麸皮，放凉。麸炒除另有规定外，每 100kg 净药材，用麸皮 10～15kg。麸炒的目的是能除去药材中部分挥发油，减少刺激性，增强和中健胃的作用，并能除臭矫味，如麸炒山药、枳壳等。

② 土炒　取灶心土（伏龙肝）或赤石脂细粉，置锅内，用中火加热至滑利状态时，投入药材，翻炒至药材表面呈土黄色，药材表面均匀地挂一层土粉时，取出，筛去土粉，放凉。土炒的目的是增强补脾和胃、止呕、止泻的作用，如土炒白术。

③ 米炒　将米置锅内，用中火加热至冒烟时，投入药材，翻炒至药材表面深黄色或色泽加深、米呈黄棕色或黄褐色时，取出，筛去米，放凉。米炒的目的是增强药物健脾止泻作用，降低药物毒性，如米炒党参、米炒斑蝥。

④ 砂炒　将洗净的河砂置炒制容器内，用武火加热至滑利状态时（温度一般在 200～300℃），加入药材，不断翻动，炒至表面鼓起，酥脆时，取出，筛去河砂，放凉。除另有规定外，河砂以掩埋待炮制品为度。砂炒能使质地坚硬的药材酥脆，易于煎出有效成分，如砂炒穿山甲、鳖甲；砂炒骨碎补、狗脊可除去非药用部分；砂炒马钱子可降低其毒性。

⑤ 蛤粉炒　蛤粉传热作用较砂慢，温度比砂炒低，适合胶类药材。取碾细过筛后的净蛤粉，置锅内，用中火加热至翻动较滑利时，投入待炮制品，翻炒至鼓起或成珠、内部疏松、外表成黄色时，迅速取出，筛去蛤粉，放凉。除另有规定外，每 100kg 净药材，用蛤粉 30～50kg。如蛤粉炒阿胶、鹿角胶等。阿胶炒后，质地疏脆，黏度降低，便于磨粉应用。

⑥ 滑石粉炒　取滑石粉置炒制容器内，用中火加热至灵活状态时，投入待炮制品，翻炒至鼓起、酥脆、表面黄色或至规定程度时，迅速取出，筛去滑石粉，放凉。除另有规定外，每 100kg 净药材，用滑石粉 40～50kg。滑石粉炒后使药材质地酥脆，毒性降低，不良气味得以矫正，适用于韧性较大的动物类药材，如滑石粉炒水蛭等。

2. 炙法

将药材加液体辅料拌炒，使辅料逐渐渗入到药材组织内部的方法称为"炙"。常用的液体辅料有酒、醋、蜂蜜、食盐水、姜汁、米泔水、食用油等。因所用辅料不同，炙法分为以下几种。

（1）蜜炙　取炼蜜，加适量开水稀释后，与药材拌匀，闷透，用文火炒至不粘手为度，一般每 100kg 药材用炼蜜 25kg。蜜炙的主要目的是增强药物的润肺止咳和补中益气作用，多用于止咳平喘类生药，如款冬花、枇杷叶等；补中益气类生药，如黄芪、党参；还可缓和药性，如蜜炙麻黄。

（2）酒炙　取待炮制品，加黄酒拌匀，闷透，用文火炒至规定的程度时，取出，放凉。酒炙除另有规定外，一般常用黄酒，每 100kg 待炮制品用黄酒 10～20kg。酒炙可缓和药物的寒凉之性，增强活血通络功效，并可增加有效成分的溶出。多用于活血药和清热药，如酒炙黄连、川芎等。

（3）醋炙　取待炮制品，加醋拌匀，闷透，置炒制容器内，用文火炒至规定的程度时，取出，放凉。常用米醋，除另有规定外，每100kg待炮制品用米醋20kg。树脂类生药如乳香、没药需先炒至发亮，再洒醋，拌炒至干，否则易结成块。醋炙可增强药物疏肝理气、散瘀止痛的作用，如醋制延胡索、柴胡；还可降低药物的毒性，如甘遂、大戟等。

（4）盐炙　取适量的食盐溶于水中，与药材拌匀，闷至盐水被吸尽，置炒制容器内，用文火炒至规定的程度时，取出，放凉。除另有规定外，每100kg待炮制品用食盐2kg。盐炙的目的是引药入肾经，增强清热利水作用，如车前子、泽泻等。

（5）姜炙　姜炙时，应先将生姜洗净，捣烂，加水适量，压榨取汁，姜渣再加水适量重复压榨一次，合并汁液，即为"姜汁"。姜汁与生姜的比例为1∶1。取姜汁与药材拌匀，闷至姜汁被吸尽，置锅内，用文火炒至规定的程度时，取出，放凉。除另有规定外，每100kg待炮制品用生姜10kg。姜炙的目的是降低药物的苦寒之性，增强温中止呕作用，如姜炙黄连、厚朴等。

（6）油炙　羊脂油炙时，先将羊脂油置锅内加热溶化后去渣，加入待炮制品拌匀，用文火炒至油被吸尽，表面光亮时，摊开，放凉。如淫羊藿经过羊脂油炙后，能增强温肾助阳作用。

3. 制炭

用炒制的方法，使药材表面炭化，而内部焦黄（习称存性），或用闷煅法使药材全部炭化而不灰化，称为制炭。制炭的方法有炒炭和煅炭两种。

4. 煅

将药材直接放入无烟炉火中或适宜的耐火容器中煅烧的方法称为"煅"。一般温度较高（700℃以上），药材在结构或成分上有所改变，原有性状改变，使其质地酥脆、易于粉碎和煎煮；同时药物的副作用减少，疗效增强。常用的方法有明煅、煅淬等。

（1）明煅　取净药材，砸成小块，置无烟的炉火上或置适宜的容器内，煅至酥脆或红透时，取出，放凉，碾碎。如金礞石、石膏；含有结晶水的矿物类生药，不要求煅红，但须使结晶水蒸发尽，或全部形成蜂窝状的块状固体，如白矾、硼砂。

（2）煅淬　将净药材煅至红透时，立即投入规定的液体辅料中，淬酥，取出，干燥，打碎或研粉，如自然铜、磁石。

5. 蒸

取净药材，加入定量的液体辅料拌匀（清蒸除外），置适宜的容器内，加热蒸透或至规定的程度时，取出，干燥。此法多用于滋补类生药如地黄、女贞子等。药材经过蒸后，其色加深或变黑，药性也会发生改变，兼有除臭矫味的作用。常用的方法有两种。

（1）清蒸　不加辅料直接蒸。清蒸的目的是杀死酶和虫卵，利于药材保存。如蒸桑螵蛸，可杀死虫卵；蒸黄芩可破坏酶的活性。

（2）加辅料蒸
① 酒蒸　用酒将药材拌匀后蒸，如酒蒸地黄。
② 醋蒸　用醋将药材拌匀后蒸，如五味子。
③ 黑豆汁蒸　将黑豆煎汁后与药材拌匀后蒸，如何首乌。

6. 煮

取净药材加水或液体辅料共煮至液体完全被吸尽，或切开内无白心时，取出，干燥。煮法因加入辅料不同而分为以下几种。

（1）清水煮　主要用于有毒或难贮存的药材。一般用适量的水，先将水煮沸再加入药材，煮到内部无白心，如川乌、黄芩等。

（2）豆腐煮　主要用于有毒的药材。一般是用新鲜的豆腐，在中间挖一不透底的方形槽，将药材置槽内，上盖豆腐片；或取新鲜豆腐片，将药材置豆腐片中间，加水漫过豆腐，加热煮制，如藤黄、硫黄等。

此外，还可用醋煮，如延胡索；甘草汁煮，如吴茱萸、远志等。

7. 炖

取待炮制品按各品种炮制项下的规定，加入液体辅料，置适宜的容器内，密闭，隔水或用蒸汽加热炖透，或炖至辅料完全被吸尽时，放凉，取出，晾至六成干，切片，干燥。

8. 煨

将药材直接埋入火灰中加热或用面粉、湿纸包裹，或用吸油纸均匀地隔层分放，进行加热处理；或将其与麦麸同置炒制容器内，用文火炒至规定程度取出，放凉。煨的目的是除去药材中挥发性、刺激性成分，减少副作用，缓和药性，增强疗效。如煨肉豆蔻、煨诃子等。

四、其他炮制方法

（1）燀　取净药材投入沸水中，翻动片刻，捞出。有的种子类药材，燀至种皮由皱缩至舒展、能搓去时，捞出，放冷水浸泡，除去种皮，晒干，如苦杏仁。

（2）发酵　在适当的温度和湿度下，利用微生物促使药材发泡生衣的方法，如淡豆豉。此法可改变药性，产生新的疗效。

（3）发芽　用豆、谷、麦等，在适宜的温度和湿度下，使其萌发幼芽的方法，如麦芽、谷芽等。

（4）制霜（去油成霜）　即取净药材碾碎如泥状，经微热后，压去部分油脂，制成符合一定要求的松散粉末。多用于种子类生药，如巴豆霜、柏子仁霜等。

（5）法制　将药材加入一种或数种辅料，按规定程序，反复炮制的方法，如法半夏、制天南星等。药材经法制后，产生新的药效，如胆南星等，或改变了药物的性能，减少副作用，如四制香附等。

（6）水飞　取待炮制品，置容器内，加适量水共研成糊状，再加水，搅拌，倾出混悬液。残渣再按上法反复操作数次，合并混悬液，静置，分取沉淀，干燥，研散。水飞法适用于不溶于水的矿物药，如朱砂、雄黄等。

 目标检测

一、单项选择题

1. 止血药常用的炮制方法为（　　）。

A. 炒法　　　　　B. 蒸法　　　　　C. 煮法

D. 炙法　　　　　E. 炭法

2. 矿物药常用的炮制方法为（　　）。

A. 炒法　　　　　B. 蒸法　　　　　C. 煮法

D. 煅法　　　　　E. 煨法

3. 小茴香常用炮制方法为（　　）。

A. 酒炙　　　　　B. 醋炙　　　　　C. 蜜炙

D. 姜炙　　　　　E. 盐炙

4. 生地炮制成熟地的目的是（　　）。

A. 增强疗效　　　　B. 改变药性　　　　C. 矫臭矫味

D. 便于制剂　　　　E. 降低毒性

5. 鸡血藤的饮片规格是（　　　）。

A. 块　　　　　　　B. 段　　　　　　　C. 丝

D. 极薄片　　　　　E. 斜片

二、名词解释

1. 中药炮制　　2. 饮片

三、简答题

1. 举例说明中药材炮制的目的。

2. 什么叫炒法？分几类？

3. 常见的饮片类型有哪些？

（敬小莉）

第六章

生药的鉴定

学习目标

1. 掌握生药性状鉴定、显微鉴定的方法。
2. 熟悉生药鉴定的内容、目的、依据、方法；生药来源鉴定、理化鉴定的方法；生药鉴定的一般程序。

　　我国生药种类繁多，应用历史悠久，产区广泛，且历代本草记载及各地区用药名称和使用习惯又不同，造成了生药的同名异物、同物异名现象普遍存在，生药的混淆品、伪品、地方习惯用药及代用品也时有出现，直接影响到临床疗效和生药化学成分、药理作用等研究的科学性。药学工作者应继承生药传统的鉴别经验，结合现代科学技术，对生药的品种和质量等方面进行系统的鉴定，以保证用药的安全有效。

　　生药的鉴定（identification of crude drug）是综合利用传统的和现代的检测手段，依据药品标准，对生药进行真实性、纯度及品质优良度的评价，确保生药的真实、安全和有效。生药的真实性鉴定，包括来源鉴定、性状鉴定、显微鉴定、理化鉴定等项；生药纯度鉴定是检查供试品中有无杂质及其数量是否超过规定的限度；生药品质优良度鉴定包括水分、浸出物、有效成分含量的测定等。

> **正品、伪品、混淆品、地方习惯用药、代用品的含义**
>
> 　　正品：又称真品，指生药的来源、性状、鉴别特征、成分及其含量均符合国家药品标准规定的品种。
>
> 　　伪品：又称假药，药品管理法规定，有下列情形之一的为假药。①药品所含成分与国家药品标准规定的成分不符的。②以非药品冒充药品或者以他种药品冒充此种药品的。
>
> 　　混淆品：指外形与正品相似或名称与正品相似或相同的品种。
>
> 　　地方习惯用药：国家药品标准未收载，仅在部分地区有使用习惯的品种。
>
> 　　代用品：来源与正品不同，主要成分和疗效与正品相同或相似，在正品货源不足时，可代替正品使用的品种。

第一节　生药鉴定的依据

　　《中华人民共和国药品管理法》规定："药品必须符合国家药品标准。中药饮片按照国家药品标准炮制，国家药品标准没有规定的，必须按照省、自治区、直辖市人民政府药品监督管理部门制定的炮制规范炮制。国务院药品监督管理部门颁布的《中华人民共和国药典》和药品标准为国家药品标准。除国家药品标准外，各省、自治区、直辖市颁发的中药饮片炮制规范亦为法定药品标准。另外，各省、自治区、直辖市颁发的地方药品标准，亦为该地区中药鉴定的依据"。

国家药品标准是国家对药品质量和检验方法所作的技术规定，是药品生产、经营、使用、检验和监督管理部门必须共同遵循的法定依据。制定和颁发药品标准是加强药品管理，保证人民用药安全有效的一项重要措施。

一、《中华人民共和国药典》

《中华人民共和国药典》简称《中国药典》，收载临床疗效确切、毒副作用小、使用安全、质量稳定的药物及其制剂，并规定其来源、质量要求和检验方法，作为国家监督管理药品质量的法定技术标准。中华人民共和国成立至今，出版了 1953 年版、1963 年版、1977 年版、1985 年版、1990 年版、1995 年版、2000 年版、2005 年版、2010 年版、2015 年版共 10 版药典。

目前使用的《中国药典》（2015 年版）分四部出版，一部为中药，二部为化学药，三部为生物制品，四部为通则。

《中国药典》一部收载药材和饮片、植物油脂和提取物、成方制剂和单味制剂等共计 2598 种。其基本结构由凡例、正文、索引三部分组成。正文分为：药材及饮片；植物油脂和提取物；成方制剂和单味制剂。其中药材及饮片部分的主要内容如下。

（1）名称　包括中文名、汉语拼音及药材拉丁名。

（2）来源与采制　包括原植（动）物科名、植（动）物名、拉丁学名、药用部位（矿物药注明类、族、矿石名）及采收和产地加工等。

（3）性状　药材的外形、大小、色泽、表面、质地、断面、气味等特征。

（4）鉴别　包括显微鉴别、理化鉴别等。

（5）检查　药品在加工、生产和贮藏过程中可能含有并需要控制的物质，包括杂质、水分、灰分、酸不溶性灰分、重金属及有关的毒性成分等的检查。

（6）浸出物测定　选定适宜的溶剂，测定其浸出物量以控制质量。

（7）含量测定　包括挥发油、有效成分、主要成分、毒性成分及能反映药材内在质量的指标成分的测定方法与品质标志。

（8）炮制　根据用药需要进行炮制的品种，制订合理的加工炮制工艺，明确辅料用量和炮制品的质量要求。

（9）性味与归经　按中医理论对该药材性能的概括，包括气、味、毒性和归经。

（10）功能与主治　以中医或民族医学的理论和临床用药经验，对功效、临床应用所作的概括性描述；天然药物以适应证形式表达，作为临床用药的指导。

（11）用法与用量　除另有规定外，用法指水煎内服；用量指成人一日常用剂量，必要时，可根据需要酌情增减。

（12）注意　指主要的禁忌和不良反应。属中医常规禁忌者从略。

（13）贮藏　指对药品贮藏条件和方法的最基本要求。凡贮藏项未规定贮存温度的系常温。

二、局颁药品标准

局颁药品标准即中华人民共和国国家食品药品监督管理总局（CFDA）颁发的药品标准（简称局颁标准或局标准）。国家食品药品监督管理总局为国务院直属机构，是国务院主管药品监督的行政执法机构，其行使全国药品监督管理的职能。对药典尚未收载的、常用且有一定疗效的药品，由国家药典委员会编写，经国家食品药品监督管理总局批准后执行，作为药典的补充。因此，局颁标准也是国家标准，同样具有法律约束力，可作为全国药品生产、供应、使用和检验部门检查和监督药品质量的依据。

三、地方药品标准

地方药品标准即各省、直辖市、自治区食品药品监督管理局审批的药品标准（简称地方标准）。地方标准收载《中国药典》及局颁标准中尚未收载的药品，或虽有收载但规格有所不同的本省、市、自治区生产的药品，它具有地区性约束力。

第二节 生药鉴定的一般程序

生药鉴定的一般工作程序主要包括检品登记、取样、鉴定并写出报告。

一、检品登记

在对生药进行鉴定之前，首先应认真做好检品登记工作，登记内容包括：送检单位、送检日期、送检目的、供试品数量、包装样式等。

二、取样

生药的取样按《中国药典》（2015年版）规定的药材和饮片取样法进行。

药材和饮片取样法是指供检验用药材或饮片样品的取样方法。取样的代表性直接影响到检定结果的正确性。因此，必须重视取样的各个环节。

第一，取样前，应注意品名、产地、规格等级及包件式样是否一致，检查包装的完整性、清洁程度以及有无水迹、霉变或其他物质污染等情况，详细记录。凡有异常情况的包件，应单独检验并拍照。

第二，从同批药材和饮片包件中抽取检定用样品，原则如下。

总包件数不足5件的，逐件取样；5～99件，随机抽5件取样；100～1000件，按5%比例取样；超过1000件的，超过部分按1%取样；贵重药材和饮片，不论包件多少均逐件取样。

第三，对破碎的、粉末状的或大小在1cm以下的药材，可用采样器（探子）抽取样品；每一包件至少在2～3个不同部位各取样品1份；包件大的应从10cm以下的深处在不同部位分别抽取。每一包件的取样量如下。

一般药材和饮片抽取100～500g；粉末状药材和饮片抽取25～50g；贵重药材和饮片抽取5～10g。

对包件较大或个体较大的药材，可根据实际情况抽取有代表性的样品。

第四，将抽取的样品混合拌匀，即为抽取样品总量。若抽取样品总量超过检验用量数倍时，可按四分法再取样，即将所有样品摊成正方形，依对角线划"×"，使分为四等份，取用对角两份；再如上操作，反复数次，直至最后剩余的量足够完成所有必要的实验以及留样为止，此为平均样品。个体大的样品可用其他适当方法取平均样品。

第五，最终抽取的供检验用样品量，一般不得少于检验所需用量的3倍数，即1/3供实验室分析用，另1/3供复核，其余1/3则为留样保存，保存期至少一年。

三、鉴定

依据《中国药典》规定按以下项目进行。

（1）来源 考察其原植物、原动物、原矿物及其药用部位是否与标准规定相符。

（2）性状　与药品标准中描述的特征或与对照药材相比较，看其有无差异。

（3）鉴别　包括显微鉴别和理化鉴别。

（4）检查　包括杂质、水分、灰分、浸出物等项目。

（5）含量测定　主要用于有效成分或指标性成分已明确药材的品质鉴定。

四、写出报告

检验人员应完整、准确地记录实验过程中的数据、现象及结果，并综合各鉴定项目的结果做出检验结论，详细、真实地填写药品检验报告书。药品检验部门出具的检验报告书是对药品质量做出的技术鉴定，是具有法律效力的技术文件，应长期保存。如果送检（或被检）单位对检验结果有疑问，可将留样观察的供试品送上一级药品检验机构作仲裁检验。

第三节　生药鉴定的方法

生药鉴定的方法主要有来源鉴定、性状鉴定、显微鉴定和理化鉴定等。每种方法各有其特点及适用对象，可根据鉴定对象的不同选择不同的鉴定方法，常相互配合使用。

一、来源鉴定

来源鉴定又称"基源鉴定"，是综合运用植物、动物或矿物形态学和分类学知识，对生药的来源进行鉴定，以确定其正确的学名，保证中药的品种准确无误。主要用于外形完整的生药的鉴定。以原植物的鉴定为例，来源鉴定一般采用如下步骤。

（1）观察植物形态　对比较完整的植物类生药，应注意植物各器官尤其繁殖器官的特征。对不完整的供试品，除少数鉴别特征十分突出的品种外，一般应探究其原植物产地，或到产地采集带花、果的完整实物进行确认。

（2）核对文献　通过对原植物形态的观察，结合鉴定人的分类学知识和经验，能初步确定科属的，可直接查阅该科属的资料；若对科属尚不能确定，可查阅植物分科、分属的检索表再进一步查阅分种检索表。若未知种的鉴别特征不全或缺少有关资料者，也可根据产地、别名、化学成分及功能等线索，查阅与中药鉴定、药用植物等相关的综合性书籍或图谱，以确定其品种。如《中国高等植物科属检索表》、《中国植物志》、《中国高等植物图鉴》、《中药志》、《中药大辞典》及有关的区域性植物志、药物志等。必要时需查对原始文献，原始文献是指第一次发现该种（新种）植物的植物工作者，根据该植物的标本，描述记载其特征予以初次定名的文献。

（3）核对标本　当未知种的科属确定时，可以与已定学名的相关标本进行核对。当然，必须要求标本正确可靠，对于难确定的生药可核对模式标本（发表新种时所被描述的标本），或送有关专家协助鉴定。

二、性状鉴定

生药性状鉴定是运用眼看、手摸、鼻闻、口尝及水试、火试等方法，以生药的形状、大小、色泽、表面、质地、断面、气、味等特征作为依据进行鉴别的方法。该法简单、快速、易行。性状鉴定的主要内容如下。

（1）形状　形状指生药的外形。观察时一般不需预处理，若观察皱缩的全草、叶或花类时，可先浸湿软化后，展平观察。观察某些果实、种子类时，如有必要可浸软后，取下果皮或种皮，以观察内部特征。生药的形状一般是比较固定的。如圆柱形、纺锤形、团块状等。生药的形状常以简单、生动的经验术语进行描述，易懂易记。如"蚯蚓头"（防风）、"狮子盘头"（党参）、"怀中抱月"（松贝）、"马头、蛇尾、瓦楞身"（海马）等。

（2）大小　大小指生药的长短、粗细、厚薄等。一般应测量较多的供试品，可允许有少量高于或低于规定的数值。对细小的种子或果实类，可将每10粒紧密排成一行，以毫米刻度尺测量后求其平均值。

（3）表面　生药表面常表现为光滑或粗糙、各种皱纹、花纹、皮孔、环节、毛茸等不同特征，如龙胆根上部具横皱纹，辛夷密被毛茸，防风的根头部具明显的密集环纹，砂仁表面有刺状突起等，均是生药的重要鉴别特征。

（4）色泽　色泽是指生药的颜色及光泽度。每种生药都有其固有的色泽，这是药物品质优劣的重要标志之一。如枸杞子色红、紫草色紫、玄参色黑等。观察生药的颜色时，一般应在日光或日光灯下进行。如用两种色调描述颜色时，以后一种色调为主。如棕黄色，以黄色为主；黄棕色，则以棕色为主。

（5）质地　质地是指生药的轻重、软硬、坚韧、疏松、黏性、粉性、油润、角质、绵性、柴性等特征。在实际工作中，常用一些经验术语描述药材的质地，体轻质松、断面多裂隙，称"松泡"，如南沙参；富含淀粉，折断时有粉尘散落，称"粉性"，如天花粉；质地柔软，含油而润泽，称"油润"，如当归；质地坚硬，断面半透明状或有光泽，称"角质"，如郁金等。

（6）断面　断面包括自然折断面和横切（或纵切）面。

① 自然折断面　自然折断面主要观察折断时的现象和折断面的特征，即折断时的难易程度，折断时有无粉尘飞扬，折断面是否平坦，是否呈纤维性、颗粒性或裂片状，断面有无白丝，是否可层层剥离等。如甘草折断时有粉尘散落，折断面呈纤维性；杜仲折断时有胶丝相连；秦皮折断面可层层剥离等。

② 横切（或纵切）面　对不易折断或折断面不平坦的生药，可用刀切成横切面或纵切面。主要观察皮部与木部的比例、维管束的排列方式、射线的分布、有无油点等特征。常用一些经验术语描述横切面特征，如甘草有"菊花心"，独活具"朱砂点"，大黄根茎髓部分布"星点"等。

（7）气　用鼻闻来进行辨别。可直接嗅闻，或在折断、破碎或搓揉时进行，必要时可用热水湿润后检查；有些生药有特殊的香气或臭气，可成为鉴别生药的主要依据之一，如丁香、麝香、牡丹皮等。

（8）味　用口尝来进行鉴别。可取少量直接口尝，或加开水浸泡后尝浸出液。有强烈刺激性和有毒的生药，口尝时要谨慎，尝后应立即吐出并漱口，以免中毒。生药的味与其含有的成分有关，每种生药的味感也是衡量生药品质的标准之一，如乌梅味酸；黄柏味苦等。

（9）水试　水试是利用生药在水中有沉浮、溶解、颜色变化、膨胀、旋转、黏性等特殊现象进行鉴别的一种方法。如西红花加水浸泡后，水被染成黄色；秦皮水浸，浸出液在日光下显碧蓝色荧光；葶苈子、车前子等加水浸泡，则种子变黏滑，且体积膨胀等。

（10）火试　有些生药用火烧，能产生特殊的气味、颜色、烟雾、闪光和响声等现象，可作为鉴别手段之一。如降香微有香气，点燃则香气浓烈，有油流出，烧后留有白灰；海金沙易点燃而产生爆鸣及闪光等。

三、显微鉴定

生药的显微鉴定是指利用显微镜对生药切片、粉末、解离组织或表面制片及含生药粉末的制剂中生药组织、细胞或内含物等特征进行鉴别的一种方法。其适用对象为：①性状鉴定不易识别的生药；②性状相似不易区别的多来源生药；③破碎生药及生药粉末；④用粉末生药制成的中药成方制剂等。

1. 显微制片

进行显微鉴别，首先要根据观察的对象和目的，选择具有代表性的供试品，制作不同的显微标本片。

(1) 横切片或纵切片制片　取供试品欲观察部位，经软化处理后，用徒手或滑走切片法，切成 $10\sim20\mu m$ 的薄片，必要时可包埋后切片。选取平整的薄片置载玻片上，根据观察对象不同，滴加甘油乙酸试液、水合氯醛试液或其他适宜试液 $1\sim2$ 滴，盖上盖玻片。必要时滴加水合氯醛试液后，在酒精灯上加热透化，并滴加甘油乙醇试液或稀甘油，盖上盖玻片。根、根茎、茎藤、皮类生药等，一般制作横切片观察，必要时制作纵切片；木类生药一般需观察横切面、径向纵切面和切向纵切面。

(2) 表面制片　鉴别叶、花、果实、种子、全草等生药时，可将其湿润软化后，切取欲观察部位约 $4mm^2$，一正一反置载玻片上，或撕取表皮，加适宜的试液处理后观察其表面特征。

(3) 粉末制片　取供试品粉末，过四号筛，挑取少许置载玻片上，滴加甘油乙酸试液、水合氯醛试液或其他适宜试液处理后观察粉末特征。必要时，可加热透化。

(4) 解离组织制片　若需观察细胞的完整形态，尤其是纤维、导管、管胞、石细胞等彼此不易分离的组织，需利用化学试剂使细胞分离。如供试品中薄壁组织占大部分，木化组织少或分散存在的，可采用氢氧化钾法；如供试品质地坚硬，木化组织较多或集成较大群束，可用硝铬酸法或氯酸钾法。在解离前，应先将供试品切成长约5mm、直径约2mm的段或厚约1mm的片。

① 氢氧化钾法　将供试品置试管中，加5％氢氧化钾溶液适量，加热至用玻璃棒挤压能离散为止，倾去碱液，加水洗涤后，取出少量置载玻片上，用解剖针撕开，以稀甘油装片观察。

② 硝铬酸法　将供试品置试管中，加硝铬酸试液适量，放置，至用玻璃棒挤压能离散为止，倾去酸液，加水洗涤后，照氢氧化钾法操作，装片观察。

③ 氯酸钾法　将供试品置试管中，加硝酸溶液（1→2）及氯酸钾少量，缓缓加热，待产生的气泡逐渐减少时，再及时加入氯酸钾少量，以维持气泡稳定地发生，至用玻璃棒挤压能离散为止，倾去酸液，加水洗涤后，照氢氧化钾法操作，装片观察。

(5) 花粉粒与孢子制片　取花粉、花药（或小的花）、孢子或孢子囊群（干燥的供试品浸于冰醋酸中软化），用玻璃棒研碎，经纱布过滤至离心管中，离心，取沉淀加新配制的醋酐与硫酸（9∶1）的混合液 $1\sim3ml$，置水浴上加热 $2\sim3min$，离心，取沉淀，用水洗涤2次，取沉淀少量置载玻片上，滴加水合氯醛试液，盖上盖玻片，或加50％甘油与1％苯酚各 $1\sim2$ 滴，用品红甘油胶封藏观察，也可用水合氯醛试液装片观察。

(6) 磨片制片　坚硬的动物、矿物类药，可采用磨片法制片。选取厚度 $1\sim2mm$ 的供试材料，置粗磨石（或磨砂玻璃板）上，加适量水，用食指、中指夹住或压住材料，在磨石上往返磨砺，待两面磨平，且厚度约数百微米时，将材料移置细磨石上，加水，用软木塞压在材料上，往返磨砺至透明，用水冲洗，再用乙醇处理和甘油乙醇试液装片。

(7) 含饮片粉末的中成药显微制片　散剂、胶囊剂可直接取适量粉末；片剂取 $2\sim3$ 片，水丸、水蜜丸、糊丸、锭剂等（有包衣者除去包衣），取数丸或 $1\sim2$ 锭，分别置乳钵中研成粉末，取适量粉末；蜜丸应将药丸切开，从切面由外至中央挑取适量样品，或用水脱蜜后，吸取沉淀物少量。根据观察的样品不同，分别按粉末制片法制 $1\sim5$ 片。

2. 显微制片常用试液及其特点

(1) 水或稀甘油　常用于标本片的暂时封藏，为物理性的透明剂，可以较快透入组织，形成良好的透光条件。适于观察细胞壁颜色，细胞内含有的淀粉粒、糊粉粒、油滴、树脂等。

(2) 甘油乙酸试液　多用于观察淀粉粒的形态并测量其大小。

(3) 水合氯醛试液　为常用的透明剂。切片或粉末加水合氯醛试液并加热处理（透化），可溶解淀粉粒、蛋白质、叶绿素、挥发油等，并能使已收缩的细胞膨胀。适于观察组织构造、细胞形状、草酸钙结晶等。不加热装片（冷装），可观察菊糖、橙皮苷结晶等。

水合氯醛试液透化装片时，易析出水合氯醛结晶，影响观察，可加稀甘油，以防结晶析出。

3. 细胞内含物性质的鉴别

（1）淀粉粒　加碘试液，显蓝色或紫色。

（2）糊粉粒　加碘试液，显棕色或黄棕色。加硝酸汞试液，显砖红色。

（3）脂肪油、挥发油、树脂　加苏丹Ⅲ试液，显橘红色、红色或紫红色。加90%乙醇，脂肪油和树脂不溶解（蓖麻油及巴豆油例外），挥发油则溶解。

（4）菊糖　加10% α-萘酚乙醇溶液，再加硫酸，显紫红色并溶解。

（5）黏液　加钌红试液，显红色。

（6）草酸钙结晶　加稀乙酸不溶解，加稀盐酸溶解而无气泡产生。加硫酸溶液（1→2），逐渐溶解，片刻后析出针状硫酸钙结晶。

（7）碳酸钙结晶（钟乳体）　加稀盐酸溶解，同时有气泡产生。

（8）硅质　加硫酸不溶解。

4. 显微测量

显微测量是应用目镜测微尺在显微镜下测量细胞及细胞内含物等的大小。测量常用的工具为目镜测微尺与载物台测微尺。测量前，先将目镜测微尺用载物台测微尺标定，以确定使用同一显微镜及特定倍数的物镜、目镜和镜筒长度时，目镜测微尺每一格所代表的长度。测量时，将需测量的目的物显微制片置显微镜载物台上，用目镜测微尺测量目的物的小格数，乘以标定时每一小格所代表的长度，即得目的物的大小。通常是在高倍镜下测量，但欲测量较长的目的物，如纤维、导管、非腺毛等的长度时，需在低倍镜下测量。记录最大值与最小值（μm），允许有少量数值略高或略低于药典规定。

目前，应用扫描电镜及电子计算机检索生药显微特征来鉴别生药及其成方制剂也取得了一定进展，这使得显微鉴别工作更快速、可靠。

四、理化鉴定

生药的理化鉴定是利用物理的或化学的方法，对生药及其制剂中所含主要化学成分或有效成分进行定性和定量分析，来鉴定生药真伪和品质优良度的一种方法。

理化鉴定分为定性分析和定量分析两类。定性分析确定生药的真实性，定量分析说明生药有效成分的含量，确定生药的品质优良度。理化鉴定的实验方法一般用少量干粉、切片或生药经初步提取分离后，选择理化反应速度快、灵敏度高、专属性强的方法进行。

1. 物理常数的测定

物理常数包括相对密度、旋光度、折射率、硬度、黏稠度、沸点、凝固点、熔点等。物理常数的测定对含挥发油、树脂类、液体类和加工品等生药的真实性和纯度的鉴定，具有特别重要的意义。如蜂蜜中掺水会使其密度降低，同时影响黏稠度。

2. 一般理化鉴别

（1）显色反应　利用生药的某些化学成分能与某些试剂产生特殊的颜色反应来鉴别。这是最常用的鉴定方法，一般在试管中或白瓷板上进行，亦有直接在生药切面或粉末上滴加各种试液，观察呈现的颜色以了解某成分所存在的部位，如在马钱子胚乳薄片上加1%钒酸铵的硫酸溶液1滴，迅速显紫色；另取切片加发烟硝酸1滴，显橙红色。

（2）沉淀反应　利用生药的某些化学成分能与某些试剂产生特殊的沉淀反应来鉴别。如山豆根70％的乙醇提取液，蒸干，残渣用1％盐酸溶解，滤液加碘化汞钾试液，生成明显的淡黄色沉淀。

（3）显微化学反应　显微化学反应是将生药的粉末、切片或浸出液少量，置于载玻片上，滴加某些化学试剂使产生结晶或颜色变化，在显微镜下观察反应结果。如黄连粉末滴加乙醇及30％硝酸，显微镜下观察有针状或针簇状结晶析出。

（4）微量升华　利用生药中所含的某些化学成分，在一定温度下能升华的性质，获得升华物，在显微镜下观察其形状、颜色以及化学反应作为鉴别特征。如大黄的升华物为黄色针状或羽状结晶，加碱液溶解并显红色。

（5）荧光分析　荧光分析是指利用生药中某些化学成分，在紫外光或自然光下能产生一定颜色荧光，或经试剂处理后能产生荧光的性质进行鉴别的方法。通常可直接取生药或饮片、粉末、浸出物或经酸、碱处理后，置紫外光灯下约10cm处观察所产生的荧光。除另有规定外，紫外光灯的波长为365nm。如珍珠在紫外光灯（365nm）下观察，显浅蓝紫色或亮黄绿色荧光；黄连折断面在紫外光灯（365nm）下观察，显金黄色荧光。

此外，可利用荧光显微镜观察生药的荧光，并观察化学成分存在的部位。有些生药表面附有地衣或真菌，也可能有荧光出现。因此，荧光分析还可用于检查某些生药的变质情况。

（6）泡沫反应和溶血指数　利用皂苷的水溶液振摇后能产生持久性的泡沫和溶解红细胞的性质，可测定含皂苷类成分生药的泡沫指数或溶血指数作为质量指标。如《中国药典》（2015年版）对猪牙皂的鉴别就利用了泡沫反应。

（7）中药的膨胀度　膨胀度是药品膨胀性质的指标。主要用于含黏液质、胶质和半纤维素类中药的真伪和质量控制。一般指按干燥品计算，每1g药品在水或其他规定的溶剂中，在一定时间与温度条件下膨胀所占据的体积（ml）。如南葶苈子和北葶苈子外形不易区分，但两者的膨胀度差别较大，北葶苈子膨胀度不低于12，南葶苈子膨胀度不低于3，可通过测定膨胀度区分二者。

3. 色谱法

色谱法是一种对混合物进行分离和分析的物理化学方法，也是生药化学成分分离和鉴别的重要方法之一。根据色谱分离原理可分为吸附色谱、分配色谱、离子交换色谱与排阻色谱等；根据色谱分离方法可分为纸色谱法、薄层色谱法、柱色谱法、气相色谱法、高效液相色谱法等。

生药鉴定中最常用的是薄层色谱法、气相色谱法和高效液相色谱法。

（1）薄层色谱法（TLC）　系将供试品溶液点于薄层板上，在展开容器内用展开剂展开，使供试品所含成分分离，所得色谱图与适宜的对照物按同法所得的色谱图对比，并可用薄层扫描仪进行扫描，用于鉴别、检查或含量测定。薄层色谱法具有展开时间短、分离效果好、灵敏度高、显色方便、有分离和分析双重功能等特点，目前已经成为生药鉴别最常用的方法之一。

（2）气相色谱法（GC）　系采用气体为流动相（载气）流经装有填充剂的色谱柱进行分离测定的色谱方法。供试品气化后，被载气带入色谱柱进行分离，各组分先后进入检测器，用记录仪、积分仪或数据处理系统记录色谱信号。含挥发油及其他挥发性组分的生药及其制剂适于用气相色谱法进行分析。

（3）高效液相色谱法（HPLC）　系采用高压输液泵将规定的流动相泵入装有填充剂的色谱柱进行分离测定的色谱方法。注入的供试品，由流动相带入柱内，各成分在柱内被分离，并依次进入检测器，由记录仪、积分仪或数据处理系统记录色谱信号。高效液相色谱法只要求供试品能制成溶液而不需要气化，因此不受供试品挥发性的约束。对于挥发性低，热稳定性差，分子量大的高分子化合物以及离子型化合物尤为有利。如氨基酸、蛋白质、生物碱、核酸以及无机盐类等都可利用高效液相色谱法进行分离和分析。目前，中药化学指纹图谱研究也常应用高效液相色谱法。

4. 分光光度法

（1）紫外-可见分光光度法　是利用供试品在紫外、可见光区的分子吸收光谱，对其进行定性、定量分析及结构分析的方法。按所吸收的光的波长区域不同，分为紫外分光光度法（60～400nm）和可见分光光度法（400～750nm），合称为紫外-可见分光光度法。紫外分光光度法不仅能测定有色物质，对有共轭双键等结构的无色物质也能精确测定，具有灵敏、简便、准确的特点。可见分光光度法是比较溶液颜色深度以确定物质含量的方法，显色时由于影响呈色深浅的因素较多，所以测定时需用对照品同时比较。

（2）红外分光光度法　因为红外光谱的专属性强，几乎没有两种单体成分的红外光谱完全一致，所以，红外光谱对生药成分的定性鉴别可得到较准确的结论。但采用红外光谱鉴别生药成分，需要用标准品或标准图谱进行对照，而且由于各成分的红外光谱严重重叠，所以不纯的生药成分做红外光谱鉴别没有意义。

（3）原子吸收分光光度法　原子吸收分光光度法的测量对象是呈原子状态的金属元素和部分非金属元素，系由待测元素灯发出的特征谱线通过供试品经原子化产生的原子蒸气时，被蒸气中待测元素的基态原子所吸收，通过测定辐射光强度减弱的程度，求出供试品中待测元素的含量。原子吸收一般遵循分光光度法的吸收定律，通常通过比较标准品溶液和供试品溶液的吸光度，求得供试品中待测元素的含量。

5. 生药的常规检查

（1）杂质检查　生药中混存的杂质是指：①来源与规定相同，但其性状或部位与规定不符；②来源与规定不同的物质；③无机杂质，如砂石、泥块、尘土等。

检查方法为：①取规定量的供试品，摊开，用肉眼或放大镜（5～10倍）观察，将杂质拣出；如其中有可以筛分的杂质，则通过适当的筛，将杂质分出；②将各类杂质分别称重，计算其在供试品中的含量（%）。

如生药中混存的杂质与正品相似，难以从外观鉴别时，可进行显微、理化鉴别试验，证明其为杂质后，计入杂质重量中。对个体大的生药，必要时可破开，检查有无虫蛀、霉烂或变质情况，杂质检查所用的样品量，一般按生药取样法称取。

（2）灰分测定　生药中灰分的来源，包括生药本身经过灰化后遗留的不挥发性无机盐（生理灰分），以及生药表面附着的泥沙杂质（外来灰分），即总灰分。同一种生药，在无外来掺杂物时，一般都有一定的灰分含量范围。规定生药的总灰分限度，对于保证生药的品质和纯净程度，有重要的意义。如果总灰分超过一定限度，表明掺有泥土、砂石等无机物质。有些生药本身含有的无机物差异较大，尤其是含多量草酸钙结晶的生药，测定总灰分有时不足以说明外来无机物的存在，还需要测定酸不溶性灰分，即不溶于10%盐酸中的灰分。因生药所含的无机盐类（包括钙盐）大多可溶于稀盐酸中而除去，而来自泥沙等的硅酸盐类则不溶解而残留，故测定酸不溶性灰分能较准确地表明生药中是否有泥沙等掺杂及其含量。

① 总灰分测定法　测定用的供试品需粉碎，使能通过二号筛，混合均匀后，称取供试品2～3g（如需测定酸不溶性灰分，可取供试品3～5g），置炽灼至恒重的坩埚中，称定重量（准确至0.01g），缓缓炽热，注意避免燃烧，至完全炭化时，逐渐升高温度至500～600℃，使完全灰化并至恒重。根据残渣重量，计算供试品中含总灰分的百分数。如供试品不易灰化，可将坩埚放冷，加热水或10%硝酸铵溶液2ml，使残渣湿润，然后置水浴上蒸干，残渣照前法

炽灼，至坩埚内容物完全灰化。

②酸不溶性灰分测定法 取上项所得的灰分，在坩埚中加入稀盐酸约10ml，用表面皿覆盖坩埚，置水浴上加热10min，表面皿用热水5ml冲洗，洗液并入坩埚中，用无灰滤纸滤过，坩埚内的残渣用水洗于滤纸上，并洗涤至洗液不显氯化物反应为止，滤渣连同滤纸移置同一坩埚中，干燥，炽灼至恒重。根据残渣重量，计算供试品中含酸不溶性灰分的百分数。

（3）水分测定 水分的测定，是为了保证生药不因所含水分超过限度而发霉变质。水分测定的方法有烘干法、甲苯法、减压干燥法及气相色谱法。供测定用的生药供试品，一般先破碎成直径不超过3mm的颗粒或碎片，直径和长度在3mm以下的花类、种子类、果实类生药，可不破碎；减压干燥法需通过二号筛。

①烘干法 适用于不含或少含挥发性成分的生药。测定时，取供试品2～5g，平铺于干燥至恒重的扁形称量瓶中，厚度不超过5mm，疏松供试品不超过10mm，精密称定，打开瓶盖在100～105℃干燥5h，将瓶盖盖好，移置干燥器中，冷却30min，精密称定，再在上述温度干燥1h，冷却，称重，至连续两次称重的差异不超过5mg为止。根据减失的重量，计算供试品中含有水分的百分数。

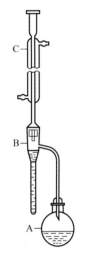

图6-1 水分测定装置（甲苯法）
A—圆底烧瓶；B—水分测定管；
C—直形冷凝管

②甲苯法 适用于含挥发性成分的生药。可用化学纯甲苯直接测定，必要时甲苯可先加少量水，充分振摇后放置，将水层分离弃去，经蒸馏后使用。仪器装置如图（图6-1）。使用前，全部仪器应清洁，并置烘箱中烘干。测定时取供试品适量（相当于含水量1～4ml），精密称定，置A瓶中，加甲苯约200ml，必要时加入玻璃珠数粒。将仪器各部分连接，自冷凝管顶端加入甲苯，至充满B管的狭细部分，将A瓶置电热套中或用其他适宜方法缓缓加热，待甲苯开始沸腾时，调节温度，使每秒钟馏出2滴。待水分完全馏出，即测定管刻度部分的水量不再增加时，将冷凝管内部先用甲苯冲洗，再用饱蘸甲苯的长刷或其他适宜方法，将管壁上附着的甲苯推下，继续蒸馏5min，放冷至室温，拆卸装置，如有水黏附在B管的管壁上，可用蘸甲苯的铜丝推下，放置，使水分与甲苯完全分离（可加亚甲蓝粉末少许，使水染成蓝色，以便分离观察）。检读水量，并计算供试品中含有水分的百分数。

③减压干燥法 适用于含有挥发性成分的贵重药品。取直径12cm左右的培养皿，加入五氧化二磷干燥剂适量，使铺成0.5～1cm的厚度，放入直径30cm的减压干燥器中。测定时，取供试品2～4g，混合均匀。分取0.5～1g，置已在供试品同样条件下干燥并称重的称量瓶中，精密称定，打开瓶盖，放入上述减压干燥器中，减压至2.67kPa（20mmHg）以下持续半小时，室温放置24h。在减压干燥器出口连接无水氯化钙干燥管，打开活塞，待内外压一致，关闭活塞，打开干燥器，盖上瓶盖，取出称量瓶迅速精密称定重量，计算供试品中含有水分的百分数。

④气相色谱法 适用于微量水分的测定，具有灵敏、快速、准确等优点，且不受供试品组分和环境温度的影响。

（4）浸出物的测定 对于有效成分尚不明确或尚无精确定量方法的生药，一般可根据已知成分的溶解性质，选用适当溶剂为溶剂，测定生药中可溶性物质的含量。通常选用水、一定浓度的乙醇、乙醚作浸出物测定。供测定的供试品需粉碎，使能通过二号筛，并混合均匀。

①水溶性浸出物测定法

a. 冷浸法 取供试品约4g，精密称定（准确至0.01g），置250～300ml的锥形瓶中，精密加入水100ml，密塞，冷浸，前6h内时时振摇，再静置18h，用干燥滤器迅速滤过，精密量取滤液 20ml，置已干燥至恒重的蒸发皿中，在水浴上蒸干后，于 105℃干燥 3h，移置干燥器中，冷却 30min，迅速精密称定重量。除另有规定外，以干燥品计算供试品中水溶性浸出物的百分数。

　　b. 热浸法　取供试品 2～4g，精密称定（准确至 0.01g），置 100～250ml 的锥形瓶中，精密加入水 50～100ml，密塞，称定重量，静置 1h 后，连接回流冷凝管，加热至沸腾，并保持微沸 1h。放冷后，取下锥形瓶，密塞，称定重量，用水补足减失的重量，摇匀，用干燥滤器滤过。精密量取滤液 25ml，置已干燥至恒重的蒸发皿中，在水浴上蒸干后，于 105℃干燥 3h，移置干燥器中，冷却 30min，迅速精密称定重量。除另有规定外，以干燥品计算供试品中水溶性浸出物的百分数。

　　② 醇溶性浸出物测定法　取适当浓度的乙醇代替水为溶剂。照水溶性浸出物测定法进行（热浸法需在水浴上加热）。

　　③ 挥发性醚浸出物测定法　取供试品（过四号筛）2～5g，精密称定，置五氧化二磷干燥器中干燥 12h，置索氏提取器中，加乙醚适量，除另有规定外，加热回流 8h，取乙醚液，置干燥至恒重的蒸发皿中，放置，挥去乙醚，残渣置五氧化二磷干燥器中干燥 18h，精密称定，缓缓加热至 105℃，并于 105℃干燥至恒重。其减失重量即为挥发性醚浸出物的重量。

　　（5）挥发油测定　适用于含较多量挥发油的生药。测定用的供试品，除另有规定外，需粉碎使能通过二号至三号筛，并混合均匀，仪器装置如图 6-2 所示（注：装置中挥发油测定的支管分岔处应与基准线平行）。

　　① 甲法　适用于测定相对密度在 1.0 以下的挥发油。取供试品适量（相当于含挥发油 0.5～1.0ml），称定重量（准确至 0.01g），置 1000ml 的烧瓶中，加水 300～500ml（或适量）与玻璃珠数粒，振摇混合后，连接挥发油测定器与回流冷凝管。自冷凝管上端加水使充满挥发油测定器（有 0.1ml 的刻度）的刻度部分，并溢流入烧瓶时为止，置电热套中或用其他适宜方法缓缓加热至沸，并保持微沸约 5h，至测定器中油量不再增加，停止加热，放置片刻，开启测定器下端的活塞，将水缓缓放出，至油层上端到达刻度 0 线上面 5mm 处为止。放置 1h 以上，再开启活塞使油层下降至其上端恰与刻度 0 线平齐，读取挥发油量，并计算供试品中挥发油的百分数。

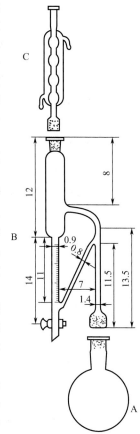

图 6-2　挥发油测定装置（单位：cm）
A—圆底烧瓶；B—挥发油测定器；C—冷凝管

　　② 乙法　适用于测定相对密度在 1.0 以上的挥发油。取水约 300ml 与玻璃珠数粒，置烧瓶中，连接挥发油测定器，自测定器上端加水使充满刻度部分，并溢流入烧瓶时为止，再用移液管加入二甲苯 1ml，然后连接回流冷凝管。将烧瓶内容物加热至沸腾，并继续蒸馏，其速度以保持冷凝管的中部呈冷却状态为度，30min 后，停止加热，放置 15min 以上，读取二甲苯的容积。然后照甲法自"取供试品适量"起，依法测定，自油层量中减去二甲苯量，即为挥发油量，再计算供试品含有挥发油的百分数。

6. 生药的限量检查

　　（1）黄曲霉毒素检查　黄曲霉毒素主要由黄曲霉和寄生曲霉产生，毒性很强并有致癌性。一些油性大的药材如薏苡仁、柏子仁等，易受到黄曲霉污染。2015 年版《中国药典》规定用 HPLC 测定黄曲霉毒素。如规定桃仁和陈皮含黄曲霉素 B_1 不得超过 $5\mu g/kg$，黄曲霉素 G_2、

黄曲霉素 G_1、黄曲霉素 B_2 和黄曲霉素 B_1 的总量不得过 $10\mu g/kg$。

（2）农药残留量测定　生药中常见的农药残留有有机氯化合物、有机磷化合物和拟除虫菊酯类等。生药的种植、采收、包装运输、贮藏等各个环节都有可能和农药接触，被其污染。大多数有机氯和有机磷杀虫剂均具挥发性；因此，生药中这些农药残留量的分析，可采用气相色谱法。

（3）重金属检查　常见对人体有害的元素和重金属元素主要有砷、汞、铅、镉、铜、铝等。重金属总量常用硫代乙酰胺或硫化钠显色反应比色法测定。有害元素砷常用古蔡法或二乙基二硫代氨基甲酸银法测定。单个重金属和有害元素测定方法有原子吸收光谱法和电感耦合等离子体质谱法。《中国药典》（2015 年版）通则对这些测定方法均进行了规范。

 目标检测

一、单项选择题

1. 不适合用烘干法进行水分测定的生药是（　　）。
   A. 马钱子　　　　　B. 丁香　　　　　C. 牛黄
   D. 甘草　　　　　　E. 麦冬

2. 测定生药酸不溶性灰分，常用的酸是（　　）。
   A. 稀硝酸　　　　　B. 稀盐酸　　　　　C. 稀硫酸
   D. 稀乙酸　　　　　E. 苯甲酸

3. 下列哪项不是性状鉴定的方法（　　）。
   A. 水试　　　　　　B. 火试　　　　　　C. 荧光分析
   D. 观断面特征　　　E. 闻气味

二、名词解释

1. 生药鉴定　　2. 取样　　3. 显微化学反应

三、简答题

1. 生药鉴定的主要方法有哪些？
2. 简述生药鉴定的一般程序。
3. 简述生药性状鉴定的内容。

（敬小莉）

第二篇

各　论

第七章

根及根茎类生药

学习目标

1. 掌握根类及根茎类生药的性状及显微鉴别要点。

2. 掌握下列各生药的来源、产地、性状、显微特征、理化鉴别、化学成分、药理作用及功能。 绵马贯众、大黄、何首乌、川乌、附子、黄连、白芍、延胡索、板蓝根、黄芪、甘草、苦参、人参、三七、西洋参、柴胡、当归、川芎、龙胆、黄芩、丹参、地黄、桔梗、党参、木香、白术、苍术、半夏、川贝母、山药、莪术、天麻。

3. 熟悉下列各生药的来源、性状、化学成分及功能。 细辛、牛膝、川牛膝、商陆、北豆根、乌药、地榆、山豆根、葛根、远志、甘遂、独活、白芷、防风、北沙参、秦艽、紫草、玄参、巴戟天、续断、天花粉、泽泻、香附、天南星、石菖蒲、浙贝母、黄精、麦冬、郁金、白及。

4. 了解下列各生药的来源及性状特征。 狗脊、虎杖、银柴胡、太子参、威灵仙、防己、白蔹、羌活、前胡、藁本、白薇、徐长卿、胡黄连、茜草、甘松、南沙参、川木香、紫菀、三棱、千年健、百部、玉竹、天冬、知母、射干、姜黄、高良姜。

根及根茎类生药多数来源于草本被子植物的根及根茎，少数为蕨类植物。

根（radix）和根茎（rhizoma）是植物的两类不同的地下器官，具有不同的外形和内部构造。由于很多生药中同时具有根及根茎两部分，两者互有联系，因此，将根及根茎类生药并入一章叙述。

第一节　根类生药

根类生药是指药用部位为根，或以根为主带有部分根茎或地上茎残基的药材及饮片。

一、性状鉴定

根类生药的性状鉴定主要从形状、表面特征、质地、断面和气味等方面进行观察。

（1）形状　根类生药的形状通常为圆柱形，如甘草、黄芪；有的呈长圆锥形，如白芷、黄芩；纺锤形，如麦冬、天冬；圆锥形，如川乌、草乌；还有的呈不规则块状，如地黄、何首乌。

（2）表面特征　根的表面常有皱纹及皮孔，其色泽也是重要的鉴别特征，如人参根头部有多数横环纹，表面灰黄色；杭白芷的表面皮孔显著突起并纵向排列成行等。

（3）质地　根类生药有的质地坚硬，如三七；有的疏松，如南沙参；有的呈粉性，如山药；有的角质，如天麻。

（4）断面　观察横切面可以区分双子叶植物根和单子叶植物根。一般说来，双子叶植物根外层常有栓皮；形成层环纹明显，环内的木质部较环外的皮部大，自中心向外有放射状纹理；中央多无髓。单子叶植物根外层为表皮，或仅具较薄的栓化组织；内皮层环纹明显，环内的维管柱较环外的皮层小，无放射状纹理；中央有髓。

（5）气味　根类生药的气味，常作为衡量生药品质的标准之一。

二、显微鉴定

在显微镜下观察根的横切面及粉末特征。观察横切面时，可根据形成层有无、维管束类型、排列方式等特征区分双子叶植物根和单子叶植物根。

（1）双子叶植物根　一般均具次生构造。最外层大多为周皮，由木栓层、木栓形成层及栓内层组成。木栓形成层通常发生于中柱鞘部位，周皮形成后原有的表皮及皮层细胞均死亡脱落；栓内层又名次生皮层（简称皮层），通常为数列细胞，有的比较发达。少数根类生药的次生构造不发达，无周皮而有表皮，如龙胆；或表皮死亡脱落由微木栓化的外皮层细胞行保护作用，称为后生表皮，如细辛；或由皮层的外部细胞木栓化起保护作用，称为后生皮层，如川乌。

维管束一般为无限外韧型，由韧皮部、形成层、木质部组成。初生韧皮部细胞大多颓废；形成层连续成环；次生木质部占根的大部分，由导管或管胞、木薄壁细胞、木纤维和木射线组成。双子叶植物根一般无髓；少数次生构造不发达的根，初生木质部未分化到中心，中央为薄壁组织区域，形成明显的髓部，如龙胆等。

双子叶植物根除上述正常构造外，还可形成异常构造，主要类型如下。

① 多轮性同心环维管束　其异常生长是在中央正常维管束形成后，最初由维管束外方细胞分裂产生薄壁组织，从中发生新的形成层环，并形成第一轮同心环维管束，以后随着外方薄壁细胞继续分裂，又相继形成第二轮、第三轮同心环维管束，如此构成多轮性同心环维管束的异常构造，如牛膝、商陆等。

② 附加维管束　在木栓层的内方和韧皮部外侧的薄壁组织中，当根部中央正常维管束形成后，产生新的形成层，形成异常的外韧型维管束，如何首乌。

③ 内涵韧皮部　在次生木质部中包埋有次生韧皮部。这种异常构造是形成层活动不规则的结果，形成层不仅向外也可向内产生韧皮部，如华山参。

④ 木间木栓　在次生木质部内形成木栓环带，通常由次生木质部的薄壁组织细胞栓化形成，如黄芩的老根中央可见木栓环。

（2）单子叶植物根　一般只具初生构造。最外层通常为一列表皮细胞，少数根的表皮细胞切向分裂为多层细胞，形成根被，如百部、麦冬等；皮层宽广，占根的大部分，内皮层及其凯氏点通常明显；维管柱与皮层的界限分明，直径较小。维管束为辐射形，无形成层；髓部通常明显。

此外，根中常有分泌组织存在，如党参有乳管，人参具树脂道；草酸钙结晶也常能观察到，如人参有簇晶，甘草有方晶，牛膝有砂晶，麦冬有针晶；根通常含有多量淀粉粒，如葛根；有的根含有菊糖，如桔梗等；根类生药还常观察到纤维及石细胞等，如葛根、黄芪。

第二节　根茎类生药

根茎类生药是指药用部位是根茎或带有少量根部或肉质鳞叶的地下茎类药材及饮片。

一、性状鉴定

根茎类是地下茎的总称，包括根状茎、块茎、球茎及鳞茎，其性状鉴定主要从形状、表面特征、断面及气味等方面进行观察。

（1）形状　根茎类生药的形状常因根茎的种类不同而异，根状茎常呈圆柱形、纺锤形，如玉竹；鳞茎常呈球形或扁球形，如川贝母；块茎常呈不规则块状或类球形，如半夏；球茎常呈球形或扁球形，如荸荠。

（2）表面特征　根茎类生药表面具有节和节间，节上有时具退化的鳞叶、叶痕、芽或芽痕，如黄连、知母；多数具有不定根或根痕，如莪术；蕨类植物根茎密被鳞片（骨碎补）、鳞毛（狗脊）或排列整齐的叶柄残基（绵马贯众）。

（3）断面　双子叶植物根茎常有栓皮，形成层环明显，木质部较大，与射线间隔形成放射状纹理，中心有髓。单子叶植物根茎无栓皮，多具有内皮层环，维管束点状散生，无髓。蕨类植物根茎，有的中心为木部（海金沙），有的维管束在基本组织中形成完整的环圈（狗脊），有的为数个维管束在基本组织中断续环列（绵马贯众）。

二、显微鉴定

根茎类生药的显微鉴别，首先应观察其横切面特征，根据维管束类型和排列形式，决定其为蕨类植物根茎、双子叶植物根茎还是单子叶植物根茎。

（1）蕨类植物根茎　外表通常为一列表皮细胞，表皮细胞内有下皮层，为数列厚壁细胞组成，内部为薄壁细胞组成的基本组织。一般具网状中柱，横切面观可见断续环状排列的周韧型维管束，每一维管束外围有内皮层，网状中柱的一个维管束又称分体中柱。分体中柱的形状、数目和排列方式是鉴定生药品种的重要依据，如绵马贯众。有的根茎具双韧管状中柱，木质部排成环圈，其内外均有韧皮部及内皮层环，中央有髓，如狗脊。蕨类植物根茎的木质部中无导管而有管胞。在基本组织的细胞间隙中，有的具间隙腺毛，如绵马贯众。

（2）双子叶植物根茎　一般均具次生构造，与地上茎相似。外表面常有木栓层，少数有表皮；皮层中有根迹维管束或叶迹维管束斜向通过，维管束外方部位有的具厚壁组织，常排成不连续的环；维管束大多为无限外韧型，少数为双韧型，多呈环状排列，束间被髓射线分隔；中央有髓。

双子叶植物根茎除上述正常构造外，还可形成异常构造，常见的类型如下。

① 髓部维管束　其韧皮部和木质部的位置常与外部正常维管束倒置，即韧皮部在内侧，木质部在外方，如大黄。

② 内生韧皮部　即位于木质部内方有韧皮部。有的与木质部内方相接，构成双韧型维管束，有的在髓部的周围形成多个分离的韧皮部束，如茄科、葫芦科植物等。

③ 木间木栓　在次生木质部内也可形成木栓环带，如甘松根茎中的木间木栓环包围一部分韧皮部和木质部，把维管柱分隔成数个束。

（3）单子叶植物根茎　一般只有初生构造。外表面通常为一列表皮细胞，少数根茎皮层外部细胞木栓化，形成后生皮层，代替表皮起保护作用，如藜芦等。皮层明显，常有叶迹维管束散在；内皮层通常可见。维管柱中有多数维管束散生。髓部不明显。维管束大多为有限外韧型，也有周木型。鳞茎的肉质鳞叶横切面构造与单子叶植物的叶相似，但表皮一般有气孔而无毛茸。

此外，根茎中常有分泌组织存在，如川芎有油室，石菖蒲有油细胞；单子叶植物根茎中常含有草酸钙针晶束，如半夏；厚壁组织也常有存在，如苍术的木栓层中有石细胞环带，黄连（味连）的皮层有石细胞；多数根茎类生药有淀粉粒，也有的生药含有菊糖，如苍术等。

狗脊　Cibotii Rhizoma

【来源】　为蚌壳蕨科植物金毛狗脊 *Cibotium barometz*（L.）J. Sm. 的干燥根茎。

【产地与采制】 主产于福建、四川等地。秋、冬二季采挖，除去泥沙，干燥；或去硬根、叶柄及金黄色绒毛，切厚片，干燥，为"生狗脊片"；蒸后，晒至六七成干，切厚片，干燥，为"熟狗脊片"。

【性状】 呈不规则的长块状，长 10～30cm，直径 2～10cm。表面深棕色，残留金黄色绒毛；上面有数个红棕色的木质叶柄，下面残存黑色细根。质坚硬，不易折断。无臭，味淡、微涩。

生狗脊片呈不规则长条形或圆形，长 5～20cm，直径 2～10cm，厚 1.5～5mm；切面浅棕色，近边缘 1～4mm 处有 1 条棕黄色隆起的木质部环纹或条纹，边缘不整齐，偶有金黄色绒毛残留；质脆，易折断，有粉性；熟狗脊片呈黑棕色，质坚硬（图 7-1）。

以肥大、质坚实、无空心、表面有金黄色绒毛者为佳。

狗脊片以厚薄均匀、坚实无毛、无空心者为佳。

【显微特征】 横切面 ①表皮细胞一列，残存金黄色的非腺毛。②其内有十余列棕黄色厚壁细胞，壁孔明显。③木质部排列成环，由管胞组成，其内外均有韧皮部及内皮层（双韧管状中柱）。④皮层及髓较宽，均由薄壁细胞组成，细胞中充满淀粉粒，有的含黄棕色物（图 7-2）。

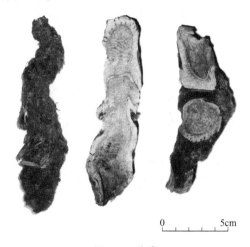

图 7-1 狗脊

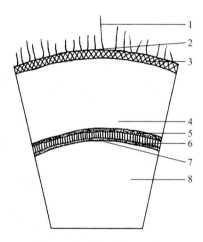

图 7-2 狗脊根茎横切面简图
1—非腺毛；2—表皮；3—厚壁组织；4—皮层；
5—外韧皮部；6—木质部；7—内韧皮部；8—髓

【成分】 根茎含原儿茶酚（protocatechuic aldehyde）、原儿茶酸（protocatechuic acid）及绵马酚；根茎的柔毛含鞣质及色素。

照高效液相色谱法测定，本品按干燥品计算，含原儿茶酸（$C_7H_6O_4$）不得少于 0.020%。

【性味与功能】 性温，味苦、甘。祛风湿，补肝肾，强腰膝。

绵马贯众 Dryopteridis Crassirhizomatis Rhizoma

【来源】 为鳞毛蕨科植物粗茎鳞毛蕨 *Dryopteris crassirhizoma* Nakai 的干燥根茎及叶柄残基。

【产地与采制】 主产于黑龙江、吉林、辽宁等地。秋季采挖，削去叶柄及须根，除去泥沙，晒干。

【性状】 呈长倒卵形，略弯曲，上端钝圆或截形，下端较尖，有的纵剖为两半，长 7～20cm，直径 4～8cm。表面黄棕色至黑褐色，密被排列整齐的叶柄残基及鳞片，并有弯曲的须根。叶柄残基呈扁圆形，长 3～5cm，直径 0.5～1cm；表面有纵棱线，质硬而脆，断面略平

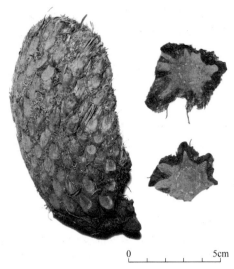

图 7-3 绵马贯众

坦，棕色，有黄白色维管束 5～13 个，环列；每个叶柄残基的外侧常有 3 条须根，鳞片条状披针形，全缘，常脱落。质坚硬，断面略平坦，深绿色至棕色，有黄白色维管束 5～13 个，环列，其外散有较多的叶迹维管束。气特异，味初淡而微涩，后渐苦而辛（图 7-3）。

以个大，质坚实，叶柄残基断面与根茎断面棕绿色者为佳。

【显微特征】 叶柄基部横切面 ①表皮为 1 列外壁增厚的小形细胞，常脱落。②下皮为 10 余列多角形厚壁细胞，棕色至褐色，基本组织细胞排列疏松，细胞间隙中有单细胞的间隙腺毛，头部呈球形或梨形，内含棕色分泌物。③周韧维管束（分体中柱）5～13 个，环列，每个维管束周围有 1 列扁小的内皮层细胞，凯氏点明显，其外有 1～2 列中柱鞘薄壁细胞，薄壁细胞中含棕色物和淀粉粒（图 7-4）。

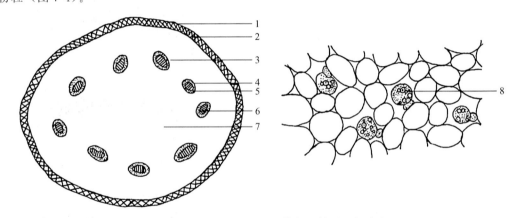

图 7-4 绵马贯众（叶柄基部）横切面简图及间隙腺毛
1—表皮；2—厚壁组织；3—分体中柱；4—内皮层；5—韧皮部；6—木质部；7—基本组织；8—间隙腺毛

【成分】 主要含间苯三酚衍生物绵马精（filmarone），易缓慢分解产生绵马酸类（filicic acids），包括绵马酸、黄绵马酸、白绵马素、去甲绵马素以及绵马酚等。

【理化鉴别】 取叶柄基部或根茎横切片，滴加 1% 香草醛溶液及盐酸，镜检，间隙腺毛显红色。

【药理作用】

（1）驱虫 绵马贯众对绦虫有强烈毒性，可使绦虫肌肉麻痹，脱离肠壁，而显驱虫效果。

（2）兴奋子宫 提取物对豚鼠的子宫平滑肌具有强直性收缩作用。

（3）抗肿瘤 提取物对小鼠宫颈癌、肉瘤 S_{180} 等均有抑制作用。

（4）抗病原微生物 对各型流感病毒有不同程度的抑制作用；对伤寒杆菌、大肠埃希菌、铜绿假单胞菌、变形杆菌和金黄色葡萄球菌也有不同程度的抑制作用。

（5）抗早孕、堕胎 提取物皮下注射、阴道给药和灌胃对小鼠均有显著的抗早孕作用，对怀孕小鼠，灌胃给药有堕胎作用。

【性味与功能】 性微寒，味苦；有小毒。清热解毒，止血，杀虫。

【附注】 商品贯众来源复杂，地方习惯用药较多。①狗脊贯众：为乌毛蕨科植物狗脊蕨 *Woodwardia japonica* (L. f.) Sm. 带叶柄残基的干燥根茎。叶柄基部横断面呈类三角形，有分体中柱 2～4 个，内面的较大，呈"八"字形。②荚果蕨贯众：为球子蕨科植物荚果蕨 *Matteuccia struthiopteris* (L.) Todaro 的带叶柄残基的干燥根茎。叶柄基部横断面呈三角形，有分体中柱 2 个，呈"八"字形排列。③蹄盖蕨贯众：为蹄盖蕨科植物峨嵋蕨 *Lunathyrium acrostichoides* (Sw.) Ching 的带叶柄残基的干燥根茎。叶柄基部有分体中柱 2 个，呈"八"字形排列，维管束中间常有一个暗色点或成空洞。

【附】
紫萁贯众 Osmundae Rhizoma

为紫萁科植物紫萁 *Osmunda japonica* Thunb. 的叶柄残基和干燥根茎。本品略呈圆锥形或圆柱形，稍弯曲，长 10～20cm，直径 3～6cm。根茎横生或斜生，下侧着生黑色而硬的细根；上侧密生叶柄残基，叶柄基部呈扁圆形，斜向上，长 4～6cm，直径 0.2～0.5cm，表面棕色或棕黑色，切断面有"U"形筋脉纹（维管束），常与皮部分开。质硬，不易折断。气微，味甘、微涩。有小毒。功能清热解毒，止血，杀虫。

细辛 Asari Radix et Rhizoma

【来源】 为马兜铃科植物北细辛 *Asarum heterotropoides* Fr. Schmidt var. *mandshuricum* (Maxim.) Kitag.、汉城细辛 *Asarum sieboldii* Miq. var. *seoulense* Nakai 或华细辛 *Asarum sieboldii* Miq. 的干燥根及根茎。前两种习称"辽细辛"。

【产地与采制】 北细辛主产于东北各地；华细辛主产于陕西、四川、湖北等地。夏季果熟期或初秋采挖，除净地上部分和泥沙，阴干。

【性状】

北细辛 常卷曲成团。根茎横生呈不规则圆柱状，具短分枝，长 1～10cm，直径 0.2～0.4cm；表面灰棕色，粗糙，有环形的节，节间长 0.2～0.3cm，分枝顶端有碗状的茎痕。根细长，密生节上，长 10～20cm，直径 0.1cm；表面灰黄色，平滑或具纵皱纹；有须根和须根痕；质脆，易折断，断面平坦，黄白色或白色。气辛香，味辛辣、麻舌（图 7-5）。

汉城细辛 根茎直径 0.1～0.5cm，节间长 0.1～1cm。

华细辛 根茎长 5～20cm，直径 0.1～0.2cm，节间长 0.2～1cm。气味较弱。

以根色灰黄、杂质少、味辛辣而麻舌者为佳。

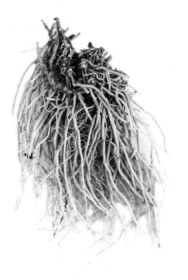

0 ___ 2cm

图 7-5 细辛

【显微特征】 根横切面 ①表皮细胞 1 列，部分残存。②皮层宽，有众多油细胞散在；外皮层细胞 1 列，类长方形，木栓化并微木化；内皮层明显，可见凯氏点。③中柱鞘细胞 1～2 层，初生木质部 2～4 原型。④韧皮部束中央可见 1～3 个明显较其周围韧皮部细胞大的薄壁细胞，但其长径显著小于最大导管直径，或者韧皮部中无明显的大型薄壁细胞。⑤薄壁细胞含淀粉粒。

【成分】 主含挥发油，油中主要成分为甲基丁香酚（methyleugenol）、黄樟醚（safrole）、β-蒎烯、α-蒎烯、榄香素及细辛醚等。另含去甲乌药碱、L-细辛脂素及派立托胺等。

照挥发油测定法测定，本品含挥发油不得少于 2.0%（ml/g）。照高效液相色谱法测定，药材按干燥品计算，含细辛脂素（$C_{20}H_{18}O_6$）不得少于 0.050%。

【药理作用】

（1）解热、镇静　细辛挥发油经兔灌胃对温刺法及伤寒、副伤寒混合疫苗所导致的人工性发热有明显的解热作用；可明显减少小鼠自主活动次数，翻正反射消失，剂量增加，中枢抑制作用相应增强。

（2）抗炎、镇痛　细辛乙酸乙酯提取物1.6g/kg对二甲苯所致小鼠耳部炎性肿胀以及对乙酸所致毛细血管通透性亢进有明显的抗炎作用，且去除马兜铃酸后的提取物同样具有可靠的抗炎镇痛效果。

（3）抗菌、抗病毒　细辛醇浸剂、挥发油等对革兰阳性菌、枯草杆菌和伤寒杆菌有一定的体外抑制作用，煎剂对结核杆菌和伤寒杆菌亦有抑制作用。细辛的水提取液对人乳头病毒有明显的破坏作用。

（4）解痉、平喘　细辛挥发油中的β-细辛醚能松弛组胺、乙酰胆碱所致豚鼠离体气管平滑肌的痉挛。

【性味与功能】　性温，味辛。解表散寒，通窍止痛，温肺化饮。

大黄　Rhei Radix et Rhizoma

【来源】　为蓼科植物掌叶大黄 *Rheum palmatum* L.、唐古特大黄 *Rheum tanguticum* Maxim. ex Balf. 或药用大黄 *Rheum officinale* Baill. 的干燥根及根茎。

【产地与采制】　掌叶大黄、唐古特大黄主产于甘肃、青海、西藏等地。药用大黄主产于四川、云南、湖北、陕西等地。秋末茎叶枯萎或次春发芽前采挖，除去细根，刮去外皮，切瓣或段，绳穿成串干燥或直接干燥。

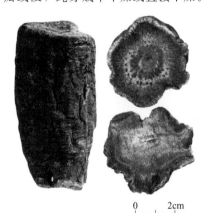

图 7-6　大黄

【性状】　呈类圆柱形、圆锥形、卵圆形或不规则块状，长3～17cm，直径3～10cm。除尽外皮者表面黄棕色至红棕色，有的可见类白色网状纹理及星点（异型维管束）散在，残留的外皮棕褐色，多具绳孔及粗皱纹。质坚实，有的中心稍松软，断面淡红棕色或黄棕色，显颗粒性；根茎髓部宽广，有星点环列或散在；根木质部发达，具放射状纹理，形成层环明显，无星点。气清香，味苦而微涩，嚼之黏牙，有沙粒感（图7-6）。

以个大、色黄、质坚实、锦纹明显、断面星点多、气清香、嚼之黏牙者为佳。

【显微特征】

根茎横切面　①木栓层及栓内层大多已除去。②韧皮部筛管群明显，薄壁组织发达。③形成层成环。④木质部射线较密，宽2～4列细胞，内含棕色物；导管非木化，常一至数个相聚，稀疏排列。⑤髓部宽广，常见黏液腔，内有红棕色物；异型维管束散在，形成层成环，木质部位于形成层外方，韧皮部位于形成层内方，射线呈星状射出。⑥薄壁细胞含草酸钙簇晶，并含多数淀粉粒（图7-7）。

粉末　黄棕色。①草酸钙簇晶直径20～160μm，有的至190μm，棱角大多短钝。②具缘纹孔导管、网纹导管、螺纹导管及环纹导管非木化。③淀粉粒甚多，单粒类球形或多角形，直径3～45μm，脐点星状；复粒由2～8分粒组成（图7-8）。

【成分】　主含蒽醌类衍生物，游离性蒽醌衍生物有大黄酚（chrysophanol）、大黄素（emodin）、芦荟大黄素（aloe-emodin）、大黄酸（rhein）和大黄素甲醚（physcion）；结合性蒽醌衍生物主要为双蒽酮苷，如番泻苷（sennoside）A、番泻苷B、番泻苷C、番泻苷D。此外，大黄还含有鞣质、没食子酰葡萄糖、*d*-儿茶素、没食子酸、大黄四聚素及大黄脂类等。

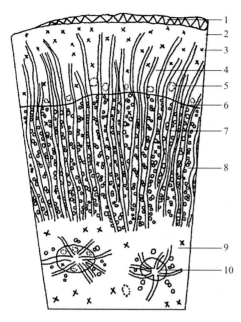

图 7-7　大黄（根茎）横切面简图

1—木栓层；2—栓内层；3—簇晶；4—韧皮部；
5—黏液腔；6—形成层；7—射线；8—木质部；
9—髓；10—异型维管束

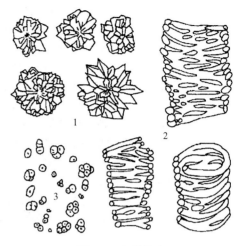

图 7-8　大黄粉末

1—草酸钙簇晶；2—导管；3—淀粉粒

照高效液相色谱法测定，本品以干燥品计算，含总蒽醌以芦荟大黄素（$C_{15}H_{10}O_5$）、大黄酸（$C_{15}H_8O_6$）、大黄素（$C_{15}H_{10}O_5$）、大黄酚（$C_{15}H_{10}O_4$）和大黄素甲醚（$C_{16}H_{12}O_5$）的总量计，不得少于 1.50%；含游离蒽醌以芦荟大黄素（$C_{15}H_{10}O_5$）、大黄酸（$C_{15}H_8O_6$）、大黄素（$C_{15}H_{10}O_5$）、大黄酚（$C_{15}H_{10}O_4$）和大黄素甲醚（$C_{16}H_{12}O_5$）的总量计，不得少于 0.20%。

【理化鉴别】

（1）取本品粉末少量，进行微量升华，可见菱状针晶或羽状结晶。

（2）取本品粉末 0.1g，加甲醇 20ml，浸泡 1h，滤过，取滤液 5ml，蒸干，残渣加水 10ml 使溶解，再加盐酸 1ml，加热回流 30min，立即冷却，用乙醚分 2 次振摇提取，每次 20ml，合并乙醚液，蒸干，残渣加三氯甲烷 1ml 使溶解，作为供试品溶液。另取大黄对照药材 0.1g，同法制成对照药材溶液。再取大黄酸对照品，加甲醇制成每 1ml 含 1mg 的溶液，作为对照品溶液。吸取上述三种溶液各 4μl，分别点于同一以羧甲基纤维素钠为黏合剂的硅胶 H 薄层板上，以石油醚（30～60℃）-甲酸乙酯-甲酸（15：5：1）的上层溶液为展开剂，展开，取出，晾干，置紫外光灯（365nm）下检视。供试品色谱中，在与对照药材色谱相应的位置上显相同的五个橙黄色荧光主斑点；在与对照品色谱相应的位置上，显相同的橙黄色荧光斑点，置氨蒸气中熏后，斑点变为红色。

（3）取本品粉末 0.2g，加甲醇 2ml，温浸 10min，放冷，取上清液 10μl，点于滤纸上，以 45% 乙醇展开，取出，晾干，放置 10min，置紫外光灯（365nm）下检视，不得显持久的亮紫色荧光。

【药理作用】

（1）对消化系统的作用　口服大黄后，6～8h 排出软泥样大便。其致泻主要成分为结合型蒽苷。大黄可以促进胃液分泌，具有促进胃运动的作用。芦荟大黄素对实验性肝损伤具有明显保护作用，可减轻肝细胞肿胀、变性和坏死。静脉注射大黄注射液可增加大鼠胆汁流量。

（2）抗病原体　大黄对多种细菌均有不同程度的抑制作用，对葡萄球菌、淋病双球菌最敏感，其次为白喉杆菌、炭疽杆菌、伤寒杆菌和痢疾杆菌。另外，大黄对流感病毒、单纯疱疹病毒、乙肝病毒、柯萨奇病毒均有抑制作用。

（3）对血液系统的作用　大黄能改善血液流变性，降低血液黏度及血细胞比容。大黄可使高脂模型动物总胆固醇（TC）、甘油三酯（TG）、低密度脂蛋白（LDL）、高密度脂蛋白（HDL）及过氧化脂质（LPO）含量明显降低。

（4）抗炎　大黄对多种实验性炎症具有抑制作用。其抗炎作用机制主要与抑制炎性介质的合成和代谢相关，通过抑制花生四烯酸代谢，抑制环氧化酶，使前列腺素 E_2（PGE_2）合成减少，并抑制白三烯 B_4（LTB_4）和白三烯 C_4（LTC_4）的合成。

（5）抗肿瘤　大黄蒽酮衍生物、大黄酸、大黄素和芦荟大黄素，对小鼠黑色素瘤、乳腺癌、艾氏腹水癌均有不同程度的抑制作用，α-儿茶素能抑制淋巴肉瘤的生长。

此外，还具有利尿、改善肾功能、免疫调节、抗氧化及清除自由基等作用。

【性味与功能】　性寒，味苦。泻下攻积，清热泻火，凉血解毒，逐瘀通经，利湿退黄。

【附注】　同属植物藏边大黄 *Rheum emodi* Wall.、华北大黄 *Rheum franzenbachii* Miint.、河套大黄 *Rheum hotaoense* C. Y. Cheng et C. T. Kao 的根及根茎在部分地区以"山大黄"或"土大黄"入药，除藏边大黄根茎横切面有少数星点外，其他均无星点，横断面在紫外灯下显蓝紫色荧光，不含双蒽酮苷类成分，泻下作用差，应注意与正品鉴别。

何首乌　Polygoni Multiflori Radix

【来源】　为蓼科植物何首乌 *Polygonum multiflorum* Thunb. 的干燥块根。

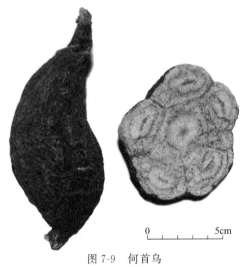

图7-9　何首乌

【产地与采制】　主产于河南、湖北、广西、广东等地。秋、冬二季叶枯萎时采挖，削去两端，洗净，个大的切成块，干燥。

【性状】　呈团块状或不规则纺锤形，长6～15cm，直径 4～12cm。表面红棕色或红褐色，皱缩不平，有浅沟，并有横长皮孔样突起及细根痕。体重，质坚实，不易折断，断面浅黄棕色或浅红棕色，显粉性，皮部有 4～11 个类圆形异型维管束环列，形成云锦状花纹，中央木部较大，有的呈木心。气微，味微苦而甘涩（图7-9）。

以体重、质坚实、粉性足者为佳。

【显微特征】

横切面　①木栓层为数列细胞，充满棕色物。②韧皮部较宽，散有类圆形异型维管束 4～11 个，为外韧型，导管稀少。③根的中央形成层成环；木质部导管较少，周围有管胞及少数木纤维。④薄壁细胞含草酸钙簇晶及淀粉粒（图7-10）。

粉末　黄棕色。①草酸钙簇晶直径 10～80(160)μm，偶见簇晶与较大的方形结晶合生。②具缘纹孔导管直径 17～178μm。③淀粉粒单粒类圆形，直径 4～50μm，脐点"人"字形、星状或三叉状，大粒者隐约可见层纹；复粒由 2～9 分粒组成。④棕色细胞类圆形或椭圆形，壁稍厚，胞腔内充满淡黄棕色、棕色或红棕色物质，并含淀粉粒。⑤棕色块散在，形状、大小及颜色深浅不一。

【成分】　主含蒽醌类衍生物，如大黄素、大黄酚、大黄素甲醚、大黄酸、芦荟大黄素等，尚含 2,3,5,4′-四羟基二苯乙烯-2-*O*-β-D-葡萄糖苷及卵磷脂类等活性成分。

照高效液相色谱法测定，本品以干燥品计算，含 2,3,5,4′-四羟基二苯乙烯-2-*O*-β-D-葡萄糖苷（$C_{20}H_{22}O_9$）不得少于 1.0%，含结合蒽醌以大黄素（$C_{15}H_{10}O_5$）和大黄素甲醚（$C_{16}H_{12}O_5$）的总量计，不得少于 0.10%。

【理化鉴别】

（1）取本品粉末少量，进行微量升华，可见黄色柱状或针簇状结晶，遇碱液显红色。

（2）取本品粉末 0.25g，加乙醇 50ml，加热回流 1h，滤过，滤液浓缩至 3ml，作为供试品溶液。另取何首乌对照药材 0.25g，同法制成对照药材溶液。吸取上述两种溶液各 2μl，分别点于同一以羧甲基纤维素钠为黏合剂的硅胶 H 薄层板上使成条状，以三氯甲烷-甲醇（7∶3）为展开剂，展至约 3.5cm，取出，晾干，再以三氯甲烷-乙醇（20∶1）为展开剂，展至约 7cm，取出，晾干，置紫外光灯（365nm）下检视。供试品色谱中，在与对照药材色谱相应的位置上，显相同颜色的荧光斑点。

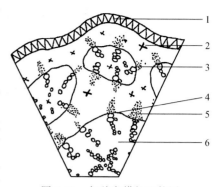

图 7-10　何首乌横切面简图
1—木栓层；2—草酸钙簇晶；
3—异型维管束；4—形成层；
5—韧皮部；6—木质部

【药理作用】

（1）延缓衰老　喂饲何首乌粉能明显延长老年鹌鹑半数死亡时间，延长果蝇二倍体细胞的生长周期，使细胞生长旺盛，从而延长果蝇寿命。

（2）增强机体免疫功能　何首乌煎剂能使小鼠胸腺重量明显增加，对抗免疫抑制剂强的松龙和环磷酰胺引起的老年小鼠脾、胸腺萎缩，使脾巨噬细胞的吞噬率和吞噬指数明显提高。

（3）降血脂、抗动脉粥样硬化　何首乌能显著降低高脂血症大鼠血清 TC 及 TG 水平，明显降低高脂血症鹌鹑血清 TC 水平，提高 HDL/TC 比值。何首乌可明显减轻高脂血症模型家兔动脉粥样硬化斑块的形成。

（4）促进骨髓造血功能　小鼠腹腔注射何首乌提取液，可使骨髓造血干细胞及外周血网织红细胞数目明显增加，粒-单系祖细胞产生率明显升高。

（5）对消化系统的作用　生何首乌具有较强的润肠通便作用，其有效成分为蒽醌类成分。生何首乌经炮制后结合型蒽醌转变为游离型蒽醌，泻下作用减弱而补益作用增强。何首乌所含的二苯乙烯苷成分可对抗过氧化玉米油所致大鼠脂肪肝和肝功能损害，降低血清 ALT、AST、游离脂肪酸及肝脏 LPO 水平。

（6）对内分泌系统的作用　何首乌具有肾上腺皮质激素样作用，可提高摘除双侧肾上腺小鼠的抗应激能力。何首乌水煎液长期灌服可明显增加小鼠肾上腺重量，并使老年雄性大鼠血中 T4 含量增加。

【性味与功能】　性温，味苦、甘、涩。解毒，消痈，截疟，润肠通便。

【附注】　白首乌为萝藦科植物牛皮消 *Cynanchum auriculatum* Royle ex Wight 的块根。其块根类圆柱形或长纺锤形，有时切成薄片，直径 1.5～3.5cm；表面淡黄棕色至灰棕色，有明显的纵皱纹及横长皮孔，栓皮可成片剥落。质坚硬，断面类白色，粉质。微有香气，味初甜后苦。功能补肝肾，益精血，强筋骨，止心痛。

【附】

（1）制何首乌 Polygoni Multiflori Radix Praeparata　本品为何首乌的炮制加工品。呈不规则皱缩状的块片，厚约 1cm。表面黑褐色或棕褐色，凹凸不平。质坚硬，断面角质样，棕褐色或黑色。气微，味微甘而苦涩。功能补肝肾，益精血，乌须发，强筋骨，化浊降脂。

（2）首乌藤　Polygoni Multiflori Caulis　本品为蓼科植物何首乌的干燥茎藤，又称"夜交藤"。茎呈长圆柱形，稍扭曲，具分枝，长短不一，直径 4～7mm。表面紫红色或紫褐色，粗糙，具扭曲的纵皱纹，节部略膨大，有侧枝痕，外皮菲薄，可剥离。质脆，易折断，断面皮部紫红色，木部黄白色或淡棕色，导管孔明显，髓部疏松，类白色。气微，味微苦涩。功能养心安神，祛风通络。

虎杖　Polygoni Cuspidati Rhizoma et Radix

【来源】　为蓼科植物虎杖 *Polygonum cuspidatum* Sieb. et Zucc. 的干燥根茎和根。

【产地与采制】　主产于江苏、浙江、安徽、广西等地。春、秋二季采挖，除去须根，洗净，趁鲜切短段或厚片，晒干。

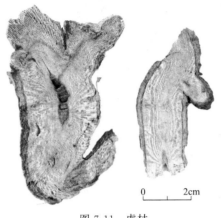

图 7-11　虎杖

【性状】　多为圆柱形短段或不规则厚片，长 1～7cm，直径 0.5～2.5cm。外皮棕褐色，有纵皱纹及须根痕。切面皮部较薄，木部宽广，棕黄色，射线放射状，皮部与木部较易分离。根茎髓中有隔或呈空洞状。质坚硬。气微，味微苦、涩（图 7-11）。

以粗壮、坚实、断面色黄者为佳。

【成分】　根茎含游离蒽醌苷，主要为大黄素、大黄素甲醚、大黄酚。尚含白藜芦醇及虎杖苷、鞣质及酚性化合物。

照高效液相色谱法测定，本品按干燥品计算，含大黄素（$C_{15}H_{10}O_5$）不得少于 0.60%。含虎杖苷（$C_{20}H_{22}O_8$）不得少于 0.15%。

【性味与功能】　性微寒，味微苦。利湿退黄，清热解毒，散瘀止痛，止咳化痰。

牛膝　Achyranthis Bidentatae Radix

【来源】　为苋科植物牛膝 *Achyranthes bidentata* Bl. 的干燥根。

【产地与采制】　主产于河南。冬季茎叶枯萎时采挖，除去须根及泥沙，捆成小把，晒至干皱后，将顶端切齐，晒干。

【性状】　呈细长圆柱形，挺直或稍弯曲，长 15～70cm，直径 0.4～1cm。表面灰黄色或淡棕色，有略扭曲的细纵皱纹、排列稀疏的侧根痕和横长皮孔样的突起。质硬而脆，易折断，受潮则变柔软，断面平坦，淡棕色，微呈角质样而油润，中心维管束木质部较大，黄白色，其外围散有多数黄白色点状的维管束，断续排列成 2～4 轮。气微，味微甜而稍苦涩（图 7-12）。

以身干、条长、皮细、色淡黄、质坚实者为佳。

【显微特征】　横切面　①木栓层为数列扁平细胞切向延伸。②栓内层较窄。③异型维管束外韧型，断续排列成 2～4 轮，最外轮的维管束较小，有的仅一至数个导管，束间形成层几连接成环，向内维管束较大；木质部主要由导管及木纤维组成，根中心木质部集成 2～3 群。④薄壁细胞含有草酸钙砂晶（图 7-13）。

四大怀药

牛膝是"四大怀药"之一，有着久远的历史记载。"四大怀药"泛指焦作市武陟县及周边地区沁阳、孟州、博爱、温县、修武等地所产的牛膝、山药、地黄、菊花四种药材，被誉为"国药"、"华药"，受到国家原产地地理标志产品保护。怀药一名，因怀地地名而来。自武王伐纣，废"邢丘"为怀（治所在今武陟县大虹桥乡土城村南）开始，以后历代将这片土地称为怀、怀邑、怀川、覃怀、怀州、怀孟、怀庆等。

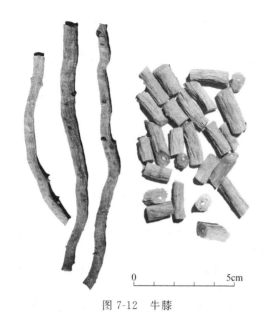

图 7-12 牛膝

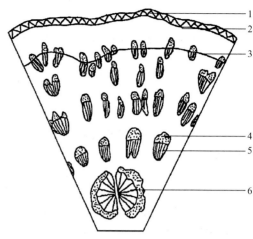

图 7-13 牛膝横切面简图

1—木栓层；2—栓内层；3—形成层；4—韧皮部；
5—木质部；6—维管束

【成分】 含三萜皂苷，水解生成齐墩果酸。并含蜕皮甾酮（ecdysterone）、牛膝甾酮（inokosterone）、豆甾烯醇、红苋甾酮及多糖等。

照高效液相色谱法测定，本品按干燥品计算，含 β-蜕皮甾酮（$C_{27}H_{44}O_7$）不得少于 0.030%。

【药理作用】 煎剂具有显著的抗炎和镇痛作用；流浸膏具有兴奋子宫的作用，对已孕小鼠有显著的抗生育作用；具有蛋白质合成促进作用；并能降低大鼠全血黏度、血细胞比容和红细胞聚集指数，显示有活血化瘀作用。

【性味与功能】 性平，味苦、甘、酸。逐瘀通经，补肝肾，强筋骨，利尿通淋，引血下行。

川牛膝 Cyathulae Radix

【来源】 为苋科植物川牛膝 *Cyathula officinalis* Kuan 的干燥根。

【产地与采制】 主产于四川。秋、冬二季采挖，除去芦头、须根及泥沙，烘或晒至半干，堆放回润，再烘干或晒干。

【性状】 呈近圆柱形，微扭曲，向下略细或有少数分枝，长 30～60cm，直径 0.5～3cm。表面黄棕色或灰褐色，具纵皱纹、支根痕和多数横向突起的皮孔。质韧，不易折断，断面浅黄色或棕黄色，维管束点状，排列成数轮同心环。气微，味甜（图 7-14）。

以根粗壮、分枝少、无芦头、质柔韧、纤维少者为佳。

【显微特征】 横切面 ①木栓细胞数列。②栓内层窄。③中柱大，三生维管束外韧型，断续排列成 4～11 轮，内侧维管束的束内形成层可见；木质部导管多单个，常径向排列，木化；木纤维较发达，有的切向延伸或断续连接成环。

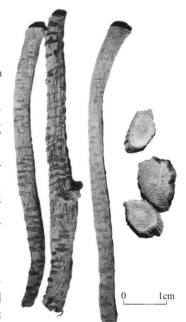

图 7-14 川牛膝

④中央次生构造维管系统常分成2～9股，有的根中心可见导管稀疏分布。⑤薄壁细胞含草酸钙砂晶及方晶。

【成分】　含甾类化合物，如杯苋甾酮（cyasterone）、异杯苋甾酮、羟基杯苋甾酮、5-表杯苋甾酮及头花杯苋甾酮等。

照高效液相色谱法测定，本品按干燥品计算，含杯苋甾酮（$C_{29}H_{44}O_8$）不得少于0.030%。

【性味与功能】　性平，味甘、微苦。逐瘀通经，通利关节，利尿通淋。

商陆　Phytolaccae Radix

【来源】　为商陆科植物商陆 *Phytolacca acinosa* Roxb. 或垂序商陆 *Phytolacca americana* L. 的干燥根。

【产地与采制】　商陆主产于河南、湖北、安徽等地。垂序商陆产于山东、浙江、江西等地。秋季至次春采挖，除去须根及泥沙，切成块或片，晒干或阴干。

【性状】　为横切或纵切的不规则块片，厚薄不等。外皮灰黄色或灰棕色。横切片弯曲不平，边缘皱缩，直径2～8cm；切面浅黄棕色或黄白色，木部隆起，形成数个突起的同心性环轮，习称"罗盘纹"。纵切片弯曲或卷曲，木部呈平行条状突起。质硬。气微，味稍甜，久嚼麻舌（图7-15）。

以片大、质松、色黄白、有粉性，"罗盘纹"明显者为佳。

【显微特征】　横切面　①木栓细胞数列至十余列。②栓内层较窄。③维管组织为三生构造，有数层同心性形成层环，每环有几十个维管束。维管束外侧为韧皮部，内侧为木质部；木纤维较多，常数个相连或围于导管周围。④薄壁细胞含草酸钙针晶束，并含淀粉粒（图7-16）。

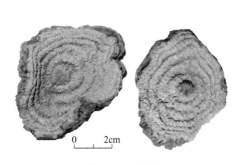

图7-15　商陆

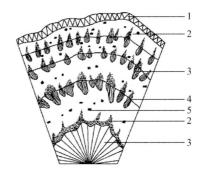

图7-16　商陆（商陆根）横切面简图
1—木栓层；2—韧皮部；3—木质部；4—形成层；5—针晶束

【成分】　含三萜皂苷、甾醇类化合物和多糖等，其中三萜皂苷有商陆皂苷（phytolaccasaponin）甲、商陆皂苷乙、商陆皂苷丙、商陆皂苷丁、商陆皂苷戊等。

照高效液相色谱法测定，本品按干燥品计算，含商陆皂苷甲（$C_{42}H_{66}O_{16}$）不得少于0.15%。

【性味与功能】　性寒，味苦；有毒。逐水消肿，通利二便，外用解毒散结。

银柴胡　Stellariae Radix

【来源】　为石竹科植物银柴胡 *Stellaria dichotoma* L. var. *lanceolata* Bge. 的干燥根。

【产地与采制】　主产于宁夏、甘肃、陕西、内蒙古等地。春、夏间植株萌发或秋后茎叶枯萎时采挖；栽培品于种植后第三年9月中旬或第四年4月中旬采挖，除去残茎、须根及泥沙，晒干。

【性状】　呈类圆柱形，偶有分枝，长 15～40cm，直径 0.5～2.5cm。表面淡棕黄色至浅棕色，有扭曲的纵皱纹及支根痕，多具孔穴状或盘状凹陷，习称"砂眼"，从砂眼处折断可见棕色裂隙中有细砂散出。根头部略膨大，有密集的呈疣状突起的芽苞、茎或根茎的残基，习称"珍珠盘"。质硬而脆，易折断，断面不平坦，较疏松，有裂隙，皮部甚薄，木部有黄、白色相间的放射状纹理。气微，味甘（图 7-17）。

栽培品有分枝，下部多扭曲，直径 0.6～1.2cm。表面浅棕黄色或浅黄棕色，纵皱纹细腻明显，细支根痕多呈点状凹陷。根头部有多数疣状突起。几无砂眼。折断面质地较紧密，几无裂隙，略显粉性，木部放射状纹理不甚明显。味微甜。

以根条粗长均匀、表面淡黄棕色、皮紧纹细、断面色粉白、质柔、珍珠盘明显者为佳。

【显微特征】　横切面　①木栓细胞数列至十余列。②栓内层较窄。③韧皮部筛管群明显。形成层成环。木质部发达。射线宽至十余列细胞。④薄壁细胞含草酸钙砂晶，以射线细胞中为多见。

【成分】　根含呋喃酸、6,8-双-C-半乳糖基芹黄素、汉黄芩素、6-C-半乳糖基异野黄芩素以及豆甾醇类等。

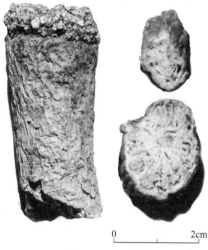

图 7-17　银柴胡

【理化鉴别】　取本品粉末 1g，加无水乙醇 10ml，浸渍 15min，滤过。取滤液 2ml，置紫外光灯（365nm）下观察，显亮蓝微紫色的荧光。

【性味与功能】　性微寒，味甘。清虚热，除疳热。

太子参　Pseudostellariae Radix

【来源】　为石竹科植物孩儿参 *Pseudostellaria heterophylla*（Miq.）Pax ex Pax et Hoffm. 的干燥块根。

【产地与采制】　主产于江苏、安徽、山东、贵州等地。夏季茎叶大部分枯萎时采挖，洗净，除去须根，置沸水中略烫后晒干或直接晒干。

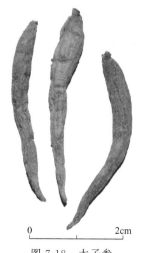

【性状】　呈细长纺锤形或细长条形，稍弯曲，长 3～10cm，直径 0.2～0.6cm。表面黄白色，较光滑，微有纵皱纹，凹陷处有须根痕，顶端有茎痕。质硬而脆，断面较平坦，周边淡黄棕色，中心淡黄白色，角质样。气微，味微甘（图 7-18）。

以身干、条长粗肥、质实无须根、色黄白、无杂质者为佳。

【成分】　含皂苷、果糖、淀粉。并含有多种氨基酸、棕榈酸、亚油酸等。

【性味与功能】　性平，味甘、微苦。益气健脾，生津润肺。

图 7-18　太子参

威灵仙　Clematidis Radix et Rhizoma

【来源】　为毛茛科植物威灵仙 *Clematis chinensis* Osbeck、棉团铁线莲 *Clematis hexapetala* Pall. 或东北铁线莲 *Clematis manshurica* Rupr. 的干燥根及根茎。

【产地与采制】　威灵仙主产于江苏、安徽、浙江等地。棉团铁线莲主产于东北及山东等地。东北铁线莲主产于东北地区。秋季采挖，除去泥沙，晒干。

【性状】　威灵仙　根茎呈柱状，长 1.5～10cm，直径 0.3～1.5cm；表面淡棕黄色，顶端残留茎基；质较坚韧，断面纤维性；下侧着生多数细根。根呈细长圆柱形，稍弯曲，长 7～15cm，直径 0.1～0.3cm；表面黑褐色，有细纵纹，有的皮部脱落，露出黄白色木部；质硬脆，易折断，断面皮部较宽广，木部淡黄色，略呈方形，皮部与木部间常有裂隙。气微，味淡（图 7-19）。

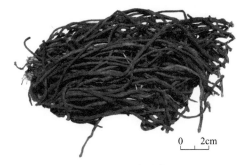

图 7-19　威灵仙

棉团铁线莲　根茎呈短柱状，长 1～4cm，直径 0.5～1cm。根长 4～20cm，直径 0.1～0.2cm；表面棕褐色至棕黑色；断面木部圆形。味咸。

东北铁线莲　根茎呈柱状，长 1～11cm，直径 0.5～2.5cm。根较密集，长 5～23cm，直径 0.1～0.4cm；表面棕黑色；断面木部近圆形。味辛辣。

以根粗壮且长、皮黑、断面色白有粉性、质坚实、无地上茎者为佳。

【成分】　威灵仙的根含三萜皂苷、白头翁素等，其中三萜皂苷为齐墩果酸（oleanolic acid）或常春藤皂苷元（hederagenin）的衍生物。东北铁线莲根含铁线莲苷 A、铁线莲苷 B、铁线莲苷 C 等。棉团铁线莲根中含白头翁素、肉豆蔻酸及 α-亚油酸等。

照高效液相色谱法测定，本品按干燥品计算，含齐墩果酸（$C_{30}H_{48}O_3$）不得少于 0.30％。

【性味与功能】　性温，味辛、咸。祛风湿，通经络。

川乌　Aconiti Radix

【来源】　为毛茛科植物乌头 *Aconitum carmichaelii* Debx. 的干燥母根。

【产地与采制】　主产于四川、陕西等地。6 月下旬至 8 月上旬采挖，除去子根、须根及泥沙，晒干。

【性状】　呈不规则的圆锥形，稍弯曲，顶端常有残茎，中部多向一侧膨大，长 2～7.5cm，直径 1.2～2.5cm。表面棕褐色或灰棕色，皱缩，有小瘤状侧根及子根脱落后的痕迹。质坚实，断面类白色或浅灰黄色，形成层环纹呈多角形。气微，味辛辣、麻舌（图 7-20）。

以身干、个匀、肥满坚实、无空心者为佳。

【显微特征】　横切面　①后生皮层为棕色木栓化细胞；皮层薄壁组织偶见石细胞，单个散在或数个成群，类长方形、方形或长椭圆形，胞腔较大；内皮层不甚明显。②韧皮部散有筛管群；内侧偶见纤维束。形成层类多角形。其内外侧偶有一至数个异型维管束。木质部导管多列，呈径向或略呈"V"形排列。③髓部明显。④薄壁细胞充满淀粉粒（图 7-21）。

【成分】　含生物碱，其中主要为剧毒的双酯类生物碱，如乌头碱（aconitine）、新乌头碱（mesaconitine）、次乌头碱（hypaconitine）等。

照高效液相色谱法测定，本品按干燥品计算，含乌头碱（$C_{34}H_{47}NO_{11}$）、次乌头碱（$C_{33}H_{45}NO_{10}$）

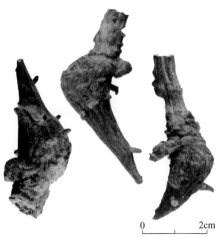

图 7-20　川乌

及新乌头碱（$C_{33}H_{45}NO_{11}$）的总量应为 0.050%～0.17%。

【理化鉴别】　取本品粉末约 2g，加氨试液 2ml 润湿，加乙醚 20ml，超声处理 30min，滤过，滤液挥干，残渣加二氯甲烷 1ml 使溶解，作为供试品溶液。另取乌头碱、次乌头碱及新乌头碱对照品，加异丙醇-三氯甲烷（1∶1）混合溶液制成每 1ml 各含 1mg 的混合溶液，作为对照品溶液。吸取上述两种溶液各 5μl，分别点于同一硅胶 G 薄层板上，以正己烷-乙酸乙酯-甲醇（6.4∶3.6∶1）为展开剂，置氨蒸气饱和 20min 的展开缸内，展开，取出，晾干，喷以稀碘化铋钾试液。供试品色谱中，在与对照品色谱相应位置上，显相同颜色的斑点。

【药理作用】　具有抗炎、镇痛、局麻、扩张血管、降压、强心等作用。

【性味与功能】　性热，味辛、苦；有大毒。祛风除湿，温经止痛。

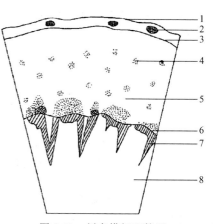

图 7-21　川乌横切面简图
1—后生皮层；2—石细胞；3—内皮层；
4—筛管群；5—韧皮部；6—形成层；
7—木质部；8—髓

【附】　　制川乌 Aconiti Radix Cocta

本品为川乌的炮制加工品。呈不规则或长三角形的片。表面黑褐色或黄褐色，有灰棕色形成层环纹。体轻，质脆，断面有光泽。气微，微有麻舌感。功能同川乌。

草乌　Aconiti Kusnezoffii Radix

【来源】　为毛茛科植物北乌头 *Aconitum kusnezoffii* Reichb. 的干燥块根。

【产地与采制】　主产于东北、华北等地。为野生品。秋季茎叶枯萎时采挖，除去须根及泥沙，干燥。

【性状】　呈不规则长圆锥形，略弯曲，长 2～7cm，直径 0.6～1.8cm。顶端常有残茎和少数不定根残基，有的顶端一侧有一枯萎的芽，一侧有一圆形或扁圆形不定根残基。表面灰褐色或黑棕褐色，皱缩，有纵皱纹、点状须根痕和数个瘤状侧根。质硬，断面灰白色或暗灰色，有裂隙，形成层环纹多角形或类圆形，髓部较大或中空。气微，味辛辣、麻舌（图 7-22）。

以个大、质坚实、断面色白、有粉性、残茎及须根少者为佳。

【显微特征】　横切面　除韧皮部常有不规则裂隙外，其余特征同川乌。

【成分】　含生物碱，其中主要为剧毒的双酯类生物碱，如乌头碱（aconitine）、新乌头碱（mesaconitine）、次乌头碱（hypaconitine）等。

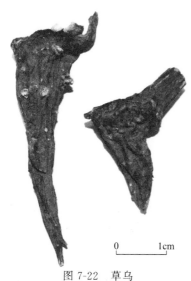

图 7-22　草乌

照高效液相色谱法测定，本品按干燥品计算，含乌头碱（$C_{34}H_{47}NO_{11}$）、次乌头碱（$C_{33}H_{45}NO_{10}$）及新乌头碱（$C_{33}H_{45}NO_{11}$）的总量应为 0.10%～0.50%。

【性味与功能】　性热，味辛、苦；有大毒。祛风除湿，温经止痛。

【附】　　制草乌 Aconiti Kusnezoffii Radix Cocta

本品为草乌的炮制加工品。呈不规则圆形或近三角形的片。表面黑褐色，有灰白色多角形形成层环和点状维管束，并有空隙，周边皱缩或弯曲。质脆。气微，味微辛辣，稍有麻舌感。性味功能同草乌。

附子　Aconiti Lateralis Radix Praeparata

【来源】　为毛茛科植物乌头 *Aconitum carmichaelii* Debx. 的子根的加工品。

【产地与采制】　主产于四川、陕西等地。6 月下旬至 8 月上旬采挖，除去母根、须根及泥沙，习称"泥附子"，加工成下列品种。

（1）盐附子　选择个大、均匀的泥附子，洗净，浸入胆巴的水溶液中过夜，再加食盐，继续浸泡，每日取出晒晾，并逐渐延长晒晾时间，直至附子表面出现大量结晶盐粒（盐霜）、体质变硬为止。

（2）黑顺片　取泥附子，按大小分别洗净，浸入胆巴的水溶液中数日，连同浸液煮至透心，捞出，水漂，纵切成厚约 0.5cm 的片，再用水浸漂，用调色液使附片染成浓茶色，取出，蒸至出现油面、光泽后，烘至半干，再晒干或继续烘干。

（3）白附片　选择大小均匀的泥附子，洗净，浸入食用胆巴的水溶液中数日，连同浸液煮至透心，捞出，剥去外皮，纵切成厚约 0.3cm 的片，用水浸漂，取出，蒸透，晒干。

【性状】

盐附子　呈圆锥形，长 4～7cm，直径 3～5cm。表面灰黑色，被盐霜，顶端有凹陷的芽痕，周围有瘤状突起的支根或支根痕。体重，横切面灰褐色，可见充满盐霜的小空隙及多角形形成层环纹，环纹内侧导管束排列不整齐。气微，味咸而麻，刺舌（图 7-23）。

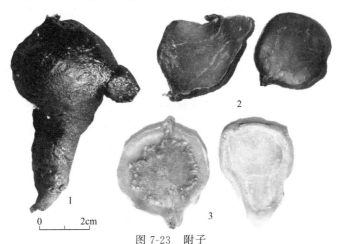

图 7-23　附子
1—盐附子；2—黑顺片；3—白附片

黑顺片　为纵切片，上宽下窄，长 1.7～5cm，宽 0.9～3cm，厚 0.2～0.5cm。外皮黑褐色，切面暗黄色，油润具光泽，半透明状，并有纵向导管束。质硬而脆，断面角质样。气微，味淡（图 7-23）。

白附片　无外皮，黄白色，半透明，厚约 0.3cm（图 7-23）。

盐附子以个大、坚实、灰黑色、表面起盐霜者为佳；黑顺片以片大、厚薄均匀、表面油润光泽者为佳；白附片以片大、色白、半透明者为佳。

【成分】　主含毒性较小的单酯类生物碱，如苯甲酰乌头胺、苯甲酰中乌头胺、苯甲酰次乌头胺，甚至被水解为毒性更小的胺醇类生物碱，如乌头胺、中乌头胺、次乌头胺。

【药理作用】

（1）对心血管系统的作用　附子对离体心脏、在体心脏及衰竭心脏均具有强心作用，能增强心肌收缩力，加快心率，增加心输出量。附子注射液和去甲乌药碱能使麻醉犬心输出量，冠状动脉、脑及股动脉血流量增加，冠脉阻力和总外周阻力降低，有明显的扩张血管作用。附子能对抗内毒素引起的猫休克，使心输出量、心脏指数明显改善。对心源性休克、失血性休克、血栓闭塞性休克也有明显的保护作用。附子有显著的抗缓慢型心律失常作用。去甲乌药碱对盐酸维拉帕米所致小鼠缓慢型心律失常，能改善房室传导，加快心率和恢复窦性心律。附子注射液静脉注射，能对抗垂体后叶素引起的大鼠急性心肌缺血，明显缩小和减轻麻醉开胸犬急性心肌缺血的损伤范围和程度。

（2）抗炎、镇痛　附子能抑制巴豆油所致的小鼠耳肿胀和甲醛、蛋清、组胺、角叉菜胶等所致的大鼠足跖肿胀，对抗乙酸所致小鼠毛细血管通透性增加。附子及乌头碱对尾根部加压法、电刺激法所致小鼠疼痛有明显的对抗作用，东莨菪碱可增强其作用。

（3）抗寒冷、提高耐缺氧能力　附子能延迟处于寒冷环境下的鸡和大鼠的死亡时间，减少死亡率，并延缓鸡和大鼠的体温下降。附子注射给药能显著提高小鼠对缺氧的耐受能力，延长小鼠在缺氧条件下的存活时间。

此外，本品还具有镇静、局麻及增强免疫的功能。

【性味与功能】　性大热，味辛、甘；有毒。回阳救逆，补火助阳，散寒止痛。

白芍　Paeoniae Radix Alba

【来源】　为毛茛科植物芍药 *Paeonia lactiflora* Pall. 的干燥根。

【产地与采制】　主产于安徽、浙江、四川等地，均系栽培。夏、秋二季采挖，洗净，除去头尾及细根，置沸水中煮后除去外皮或去皮后再煮，晒干。

【性状】　呈圆柱形，平直或稍弯曲，两端平截，长 5～18cm，直径 1～2.5cm。表面类白色或淡红棕色，光洁或有纵皱纹及细根痕，偶有残存的棕褐色外皮。质坚实，不易折断，断面较平坦，类白色或微带棕红色，形成层环明显，射线放射状。气微，味微苦、酸（图 7-24）。

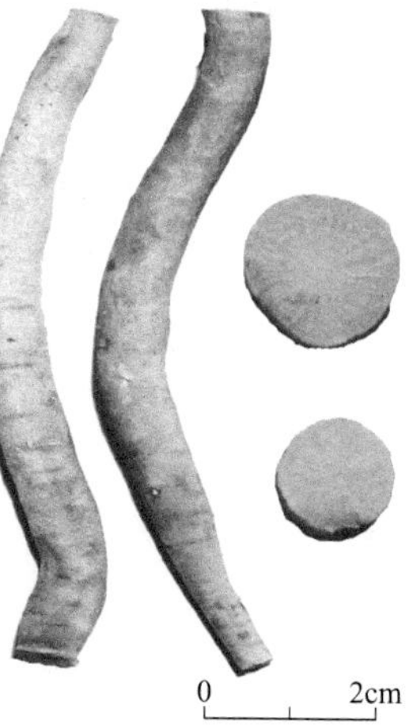

以条粗匀、质坚实、粉性较足、皮色整洁、无裂隙者为佳。

图 7-24　白芍

【显微特征】　粉末　黄白色。①糊化淀粉粒团块甚多。②草酸钙簇晶直径 11～35μm，存在于薄壁细胞中，常排列成行，或一个细胞中含数个簇晶。③具缘纹孔及网纹导管直径 20～65μm。④纤维长梭形，直径 15～40μm，壁厚，微木化，具大的圆形纹孔（图 7-25）。

【成分】　含芍药苷、羟基芍药苷、苯甲酰芍药苷、丹皮酚原苷、芍药内酯苷、丹皮酚苷、芍药苷元酮、苯甲酸及胡萝卜苷等。

照高效液相色谱法测定，本品以干燥品计算，含芍药苷（$C_{23}H_{28}O_{11}$）不得少于 1.6%。

【理化鉴别】　取本品粉末 0.5g，加乙醇 10ml，振摇 5min，滤过，滤液蒸干，残渣加乙醇 1ml 使溶解，作为供试品溶液。另取芍药苷对照品，加乙醇制成每 1ml 含 1mg 溶液，作为对照品溶液。吸取上述两种溶液各 10μl，分别

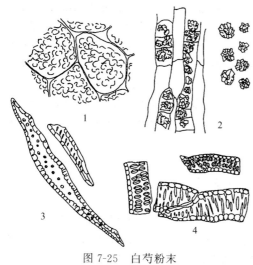

图 7-25　白芍粉末

1—糊化淀粉粒；2—草酸钙簇晶；
3—木纤维；4—导管

点于同一硅胶 G 薄层板上，以三氯甲烷-乙酸乙酯-甲醇-甲酸（40：5：10：0.2）为展开剂，展开，取出，晾干，喷以 5％香草醛硫酸溶液，加热至斑点显色清晰。供试品色谱中，在与对照品色谱相应的位置上，显相同的蓝紫色斑点。

【药理作用】

（1）解痉　能抑制副交感神经的兴奋性而具有解痉作用。

（2）解热　芍药苷对小鼠正常体温有降温作用，对人工发热的小鼠有解热作用。

（3）抗病原微生物　对多种革兰阴性与阳性细菌、病毒、致病真菌均有抑制作用。

此外，还具有镇痛、镇静、抗炎、抑制血小板聚集及抗消化道溃疡等作用。

【性味与功能】　性微寒，味苦、酸。平肝止痛，养血调经，敛阴止汗。

【附】

赤芍　Paeoniae Radix Rubra

本品为毛茛科植物芍药 *Paeonia lactiflora* Pall. 或川赤芍 *Paeonia veitchii* Lynch 的干燥根。呈圆柱形，稍弯曲，长 5～40cm，直径 0.5～3cm。表面棕褐色，粗糙，有纵沟及皱纹，并有须根痕及横长的皮孔样突起，有的外皮易脱落。质硬而脆，易折断，断面粉白色或粉红色，皮部窄，木部放射状纹理明显，有的有裂隙。气微香，味微苦、酸涩。功能清热凉血，散瘀止痛。

黄连　Coptidis Rhizoma

【来源】　为毛茛科植物黄连 *Coptis chinensi*s Franch.、三角叶黄连 *Coptis deltoidea* C. Y. Cheng et Hsiao 或云连 *Coptis teeta* Wall. 的干燥根茎。以上三种分别习称"味连"、"雅连"、"云连"。

【产地与采制】　主产于重庆、湖北、四川、云南等地。重庆石柱县"味连"的产量最大。秋季采挖，除去须根及泥沙，干燥，撞去残留须根。

【性状】

味连　多集聚成簇，常弯曲，形如鸡爪，单枝根茎长 3～6cm，直径 0.3～0.8cm。表面灰黄色或黄褐色，粗糙，有不规则结节状隆起、须根及须根残基，有的节间表面平滑如茎秆，习称"过桥"。上部多残留褐色鳞叶，顶端常留有残余的茎或叶柄。质硬，断面不整齐，皮部橙红色或暗棕色，木部鲜黄色或橙黄色，呈放射状排列，髓部有的中空。气微，味极苦（图7-26）。

雅连　多为单枝，略呈圆柱形，微弯曲，长 4～8cm，直径 0.5～1cm。"过

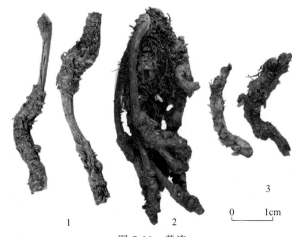

图 7-26　黄连
1—雅连；2—味连；3—云连

桥"较长。顶端有少许残茎（图7-26）。

云连　弯曲呈钩状，多为单枝，较细小（图7-26）。

以条大、根茎粗长、去净毛须、断面金黄色、味极苦者为佳。

【显微特征】

味连横切面　①木栓层为数列细胞，其外有表皮，常脱落。②栓内层较宽，石细胞单个或成群散在。中柱鞘纤维成束，或伴有少数石细胞，均显黄色。③维管束外韧型，环列。木质部黄色，均木化，木纤维较发达。④髓部均为薄壁细胞，无石细胞（图7-27）。

雅连横切面　髓部有石细胞群（图7-27）。

云连横切面　皮层、中柱鞘及髓部均无石细胞（图7-27）。

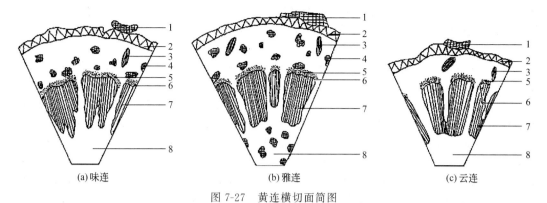

图 7-27　黄连横切面简图

(a)味连　　　(b)雅连　　　(c)云连

1—鳞叶组织；2—木栓层；3—根迹维管束；4—石细胞；5—韧皮部；6—形成层；7—木质部；8—髓

味连粉末　棕黄色。①石细胞鲜黄色，类圆形、类方形、类长方形、类多角形、纺锤形或不规则形，直径 25~64μm，壁厚，孔沟明显。②中柱鞘纤维鲜黄色，纺锤形或长梭形，长 136~185μm，直径 27~37μm，壁厚，孔沟明显。③木纤维较细长，直径 10~13μm，壁木化，纹孔稀疏；有的交叉成"人"字形。④鳞叶表皮细胞绿黄色或黄棕色，长方形、长多角形或形状不一，壁微波状弯曲，或呈连珠状增厚。此外，有导管、木栓细胞、木薄壁细胞、细小淀粉粒及少数草酸钙方晶（图 7-28）。

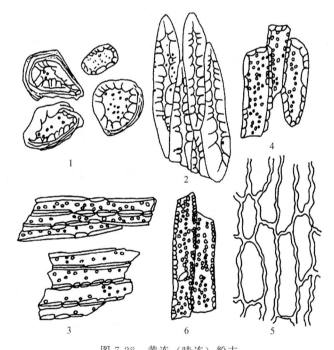

图 7-28　黄连（味连）粉末

1—石细胞；2—中柱鞘纤维；3—木纤维；4—木薄壁细胞；5—鳞叶表皮细胞；6—导管

【成分】　主含小檗碱（berberine），另含黄连碱（coptisine）、甲基黄连碱（worenine）、巴马汀（palmatine）、药根碱（jatrorrhizine）、表小檗碱（epiberberine）、木兰花碱（magnoflorine）、阿魏酸及绿原酸等。

照高效液相色谱法测定，味连按干燥品计算，以盐酸小檗碱计，含小檗碱不得少于 5.5%，表小檗碱不得少于 0.80%，黄连碱不得少于 1.6%，巴马汀不得少于 1.5%；雅连按干燥品计算，以盐酸小檗碱计，含小檗碱（$C_{20}H_{17}NO_4$）不得少于 4.5％；云连按干燥品计算，以盐酸小檗碱计，合小檗碱不得少于 7.0％。

【理化鉴别】

（1）取粉末或切片，加 95％乙醇及 30％硝酸 1～2 滴，片刻后镜检，有黄色针状或针簇状结晶析出，加热结晶显红色并消失。

（2）取本品粉末 0.25g，加甲醇 25ml，超声处理 30min，滤过，取滤液作为供试品溶液。另取黄连对照药材 0.25g，同法制成对照药材溶液。再取盐酸小檗碱对照品，加甲醇制成每 1ml 含 0.5mg 的溶液，作为对照品溶液。吸取上述三种溶液各 1μl，分别点于同一高效硅胶 G 薄层板上，以环己烷-乙酸乙酯-异丙醇-甲醇-水-三乙胺（3：3.5：1：1.5：0.5：1）为展开剂，置浓氨试液预饱和 20min 的展开缸内，展开，取出，晾干，置紫外光灯（365nm）下检视。供试品色谱中，在与对照药材色谱相应的位置上，显 4 个以上相同的荧光斑点；在与对照品色谱相应的位置上，显相同颜色的荧光斑点。

【药理作用】

（1）抗病原微生物　黄连有较强的广谱抗病原微生物作用。体外试验，对白喉杆菌、百日咳杆菌、肺炎杆菌、结核杆菌、鼠疫杆菌和脑膜炎双球菌等多数革兰阴性菌有抑制作用；黄连有一定的抗病毒作用，如黄连制剂或小檗碱对鸡胚中培养的各型流感病毒和新城鸡瘟病毒有明显抑制作用。

（2）抗细菌毒素　黄连对多种细菌毒素有明显拮抗作用，如黄连对细菌内毒素所致大鼠死亡有保护作用；在低于抑菌浓度时能抑制金黄色葡萄球菌凝固酶的形成，使细菌毒力降低，有利于吞噬细胞的吞噬。

（3）抗炎　黄连、黄连制剂和小檗碱都有抗炎作用，如黄连甲醇提取物和小檗碱对多种实验性炎症早期渗出、水肿和晚期肉芽增生都有明显的抑制作用。

（4）解热　黄连、小檗碱均有解热作用，如小檗碱对牛奶发热兔和酵母悬液发热大鼠都有明显解热效果，黄连注射液对白细胞致热原所致家兔发热亦有明显解热作用。

（5）对心血管系统的影响　小檗碱有明显抗心律失常作用，能防治乌头碱等药物、电刺激及冠状动脉结扎所致动物室性心律失常，并呈现明显量效关系；小檗碱有明显降压作用，静注给药可降低动脉压，尤其是舒张压，且与剂量呈正相关。

此外，还具有利胆、促进消化、抗溃疡、增强免疫功能、降血糖、抗血小板聚集及正性肌力等作用。

【性味与功能】　性寒，味苦。清热燥湿，泻火解毒。

防己　Stephaniae Tetrandrae Radix

【来源】　为防己科植物粉防己 *Stephania tetrandra* S. Moore 的干燥根。

【产地与采制】　主产浙江、安徽、湖北等地。秋季采挖，洗净，刮去粗皮，晒至半干，切段或纵剖成瓣，干燥。

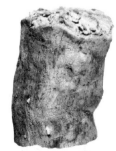
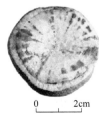

【性状】　呈不规则圆柱形、半圆柱形或块状，常弯曲；长 5～10cm，直径 1～5cm。表面淡灰黄色，在弯曲处常有深陷横沟而呈结节状瘤块样。质坚实而重，断面平坦，灰白色，富粉性，有排列较稀疏的放射状纹理，习称"车轮纹"。气微，味苦（图 7-29）。

以质坚实、粉性足、去净外皮者为佳。

【显微特征】　横切面　①木栓层偶有残留。②栓内层散有石细胞群，常切向排列。③韧皮部较

图 7-29　防己

宽。④形成层成环。⑤木质部占大部分，导管稀少呈放射状排列，导管旁有木纤维，射线较宽。⑥薄壁细胞充满淀粉粒，并可见细小杆状草酸钙结晶。

【成分】 含生物碱，主要为粉防己碱（汉防己甲素，tetrandrine）、去甲基粉防己碱（汉防己乙素，demethyl tetrandrine）、轮环藤酚碱（cyclanoline）、防己诺林碱（fangchinoline）等多种异喹啉生物碱。尚含黄酮苷、酚类、有机酸及挥发油等。

照高效液相色谱法测定，本品以干燥品计算，含粉防己碱（$C_{38}H_{42}N_2O_6$）和防己诺林碱（$C_{37}H_{40}N_2O_6$）的总量不得少于 1.6%。

【性味与功能】 性寒，味苦。利水消肿，祛风止痛。

【附注】 商品防己的来源比较复杂，伪品较多，常见的如下。①防己科植物木防己 *Cocculus trilobus* (Thunb.) DC. 的根：呈圆柱形，屈曲不直，表面黑褐色；质较坚硬，不易折断；断面黄白色，无粉性。②防己科植物称钩风 *Diploclisia affinis* (Oliv.) Diels 的根及老茎，湖南习用，称"湘防己"。根横切面镜检，有 2~7 轮同心性异型维管束。③马兜铃科植物广防己 *Aristolochia fangchi* Y. C. Wu ex L. D. Chou et S. M. Hwang 的干燥根，主产广东、广西，习称"广防己"。呈圆柱形或半圆柱形，略弯曲，长 6~18cm，直径 1.5~4.5cm；表面灰棕色，粗糙，有纵沟纹，除去粗皮的呈淡黄色；体重，质坚实，不易折断，断面类白色，粉性，有灰棕色与类白色相间连续排列的放射状纹理，习称"车轮纹"；无臭，味苦。

北豆根 **Menispermi Rhizoma**

【来源】 为防己科植物蝙蝠葛 *Menispermum dauricum* DC. 的干燥根茎。

【产地与采制】 主产东北、河北、山东等地。春、秋二季采挖，除去须根及泥沙，干燥。

【性状】 呈细长圆柱形，弯曲，有分枝，长可达 50cm，直径 0.3~0.8cm。表面黄棕色至暗棕色，多有弯曲的细根、突起的根痕及纵皱纹，外皮易剥落。质韧，不易折断，断面不整齐，纤维性，木部淡黄色，呈放射状排列，中心有髓。气微，味苦（图 7-30）。

以粗壮、杂质少、味苦者为佳。

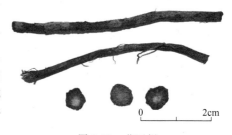

图 7-30 北豆根

【显微特征】 横切面 ①表皮细胞 1 列，外被棕黄色角质层。②木栓层为数列细胞。③皮层较宽，老的根茎有石细胞散在。④中柱鞘纤维排成新月形。⑤维管束外韧型，环列，束间形成层不明显；木质部由导管、管胞、木纤维及木薄壁细胞组成，均木化。⑥中央有髓。⑦薄壁细胞含淀粉粒及细小草酸钙方晶、针晶或棒状结晶（图 7-31）。

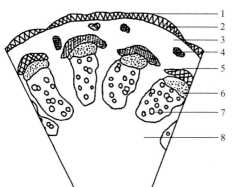

图 7-31 北豆根横切面简图
1—表皮；2—木栓层；3—皮层；
4—石细胞；5—中柱鞘纤维；
6—韧皮部；7—木质部；8—髓

【成分】 含多种生物碱，其中主要为北豆根碱，其次为去甲北豆根碱、异去甲北豆根碱、北豆根酚碱等。

照高效液相色谱法测定，本品以干燥品计算，含蝙蝠葛苏林碱（$C_{37}H_{42}N_2O_6$）和蝙蝠葛碱（$C_{38}H_{44}N_2O_6$）的总量不得少于 0.60%。

【性味与功能】 性寒，味苦；有小毒。清热解毒，祛风止痛。

乌药　Linderae Radix

【来源】　为樟科植物乌药 *Lindera aggregata*（Sims）Kosterm. 的干燥块根。

【产地与采制】　全年均可采挖，除去细根，洗净，趁鲜切片，晒干，或直接晒干。

【性状】　多呈纺锤状，略弯曲，有的中部收缩成连珠状，长 6～15cm，直径 1～3cm。

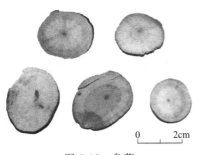

表面黄棕色或黄褐色，有纵皱纹及稀疏的细根痕。质坚硬。切片厚 0.2～2mm，切面黄白色或淡黄棕色，射线放射状，可见年轮环纹，中心颜色较深。气香，味微苦、辛，有清凉感（图 7-32）。

以个大、质嫩、香气浓者为佳。

【成分】　含倍半萜类成分，有乌药甾烯（lindestrene），乌药甾烯内酯（lindestrenolide），乌药醚（linderoxide），异乌药内酯（isolinderalactone），乌药醚内酯（linderane）；生物碱类，有新木姜子碱（laurolitsine）、包尔定（boldine）等。

图 7-32　乌药

照高效液相色谱法测定，本品按干燥品计，含乌药醚内酯（$C_{15}H_{16}O_4$）不得少于 0.030%。

【药理作用】

（1）增强胃肠蠕动　乌药及其复方水煎剂能使胃电图幅值、频率明显增高，作用持续时间达 2h。

（2）止痛　乌药挥发油局部涂抹，可使局部血管扩张，加速血液循环，缓解肌肉痉挛性疼痛。

（3）止血　乌药粉能明显缩短体外兔血浆再钙化作用，促进血凝，乌药复方止血粉对兔、羊、犬股动脉部分切开及部分脾切除所致的出血有良好的止血作用。

（4）保肝　正己烷提取物及分出的乌药烯醇给小鼠或大鼠灌服，可预防 CCl_4 引起的血清谷草转氨酶、谷丙转氨酶的升高。

（5）抗菌　煎剂对金黄色葡萄球菌、炭疽杆菌、乙型溶血性链球菌、白喉杆菌、大肠埃希菌、铜绿假单胞菌、痢疾杆菌有抑制作用。

【性味与功能】　性温，味辛。行气止痛，温肾散寒。

延胡索　Corydalis Rhizoma

【来源】　为罂粟科植物延胡索 *Corydalis yanhusuo* W. T. Wang 的干燥块茎。习称"元胡"。

【产地与采制】　主产浙江东阳、磐安，湖北、湖南、江苏等地亦产。夏初茎叶枯萎时采挖，除去须根，洗净，置沸水中煮至恰无白心时，取出，晒干。

【性状】　呈不规则扁球形，直径 0.5～1.5cm。表面黄色或黄褐色，有不规则网状皱纹，顶端有略凹陷的茎痕，底部常有疙瘩状凸起。质硬而脆，断面黄色，角质样，有蜡样光泽。气微，味苦（图 7-33）。

以个大、饱满、质坚实、断面色黄者为佳。

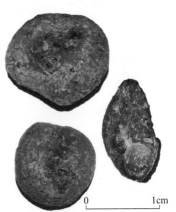

【显微特征】　粉末　绿黄色。①糊化淀粉粒团块淡黄色或近无色。②下皮厚壁细胞绿黄色，细胞多角质、类方形或长条形，壁稍弯曲，木化，有的呈珠状增厚，纹孔细密。③螺纹导管直径 16～32μm。

图 7-33　延胡索

【成分】　含多种生物碱，主要有延胡索甲素（d-紫堇碱，d-corydaline）、延胡索乙素（dl-四氢巴马汀，dl-tetrahydropalmatine）、延胡索丙素（原鸦片碱，protopine）、延胡索丁素（tetrahydrocoptisine）及延胡索戊素等。

照高效液相色谱法测定，本品以干燥品计算，含延胡索乙素（$C_{21}H_{25}NO_4$）不得少于0.050%。

【理化鉴别】　取本品粉末1g，加甲醇50ml，超声处理30min，滤过，滤液蒸干，残渣加水10ml使溶解，加浓氨试液调至碱性，用乙醚振摇提取3次，每次10ml，合并乙醚液，蒸干，残渣加甲醇1ml使溶解，作为供试品溶液；另取延胡索对照药材1g，同法制成对照药材溶液；再取延胡索乙素对照品，加甲醇制成每1ml含0.5mg的溶液，作为对照品溶液。吸取上述三种溶液各2～3μl，分别点于同一用1%氢氧化钠溶液制备的硅胶G薄层板上，以甲苯-丙酮（9：2）为展开剂，展开，取出，晾干，置碘缸中约3min取出，挥尽板上吸附的碘后，置紫外光灯（365nm）下检视。供试品色谱中，在与对照药材和对照品色谱相应的位置上，应显相同颜色的荧光斑点。

【药理作用】

（1）对中枢神经系统的作用　延胡索总生物碱对实验动物具有较强的镇痛作用，其中延胡索乙素作用最强，延胡索甲素次之。

（2）对心血管系统的作用　延胡索可增加离体兔心的冠脉流量，可使猫心律减慢，血压下降，冠脉流量增加。延胡索乙素有抗心律失常作用。

（3）抗胃溃疡　去氢延胡索甲素对实验性胃溃疡有明显保护作用。

（4）对内分泌系统的作用　延胡索乙素可作用于视丘，促进大鼠下丘脑-腺垂体分泌促肾上腺皮质激素；能使甲状腺重量增加，并可使雌性小鼠动情周期明显抑制。

【性味与功能】　性温，味苦、辛。活血，行气，止痛。

板蓝根　Isatidis Radix

【来源】　为十字花科植物菘蓝 Isatis indigotica Fort. 的干燥根。

【产地与采制】　主产河北、江苏、河南、安徽等地。秋季采挖，除去泥沙，晒干。

【性状】　呈圆柱形，稍扭曲，长10～20cm，直径0.5～1cm。表面淡灰黄色或淡棕黄色，有纵皱纹、支根痕及横长皮孔；根头部略膨大，可见暗绿色或暗棕色轮状排列的叶柄残基和密集的疣状突起。体实，质略软，易折断，断面皮部黄白色，木部黄色。气微，味微甜而后苦涩（图7-34）。

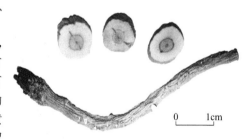

图7-34　板蓝根

以条长、粗大、体实者为佳。

【成分】　含靛蓝（indigotin）、靛玉红（indirubin）、告依春（goitrin）、(R,S)-告依春、靛玉红吲哚苷、芥子苷、β-谷甾醇、腺苷、精氨酸、脯氨酸、谷氨酸、β-氨基丁醇、缬氨酸、亮氨酸和棕榈酸等。

照高效液相色谱法测定，本品按干燥品计，含(R,S)-告依春（C_5H_7NOS）不得少于0.020%。

【理化鉴别】

（1）取本品水煎液，置紫外光灯（365nm）下观察，显蓝色荧光。

（2）取本品粉末0.5g，加稀乙醇20ml，超声处理20min，滤过，滤液蒸干，残渣加稀乙醇1ml使溶解，作为供试品溶液；另取板蓝根对照药材0.5g，同法制成对照药材溶液。再取精氨酸对照品，加稀乙醇制成每 1ml 含 0.5mg 的溶液，作为对照品溶液。吸取上述两种溶液各 1～2μl，分别点于同一硅胶 G 薄层板上，以正丁醇-冰醋酸-水（19∶5∶5）为展开剂，展开，取出，热风吹干，喷以茚三酮试液，在 105℃ 加热至斑点显色清晰。供试品色谱中，在与对照药材色谱和对照品色谱相应的位置上，应显相同颜色的斑点。

（3）以板蓝根对照药材和（R，S）-告依春对照品为对照，进行薄层色谱法试验，喷以茚三酮试液，在 105℃ 加热至斑点显色清晰。供试品色谱中，在与对照药材色谱和对照品色谱相应的位置上，应显相同颜色的斑点。

【药理作用】　本品有抗菌、抗病毒作用。水浸液对枯草杆菌、金黄色葡萄球菌、八联球菌、大肠埃希菌、伤寒杆菌、副伤寒杆菌、痢疾杆菌、肠炎杆菌等都有抑制作用；丙酮浸出液也有类似作用，且对溶血性链球菌有效。对 A 型脑膜炎球菌之抑菌作用与大蒜、金银花相似。

【性味与功能】　性寒，味苦。清热解毒，凉血利咽。

【附】　　　　　　南板蓝根 Baphicacanthis Cusiae Rhizoma et Radix

本品为爵床科植物马蓝 Baphicacanthus cusia（Nees）Bremek. 的干燥根茎及根。根茎呈类圆形，多弯曲，有分枝，长 10～30cm，直径 0.1～1cm；表面灰棕色，具细纵纹，节膨大，节上长有细根或茎残基，外皮易剥落，蓝灰色；质硬而脆，断面皮部蓝灰色，木部灰蓝色至淡黄褐色，中央有髓；根粗细不一，弯曲有分枝，细根细长而柔韧。气微，味淡。功能清热解毒，凉血消斑。

地榆　Sanguisorbae Radix

【来源】　为蔷薇科植物地榆 Sanguisorba officinalis L. 或长叶地愉 Sanguisorba officinalis L. var. longifolia（Bert.）Yü et Li 的干燥根。后者习称"绵地榆"。

【产地与采制】　地榆主产东北及内蒙古、山西、陕西等地。长叶地榆主产安徽、江苏、江西等地。春季将发芽时或秋季植株枯萎后采挖，除去须根，洗净，干燥，或趁鲜切片，干燥。

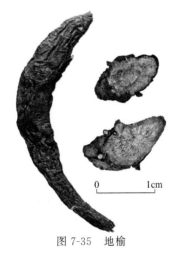

0 ——— 1cm

图 7-35　地榆

【性状】

地榆　呈不规则纺锤形或圆柱形，稍弯曲，长 5～25cm，直径 0.5～2cm。表面灰褐色至暗棕色，粗糙，有纵纹。质硬，断面较平坦，粉红色或淡黄色，木部略呈放射状排列。气微，味微苦涩（图 7-35）。

绵地榆　呈长圆柱形，稍弯曲，着生于粗短的根茎上；表面红棕色或棕紫色，有细纵纹。质坚韧，断面黄棕色或红棕色，皮部有多数黄白色或黄棕色绵状纤维。气微，味微苦涩。

均以条粗、质硬、断面色红者为佳。

【成分】　主要含有地榆素（sanguiin）H_1～H_{11}、没食子酸和儿茶素类等鞣质；地榆苷Ⅰ、地榆苷Ⅱ、地榆皂苷 A、地榆皂苷 B、地榆皂苷 E 等三萜类皂苷。

照鞣质含量测定法测定，本品按干燥品计，含鞣质不得少于 8.0%；照高效液相色谱法测定，含没食子酸（$C_7H_6O_5$）不得少于 1.0%。

【性味与功能】　性微寒，味苦、酸、涩。凉血止血，解毒敛疮。

苦参　Sophorae Flavescentis Radix

【来源】　为豆科植物苦参 Sophora flavescens Ait. 的干燥根。

【产地与采制】　主产山西、河南等地。春、秋二季采挖，除去根头及细根，洗净，干燥；或趁鲜切片，干燥。

【性状】　呈长圆柱形，下部常有分枝，长10～30cm，直径1～6.5cm。表面灰棕色或棕黄色，有纵皱纹及横长皮孔样突起，外皮薄，多破裂反卷，易剥落，剥落处显黄色，光滑。质硬，不易折断，断面纤维性，切片厚3～6cm，切面黄白色，具放射状纹理及裂隙，有时可见异型维管束呈同心性环列或不规则散在。气微，味极苦（图7-36）。

以条匀、断面色黄白、无须根、味苦者为佳。

【显微特征】　粉末　淡黄色。①纤维和晶纤维，多成束；纤维细长，直径11～27μm，壁厚，非木化。②草酸钙方晶呈类双锥形、菱形或多面形，直径约237μm。③具缘纹孔导管多见。④木栓细胞淡棕色横断面观呈扁长方形，壁微弯曲，表面观呈类多角形，多层重叠，平周壁表面有不规则细裂纹，垂周壁有纹孔呈断续状。⑤淀粉粒单粒类圆形或长圆形，脐点裂缝状，大粒层纹隐约可见；复粒较多，由2～12分粒组成。

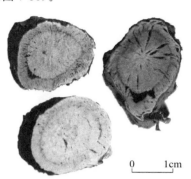

0   1cm

图7-36　苦参

【成分】　含生物碱，主要为苦参碱（Matrine）、氧化苦参碱（Oxymatrine）、槐定碱（Sophoridine）。尚含黄酮类、皂苷、挥发油及无机元素等。

照高效液相色谱法测定，本品以干燥品计算，含苦参碱（$C_{15}H_{24}N_2O$）和氧化苦参碱（$C_{15}H_{24}N_2O_2$）的总量不得少于1.2%。

【理化鉴别】　取本品横切片，加氢氧化钠试液数滴，栓皮即呈橙红色，渐变为血红色，久置不消失，木质部不呈颜色反应。

【药理作用】

（1）抑菌　苦参醚提物及醇提物对金黄色葡萄球菌有较强的抑菌作用；苦参水浸剂对堇色毛癣菌、同心性毛癣菌、许兰毛癣菌、奥杜盎小芽孢癣菌等有抑制作用。

（2）抗肿瘤　苦参碱在体内外对小鼠艾氏腹水癌及肉瘤S_{180}有抑制作用。

（3）抗炎　苦参碱对小鼠巴豆油引起的耳廓肿胀、乙酸引起的小鼠腹腔渗出增加、大鼠角叉菜胶性足垫肿胀均有抑制作用。

（4）抗心律失常　苦参碱能对抗三氯甲烷-肾上腺素诱发的猫室性纤颤；也对抗哇巴因诱发的豚鼠室性纤颤。对三氯甲烷吸入所致的小鼠心室纤颤、乌头碱诱发的大鼠心律失常、三氯甲烷-肾上腺素诱发的兔心律失常有明显对抗作用；苦参总黄酮能对抗心肌细胞团自发及哇巴因诱发的搏动节律失常。

此外，苦参有明显的利尿作用；苦参生物碱尚有安定、平喘及免疫抑制作用。

【性味与功能】　性寒，味苦。清热燥湿，杀虫，利尿。

山豆根　Sophorae Tonkinensis Radix et Rhizoma

【来源】　为豆科植物越南槐 *Sophora tonkinensis* Gagnep. 的干燥根及根茎。

【产地与采制】　主产广西、广东，习称"广豆根"。秋季采挖，除去杂质，洗净，干燥。

【性状】　根茎呈不规则结节状，顶端常残留茎基，其下生根数条，根呈长圆柱形，略弯曲，常有分枝，长短不等，直径0.7～1.5cm。表面棕色至棕褐色，有不规则的纵皱纹及横长皮孔样突起。质坚硬，难折断，断面皮部浅棕色，木部淡黄色。有豆腥气，味极苦（图7-37）。

以根条粗壮、外色棕褐、质坚、苦味浓者为佳。

【显微特征】　横切面　①木栓层为数列至十数列细胞。②栓内层外侧1～2列细胞含草酸钙方晶，断续排列成含晶细胞环，含晶细胞的壁木化增厚。③栓内层与韧皮部散有纤维束。④形成层成环。⑤木质部发达，射线宽1~8列细胞，导管单个或2至数个成群，类圆形，有的含黄棕色物，木纤维束散在。⑥薄壁细胞含淀粉粒，少数含草酸钙方晶（图7-38）。

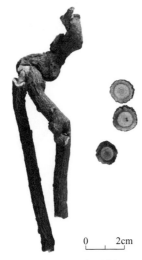

图 7-37   山豆根

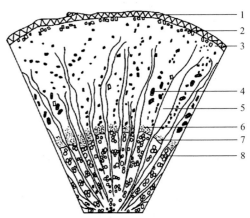

图 7-38   山豆根（根）横切面简图
1—木栓层；2—草酸钙方晶；3—栓内层；4—纤维；
5—射线；6—韧皮部；7—形成层；8—木质部

【成分】   含生物碱，主要有苦参碱、氧化苦参碱、安那吉碱、甲基金雀花碱、槐果碱等；另含黄酮类化合物，如广豆根素、环广豆根素及紫檀素等。

照高效液相色谱法测定，本品以干燥品计算，含苦参碱（$C_{15}H_{24}N_2O$）和氧化苦参碱（$C_{15}H_{24}N_2O_2$）的总量不得少于0.70%。

【药理作用】

（1）抗肿瘤   山豆根中所含苦参碱、氧化苦参碱对肉瘤S_{180}、吉田肉瘤、肝癌等实验性肿瘤均呈抑制作用。

（2）抑菌   山豆根制剂对金黄色葡萄球菌，絮状表皮癣菌及白色念珠菌均有抑制作用。

此外，山豆根有抑制胃酸分泌、升高白细胞及抗心律失常作用。

【性味与功能】   性寒，味苦；有毒。清热解毒，消肿利咽。

葛根   Puerariae Lobatae Radix

【来源】   为豆科植物野葛 *Pueraria lobata* （Willd.）Ohwi 的干燥根。

【产地与采制】   主产湖南、河南、广东、浙江等地。秋、冬二季采挖，趁鲜切成厚片或小块，干燥。

【性状】   为纵切的长方形厚片或小方块，长5~35cm，厚0.5~1cm。外皮淡棕色至棕色，有纵皱纹，粗糙。切面黄白色至淡黄棕色，有的纹理明显，质韧，纤维性强。气微，味微甜（图7-39）。

以块大、质坚实、色白、粉性足、纤维少者为佳。

【显微特征】   粉末   淡棕色。①纤维多成束，壁厚，木化，周围细胞大多含草酸钙方晶，形成晶纤维，含晶细胞的壁木化增厚。②石细胞少见，类圆形或多角形，直径38~70μm。③具缘纹孔导管纹孔较大，具缘纹孔呈六角形或椭圆形，排列极为紧密。④淀粉粒单粒球形，直径3~37μm，脐点点状、裂

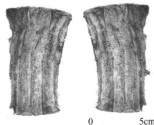

图 7-39   葛根

缝状或星状，复粒由 2～10 分粒组成（图 7-40）。

【成分】　含黄酮类化合物，如葛根素（puerarin）、黄豆苷（daidzin）、黄豆苷元等。尚含尿囊素、β-谷甾醇、葛根皂苷 A、葛根皂苷 B、胡萝卜苷、6,7-二甲氧基香豆素及氨基酸等。

照高效液相色谱法测定，本品以干燥品计算，含葛根素（$C_{21}H_{20}O_9$）不得少于 2.4%。

【理化鉴别】　取本品粉末 0.8g，加甲醇 10ml，放置 2h，滤过，滤液蒸干，残渣加甲醇 0.5ml 使溶解，作为供试品溶液。另取葛根对照药材 0.8g，同法制成对照药材溶液。再取葛根素对照品，加甲醇制成每 1ml 含 1mg 的溶液，作为对照品溶液。吸取上述两种溶液各 10μl，分别点于同一硅胶 G 薄层板上，使成条状，以三氯甲烷-甲醇-水（7：2.5：0.25）为展开剂，展开，取出，晾干，置紫外光灯（365nm）下检视。供试品色谱中，在与对照品色谱相应的位置上，应显相同颜色的荧光条斑。

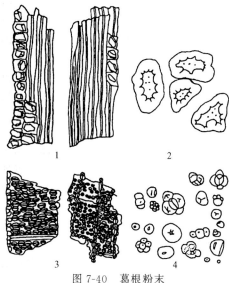

图 7-40　葛根粉末
1—纤维及晶纤维；2—石细胞；
3—导管；4—淀粉粒

【药理作用】

（1）对循环系统的作用　葛根中提出的黄酮能增加脑及冠状血管血流量。麻醉狗颈内动脉注射葛根黄酮后，脑血流量增加，血管阻力相应降低，作用维持 2～20min。对高血压动脉硬化病人能改善脑循环，其作用温和。葛根黄酮及葛根酒浸膏注射于狗的冠状动脉及静脉，均能使冠状血管血流量增加，血管阻力降低。给大鼠腹腔及皮下注射葛根酒浸膏和腹腔注射其水煎剂及葛根中提出的结晶，对垂体后叶素所引起的心脏缺血反应均有保护作用。

（2）解痉　葛根对小鼠、豚鼠离体肠管具有罂粟碱样解痉作用，其解痉成分能对抗组胺及乙酰胆碱的作用。

（3）降血糖　葛根煎剂给家兔口服，开始 2h 血糖上升，随即下降；葛根水提取物也能使家兔血糖初上升后下降，对饥饿家兔升血糖作用更显著。

（4）解热及雌激素样作用　葛根浸剂对人工发热家兔有明显解热作用，维持 4～5h。葛根能增加未成熟小鼠子宫的重量，有雌激素样作用。

【性味与功能】　性凉，味甘、辛。解肌退热，生津止渴，透疹，升阳止泻，通经活络，解酒毒。

【附】
粉葛 Puerariae Thomsonii Radix

本品为豆科植物甘葛藤 *Pueraria thomsonii* Benth. 的干燥根。呈圆柱形、类纺锤形或半圆柱形，长 12～15cm，直径 4～8cm；有的为纵切或斜切的厚片，大小不一。表面黄白色或淡棕色。体重，质硬，富粉性；横切面可见由纤维形成的浅棕色同心性环纹，纵切面可见纤维形成的数条纵纹。气微，味微甜。本品性味功能同葛根。

甘草　Glycyrrhizae Radix et Rhizoma

【来源】　为豆科植物甘草 *Glycyrrhiza uralensis* Fisch.、胀果甘草 *Glycyrrhiza inflata* Bat. 或光果甘草 *Glycyrrhiza glabra* L. 的干燥根及根茎。

【产地与采制】　甘草主产于内蒙古、陕西、甘肃、新疆等地；胀果甘草主产新疆、陕西、甘肃等地；光果甘草主产新疆、甘肃等地。春、秋二季采挖，除去须根，晒干。

【性状】

甘草　呈圆柱形，长25～100cm，直径0.6～3.5cm。外皮松紧不一，红棕色或灰棕色，有明显的纵皱纹、沟纹及稀疏的细根痕；质坚实，断面略显纤维性，黄白色，粉性，具明显的形成层环纹及放射状纹理，有的有裂隙；根茎呈圆柱形，表面有芽痕，断面中央有髓。气微，味甜而特殊。

胀果甘草　根和根茎木质粗壮，有的分枝，表面灰棕色或灰褐色，表皮粗糙。质坚硬，木纤维多，粉性小。根茎不定芽多而粗大。

光果甘草　根和根茎质地较坚实，有的分枝，外皮不粗糙，多灰棕色。皮孔细小而不明显（图7-41）。

以外皮细紧、色红棕、质坚实、断面黄白色、粉性足、味甜者为佳。

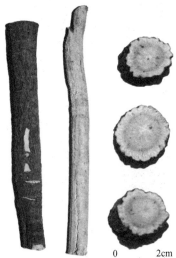

图7-41　甘草

【显微特征】　粉末　淡棕黄色。①纤维成束，直径8～14μm，壁厚，微木化，周围薄壁细胞中常含草酸钙方晶，形成晶纤维。②具缘纹孔导管较大，稀有网纹导管。③木栓细胞红棕色多角形微木化（图7-42）。

【成分】　含三萜类化合物，主要是甘草甜素（glycyr-rhizin），系甘草酸（glycyrrhizic acid）的钾、钙盐，为甘草的甜味成分，甘草酸水解得二分子葡萄糖醛酸和一分子甘草次酸；黄酮类化合物，主要有甘草苷（liquiritin）、甘草苷元、异甘草苷、异甘草苷元及新甘草苷等；生物碱类，主要有5,6,7,8-四氢-2,4-二甲基喹啉、5,6,7,8-四氢-4-甲基喹啉等。尚含中性多糖、氨基酸及无机元素等。

照高效液相色谱法测定，本品以干燥品计算，含甘草苷（$C_{21}H_{22}O_9$）不得少于0.5%；含甘草酸（$C_{42}H_{62}O_{16}$）不得少于2.0%。

【理化鉴别】　取本品粉末1g，加乙醚40ml，加热回流1h，滤过，药渣加甲醇30ml，加热回流1h，滤过，滤液蒸干，残渣加水40ml使溶解，用正丁醇提取3次，每次20ml，合并正丁醇液，用水洗涤3次，蒸干，残渣加甲醇5ml使溶解，作为供试品溶液；另取甘草对照药材1g，同法制成对照药材溶液；再取甘草酸单铵盐对照品，加甲醇制成每1ml含2mg的溶液，作为对照品溶液。吸取上述三种溶液各1～2μl，分别点于同一用1%氢氧化钠溶液制备的硅胶G薄层板上，以乙酸乙酯-甲酸-冰醋酸-水（15∶1∶1∶2）为展开剂，展开，取出，晾干，喷以10%硫酸乙醇溶液，在105℃加热至斑点显色清晰，置紫外光灯（365nm）下检视。供试品色谱中，在与对照药材色谱相应的位置上，应显相同颜色的荧光斑点；在与对照品色谱相应的位置上，应显相同的橙黄色荧光斑点。

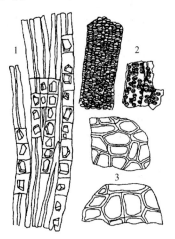

图7-42　甘草粉末
1—纤维及晶纤维；2—导管；
3—木栓细胞

【药理作用】

（1）抗病毒　甘草对艾滋病病毒、水疱性口炎病毒、Ⅱ型腺病毒、Ⅰ型单纯疱疹病毒和牛痘病毒均有明显的抑制作用。

（2）肾上腺皮质激素样作用　甘草可以增强肾上腺皮质功能，减少对皮质激素的依赖，减轻激素撤药综合征。

（3）对消化系统的作用　甘草具有抗溃疡、保肝、促进胰液分泌等作用。甘草水溶性提取物和甘草酸有治疗肝损伤和预防癌症等作用，对肝脏药物代谢酶也有明显影响。

（4）抗炎　甘草可以抑制多种炎症反应。

（5）调节机体免疫功能　腹腔注射甘草酸具有抗过敏、提高特异性及非特异性免疫功能的作用。

（6）解毒　甘草对多种药物中毒、代谢产物中毒、细菌毒素中毒、农药中毒以及食物中毒都有一定的解毒效果，有效成分为甘草甜素。

此外，甘草还有降血脂、镇咳祛痰、抗肿瘤及抗氧化等作用。

【性味与功能】　性平，味甘。补脾益气，清热解毒，祛痰止咳，缓急止痛，调和诸药。

黄芪　Astragali Radix

【来源】　为豆科植物蒙古黄芪 *Astragalus membranaceus*（Fisch.）Bge. var. *mongholicus*（Bge.）Hsiao 或膜荚黄芪 *Astragalus membranaceus*（Fisch.）Bge. 的干燥根。

【产地与采制】　蒙古黄芪主产于山西、内蒙古等地。膜荚黄芪主产东北、内蒙古、山西、河北、四川等地。春、秋二季采挖，除去须根及根头，晒干。

【性状】　呈圆柱形，少有分枝，上端较粗，长30～90cm，直径1～3.5cm。表面淡棕黄色或淡棕褐色，有不整齐纵皱纹或纵沟。质硬而韧，不易折断，断面纤维性强，显粉性，皮部黄白色，木部淡黄色，有放射状纹理及裂隙。老根中心偶呈枯朽状，黑褐色或呈空洞。气微，味微甜，嚼之有豆腥味（图7-43）。

以条粗长、质韧、断面色黄白、无黑心及空洞、味甜、粉性足者为佳。

【显微特征】

横切面　①木栓细胞数列，栓内层为3～5列厚角细胞。②韧皮部有纤维束，壁厚，木化或微木化，与筛管群交互排列；近栓内层处有时可见石细胞；韧皮射线外侧常弯曲，有裂隙。③形成层成环。④木质部导管单个散在或2～3个成群，有木纤维；射线中有时可见单个或2～4个成群的石细胞。⑤薄壁细胞含淀粉粒。

粉末　黄白色。①纤维成束或散离，直径8～30μm，壁厚，表面有纵裂纹，初生壁常与次生壁分离，两端常断裂成须状，或较平截。②具缘纹孔导管无色或橙黄色，具缘纹孔排列紧密。③石细胞少见，圆形、长圆形或形状不规则，壁较厚（图7-44）。

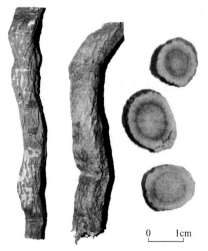

图7-43　黄芪

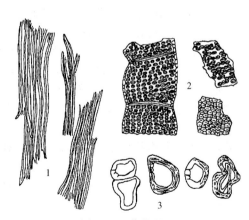

图7-44　黄芪粉末

1—纤维；2—导管；3—石细胞

【成分】　含三萜皂苷类，主要有黄芪皂苷（astragaloside）Ⅰ～Ⅷ、异黄芪皂苷、乙酰黄芪皂苷、大豆皂苷等，其中以黄芪皂苷Ⅳ（也称黄芪甲苷）及Ⅱ为主要成分；黄酮类化合物，有山奈酚、槲皮素、异鼠李素、毛蕊异黄酮葡萄糖苷等。尚含黄芪多糖Ⅰ和Ⅱ、甜菜碱、β-谷甾醇、亚麻酸、氨基酸及多种无机元素。

照高效液相色谱法测定，本品以干燥品计算，含黄芪甲苷（$C_{41}H_{68}O_{14}$）不得少于0.040%，含毛蕊异黄酮葡萄糖苷（$C_{22}H_{22}O_{10}$）不得少于0.020%。

【理化鉴别】

(1) 取本品粉末3g，加甲醇20ml，加热回流1h，滤过，滤液加于中性氧化铝柱（100～120目，5g，内径10～15mm）上，用40%甲醇100ml洗脱，收集洗脱液，蒸干，残渣加水30ml使溶解，用水饱和的正丁醇提取2次，每次20ml，合并正丁醇液，用水洗涤2次，每次20ml，弃去水液，正丁醇液蒸干，残渣加甲醇0.5ml使溶解，作为供试品溶液；另取黄芪甲苷对照品，加甲醇制成每1ml含1mg的溶液，作为对照品溶液。吸取上述两种溶液各2μl，分别点于同一硅胶G薄层板上，以三氯甲烷-甲醇-水（13:7:2）的下层溶液为展开剂，展开，取出，晾干，喷以10%硫酸乙醇溶液，105℃烘至斑点显色清晰。供试品色谱中，在与对照品色谱相应的位置上，日光下显相同的棕褐色斑点；置紫外光灯（365nm）下检视，应显相同的橙黄色荧光斑点。

(2) 以黄芪对照药材为对照，进行薄层色谱法试验。置氨蒸气中熏后置紫外灯（365nm）下检视。供试品色谱中，在与对照药材色谱相应的位置上，显相同颜色的荧光主斑点。

【药理作用】

(1) 增强机体免疫功能　黄芪能明显增加外周血中白细胞数目，提高网状内皮系统功能，增强巨噬细胞的吞噬能力。黄芪能促进外周血淋巴细胞增殖，增强辅助性T淋巴细胞的功能，并可促进白介素的生成。黄芪多糖可使小鼠胸腺和脾脏内T淋巴细胞数目增加，能促进小鼠B淋巴细胞的增殖。

(2) 对心血管系统的作用　黄芪具有强心作用，可增强心肌收缩力，增加心输出量，改善中毒或衰竭心脏的功能。黄芪皂苷与多糖能明显改善心肌梗死犬的心肌收缩能力，增加冠脉流量，缩小心肌梗死面积，减轻心肌损伤。黄芪注射液静脉注射可使麻醉犬、猫下肢血管及冠状动脉明显扩张，外周血管阻力明显降低。黄芪对血压具有双向调节作用，可通过扩张血管作用对多种动物产生降压作用。

(3) 促进骨髓造血功能　黄芪能明显增加放射线损伤动物外周血白细胞数量，促进造血干细胞的增殖及分化。

(4) 对物质代谢的影响　黄芪能明显促进[3]H-亮氨酸掺入小鼠血清和肝脏蛋白质的速率，促进蛋白质的更新，可显著促进骨髓造血细胞DNA的合成，加快细胞有丝分裂。黄芪多糖对血糖具有双向调节作用，可降低葡萄糖负荷动物及肾上腺素引发血糖升高动物的血糖水平，而对苯乙双胍及胰岛素引起的动物实验性低血糖有升高血糖的作用。

(5) 抗自由基、延缓衰老　黄芪皂苷可降低实验动物血浆脂质过氧化物（LPO）水平，升高红细胞内超氧化物歧化酶（SOD）活性，降低肝内丙二醛（MDA）含量，并使脾脂褐素颗粒分布减少。

此外，本品还具有抗病原微生物、保肝、抗溃疡、利尿、抗肿瘤、抗骨质疏松及保护肾脏等作用。

【性味与功能】　性微温，味甘。补气升阳，固表止汗，利水消肿，生津养血，行滞通痹，托毒排脓，敛疮生肌。

【附】

红芪 Hedysari Radix

本品为豆科植物多序岩黄芪 *Hedysarum polybotrys* Hand.-Mazz. 的干燥根。呈圆柱形，少有分枝，长10～50cm，直径0.6～2cm；表面灰红棕色，具皱纹、横长皮孔及少数支根痕，栓皮易剥落，剥落处浅黄色；质硬而韧，不易折断，断面纤维性，显粉性，皮部黄白色，木部淡黄棕色，射线放射状形成层环呈浅棕色；气微，味微甜，嚼之有豆腥味。性味功能同黄芪。

远志　Polygalae Radix

【来源】　为远志科植物远志 *Polygala tenuifolia* Willd. 或卵叶远志 *Polygala sibirica* L. 的干燥根。

【产地与采制】　主产山西、陕西、吉林、河南等地。春、秋二季采挖，除去须根及泥土，晒干，称"远志棍"；或除去木心后晒干，称"远志肉"。

【性状】　呈圆柱形，略弯曲，长 3～15cm，直径 0.3～0.8cm。表面灰黄色至灰棕色，有较密并深陷的横皱纹、纵皱纹及裂纹，老根的横皱纹较密更深陷，略呈结节状。质硬而脆，易折断，断面皮部棕黄色，木部黄白色，皮部易与木部剥离。气微，味苦、微辛，嚼之有刺喉感（图 7-45）。

以条粗、皮厚、去净木心者为佳。

【成分】　含多种三萜类皂苷，主要有远志皂苷（onjisaponin）A～G，以皮部含量最多；远志叫酮（xanthone）Ⅲ、3,6'-二芥子酰基蔗糖（3,6'-disinapoyl sucrose，DISS），远志糖苷等。

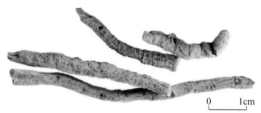

图 7-45　远志

照高效液相色谱法测定，本品以干燥品计算，含细叶远志皂苷（$C_{36}H_{56}O_{12}$），不得少于 2.0%，含远志叫酮Ⅲ（$C_{25}H_{28}O_{15}$）不得少于 0.15%，含 3,6'-二芥子酰基蔗糖（$C_{36}H_{46}O_{17}$）不得少于 0.50%。

【药理作用】

（1）对中枢神经的作用　远志煎剂 20g/kg 灌胃，能显著对抗东莨菪碱所致的小鼠记忆获得障碍。全远志、皮部及木部均有较强的催眠作用，全远志有较强的抗惊厥作用。

（2）对子宫的作用　远志流浸膏对豚鼠、兔、猫、狗等离体或在体的受孕或未孕子宫，皆有增加子宫收缩及肌紧张的作用。

（3）祛痰　全远志、远志皮部有祛痰作用，远志木部无作用。

（4）抑菌　远志乙醇提取液在体外对革兰阳性细菌、痢疾杆菌、伤寒杆菌及人型结核杆菌有抑制作用。

【性味与功能】　性温，味苦、辛。安神益智，交通心肾，祛痰，消肿。

甘遂　Kansui Radix

【来源】　为大戟科植物甘遂 *Euphorbia kansui* T. N. Liou ex T. P. Wang 的干燥块根。

【产地与采制】　主产于甘肃、山西、陕西、宁夏等地。春季开花前或秋末茎叶枯萎后采挖，撞去外皮，晒干。

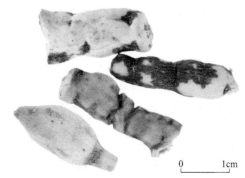

图 7-46　甘遂

【性状】　本品呈椭圆形、长圆柱形或连珠形，长 1～5cm，直径 0.5～2.5cm。表面类白色或黄白色，凹陷处有棕色外皮残留。质脆，易折断，断面粉性，白色，木部微显放射状纹理；长圆柱状者纤维性较强。气微，味微甘而辣（图 7-46）。

【成分】　含 γ-大戟甾醇（γ-euphorbol）、甘遂甾醇（tirucallol）、大戟二烯醇（euphadienol）、β-谷甾醇、棕榈酸、柠檬酸、鞣质及树脂等。

照高效液相色谱法测定，本品按干燥品计算，含大戟二烯醇（$C_{30}H_{50}O$）不得少于 0.12%。

【药理作用】

(1) 泻下　甘遂乙醇浸膏 10～50g/kg，给小鼠灌服有较强的泻下作用，残渣或水煎剂无效。

(2) 抗生育　给妊娠 30～40 天豚鼠注射甘遂注射液可成功引产，有效成分是大戟醇。妊娠妇女羊膜腔内注射甘遂注射液 0.6ml，引产成功率 100%。

(3) 免疫抑制　甘遂粗制剂可使小鼠胸腺减轻，且明显抑制小鼠抗 SRBC 抗体产生。

(4) 镇痛　甘遂萜酯 A 和 B 有镇痛作用，但均有毒性。4.5% 甘遂黄硝散给小鼠灌服后，镇痛效果与山莨菪碱相同。

【性味与功能】　性寒，味苦；有毒。泻水逐饮，消肿散结。不宜与甘草同用。

白蔹　Ampelopsis Radix

【来源】　为葡萄科植物白蔹 *Ampelopsis japonica*（Thunb.）Makino 的干燥块根。

【产地与采制】　主产河南、安徽、江西、湖北等地。春、秋二季采挖，除去泥沙及细根，切成纵瓣或斜片，晒干。

【性状】　纵瓣呈长圆形或近纺锤形，长 4～10cm，直径 1～2cm；切面周边常向内卷曲，中部有 1 突起的棱线；外皮红棕色或红褐色，有纵皱纹、细横纹及横长皮孔，易层层脱落，脱落处呈淡红棕色。斜片呈卵圆形，长 2.5～5cm，宽 2～3cm，切面类白色或浅红棕色，可见放射状纹理，周边较厚，微翘起或略弯曲。体轻，质硬脆，易折断，折断时，有粉尘飞出。气微，味甘（图 7-47）。

以肥大、断面白色、粉性足者为佳。

【成分】　含没食子酸、有机酸类、黏液质、淀粉等。

【性味与功能】　性微寒，味苦。清热解毒，消痈散结，敛疮生肌。不宜与乌头类药材同用。

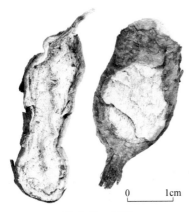

图 7-47　白蔹

0　　　1cm

人参　Ginseng Radix et Rhizoma

国家珍稀濒危保护植物——人参

人参为第三纪子遗植物，也是珍贵的中药材，以"东北三宝"之称驰名中外，在我国药用历史悠久。长期以来，由于过度采挖，资源枯竭，人参赖以生存的森林生态环境遭到严重破坏，中原产区即山西南部、河北南部、河南、山东西部的五加科"上党参"早已绝灭。现山西长治"潞党参"为桔梗科植物。目前东北参也处于濒临绝灭的边缘，因此，保护本种的自然资源有其特殊的重要意义，已列为国家珍稀濒危保护植物。

【来源】　为五加科植物人参 *Panax ginseng* C. A. Mey. 的干燥根及根茎。

【产地与采制】　主产吉林、辽宁、黑龙江等地。栽培品习称"园参"；播种在山林野生状态下自然生长的称"林下山参"，又称"籽海"。多于秋季采挖，洗净，晒干或烘干。

【性状】

园参　主根呈纺锤形或圆柱形，长 3～15cm，直径 1～2cm。表面灰黄色，上部或全体有疏浅断续的粗横纹及明显的纵皱纹，下部有支根 2～3 条，并着生多数细长的须根，须根上常有不明显的细小疣状突起。根茎（芦头）长 1～4cm，直径 0.3～1.5cm，多拘挛而弯曲，具不定根（芐）和稀疏的凹窝状茎痕（芦碗）。质较硬，断面淡黄白色，显粉性，形成层环纹棕黄色，皮部有黄棕色的点状树脂道及放射状裂隙。香气特异，味微苦、甘（图7-48）。

林下山参　主根与根茎等长或较短，呈"人"字形、菱角形或圆柱形，长1～6cm。表面灰黄色，具纵皱纹，上部或中下部有环状。支根多为2～3条，须根少而细长，清晰不乱，有较明显的疣状突起。根茎细长，少数粗短，中上部具稀疏或密集而深陷的茎痕。不定根较细，多下垂。

均以条粗、质硬、完整者为佳。

【显微特征】

横切面　①木栓层为数列细胞，栓内层窄。②韧皮部外侧有裂隙，内侧薄壁细胞排列较紧密，有树脂道散在，内含黄色分泌物。③形成层成环。④木质部射线宽广，导管单个散在或数个相聚，径向断续排列成放射状，导管旁偶有非木化的纤维。⑤薄壁细胞含草酸钙簇晶（图7-49）。

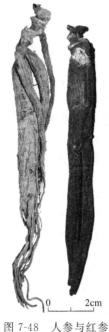

图7-48　人参与红参

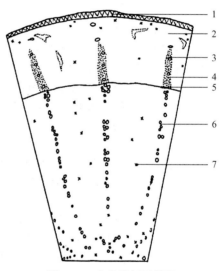

图7-49　人参横切面简图

1—木栓层；2—皮层；3—树脂道；4—韧皮部；
5—形成层；6—木质部；7—草酸钙簇晶

粉末（生晒参）　淡黄白色。①树脂道碎片易见，含黄色块状分泌物。②网纹导管或梯纹导管直径$10～56\mu m$。③草酸钙簇晶直径$20～68\mu m$，棱角锐尖。④木栓细胞表面观呈类方形或多角形，壁细波状弯曲。⑤淀粉粒众多，单粒类球形、半圆形或不规则多角形，直径$4～20\mu m$，脐点点状或裂缝状；复粒由2～6个分粒组成（图7-50）。

【成分】　含三萜皂苷类，主要为人参皂苷30余种，分别为人参皂苷Ra_1、人参皂苷Ra_2、人参皂苷Rb_1、人参皂苷Rb_2、人参皂苷Rb_3、人参皂苷Rc、人参皂苷Rd、人参皂苷Re、人参皂苷Rf、人参皂苷Rg_1、人参皂苷Rg_2、人参皂苷Rg_3、人参皂苷Rh等；挥发油，油中成分有β-榄香烯、人参炔醇等；人参多糖，有水溶性多糖、碱溶性多糖、人参果胶等。尚含多种低分子肽、多种氨基酸、有机酸、维生素及多种无机元素等。

照高效液相色谱法测定，本品以干燥品计算，含人参皂苷Rg_1（$C_{42}H_{72}O_{14}$）和人参皂苷Re（$C_{48}H_{82}O_{18}$）的总量不得少于0.30%；人参皂苷Rb_1（$C_{54}H_{92}O_{23}$）不得少于0.20%。

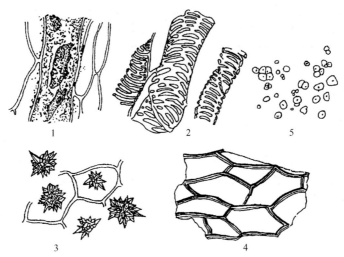

图 7-50　人参粉末
1—树脂道；2—导管；3—草酸钙簇晶；4—木栓细胞；5—淀粉粒

【理化鉴别】　取本品粉末 1g，加三氯甲烷 40ml，加热回流 1h，弃去三氯甲烷液，药渣挥干溶剂，加水 0.5ml 拌匀湿润后，加水饱和的正丁醇 10ml，超声处理 30min，吸取上清液，加 3 倍量氨试液，摇匀，放置分层，取上层液蒸干，残渣加甲醇 1ml 使溶解，作为供试品溶液；另取人参对照药材 1g，同法制成对照药材溶液；再取人参皂苷 Rb$_1$、人参皂苷 Re、人参皂苷 Rf 及人参皂苷 Rg$_1$ 对照品，加甲醇制成每 1ml 各含 2mg 的混合溶液，作为对照品溶液。吸取上述三种溶液各 1～2µl，分别点于同一硅胶 G 薄层板上，以三氯甲烷-乙酸乙酯-甲醇-水（15：40：22：10）10℃ 以下放置的下层溶液为展开剂，展开，取出，晾干，喷以 10％ 硫酸乙醇溶液，在 105℃ 加热至斑点显色清晰，分别置日光及紫外光灯（365nm）下检视。供试品色谱中，在与对照药材和对照品色谱相应的位置上，分别应显相同颜色的斑点或荧光斑点。

【药理作用】

（1）对中枢神经系统的调整作用　人参能调节中枢神经系统的兴奋过程与抑制过程的平衡，人参皂苷 Rb 组人参皂苷有镇静作用，人参皂苷 Rg 组人参皂苷则有兴奋作用。人参对学习记忆也有双向作用，人参皂苷 Rg$_1$ 能促进学习记忆的获得、记忆的保留和再现，而人参皂苷 Rb$_1$ 则有抑制作用。

（2）对心血管系统的作用　人参对多种动物心脏均有先兴奋后抑制，小剂量兴奋，大剂量抑制的作用。人参对冠状动脉、脑血管与外周血管均有扩张作用。对血压，小剂量升压，大剂量降压；人参皂苷有先微升后下降的双向作用，人参皂苷 Rb$_1$ 有较强而持久的降压作用。

（3）对血液系统的作用　人参和人参皂苷对骨髓的造血功能有保护和刺激作用，并有抑制血小板聚集、降血脂和抗动脉粥样硬化的作用。人参和总皂苷无溶血作用，其中 A 型皂苷有抗溶血作用，B 型和 C 型皂苷则有溶血作用。

（4）对内分泌系统的作用　人参和人参皂苷能刺激垂体-肾上腺皮质轴系统功能，提高血浆中皮质酮水平，并有促性腺激素样作用。

（5）对物质代谢的影响　人参及其皂苷对机体各组织的 RNA 和蛋白质合成均有促进作用，对不正常的血糖水平有调节作用；人参多糖有降血糖作用，并能促进大鼠肝内胆固醇合成，使高脂动物的胆固醇降低。

此外，人参能增强机体对各种有害因素的非特异性抵抗力，人参皂苷有抗疲劳、抗应激和抗突变作用。

【性味与功能】　性平，味甘、微苦。大补元气，复脉固脱，补脾益肺，生津安神。

【附注】

(1) 白参又称"糖参"，指将洗净的鲜园参置沸水中浸烫 3~7min，取出，用特制的竹针将参体扎刺小孔，再浸于浓糖液中 2~3 次，每次 10~12h，取出干燥。表面淡黄白色，全体可见加工时的点状针刺痕，味较甜。

(2) 高丽参为朝鲜产的人参，其原植物与国产人参相同。主要特征为："马蹄芦"（指双芦头者，状如马蹄，两面与肩齐平），"将军肩"（指芦头以下部分较国产红参宽），"着黄袍"（指主根的上部呈黄棕色），"红裤腿"（指主根的下部呈红棕色）。

(3) 人参伪品较多，常见的如下。①商陆科植物商陆 *Phytolacca acinosa* Roxb. 或垂序商陆 *Phytolacca americana* L. 根的加工品：断面可见数层同心环纹；味稍甜后微苦，久嚼麻舌；薄壁细胞中含有大量草酸钙针晶束。为峻泻药，有毒，切忌误用。②马齿苋科植物土人参 *Talinum paniculatum* (Jacq.) Gaertn. 根的加工品：根端有残茎，无芦头及芦碗；味淡而微有黏滑感；有簇晶，无树脂道。③豆科植物野豇豆 *Vigna vexillata* (L.) Benth 的根：表面有显著纵纹，无芦头、芦碗及横纹，有豆腥气，不含草酸钙簇晶。④茄科植物华山参（漏斗泡囊草）*Physochlaina infundibularis* kuang 的根：无芦头、芦碗；味微苦，稍麻舌；无树脂道与草酸钙簇晶，有草酸钙砂晶。本品含阿托品类生物碱，有毒。此外，尚有桔梗科植物桔梗 *Platycodon grandiflorum* (Jacq.) A. DC.、菊科植物山莴苣 *Lactuca indica* L.、紫茉莉科植物紫茉莉 *Mirabilis jalapa* L. 的根加工混充人参，应注意鉴别。

【附】

(1) 红参 Ginseng Radix et Rhizoma Rubra

本品为五加科植物人参 *Panax ginseng* C. A. Mey. 的栽培品经蒸制后的干燥根及根茎。主根呈纺锤形、圆柱形或扁方柱形，长 3~10cm，直径 1~2cm。表面半透明，红棕色，偶有不透明的暗褐色斑块，具纵沟、皱纹及细根痕，上部可见断续的不明显环纹；下部具 2~3 条扭曲交叉的支根；根茎（芦头）长 1~2cm，上有数个凹窝状茎痕（芦碗），有的带有 1~2 条完整或折断的不定根（艼）。质硬而脆，折断面平坦，角质样。气微香而特异，味甘、微苦。功能大补元气，复脉固脱，益气摄血。

(2) 人参叶 Ginseng Folium

本品为五加科植物人参 *Panax ginseng* C. A. Mey. 的干燥叶。商品常扎成小把，呈束状或扇状，掌状复叶带有长柄，暗绿色，3~6 枚轮生。小叶通常 5 枚，偶有 7 或 9 枚，呈卵形或倒卵形，基部楔形，先端渐尖，边缘具细锯齿及刚毛；上表面叶脉生刚毛，下表面叶脉隆起。纸质，易碎；气清香，味微苦而甘。功能补气、益肺、祛暑、生津；多作为提取人参皂苷的原料。

西洋参　Panacis quinquefolii Radix

【来源】　为五加科植物西洋参 *Panax quinquefolium* L. 的干燥根。

【产地与采制】　原产加拿大和美国，我国东北、华北、西北等地有栽培。秋季采挖，洗净，晒干或低温干燥。

【性状】　主根呈纺锤形、圆柱形或圆锥形，长 3~12cm，直径 0.8~2cm。表面浅黄褐色或黄白色，可见横向环纹及线状皮孔突起，并有细密浅纵皱纹及须根痕。主根中下部有 1 至数条侧根，多已折断。有的上端有根茎（芦头），环节明显，茎痕（芦碗）圆形或半圆形，具不定根或已折断。体重，质坚实，不易折断，断面平坦，浅黄白色，略显粉性，皮部可见黄棕色点状树脂道，形成层环纹棕黄色，本部略呈放射状纹理。气微而特异，味微苦、甘（图 7-51）。

以条粗、完整、皮细、横纹多、质地坚实者为佳。

【成分】　含人参皂苷类，主要有人参皂苷 Ro、人参皂苷 Rb_1、人参皂苷 Rb_2、人参皂苷

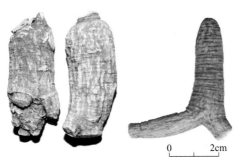

图 7-51　西洋参

Rb$_3$、人参皂苷 Rc、人参皂苷 Rd、人参皂苷 Re、人参皂苷 Rf、人参皂苷 Rg$_1$、人参皂苷 Rg$_2$、人参皂苷 Rg$_3$、人参皂苷 Rh$_1$、人参皂苷 Rh$_2$、人参皂苷 Ra$_0$、西洋参皂苷 L$_1$、西洋参皂苷 R$_1$ 及拟人参皂苷 F$_{11}$、拟人参皂苷 F$_3$、拟人参皂苷 X$_1$ 等；挥发油，以反式 β-金合欢烯含量较高。尚含酯类、氨基酸、微量元素、果胶、多糖及胡萝卜苷等。

照高效液相色谱法测定，本品以干燥品计算，含人参皂苷 Rg$_1$（C$_{42}$H$_{72}$O$_{14}$）、人参皂苷 Re（C$_{48}$H$_{82}$O$_{18}$）和人参皂苷 Rb$_1$（C$_{54}$H$_{92}$O$_{23}$）的总量不得少于 2.0%。

【理化鉴别】　取本品粉末 1g，加甲醇 25ml，加热回流 30min，滤过，滤液蒸干，残渣加水 20ml 使溶解，加水饱和的正丁醇振摇 2 次，每次 25ml，合并正丁醇提取液，用水洗涤 2 次，每次 10ml，分取正丁醇液，蒸干，残渣加甲醇 4ml 使溶解，作为供试品溶液。另取西洋参对照药材 1g，同法制成对照药材溶液；再取拟人参皂苷 F$_{11}$ 及人参皂苷 Rb$_1$、人参皂苷 Re、人参皂苷 Rg$_1$ 对照品，加甲醇制成每 1ml 各含 2mg 的溶液，作为对照品溶液。吸取上述六种溶液各 2μl，分别点于同一硅胶 G 薄层板上，以三氯甲烷-乙酸乙酯-甲醇-水（15∶40∶22∶10）5～10℃放置 12h 的下层溶液为展开剂，展开，取出，晾干，喷以 10%硫酸乙醇溶液，在 105℃加热至斑点显色清晰，分别置日光及紫外光灯（365nm）下检视。供试品色谱中，在与对照药材色谱及对照品色谱相应的位置上，应分别显相同颜色的斑点或荧光斑点。

【药理作用】　药理实验表明西洋参皂苷有抗疲劳、抗利尿、耐缺氧、抗惊厥等作用。

【性味与功能】　性凉，味甘、微苦。补气养阴，清热生津。

【附注】　近年来，常见用人参伪充西洋参出售，应注意鉴别。

三七　Notoginseng Radix et Rhizoma

案例

某老者，一年前感觉膝关节疼痛，听人说"土三七"可缓解，便使用其泡酒喝。可是大半年后出现腹胀、胃口差等症状，到医院开了一些促消化的药服用，但无任何缓解，症状还不断加重。又到医院消化科就诊，被诊断为肝小静脉闭塞病。

案例分析

"土三七"不是"三七"，"土三七"又名"菊三七"，为菊科植物菊三七 *Gynura segetum* (Lour.) Merr. 的干燥根茎。虽然有散瘀、消肿止痛、清热解毒功效，但是"土三七"内含吡咯烷生物碱成分，如菊三七碱，可造成肝窦和肝小静脉的内皮细胞损伤，导致肝小静脉阻塞，肝细胞不同程度液化坏死，晚期可见肝纤维化，肝功能衰竭或顽固性腹腔积液。

【来源】　为五加科植物三七 *Panax notoginseng* (Burk.) F. H. Chen 的干燥根及根茎。

【产地与采制】　主产广西田阳及云南文山等地，分别习称"田三七"及"滇三七"。秋季花开前采挖，洗净，分开主根、支根、根茎及须根，干燥。支根习称"筋条"，根茎习称"剪口"，须根习称"绒根"。

【性状】

三七　主根呈类圆锥形或圆柱形，长 1～6cm，直径 1～4cm。顶端有茎痕，周围有瘤状突起。表面灰褐色或灰黄色，有断续的纵皱纹及支根痕。体重，质坚实，断面灰绿色、黄绿色或灰白色，木部微呈放射状排列。气微，味苦回甜（图 7-52）。

筋条 呈圆柱形或圆锥形，长 2～6cm，上端直径约 0.8cm，下端直径约 0.3cm。

剪口 呈不规则的皱缩块状或条状，表面有环纹及数个明显的茎痕，断面中心灰绿色或白色，边缘深绿色或灰色。

以个大、体重质坚、断面灰绿色或黄绿色、无裂隙、气味浓厚者为佳。

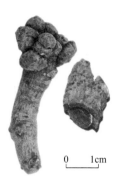

图 7-52 三七

【显微特征】 粉末 灰黄色。①树脂道碎片含黄色分泌物。②草酸钙簇晶少见，直径 50～80μm。③网纹导管、梯纹导管及螺纹导管，直径 15～55μm。④淀粉粒甚多，单粒圆形、半圆形或圆多角形，直径 4～30μm，复粒由 2～10 分粒组成（图 7-53）。

【成分】 主含多种皂苷，如人参皂苷 Rb_1、人参皂苷 Rb_2、人参皂苷 Rc、人参皂苷 Rd、人参皂苷 Re、人参皂苷 Rg_1、人参皂苷 Rg_2、人参皂苷 Rh_1 及三七皂苷 R_1、三七皂苷 R_2、三七皂苷 R_3、三七皂苷 R_4、三七皂苷 R_6。另含止血活性成分田七氨酸、三七素。尚含挥发油、氨基酸、无机元素及少量黄酮类化合物等。

照高效液相色谱法测定，本品以干燥品计算，含人参皂苷 Rg_1（$C_{42}H_{72}O_{14}$）、人参皂苷 Rb_1（$C_{54}H_{92}O_{23}$）和三七皂苷 R_1（$C_{47}H_{80}O_{18}$）的总量不得少于 5.0%。

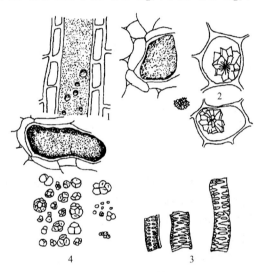

图 7-53 三七粉末
1—树脂道；2—草酸钙簇晶；3—导管；
4—淀粉粒

【理化鉴别】 取本品粉末 0.5g，加水 5 滴，搅匀，再加以水饱和的正丁醇 5ml，密塞，振摇约 10min，放置 2h，离心，取上清液，加 3 倍量以正丁醇饱和的水，摇匀，放置使分层（必要时离心），取正丁醇层，置蒸发皿中，蒸干，残渣加甲醇 1ml 使溶解，作为供试品溶液。另取人参皂苷 Rb_1、人参皂苷 Re、人参皂苷 Rg_1 及三七皂苷 R_1 对照品，加甲醇制成每 1ml 各含 0.5mg 的混合溶液，作为对照品溶液。吸取上述两种溶液各 1μl，分别点于同一硅胶 G 薄层板上，以三氯甲烷-乙酸乙酯-甲醇-水（15：40：22：10）10℃以下放置的下层溶液为展开剂，展开，取出，晾干，喷以硫酸溶液（1→10），于 105℃加热至斑点显色清晰。供试品色谱中，在与对照品色谱相应的位置上，应显相同颜色的斑点；置紫外光灯（365nm）下检视，应显相同的荧光斑点。

【药理作用】

（1）止血 三七能显著缩短出血和凝血时间，三七素有极强的止血作用。

（2）对心血管的作用 三七在降低血压情况下尚能增加冠状动脉血流量，并降低心肌耗氧量，减轻心脏的工作量，这对治疗冠心病有利。黄酮苷为扩张冠脉的有效成分。三七总皂苷并有扩张血管、降低血压、抗脂质过氧化、抗动脉粥样硬化及抗休克作用。

（3）抗炎、免疫 三七及总皂苷对多种实验性动物炎症模型均有显著的抗炎作用。三七总皂苷能显著提高巨噬细胞的吞噬能力，提高血液白细胞总数及淋巴细胞百分比。

（4）抗缺氧 三七总皂苷有抗缺氧作用，能改善缺氧动物软脑膜的微循环，推迟脑循环衰竭时间，对缺氧时脑皮质细胞的损伤有保护作用。三七及叶、花总皂苷均有明显的镇静和抗惊厥作用。

此外，三七尚有降血脂、降血糖、抗利尿、抗衰老、抗实验性肝损伤、抗溃疡以及促进蛋白合成等作用。

【性味与功能】　性温，味甘、微苦。散瘀止血，消肿定痛。

【附注】　常见的三七伪品如下。①菊科植物菊三七 *Gynura segetum*（Lour.）Merr. 的根茎，习称"土三七"、"菊三七"。呈拳形块状，表面灰棕色或棕黄色，全体有瘤状突起；质坚实，切断面淡黄色，中心有髓部；韧皮部有分泌道，薄壁细胞含菊糖。②落葵科植物落葵薯 *Anredera cordifolia*（Tenore）Van Steenis 的块茎，习称"藤三七"。呈类圆柱形，珠芽呈不规则的块状；断面粉性，水煮者角质样；味微甜，嚼之有黏性。③姜科植物蓬莪术 *Curcuma phaeocaulis* Val.、广西莪术 *Curcuma kwangsiensi s* S. G. Lee et C. F. Liang 或温郁金 *Curcuma wenyujin* Y. H. Chen et C. Ling 的根茎加工品。呈卵形或圆锥形，表面黄褐色，有人工刀刻痕；体重，断面黄褐色至黄棕褐色，具蜡样光泽，常附有淡黄色至黄棕色粉末；气香，味辛，微苦。

白芷　Angelicae Dahuricae Radix

【来源】　为伞形科植物白芷 *Angelica dahurica*（Fisch. ex Hoffm.）Benth. et Hook. f. 或杭白芷 *Angelica dahurica*（Fisch. ex Hoffm.）Benth. et Hook. f. var. *formosana*（Boiss.）Shan et Yuan 的干燥根。

【产地与采制】　白芷主产于河南及河北，分别习称"禹白芷"及"祁白芷"；杭白芷主产于浙江及四川，分别习称"杭白芷"及"川白芷"。夏、秋间叶黄时采挖，除去地上部分及须根，洗净泥土，晒干或低温干燥。

【性状】

白芷　呈圆锥形，长 10～25cm，直径 1.5～2.5cm，表面灰棕色至黄棕色，根头部钝四棱形或近圆形，有多数纵皱纹及支根痕，皮孔样横向突起，有的排列成四纵行。顶端有凹陷的茎痕，习称"疙瘩丁"。质坚实，断面白色或灰白色，粉性，形成层环棕色，近方形或近圆形，皮部散有多数棕色油点（分泌腔）。气芳香，味辛、微苦。

杭白芷　与白芷相似，主要不同点为横向皮孔样突起多排成四纵行，使全根呈类圆锥形而具四纵棱。形成层环略呈方形，木质部约占断面的 1/2（图 7-54）。

均以条粗壮、体重、粉性足、香气浓郁者为佳。

【显微特征】　粉末　黄白色。①油管多已破碎，分泌细胞中含淡黄棕色分泌物。②网纹导管、螺纹导管直径 10～85μm。③淀粉粒众多，单粒呈类球形、多角形、椭圆形或盔帽形，直径 3～25μm，脐点点状、裂缝状、"十"字状、三叉状、星状或"人"字状；复粒由 2～12 分粒组成。④木栓细胞多角形或类长方形，淡黄棕色（图 7-55）。

【成分】　含欧前胡素、异欧前胡素、珊瑚菜素、花椒毒素等香豆精衍生物；另含挥发油。

照高效液相色谱法测定，本品以干燥品计算，含欧前胡素（$C_{16}H_{14}O_4$）不得少于 0.080%。

【药理作用】

（1）抗辐射　白芷甲醇提取物对于 X 射线照射引起的小鼠皮肤损害有保护作用。

（2）抗菌　川白芷煎剂对大肠埃希菌、宋氏痢疾杆

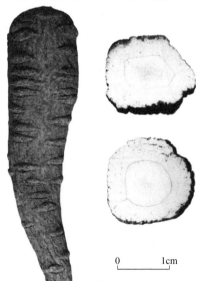

图 7-54　白芷

菌、变形杆菌、伤寒杆菌、副伤寒杆菌、铜绿假单胞菌、霍乱弧菌等有抑制作用。

此外，川白芷还具镇痛、抗炎、解热作用。

【性味与功能】 性温，味辛。散风除湿，通窍止痛，消肿排脓。

当归 Angelicae Sinensis Radix

【来源】 为伞形科植物当归 *Angelica sinensis* (Oliv.) Diels 的干燥根。

【产地与采制】 主产甘肃。秋末采挖，除去须根及泥沙，待水分稍蒸发后，捆成小把，上棚，以烟火慢慢熏干。

【性状】 略呈圆柱形，下部有支根 3～5 条或更多，长 15～25cm。根头（归头）直径 1.5～4cm，具环纹，上端钝圆，或具数个

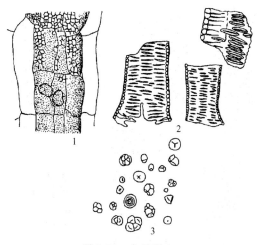

图 7-55 白芷粉末
1—油管；2—导管；3—淀粉粒

突出的根茎痕，有紫色或黄绿色的茎和叶鞘的残基；主根（归身）表面凹凸不平；支根（归尾）直径 0.3～1cm，上粗下细，多扭曲，有少数须根痕。表面浅棕色至棕褐色，具纵皱纹及横长皮孔样突起。质柔韧，断面黄白色或淡黄棕色，皮部厚，有裂隙和多数棕色点状分泌腔，木部色较淡，形成层环黄棕色。香气浓郁，味甘、辛、微苦（图 7-56）。

以主根粗长、油润、外皮色黄棕、断面色黄白、气味浓郁者为佳。柴性大、干枯无油或断面呈绿褐色者不可供药用。

【显微特征】

横切面 ①木栓层为数列细胞。②栓内层窄，有少数油室。③韧皮部宽广，多裂隙，油室及油管类圆形，直径 25～160μm，外侧较大，向内渐小，周围的分泌细胞 6～9 个。④形成层成环。⑤木质部射线宽 3～5 列细胞，导管单个散在或 2～3 个相聚，放射状排列。⑥薄壁细胞含淀粉粒。

粉末 淡黄棕色。①韧皮薄壁细胞纺锤形，壁略厚，表面有微细的斜格状纹理，有时可见菲薄横隔。②有时可见油室碎片。③梯纹导管及网纹导管多见，直径约至 80μm（图 7-57）。

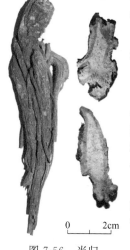

0   2cm

图 7-56 当归

【成分】 主含挥发油，油中主要为藁本内酯及正丁烯呋内酯。另含阿魏酸、烟酸、丁二酸、棕榈酸、维生素类、氨基酸类、糖类及多种无机元素。

照高效液相色谱法测定，本品以干燥品计算，含阿魏酸（$C_{10}H_{10}O_4$）不得少于 0.050%。

【理化鉴别】

(1) 取本品粉末 0.5g，加乙醚 20ml，超声处理 10min，滤过，滤液蒸干，残渣加乙醇 1ml 使溶解，作为供试品溶液。另取当归对照药材 0.5g，同法制成对照药材溶液。吸取上述两种溶液各 10μl，分别点于同一硅胶 G 薄层板上，以正己烷-乙酸乙酯（4：1）为展开剂，展开，取出，晾干，置紫外光灯（365nm）下检视。供试品色谱中，在与对照药材色谱相应的位置上，显相同颜色的荧光斑点。

(2) 取本品粉末 3g，加 1% 碳酸氢钠溶液 50ml，超声处理 10min，离心，取上清液用稀盐酸调节 pH 值至 2～3，用乙醚振摇提取 2 次，每次 20ml，合并乙醚液，挥干，残渣加甲醇

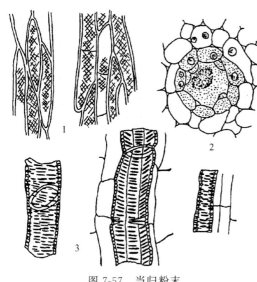

图 7-57 当归粉末
1—韧皮薄壁细胞；2—油室；3—导管

1ml 使溶解，作为供试品溶液。另取阿魏酸对照品、藁本内酯对照品，加甲醇制成每 1ml 各含 1mg 的溶液，作为对照品溶液。吸取上述三种溶液各 10μl，分别点于同一硅胶 G 薄层板上，以环己烷-二氯甲烷-乙酸乙酯-甲酸（4：1：1：0.1）为展开剂，展开，取出，晾干，置紫外光灯（365nm）下检视。供试品色谱中，在与对照品色谱相应的位置上，显相同颜色的荧光斑点。

【药理作用】

（1）对子宫的作用 当归含兴奋和抑制子宫的两种成分，抑制成分主要为挥发油，兴奋成分为水溶性或醇溶性的非挥发性物质。藁本内酯对未孕或早孕兔离体子宫有明显抑制作用，对乙酰胆碱、前列腺素等引起的子宫兴奋有对抗作用。

（2）对心血管系统的作用 当归能降低兴奋性，延长离体兔心不应期，对乙酰胆碱、肾上腺素引起的心律失常有拮抗作用。当归能扩张离体豚鼠冠脉，增加血流量，并能改善脉管炎患者的外周循环。当归可明显抑制抗原诱发的血小板活化和具有明显的抗血栓形成作用。当归多糖能增加外周血红细胞、白细胞、血红蛋白及骨髓有核细胞数。

（3）抗炎 当归水煎液对多种致炎剂引起的急、慢性炎症均有显著的抑制作用。

（4）增强机体免疫功能 当归和当归多糖能明显促进小鼠脾淋巴细胞增殖。

此外，当归还有抗肿瘤、保肝、抗氧化、抗变态反应等作用。

【性味与功能】 性温，味甘、辛。补血活血，调经止痛，润肠通便。

独活 Angelicae Pubescentis Radix

【来源】 为伞形科植物重齿毛当归 *Angelica pubescens* Maxim. f. *biserrata* Shan et Yuan 的干燥根。

【产地与采制】 主产湖北、四川等地，习称"川独活"。春初苗刚发芽或秋末茎叶枯萎时采挖，除去残茎、须根及泥土，烘至半干，堆放 2～3 日，发软后，再烘至全干。

【性状】 根略呈圆柱形，下部 2～3 分枝或更多，长 10～30cm。根头部膨大，圆锥状，多横皱纹，直径 1.5～3cm，顶端有茎、叶的残基或凹陷。表面灰褐色或棕褐色，具纵皱纹，有横长皮孔样突起及稍突起的细根痕。质较硬，受潮则变软，断面皮部灰白色，有多数散在的棕色油室，形成层环棕色，木部灰黄色至黄棕色。香气特异，味苦、辛、微麻舌（图 7-58）。

以根条粗壮、油润、香气浓者为佳。

【显微特征】 横切面 ①木栓层细胞数列。②栓内层窄，有少数油室。③韧皮部宽广，约占根的 1/2，油室较多，周围分泌细胞 6～10 个。④形成层成环。⑤木质部射线宽 1～2 列细胞；导管稀少，常单个径向排列。薄壁细胞含淀粉粒。

【成分】 含蛇床子素、二氢山芹醇当归酸酯、二氢山芹醇及其葡萄糖苷、当归醇、伞形花内酯、异欧芹素及花椒毒素等。

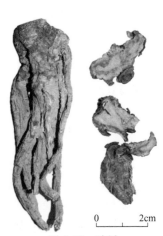

0   2cm

图 7-58 独活

照高效液相色谱法测定，本品以干燥品计算，含蛇床子素（$C_{15}H_{16}O_3$）不得少于 0.50%，含二氢欧山芹醇当归酸酯（$C_{19}H_{20}O_3$）不得少于 0.080%。

【药理作用】

（1）镇静、镇痛及抗炎　独活煎剂或流浸膏经口给予大鼠或小鼠或腹腔注射给予，均可产生镇静乃至催眠作用。用小鼠热板法证明，有镇痛作用。独活寄生汤有镇静、催眠及镇痛作用，对大鼠甲醛性关节炎有抗炎作用。

（2）对心血管系统的作用　独活粗制剂予麻醉犬或猫静脉注射，有降压作用，但不持久。酊剂作用大于煎剂。切断迷走神经不影响其降压，注射阿托品后，降压作用受到部分或全部的抑制。对离体蛙心有抑制作用。煎剂在蛙腿灌注时，有收缩血管的作用。

此外，独活能使离体蛙腹直肌发生收缩。煎剂在试管内（1∶100）对人型结核杆菌有一定的抗菌作用。

【性味与功能】　性微温，味苦、辛。祛风除湿，通痹止痛。

羌活　Notopterygii Rhizoma et Radix

【来源】　为伞形科植物羌活 *Notopterygium incisum* Ting ex H. T. Chang 或宽叶羌活 *Notopterygium franchetii* H. de Boiss. 的干燥根茎和根。

【产地与采制】　主产四川、青海等地。春、秋二季采挖，除去须根及泥土，晒干。

【性状】

羌活　根茎呈圆柱形，略弯曲，长 4～13cm，直径 0.6～2.5cm，顶端具茎痕。表面棕褐色至棕黑色，外皮脱落处呈黄色。节间缩短，呈紧密隆起的环状，形似蚕，习称"蚕羌"；节间延长，形如竹节状，习称"竹节羌"。节上有多数点状或瘤状突起的根痕及棕色破碎鳞片。体轻，质脆，易折断。断面不平整，有多数裂隙，皮部黄棕色至暗棕色，油润，有棕色油点，木部黄白色，射线明显，髓部黄色至黄棕色。气香，味微苦而辛。

宽叶羌活　为根茎和根。根茎类圆柱形，顶端具茎及叶鞘残基，根类圆锥形，有纵皱纹及皮孔；表面棕褐色，近根茎处有较密的环纹，长 8～15cm，直径 1～3cm，习称"条羌"。有的根茎粗大，不规则结节状，顶部具数个茎基，根较细，习称"大头羌"。质松脆，易折断，断面较平坦，皮部浅棕色，木部黄白色。气味较淡（图 7-59）。

均以条粗、外皮棕褐色、断面朱砂点多、香气浓郁者为佳。

【成分】　主含挥发油，如 β-罗勒烯、α-蒎烯、β-蒎烯及柠檬烯等。

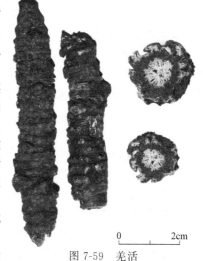

图 7-59　羌活

按挥发油测定法测定，本品含挥发油不得少于 1.4%（ml/g）。照高效液相色谱法测定，本品按干燥品计算，含羌活醇（$C_{21}H_{22}O_5$）和异欧前胡素（$C_{16}H_{14}O_4$）的总量不得少于 0.40%。

【性味与功能】　性温，味辛、苦。解表散寒，祛风除湿，止痛。

前胡　Peucedani Radix

【来源】　为伞形科植物白花前胡 *Peucedanum praeruptorum* Dunn 的干燥根。

【产地与采制】　主产于浙江、湖南、四川、江西等地。浙江产量大，质量优；湖南产者，习称"信前胡"，质亦佳。冬季至次春茎叶枯萎或未抽花茎时采挖，除去须根，洗净，晒干或低温干燥。

【性状】　呈不规则的圆柱形、圆锥形或纺锤形，稍扭曲，下部常有分枝，长 3～15cm，直径 1～2cm。表面黑褐色或灰黄色，根头部多有茎痕及纤维状叶鞘残基，上端有密集的细环纹，下部有纵沟、纵皱纹及横向皮孔样突起。质较柔软，干者质硬，可折断，断面不整齐，淡黄白色，皮部散有多数棕黄色油点，形成层环纹棕色，射线放射状。气芳香，味微苦、辛（图 7-60）。

均以根粗壮、皮部厚、质柔软、断面油点多、香气浓者为佳。

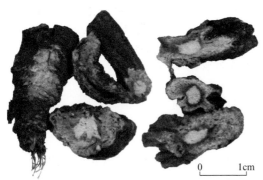

图 7-60　前胡

【显微特征】　横切面　①木栓层为 10～20 余列扁平细胞。近栓内层处油管稀疏排列成一轮。②韧皮部宽广，外侧可见多数大小不等的裂隙；油管较多，类圆形，散在，韧皮射线近皮层处多弯曲。③形成层成环。④木质部大导管和小导管相间排列；木射线宽 2～10 列细胞，有油管零星散在；木纤维少见。⑤薄壁细胞含淀粉粒。

【成分】　含挥发油、白花前胡甲素、白花前胡乙素、白花前胡丙素及伞形花内酯等。

照高效液相色谱法测定，本品按干燥品计算，含白花前胡甲素（$C_{21}H_{22}O_7$）不得少于 0.90%，含白花前胡乙素（$C_{24}H_{26}O_7$）不得少于 0.24%。

【性味与功能】　性微寒，味苦、辛。降气化痰，散风清热。

【附】

紫花前胡 Peucedani Decursivi Radix

本品为伞形科植物紫花前胡 *Peucedanum decursivum*（Miq.）Maxim. 的干燥根。与白花前胡的主要区别为：根茎上端有残留茎基，无纤维毛状物，茎基周围常残留有膜状叶鞘。断面类白色，皮部较窄，油点少，木部占根面积的 1/2 或更多，放射状纹理不明显。近中心处有纤维束散在，无油室；射线不明显。

川芎　Chuanxiong Rhizoma

【来源】　为伞形科植物川芎 *Ligusticum chuanxiong* Hort. 的干燥根茎。

【产地与采制】　主产四川、江西、湖北、陕西等地。夏季当茎上的节盘显著突出，并略带紫色时采挖，除去泥沙，晒后再烘干，再去须根。

【性状】　呈不规则结节状拳形团块，直径 2～7cm。表面灰褐或褐色，粗糙皱缩，有多数平行隆起的轮节，顶端有类圆形凹陷的茎痕，下侧及轮节上有多数小瘤状根痕。质坚实，不易折断，断面黄白色或灰黄色，散有黄棕色油室，形成层环呈波状。气浓香，味苦、辛，稍有麻舌感，微回甜（图 7-61）。

以个大、质坚实、断面黄白色、油性大、香气浓者为佳。

【显微特征】　横切面　①木栓层为 10 余列细胞。②皮层狭窄，散有根迹维管束，其形成层明显。③韧皮部宽广。④形成层环波状或不规则多角形。

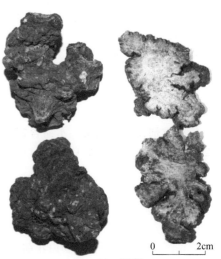

图 7-61　川芎

⑤木质部导管多角形或类圆形，大多单列或排成"V"形，偶有木纤维束。⑥髓部较大。⑦薄壁组织中散有多数油室，类圆形、椭圆形或形状不规则，淡黄棕色，靠近形成层的油室小，向外渐大。⑧薄壁细胞中富含淀粉粒，有的薄壁细胞中含草酸钙晶体，呈类圆形团块或类簇晶状（图7-62）。

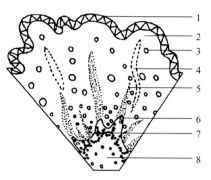

图 7-62　川芎横切面简图
1—木栓层；2—皮层；3—油室；
4—裂隙；5—韧皮部；6—形成层；
7—木质部；8—髓部

【成分】　含挥发油，主成分藁本内酯、正丁烯呋内酯、丁基呋内酯、川芎内酯等。生物碱类有川芎嗪等，尚含有酚酸类川芎酚、阿魏酸等。

照高效液相色谱法测定，本品按干燥品计算，含阿魏酸（$C_{10}H_{10}O_4$）不得少于 0.10%。

【理化鉴别】　取本品粉末 1g，加石油醚（30～60℃）5ml，放置 10h，时时振摇，静置，取上清液 1ml，挥干后，残渣加甲醇 1ml 使溶解，再加 2% 3,5-二硝基苯甲酸的甲醇溶液 2～3 滴与甲醇饱和的氢氧化钾溶液 2 滴，显红紫色。

【药理作用】

(1) 抑制血小板聚集、抗血栓　川芎能抗血栓形成，使血栓长度缩短、血栓干湿重量减轻。川芎嗪能抑制 ADP 诱导的血小板聚集，对已聚集的血小板有解聚作用。阿魏酸也有明显的抗血小板聚集作用，静脉注射后能抑制 ADP 和胶原诱发的血小板聚集。

(2) 抗脑缺血　川芎嗪易透过血脑屏障，对多种实验性局灶性或全脑缺血-再灌注损伤具有保护作用。能对抗新生大鼠缺氧缺血脑损伤，延长平均生存时间。

(3) 抗心肌缺血　对结扎冠脉所致犬心肌梗死，川芎嗪能减少梗死面积，减轻心肌病变程度；对垂体后叶素引起的家兔和小鼠心肌缺血，能对抗缺血性心电图改变。

(4) 扩血管、降血压　川芎嗪可使麻醉犬脑血流量显著增加，血管阻力降低；能明显降低麻醉犬的肺动脉高压，肺血管阻力，可显著降低离体大鼠肺动脉环对去甲肾上腺素的反应性。川芎浸膏、水浸液、乙醇水浸液、乙醇浸出液和生物碱对犬、猫、兔等麻醉动物，不论肌内注射或静脉注射均有一定的降压作用。

此外，川芎嗪对白三烯 C_4 及 D_4、组胺、PGF_{1a} 所致豚鼠离体气管条的收缩作用均有一定的抑制作用，对哮喘的发作有防治作用。

【性味与功能】　性温，味辛。活血行气，祛风止痛。

藁本　Ligustici Rhizoma et Radix

【来源】　为伞形科植物藁本 *Ligusticum sinense* Oliv. 或辽藁本 *Ligusticum jeholense* Nakai et Kitag. 的干燥根茎及根。

【产地与采制】　藁本主产于湖北、湖南、陕西、四川等地；辽藁本主产于河北、辽宁、吉林等地。秋季茎叶枯萎或次春出苗时采挖，除去泥沙，晒干或烘干。

【性状】

藁本　根茎呈不规则结节状圆柱形，稍扭曲，有分枝，长 3～10cm，直径 1～2cm。表面棕褐色或暗棕色，粗糙，有纵皱纹，上侧残留数个凹陷的圆形茎基，下侧有多数点状突起的根痕及残根。体轻，

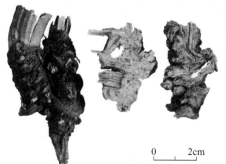

0　　2cm

图 7-63　藁本

质较硬，易折断，断面黄色或黄白色，纤维状。气浓香，味辛、苦、微麻（图7-63）。

辽藁本　较小，根茎呈不规则的团块状或柱状，长1～3cm，直径0.6～2cm。有多数细长弯曲的根。

均以身干、整齐、气香浓者为佳。

【成分】　含挥发油，其主要成分是3-正丁基苯酞、蛇床酞内酯、川芎内酯、甲基丁香油酚等，尚含酚酸类成分阿魏酸等。

照高效液相色谱法测定，本品以干燥品计算，含阿魏酸（$C_{10}H_{10}O_4$）不得少于0.050%。

【性味与功能】　性温，味辛。祛风，散寒，除湿，止痛。

防风　Saposhnikoviae Radix

【来源】　为伞形科植物防风 *Saposhnikovia divaricata* (Turcz.) Schischk. 的干燥根。

【产地与采制】　主产于东北及内蒙古东部，习称"关防风"。春、秋二季采挖未抽花茎植株的根，除去须根及泥沙，晒干。

【性状】　呈长圆锥形或长圆柱形，下部渐细，有的略弯曲，长15～30cm，直径0.5～2cm。表面灰棕色或棕褐色，粗糙，有纵皱纹，并有多数横长皮孔样突起及点状须根痕。根头部有明显密集的环纹，习称"蚯蚓头"，环纹上有棕褐色毛状残存叶基。体轻，质松，易折断，断面不平坦，皮部浅棕色，有裂隙，木质部浅黄色。气特异，味微甘（图7-64）。

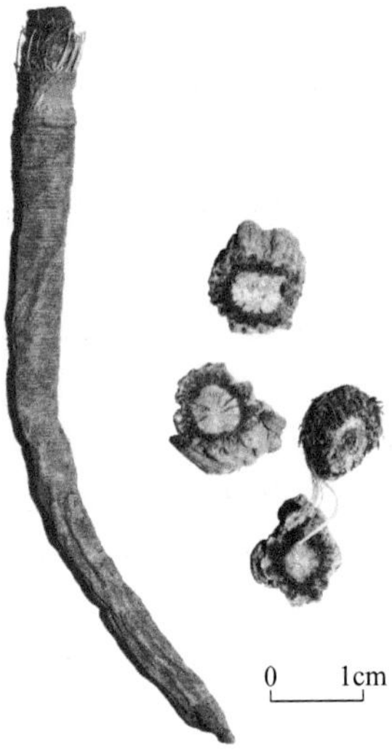

以条粗壮、断面皮部色浅棕、木部浅黄色者为佳。

【显微特征】　横切面　木栓层为5～30列细胞。栓内层窄，有较大的椭圆形油管。韧皮部较宽，有多数类圆形油管，周围分泌细胞4～8个，管内可见金黄色分泌物；射线多弯曲，外侧常呈裂隙。形成层明显。木质部导管甚多，呈放射状排列。根头处有髓，薄壁组织中偶见石细胞。

【成分】　含挥发油、升麻素苷、5-O-甲基维斯阿米醇苷、升麻素、亥茅酚苷及亥茅酚等。

照高效液相色谱法测定，本品以干燥品计算，含升麻素苷（$C_{22}H_{28}O_{11}$）和5-O-甲基维斯阿米醇苷（$C_{22}H_{28}O_{10}$）的总量不得少于0.24%。

【药理作用】

（1）解热　对人工发热家兔，经口给予防风煎剂或浸剂，有明显解热作用，煎剂的作用较浸剂好。

（2）镇痛　小鼠灌服防风50%乙醇浸出物，能明显提高痛阈（电刺激鼠尾法），皮下注射同样有效。

（3）抗菌　新鲜防风榨出液在体外试验，对铜绿假单胞菌及金黄色葡萄球菌有一定抗菌作用。

此外，本品还有抗炎、镇静、增强免疫功能及抗过敏等作用。

【性味与功能】　性温，味辛、甘。解表祛风，胜湿止痛，止痉。

图7-64　防风

柴胡　Bupleuri Radix

小柴胡汤事件

小柴胡汤出自东汉张仲景的《伤寒论》，方由柴胡、黄芩、人参、半夏、甘草、生姜、大枣 7 味药物组成。20 世纪 70 年代，日本的津村顺天堂捷足先登，将其制成颗粒剂，成了风靡一时的治疗慢性肝炎的畅销药。并宣传用小柴胡颗粒治疗肝炎、肝硬化"非常安全，长期服用也没有问题"。对健康格外关注的日本人趋之若鹜，不仅用小柴胡颗粒治疗肝病，就是感冒、肺炎、慢性胃肠炎等病，不论有无小柴胡汤适应证也都把它当做"百宝丹"来服用。结果到了 20 世纪 90 年代初，因为滥用小柴胡颗粒造成"间质性肺炎"的报道屡见不鲜，5 年间就发生了 188 例，其中 22 人死亡。日本厚生省向医师、药剂师下发了疾病的预警通告。津村顺天堂随即破产，社长津村昭被判 3 年有期徒刑。

小柴胡汤打破了中药无毒副作用的神话，成为世界级的焦点事件，引起了关于中药毒副作用的争议，以至于学术论争演变成了贸易战，欧美有的国家相继宣布禁止中药和中成药的进口。

【来源】　为伞形科植物柴胡 *Bupleurum chinense* DC. 或狭叶柴胡 *Bupleurum scorzonerifolium* Willd. 的干燥根。前者习称"北柴胡"；后者习称"南柴胡"。

【产地与采制】　北柴胡主产河北、河南、辽宁等地；南柴胡主产江苏、安徽、黑龙江等地。春、秋二季采挖，除去茎叶及泥沙，干燥。

【性状】

北柴胡　呈圆柱形或长圆锥形，长 6～15cm，直径 0.3～0.8cm。根头膨大，顶端残留 3～15 个茎基或短纤维状叶基，下部常分枝。表面黑褐色或浅棕色，具纵皱纹、支根痕及皮孔。质硬而韧，不易折断，断面显纤维性，皮部浅棕色，木部黄白色。气微香，味微苦（图 7-65）。

南柴胡　根较细，圆锥形，顶端有多数细毛状枯叶纤维，下部多不分枝或稍分枝。表面红棕色或黑棕色，靠近根头处多具细密环纹。质稍软，易折断，断面略平坦，不显纤维性。具败油气。

均以条粗长、须根少者为佳。

【成分】　主含挥发油、柴胡皂苷 a、柴胡皂苷 c、柴胡皂苷 d、柴胡皂苷 s_1、柴胡皂苷 b_2、柴胡皂苷 b_3、柴胡皂苷 f、柴胡皂苷 t、柴胡皂苷 v、多元醇、植物甾醇、香豆素、脂肪酸等成分。

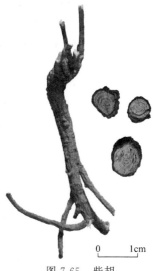

图 7-65　柴胡

照高效液相色谱法测定，北柴胡按干燥品计算，含柴胡皂苷 a（$C_{42}H_{68}O_{13}$）和柴胡皂苷 d（$C_{42}H_{68}O_{13}$）的总量不得少于 0.30%。

【理化鉴别】

(1) 取粉末 0.5g，加水 10ml，用力振摇，产生持久性泡沫。

(2) 取北柴胡粉末 0.5g，加甲醇 20ml，超声处理 10min，滤过，滤液浓缩至 5ml，作为供试品溶液。另取柴胡对照药材 0.5g，同法制成对照药材溶液。再取柴胡皂苷 a、柴胡皂苷 d 对照品，加甲醇制成每 1ml 各含 0.5mg 的混合溶液，作为对照品溶液。吸取上述三种溶液各 5μl，分别点于同一硅胶 G 薄层板上，以乙酸乙酯-乙醇-水（8:2:1）为展开剂，展开，取出，晾干，喷以 2% 对二甲氨基苯甲醛的 40% 硫酸溶液，60℃加热至斑点显色清晰，分别置日光及紫外光灯（365nm）下检视。供试品色谱中，在与对照药材及对照品色谱相应的位置上，显相同颜色的斑点或荧光斑点。

【药理作用】

(1) 解热　柴胡煎剂给兔灌胃，对疫苗引起的发热有明显的解热作用。

(2) 抗炎　柴胡可抑制角叉菜胶、5-羟色胺、组胺引起的大鼠足跖肿胀，抑制大鼠棉球肉芽肿，抑制炎症组织组胺释放及白细胞游走。

(3) 保肝　柴胡注射液皮下注射连续5天可显著降低四氯化碳引起的大鼠血清GPT升高，肝细胞变性及坏死也明显减轻，肝细胞内糖原及核糖核酸含量也接近正常。

(4) 增强免疫功能　柴胡多糖能提高小鼠体液和细胞免疫功能。

此外，柴胡还有镇痛、镇静、抗病原微生物及发汗等作用。

【性味与功能】　性微寒，味辛、苦。疏散退热，疏肝解郁，升举阳气。

【附注】　商品柴胡情况比较混乱，我国分布有柴胡属植物30多种，多习作柴胡药用。如东北和华北地区用兴安柴胡 *Bupleurum sibiricum* Vest 的干燥根；西南地区用竹叶柴胡（膜缘柴胡）*Bupleurum marginatum* Wall. ex DC. 的干燥根；陕西、甘肃等地用银州柴胡 *Bupleurum yinchowense* Shan et Y. Li 的干燥根。

同属植物大叶柴胡 *Bupleurum longiradiatum* Turcz. 的干燥根茎，分布于东北、河南、陕西、甘肃等地，表面密生环节，有毒，应注意鉴别。

北沙参　Glehniae Radix

【来源】　为伞形科植物珊瑚菜 *Glehnia littoralis* Fr. Schmidt ex Miq. 的干燥根。

【产地与采制】　主产山东、河北等地，以山东莱阳产者质优，习称"莱阳沙参"、"莱胡参"。夏、秋二季采挖，除去须根，洗净，稍晾，置沸水中烫后，除去外皮，干燥；或洗净，直接干燥。

【性状】　呈细长圆柱形，偶有分枝，长 15～45cm，直径 0.4～1.2cm。表面淡黄白色，稍粗糙，偶有残存外皮，不去外皮的表面黄棕色。全体有细纵皱纹和纵沟，并有棕黄色点状细根痕；顶端常留有黄棕色根茎残基，上端稍细，中部略粗，下部渐细。质硬而脆，易折断，断面皮部浅黄白色，木部黄色。气特异，味微甘（图7-66）。

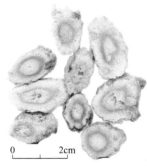

0　　2cm

图 7-66　北沙参

【显微特征】　横切面　①栓内层为数列薄壁细胞，有分泌道散在。不去外皮的可见栓内层。②韧皮部宽广，射线明显；外侧筛管群颓废成条状，分泌道散列，直径 20～65μm，内含黄棕色分泌物，周围分泌细胞 5～8 个。③形成层成环状。④木质部射线宽 2～5 列细胞，导管多呈"V"字形排列。⑤薄壁细胞中含糊化淀粉粒。

【成分】　含香豆精类化合物，主要有欧前胡素、佛手柑内酯、补骨脂内酯、花椒毒酚、花椒毒素等；有机酸，主要有伞形花子酸、异伞形花子油酸、棕榈酸、亚油酸等。尚含生物碱、微量挥发油、磷脂及多糖等。

【性味与功能】　性微寒，味甘、微苦。养阴润肺，益胃生津。

龙胆　Gentianae Radix et Rhizoma

【来源】　为龙胆科植物龙胆 *Gentiana scabra* Bge.、三花龙胆 *Gentiana triflora* Pall.、条叶龙胆 *Gentiana manshurica* Kitag. 或坚龙胆 *Gentiana rigescens* Franch. 的干燥根及根茎。前三种习称"龙胆、关龙胆"，后一种习称"坚龙胆"。

【产地与采制】　龙胆及条叶龙胆主产东北；三花龙胆主产东北及内蒙古等地；坚龙胆主产云南等地。春、秋二季采挖，洗净，干燥。

【性状】

龙胆　根茎呈不规则的块状，长 1～3cm，直径 0.3～1cm；表面暗灰棕色或深棕色，上端有茎痕或残留茎基，周围和下端着生多数细长的根。根圆柱形，略扭曲，长 10～20cm，直径 0.2～0.5cm；表面淡黄色或黄棕色，上部多有显著的横皱纹，下部较细，有纵皱纹及支根痕。质脆，易折断，断面略平坦，皮部黄白色或淡黄棕色，木部色较浅，呈点状环列。气微，味甚苦（图 7-67）。

坚龙胆　表面无横皱纹，外皮膜质，易脱落，木部黄白色，易与皮部分离。

以根条粗大饱满、顺直、根上有环纹、质柔软、色黄或黄棕、味极苦者为佳。

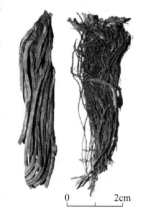

图 7-67　龙胆及坚龙胆

【显微特征】

龙胆根横切面　①表皮细胞有时残存，外壁较厚。②皮层窄；外皮层细胞类方形，壁稍厚，木栓化；内皮层细胞切向延长，每一细胞由纵向壁分隔成数个类方形小细胞。③韧皮部宽广，有裂隙。④形成层不甚明显。⑤木质部导管 3～10 个群束。⑥髓部明显。⑦薄壁细胞含细小草酸钙针晶（图 7-68）。

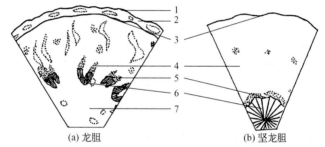

(a) 龙胆　　　　　　　(b) 坚龙胆

图 7-68　龙胆（根）横切面简图

1—外皮层；2—皮层；3—内皮层；4—韧皮部；5—形成层；6—木质部；7—髓

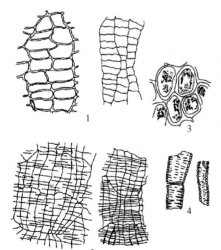

图 7-69　龙胆（龙胆）粉末

1—外皮层碎片；2—内皮层碎片；
3—草酸钙针晶；4—导管

坚龙胆根横切面　内皮层以外组织多已脱落。木质部导管发达并均匀密布。无髓部。

龙胆粉末　淡黄棕色。①外皮层细胞表面观类纺锤形，每一细胞由横壁分隔成数个扁方形的小细胞。②内皮层细胞表面观类长方形，甚大，平周壁显纤细的横向纹理，每一细胞由纵隔壁分隔成数个栅状小细胞，纵隔壁大多连珠状增厚。③薄壁细胞含细小草酸钙针晶。④网纹导管及梯纹导管直径约至 45μm（图 7-69）。

坚龙胆粉末　内皮层细胞类方形或类长方形，平周壁的横向纹理较粗而密，有的粗达 3μm，每一细胞分隔成多数栅状小细胞，隔壁稍增厚或呈连珠状。

【成分】　含龙胆苦苷、龙胆碱及龙胆三糖。尚含当药苦苷、当药苷及龙胆黄素。

照高效液相色谱法测定，本品以干燥品计算，龙胆含龙胆苦苷（$C_{16}H_{20}O_9$）不得少于 3.0%，坚龙胆含龙胆苦苷（$C_{16}H_{20}O_9$）不得少于 1.5%。

【药理作用】

(1) 抗菌　煎剂用试管稀释法，1：(4～16) 对铜绿假单胞菌、变形杆菌、痢疾杆菌及金黄色葡萄球菌等有不同程度的抑制作用。龙胆水浸剂（1：4）在试管内对石膏样毛癣菌、星形奴卡菌等皮肤真菌有不同程度抑制作用。

(2) 抗炎　龙胆水提物对氯化苦所致小鼠迟发型变态反应有抑制作用。对大鼠甲醛实验性关节炎肿有抗炎作用。

(3) 降低血清胆红素和利胆　龙胆注射液 25g/kg 皮下注射对 α-萘异硫氰酸所致小鼠实验性黄疸模型（高胆红素血症和胆汁淤积），可明显地降低血清胆红素含量。龙胆苦苷有利胆作用。

(4) 促进胃液分泌　本品味苦，口服刺激味觉感受器，能反射性的促进胃液分泌。饭前半小时能刺激胃液分泌。

(5) 中枢抑制　龙胆碱 25～200mg/kg 腹腔注射或灌胃，有中枢抑制作用，能减少小鼠自发活动和定向反射，延长戊巴比妥钠和水合氯醛引起的睡眠时间，降低体温，松弛肌肉，以及降低士的宁的毒性等。

(6) 降压　龙胆酊大剂量对麻醉动物有降压作用，并能抑制心脏，使心率减慢。

(7) 抗肿瘤　试用于小鼠艾氏腹水癌，证明有抗肿瘤作用。

【性味与功能】　性寒，味苦。清热燥湿，泻肝胆火。

龙胆泻肝丸

龙胆泻肝丸由龙胆、柴胡、黄芩、栀子（炒）、泽泻、木通、车前子（盐炒）、当归（酒炒）、地黄、炙甘草组方而成，为金元四大家李东垣所创，是中医治疗肝胆实火、三焦湿热的良药。由于龙胆泻肝丸事件（也称马兜铃酸肾病事件），龙胆泻肝丸一度令人闻之色变。龙胆泻肝丸事件罪不在龙胆，关键在关木通。1990 年前后龙胆泻肝丸组方中使用的木通为马兜铃科关木通。关木通含有马兜铃酸，研究证明此成分具有肾毒性。2005 年版药典剔除了关木通。龙胆泻肝丸组方中现用木通为木通科木通。关木通则为近代误用。

秦艽　Gentianae Macrophyllae Radix

【来源】　为龙胆科植物秦艽 *Gentiana macrophylla* Pall.、麻花秦艽 *Gentiana straminea* Maxim.、粗茎秦艽 *Gentiana crassicaulis* Duthie ex Burk. 或小秦艽 *Gentiana dahurica* Fisch. 的干燥根。按性状不同分别习称为"秦艽"、"麻花艽"和"小秦艽"。

【产地与采制】　秦艽主产甘肃、山西、陕西等地。以甘肃产量最大，质量最好。麻花秦艽主产四川、甘肃、青海、西藏等地；粗茎秦艽主产西南地区；小秦艽主产河北、内蒙古及陕西等地。春、秋二季采挖，除去泥沙；秦艽及麻花艽晒软，堆置"发汗"至表面呈红黄色或灰黄色时，摊开晒干，或不经"发汗"直接晒干；小秦艽趁鲜搓去黑皮，晒干。

【性状】

秦艽　呈类圆柱形，上粗下细，扭曲不直，长 10～30cm，直径 1～3cm。表面黄棕色或灰黄色，有纵向或扭曲的纵皱纹，顶端有残存茎基及纤维状叶鞘。质硬而脆，易折断，断面略显油性，皮部黄色或棕黄色，木部黄色。气特异，味苦、微涩（图 7-70）。

麻花艽　呈类圆锥形，多由数个小根纠聚而膨大，直径可达 7cm。表面棕褐色，粗糙，有裂隙呈网状孔纹。质松脆，易折断，断面多呈枯朽状。

小秦艽　呈类圆锥形或类圆柱形，长 8～15cm，直径 0.2～1cm。表面棕黄色。主根通常1个，残存的茎基有纤维状叶鞘，下部多分枝。断面黄白色。

以根粗壮、质坚实而柔润、色棕黄、气味浓香者为佳。

【成分】　含龙胆苦碱（秦艽碱甲）、龙胆次碱（秦艽碱乙）、龙胆丙素、糖类、挥发油及苦味成分龙胆苦苷和当药苦苷等。

照高效液相色谱法测定，本品以干燥品计算，含龙胆苦苷（$C_{16}H_{20}O_9$）和马钱苷酸（$C_{16}H_{24}O_{10}$）的总量不得少于 2.5%。

【药理作用】

（1）抗菌　秦艽乙醇浸液在体外对炭疽杆菌、葡萄球菌、伤寒杆菌、肺炎杆菌、痢疾杆菌、霍乱弧菌均有抑制作用。

（2）抗炎　秦艽碱甲能减轻大鼠的甲醛性关节炎。对大鼠蛋清性关节炎亦有作用，如预先注射秦艽中性乙醇浸剂能减轻关节肿胀的程度，并加速其消退。

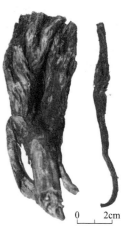

图 7-70　秦艽

（3）降压　秦艽碱甲能降低豚鼠血压，对麻醉犬、兔亦具降压作用，但持续时间较短，且使心率减慢；应用阿托品及切断迷走神经不能阻断此种作用。

（4）镇痛、镇静　秦艽碱甲对大鼠有一定的镇痛作用，但较短暂；对小鼠（热板法）亦有一定的镇痛作用。秦艽碱甲小剂量对小鼠、大鼠的中枢神经系统有镇静作用，较大剂量则有中枢兴奋作用，最后导致麻痹而死亡。

（5）升高血糖　给大鼠腹腔注射秦艽碱甲 150～250mg/kg，30min 后即可使血糖显著增高，维持约 3h，对小鼠亦有同样作用。

【性味与功能】　性平，味辛、苦。祛风湿，清湿热，止痹痛，退虚热。

白薇　Cynanchi Atrati Radix et Rhizoma

【来源】　为萝藦科植物白薇 *Cynanchum atratum* Bge. 或蔓生白薇 *Cynanchum versicolor* Bge. 的干燥根及根茎。

【产地与采制】　主产于安徽、湖北、辽宁等地。春、秋二季采挖，洗净，干燥。

【性状】　根茎短粗，结节状，多弯曲。上端有圆形凹陷的茎痕或残留茎基，两侧及下面簇生多数细长根，根长 10～25cm，直径 0.1～0.2cm。表面棕黄色，平滑，有极微细的纵纹。质脆，易折断，断面平坦，皮部黄白色，中央有细小黄色木心；气微，味微苦（图 7-71）。

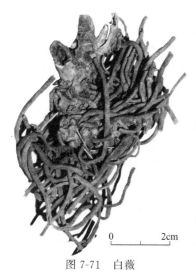

图 7-71　白薇

【成分】　白薇根中含 C_{12} 甾体苷、直立白薇苷 A、直立白薇苷 B、直立白薇苷 C、直立白薇苷 D、直立白薇苷 E、直立白薇苷 F、白前苷 C、白前苷 H，还含白前苷元 A 和直立白薇新苷 A、直立白薇新苷 B、直立白薇新苷 C、直立白薇新苷 D。蔓生白薇根中含有 C_{21} 甾体苷、蔓生白薇苷 A、蔓生白薇苷 B、蔓生白薇苷 C、蔓生白薇苷 D、蔓生白薇苷 E、蔓生白薇新苷和白前苷 H。

【性味与功能】　性寒，味苦、咸。清热凉血，利尿通淋，解毒疗疮。

徐长卿　Cynanchi Paniculati Radix et Rhizoma

【来源】　为萝藦科植物徐长卿 *Cynanchum paniculatum*（Bge.）Kitag. 的干燥根及根茎。

【产地与采制】　主产于江苏、河北、湖南、安徽等地。秋季采挖，除去杂质，阴干。

【性状】　根茎呈不规则柱状，有盘节，长 0.5～3.5cm，直径 2～4mm。有的顶端带有残茎，细圆柱形，长约 2cm，直径 1～2mm，断面中空；根茎节处周围着生多数根。根呈细长圆柱形，弯曲，长 10～16cm，直径 1～1.5mm。表面淡黄白色至淡棕黄色，或棕色；具微细的纵皱纹，并有纤细的须根。质脆，易折断，断面粉性，皮部类白色或黄白色，形成层环淡棕色，木部细小。气香，味微辛凉（图 7-72）。

以香气浓者为佳。

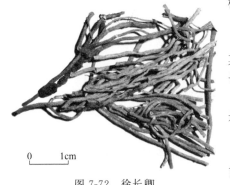

图 7-72　徐长卿

【成分】　主含丹皮酚、异丹皮酚，并含甾体及其糖苷，如肉珊瑚苷元、去酰萝藦苷元等，尚含徐长卿苷类、桂皮酸、糖类、氨基酸及无机元素等。

照高效液相色谱法测定，本品按干燥品计算，含丹皮酚（$C_9H_{10}O_3$）不得少于 1.3%。

【药理作用】

（1）抗菌　在试管内对痢疾杆菌、金黄色葡萄球菌等有抑制作用。

（2）镇静、镇痛　小鼠腹腔注射徐长卿提取液（水煎浓缩，加乙醇除去沉淀），能显著减少自发活动，但并不延长巴比妥类的睡眠时间，也有镇痛作用（热板法）。

（3）降压　能降低狗、家兔和大鼠的血压。丹皮酚为降压成分，去除丹皮酚后仍能降压，说明徐长卿尚有其他降压成分。

（4）对心血管系统的作用　徐长卿可减慢正常动物的心率。能增加冠脉血流量、改善心肌代谢、缓解心脏缺血作用。

【性味与功能】　性温，味辛。祛风化湿，止痛止痒。

紫草　Arnebiae Radix

帝王紫

"满朝朱紫贵"是说古代帝王将相为了显示自己的身份高贵和富有，而纷纷穿用昂贵的紫绸做的衣服。那时染紫绸的染料称为"帝王紫"，是价值连城的东西。这种染料是从紫草中提取的，成本十分高。据史料记载，当时的齐国人曾用五匹素绸换一匹紫绸，"帝王紫"的贵重可见一斑。

紫草色素主要含紫草素和其衍生物，具有色泽鲜艳、纯正、着色力强、渗透力强、物理化学性能稳定等特点，并具有抗菌消炎、促进肉芽组织生长等多种药理作用，在食品、保健品、医药行业以及化妆品、纺织业等领域具有广泛的应用前景。

【来源】　为紫草科植物新疆紫草 Arnebia euchroma（Royle）Johnst. 或内蒙紫草 Arnebia guttata Bunge 的干燥根。

【产地与采制】　新疆紫草主产于新疆、西藏等地。内蒙紫草主产于内蒙古、甘肃等地。春、秋二季采挖，除去泥沙，干燥。

【性状】

新疆紫草（软紫草）　呈不规则的长圆柱形，多扭曲，长 7～20cm，直径 1～2.5cm。表面紫红色或紫褐色，皮部疏松，呈条形片状，常 10 余层重叠，易剥落。顶端有的可见分歧的茎残基。体轻，质松软，易折断，断面不整齐，木部较小，黄白色。气特异，味涩（图 7-73）。

内蒙紫草　呈圆锥形或圆柱形，扭曲，长 6～20cm，直径 0.5～4cm。根头部略粗大，顶端有残茎 1 或多个，被短硬毛。表面紫红色或暗紫色，皮部略薄，常数层相叠，易剥离。质硬而脆，易折断，断面较整齐，皮部紫红色，木部较小，黄白色。气特异，味涩（图7-73）。

均以条粗大、色紫、皮厚者为佳。

【成分】　主含羟基萘醌类色素成分，如紫草素、脱氧紫草素、乙酰紫草素、β,β'-二甲基丙烯酰阿卡宁等。

照紫外-可见分光光度法测定，本品含羟基萘醌总色素以左旋紫草素（$C_{16}H_{16}O_5$）计不得少于0.8%。照高效液相色谱法测定，本品以干燥品计算，含β,β'-二甲基丙烯酰阿卡宁（$C_{21}H_{22}O_6$）不得少于0.30%。

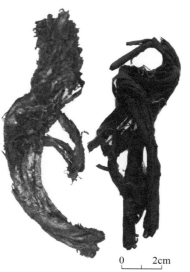

图7-73　紫草

【药理作用】

（1）抗菌　紫草素对金黄色葡萄球菌、大肠埃希菌、伤寒杆菌、痢疾杆菌和铜绿假单胞菌等有抑制作用。紫草的酊剂对化脓菌、大肠埃希菌有抑制作用。紫草水煎剂对小白鼠结核病有一定疗效。用平皿法试验能抑制多种真菌，紫草膏可用于颜面癣。

（2）抗炎　其乙醚、水、乙醇提取物均有一定的抗炎作用。

（3）促进创伤愈合　局部应用可加速上皮生长，促进创伤愈合，并能治疗烧伤。

（4）解热　新疆紫草煎剂对兔有缓和的解热作用。

（5）抗生育　紫草根乙醇提取液1g/kg、30%紫草根粉末混合喂食动物均可抑制大鼠动情期。正常小鼠连续口服紫草两个月，卵巢明显减轻，子宫及垂体则轻微减轻。紫草叶的提取物能抑制腺垂体分泌促甲状腺激素及促性腺激素的分泌。紫草、紫草根经口给予降低小白鼠的生育率，并有明显抗垂体促性腺激素及抗绒毛膜促性腺激素的作用。

（6）抗肿瘤　紫草根对绒毛膜上皮癌及恶性葡萄胎有一定的疗效。用美蓝试管法初筛，紫草根对急性淋巴细胞白血病有极轻度的抑制作用。紫草可减少（鼠）自发性乳癌的发病率。

【性味与功能】　性寒，味甘、咸。清热凉血，活血解毒，透疹消斑。

【附注】　硬紫草为紫草科植物紫草 *Lithospermum erythrorhizon* Sieb. et Zucc 的干燥根。主产东北、河北等地。其根呈圆锥形，扭曲，有时分枝，长7～14cm，直径1～2cm。表面紫红色或紫黑色，粗糙，有纵沟，皮部薄，易剥离。质硬而脆，易折断，断面皮部深紫色，木部较大，灰黄色。应注意与正品区别。

丹参　Salviae Miltiorrhizae Radix et Rhizoma

【来源】　为唇形科植物丹参 *Salvia miltiorrhiza* Bge. 的干燥根及根茎。

【产地与采制】　主产于河南、安徽、江苏、山东等地。春、秋二季采挖，除去泥沙，干燥。

【性状】　根茎粗短，顶端有时残留茎基。根数条，长圆柱形，略弯曲，有的分枝并具须状细根，长10～20cm，直径0.3～1cm。表面棕红色或暗棕红色，粗糙，具纵皱纹。老根外皮疏松，多显紫棕色，常呈鳞片状剥落。质硬而脆，断面疏松，有裂隙或略平整而致密，皮部棕红色，木部灰黄色或紫褐色，可见黄白色导管束放射状排列。气微，味微苦涩（图7-74）。

栽培品较粗壮，直径0.5～1.5cm。表面红棕色，具纵皱纹，外皮紧贴不易剥落。质坚实，断面较平整，略呈角质状。

以条粗壮、表面紫红、皮细紧、裂隙少者为佳。

【成分】　主要含丹参酮Ⅰ、丹参酮ⅡA、丹参酮ⅡB、丹参酮Ⅴ、丹参酮Ⅵ、隐丹参酮、异丹参酮Ⅰ、异丹参酮Ⅱ、异隐丹参酮、羟基丹参酮ⅡA、二氢丹参酮Ⅰ、丹参新醌A、丹参

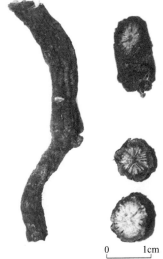

图7-74　丹参

新醌B、丹参新醌C、丹参新醌D、丹参新酮、丹参酚醌Ⅰ、丹参酚醌Ⅱ、丹参内酯、二氢丹参内酯等。其中丹参酮ⅡA、隐丹参酮和丹参酮Ⅰ的含量较高。水溶性成分中含原儿茶醛、原儿茶酸、异阿魏酸、琥珀酸及丹参酸甲、丹参酸乙、丹参酸丙等。

照高效液相色谱法测定，本品含丹参酮ⅡA（$C_{19}H_{18}O_3$）、隐丹参酮（$C_{19}H_{20}O_3$）和丹参酮Ⅰ（$C_{18}H_{12}O_3$）不得少于0.25%，含丹酚酸B（$C_{36}H_{30}O_{16}$）不得少于3.0%。

【理化鉴别】　取本品粉末1g，加乙醚5ml，超声处理15min，离心，取上清液作为供试品溶液。另取丹参对照药材1g，同法制成对照药材溶液。再取丹参酮ⅡA对照品、丹酚酸B对照品，加乙醇制成每1ml分别含0.5mg和1.5mg的混合溶液，作为对照品溶液。吸取上述三种溶液各5μl，分别点于同一硅胶G薄层板上，使成条状，以三氯甲烷-甲苯-乙酸乙酯-甲醇-甲酸（6∶4∶8∶1∶4）为展开剂，展开，展开约4cm，取出，晾干；再以石油醚（60～90℃）-乙酸乙酯（4∶1）为展开剂，展开，展开约8cm，取出，晾干，分别置日光及紫外光灯（365nm）下检视。供试品色谱中，在与对照品色谱相应的位置上，显相同颜色的斑点或荧光斑点。

【药理作用】

（1）改善血液流变学　丹参水煎剂、复方丹参注射液可降低实验动物全血黏度和血清、血浆比黏度，加快红细胞电泳速度，增强红细胞变形能力和降低白细胞黏附性，使血液流变性得到改善。

（2）抗心肌缺血　丹参能增加冠脉血流量，改善微循环，促进侧支循环开放，改善血液流变性，改善缺血心肌血供。丹参还可降低血浆中血管紧张素Ⅱ水平，抑制急性心肌缺血后TXA_2和三磷酸肌醇（IP_3）的升高。

（3）抗脑缺血　丹参、丹参酮ⅡA和丹酚酸类对脑缺血及缺血-再灌注脑损伤有保护作用。丹参可降低动物实验性脑卒中的发病率和死亡率，减轻缺血-再灌注后脑水肿，使缺血病变减轻，脑梗死范围缩小，并改善行为障碍。

（4）镇静　丹参可使动物的自主活动减少，协同水合氯醛、环己烯巴比妥、眠尔通等的中枢抑制作用，对抗苯丙胺的兴奋作用，丹参素是镇静的有效成分之一。

此外，本品还有抗肝损伤、改善肾功能及促进组织修复与再生等作用。

【性味与功能】　性微寒，味苦。活血祛瘀、通经止痛、清心除烦，凉血消痈。

复方丹参滴丸

复方丹参滴丸在临床上广泛用于冠心病、心绞痛的预防、治疗、急救。1997年获得美国食品与药品监督管理局（FDA）IND临床试验批件，之后，通过在国内进行大量的深入基础研究，于2007年启动FDAⅡ期临床试验，临床试验在美国纽约、佛罗里达、得克萨斯和加利福尼亚等分布于美国东南西北中地区的15个临床中心，完全按照国际公认的GCP临床试验标准严格进行。全部研究在2009年年底顺利结束。复方丹参滴丸成为我国第一例圆满完成美国食品与药品监督管理局（FDA）Ⅱ期临床试验确证其安全、有效，并进入FDAⅢ期临床试验的中成药。

黄芩　Scutellariae Radix

【来源】　为唇形科植物黄芩 *Scutellaria baicalensis* Georgi. 的干燥根。

【产地与采制】　主产河北、山西、内蒙古、辽宁等地。以山西产量较大，河北承德产者质量较好。春、秋二季采挖，除去须根及泥沙，晒后撞去粗皮，晒干。

【性状】　呈圆锥形，扭曲，长 8～25cm，直径 1～3cm。表面棕黄色或深黄色，有稀疏的疣状细根痕，上部较粗糙，有扭曲的纵皱纹或不规则的网纹，下部有顺纹和细皱。质硬而脆，易折断，断面黄色，中间红棕色；老根中心呈枯朽状或中空，暗棕色或棕黑色，习称"枯芩"。气微，味苦（图 7-75）。

栽培品较细长，多有分枝。表面浅黄棕色，外皮紧贴，纵皱纹较细腻。断面黄色或浅黄色，略呈角质样。味微苦。

以条粗长、质坚实、色黄、除净外皮者为佳。

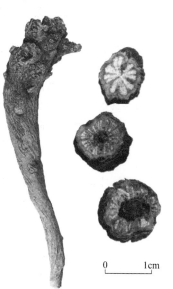

图 7-75　黄芩

【显微特征】

横切面　①木栓层外部多破裂。②皮层与韧皮部界限不明显，有多数石细胞与韧皮纤维，单个或成群散在，石细胞多分布于外侧，韧皮纤维多分布于内侧。③形成层成环。④木质部在老根中央，有栓化细胞环形成，有单环的，有成数个同心环的。⑤薄壁细胞中含有淀粉粒（图 7-76）。

粉末　黄色。①韧皮纤维单个散在或数个成束，梭形，长 60～250μm，直径 9～33μm，壁厚，孔沟细而明显。②木纤维较细长，多碎断，直径约 12μm，有稀疏斜纹孔。③石细胞类圆形、长圆形或类方形，壁较厚或甚厚。④网纹导管多见，直径 24～72μm。⑤木栓细胞棕黄色，多角形。⑥木薄壁细胞及韧皮薄壁细胞纺锤形，有的中部有横隔。⑦淀粉粒甚多，单粒类球形，直径 2～10μm，脐点明显，复粒由 2～3 分粒组成。

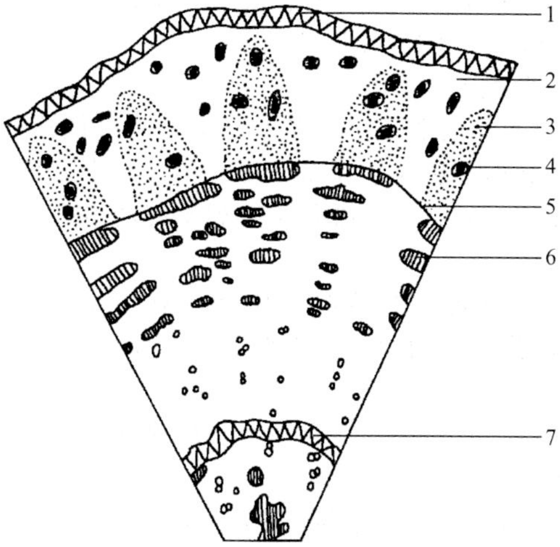

【成分】　含多种黄酮类化合物，主要为黄芩苷、汉黄芩苷、黄芩素、汉黄芩素、去甲汉黄芩素、黄芩黄酮Ⅰ、黄芩黄酮Ⅱ、7-甲氧基黄芩素等。

照高效液相色谱法测定，本品以干燥品计算，含黄芩苷（$C_{21}H_{18}O_{11}$）不得少于 9.0%。

图 7-76　黄芩横切面简图

1—木栓细胞；2—皮层；3—韧皮部；4—石细胞与纤维；5—形成层；6—木质部；7—栓化细胞环

【理化鉴别】　取本品粉末 1g，加乙酸乙酯-甲醇（3：1）的混合溶液 30ml，加热回流 30min，放冷，滤过，滤液蒸干，残渣加甲醇 5ml 使溶解，取上清液作为供试品溶液。另取黄芩对照品药材 1g，同法制成对照药材溶液。再取黄芩苷对照品、黄芩素对照品、汉黄芩素对照品，加甲醇制成每 1ml 含 1mg、0.5mg、0.5mg 的溶液，作为对照品溶液。吸取供试品溶液、对照药材溶液各 2μl 及上述三种对照品溶液各 1μl，分别点于同一聚酰胺薄膜上，以甲苯-乙酸乙酯-甲醇-甲酸（10：3：1：2）为展开剂，预饱和 30min，展开，取出，晾干，置紫外光灯（365nm）下检视。供试品色谱中，在与对照药材色谱相应的位置上，显相同颜色的斑点；

在与对照品色谱相应的位置上，显三个相同的暗色斑点。

【药理作用】

（1）抗病原微生物　黄芩抗菌范围较广，体外试验证明，其煎剂对多种革兰阳性菌、革兰阴性菌、多种致病真菌及螺旋体等均有抑制作用，其有效成分主要是黄芩素、黄芩苷元。

（2）抗炎　黄芩水煎醇沉液灌服，对大鼠酵母性足肿胀有明显抑制作用；黄芩甲醇提取物、黄芩素、黄芩苷灌服，均能抑制大鼠角叉菜胶性足肿胀，抑制乙酸引起的小鼠腹腔毛细血管通透性增加。

（3）抗毒素　黄芩苷有降解内毒素，减轻内毒素对细胞膜结构的损伤，逆转内毒素休克的作用。

（4）解热　黄芩茎叶总黄酮灌服给药，对干酵母引起的大鼠发热有显著的解热作用。黄芩苷腹腔或静脉注射对发热大鼠也有明显的解热作用，并呈一定的量效关系。

（5）保肝、利胆、降脂　黄芩对半乳糖胺、四氯化碳诱导的实验性肝损伤有保护作用。黄芩、黄芩素等可促进实验动物胆汁分泌。黄芩茎叶总黄酮还有明显降血脂及抗动脉粥样硬化作用。

此外，本品还有抗免疫反应、抗氧自由基损伤及降压等作用。

【性味与功能】　性寒，味苦。清热燥湿，泻火解毒，止血，安胎。

玄参　Scrophulariae Radix

【来源】　为玄参科植物玄参 *Scrophularia ningpoensis* Hemsl. 的干燥根。

【产地与采制】　主产浙江、湖北、贵州、湖南等地。以浙江产量大，质量好。冬季茎叶枯萎时采挖，除去根茎、幼芽、须根及泥沙，晒或烘至半干，堆放 3～6 天，反复数次至干燥。

【性状】　呈类圆柱形，中间略粗或上粗下细，有的微弯曲，长 6～20cm，直径 1～3cm。表面灰黄色或灰褐色，有不规则的纵沟、横长皮孔样突起及稀疏的横裂纹和须根痕。质坚实，不易折断，断面黑色，微有光泽。气特异似焦糖，味甘、微苦（图 7-77）。

以根肥大、皮细、质坚、芦头修净、肉色乌黑者为佳。

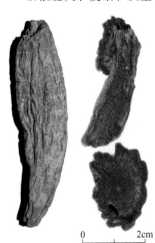

0　　　2cm

图 7-77　玄参

【成分】　含环烯醚萜苷类成分，如哈巴苷、哈巴俄苷等，尚含 L-天冬酰胺、生物碱、糖类、甾醇、氨基酸、对甲基桂皮酸、微量挥发油及胡萝卜素等。环烯醚萜苷类是使药材加工后内部能变乌黑色的成分。

照高效液相色谱法测定，本品按干燥品计算，含哈巴苷（$C_{15}H_{24}O_{10}$）和哈巴俄苷（$C_{24}H_{30}O_{11}$）不得少于 0.45%。

【药理作用】

（1）解热　从玄参根中提出的对甲基桂皮酸对伤寒疫苗发热的家兔有解热作用。

（2）抗菌　玄参及其叶对金黄色葡萄球菌、白喉杆菌、伤寒杆菌、铜绿假单胞菌、乙型链球菌、福氏痢疾杆菌有显著的抗菌作用。玄参浸剂对奥杜盎小芽孢癣菌有效。

（3）扩张冠状动脉　玄参有明显的扩张冠状动脉以及对心脏节律和收缩力的抑制作用。玄参醇浸膏水溶液能显著增加离体兔心冠脉流量。对垂体后叶素所致的冠脉收缩有明显的对抗作用。玄参醇浸膏水溶液对离体兔心的心率、心收缩力均有轻度抑制作用。

（4）降压　玄参有明确的降压作用。玄参水煎液、醇浸剂对麻醉兔、犬、猫等多种动物均可引起血压下降。

（5）降血糖　家兔皮下注射玄参流浸膏 5g/kg，可引起血糖轻度降低。

【性味与功能】　性微寒，味甘、苦、咸。清热凉血，滋阴降火，解毒散结。

地黄　*Rehmanniae Radix*

【来源】　为玄参科植物地黄 *Rehmannia glutinosa* Libosch. 的新鲜或干燥块根。

【产地与采制】　主产于河南。秋季采挖，除去芦头、须根及泥沙，鲜用者习称"鲜地黄"。将鲜地黄缓缓烘焙，约八成干，习称"生地黄"。

【性状】

鲜地黄　呈纺锤形或条状，长 8～24cm，直径 2～9cm。外皮薄，表面浅红黄色，具弯曲的纵皱纹、芽痕、横长皮孔样突起以及不规则疤痕。肉质，易断，断面皮部淡黄白色，可见橘红色油点，木部黄白色，导管呈放射状排列。气微，味微甜、微苦。

生地黄　多呈不规则的团块或长圆形，中间膨大，两端稍细，长 6～12cm，直径 2～6cm，有的细小，长条形，稍扁而扭曲。表面棕黑色或棕灰色，极皱缩，具不规则横曲纹。体重，质较软而韧，不易折断，断面棕黑色或乌黑色，有光泽，具黏性。气微，味微甜（图 7-78）。

鲜地黄以粗壮、色红黄者为佳；生地黄以块大、体重、断面乌黑色者为佳。

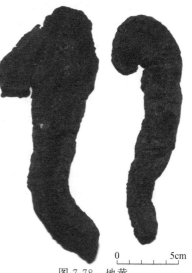

图 7-78　地黄

【显微特征】　生地黄粉末　深棕色。①木栓细胞淡棕色。②薄壁细胞类圆形，内含类圆形细胞核。③分泌细胞形状与一般薄壁细胞相似，内含橙黄色或橙红色油滴状物。④具缘纹孔导管及网纹导管直径约至 92μm（图 7-79）。

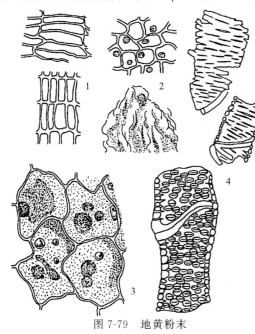

图 7-79　地黄粉末

1—木栓细胞；2—薄壁细胞碎片；
3—分泌细胞；4—导管

【成分】　主含环烯醚萜苷类化合物，主要有梓醇、二氢梓醇、益母草苷、桃叶珊瑚苷、地黄苷、黄陵香苷、京尼平苷、焦地黄苷等。尚含挥发油、多种糖类及氨基酸等。

照高效液相色谱法测定，生地黄按干燥品计算，含梓醇（$C_{15}H_{22}O_{10}$）不得少于 0.20%；生地黄按干燥品计算，毛蕊花糖苷（$C_{29}H_{36}O_{15}$）不得少于 0.020%。

【理化鉴别】　取粉末 2g，加甲醇 20ml，加热回流 1h，放冷，滤过，滤液浓缩至 5ml，作为供试品溶液。另取梓醇对照品，加甲醇制成每 1ml 含 0.5mg 的溶液，作为对照品溶液。吸取上述两种溶液各 5μl，分别点样于同一硅胶 G 薄层板上，以三氯甲烷-甲醇-水（14：6：1）为展开剂，展开，取出，晾干，喷以茴香醛试液，在 105℃ 加热至斑点显色清晰。供试品色谱中，在与对照品色谱相应的位置上，显相同颜色的斑点。

【药理作用】

(1) 增强免疫功能   地黄多糖可增强小鼠的细胞免疫功能,且在机体免疫功能低下时增强作用更为明显。

(2) 降血糖   地黄低聚糖不仅可以调节实验性糖尿病的糖代谢紊乱,亦可调节生理性高血糖状态。

(3) 增强造血功能   地黄多糖可促进正常小鼠骨髓造血干细胞的增殖,刺激其造血功能;并对放射损伤有一定的保护和促进恢复作用,也能增强小鼠的造血功能。

(4) 对激素调节的影响   能调节甲亢型阴虚大鼠模型的甲状腺功能,生地黄能使甲亢大鼠模型肾脏 β-受体数量增加,使之恢复正常;熟地黄能调节血浆中 T_3、T_4 的浓度,使之趋于正常,对甲亢型阴虚大鼠模型血浆醛固酮浓度有明显升高作用。

此外,地黄尚有降压、止血、抗溃疡、镇静等作用。

【性味与功能】   鲜地黄性寒,味甘、苦;清热凉血,生津,止血。生地黄性寒,味甘;清热凉血,养阴生津。

【附】   熟地黄 Rehmanniae Radix Praeparata

为生地黄的炮制加工品。多呈不规则的块片、碎块,大小、厚薄不一。表面乌黑色,有光泽,黏性大。质柔软而带韧性,不易折断,断面乌黑色,有光泽。气微,味甜。功能补血滋阴,益精添髓。

胡黄连   Picrorhizae Rhizoma

【来源】   为玄参科植物胡黄连 *Picrorhiza scrophulariiflora* Pennell 的干燥根茎。

【产地与采制】   主产于西藏、云南及四川等地。秋季采挖,除去泥土、须根及地上部分,洗净,晒干。

【性状】   呈圆柱形,略弯曲,偶有分枝,长 3～12cm,直径 0.3～1cm。表面灰棕色至暗棕色,粗糙,有较密的环状节,具稍隆起的芽痕或根痕,上端密被暗棕色鳞片状的叶柄残基。体轻,质硬而脆,易折断,断面略平坦,淡棕色至暗棕色,木部有 4～10 个类白色点状维管束排列成环。气微,味极苦(图 7-80)。

以条粗、折断时有粉尘、断面灰黑色、味极苦者为佳。

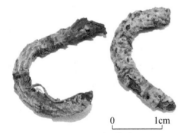

图 7-80   胡黄连

【成分】   含环烯醚萜苷类成分,主要有胡黄连苷Ⅰ、胡黄连苷Ⅱ等。并含游离有机酸,主要为香草酸、肉桂酸及阿魏酸等。

照高效液相色谱法测定,本品按干燥品计算,含胡黄连苷Ⅰ($C_{24}H_{28}O_{11}$)与胡黄连苷Ⅱ($C_{23}H_{28}O_{13}$)的总量不得少于 9.0%。

【性味与功能】   性寒,味苦。清湿热,除骨蒸,消疳热。

巴戟天   Morindae Officinalis Radix

【来源】   为茜草科植物巴戟天 *Morinda officinalis* How 的干燥根。

【产地与采制】   主产于广东、广西、福建等地。全年均可采挖,去净泥土,除去须根,晒至六七成干,轻轻捶扁,晒干。

【性状】   呈扁圆柱形,略弯曲。长短不等,直径 0.5～2cm。表面灰黄色或暗灰色,具纵纹和横裂纹,有的皮部横向断裂而露出木部。质韧,断面皮部厚,紫色或淡紫色,易与木部剥离;木部坚硬,黄棕色或黄白色,直径 0.1～0.5cm。气微,味甘、微涩(图 7-81)。

以条粗大、肉厚、色紫、质软、木心细、味微甜者为佳。

【显微特征】   横切面   ①木栓层为数列细胞。②栓内层外侧石细胞单个或数个成群,断续排列成环；薄壁细胞含有草酸钙针晶束，切向排列。③韧皮部宽广，内侧薄壁细胞含草酸钙针晶束，轴向排列。④形成层环明显。⑤木质部导管单个散在或2～3个相聚，呈放射状排列；木纤维较发达；木射线宽1～3列细胞；偶见非木化的木薄壁细胞群（图7-82）。

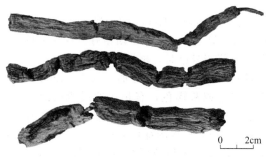

图7-81　巴戟天

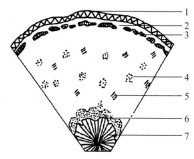

图7-82　巴戟天横切面简图

1—木栓层；2—皮层；3—石细胞；4—韧皮部；
5—草酸钙针晶束；6—形成层；7—木质部

【成分】　含蒽醌类化合物甲基异茜草素、甲基异茜草素-1-甲醚、大黄素-甲醚等。尚含植物甾醇、糖类、树脂及无机元素等。

照高效液相色谱法测定，本品按干燥品计算，含耐斯糖（$C_{24}H_{42}O_{21}$）不得少于2.0%。

【药理作用】

（1）升白细胞　给小鼠灌胃巴戟天水煎剂20g/kg，可使胸腺重量和白细胞数增加，同时对γ-射线引起的小鼠白细胞下降有对抗作用。

（2）雌激素样作用　给雌性大鼠灌胃巴戟天水煎液20g/kg，能使大鼠卵巢、子宫和垂体重量增加。

（3）强壮作用　给小鼠灌胃巴戟天水煎剂20g/kg，可使小鼠体重增加，持续游泳时间延长。

（4）抗癌　巴戟天对多种癌症均有不同程度的抑制作用。

此外，本品还有抗炎、促肾上腺皮质激素、降压及利尿等作用。

【性味与功能】　性微温，味辛、甘。补肾阳，强筋骨，祛风湿。

茜草　Rubiae Radix et Rhizoma

【来源】　为茜草科植物茜草 *Rubia cordifolia* L. 的干燥根及根茎。

【产地与采制】　主产于陕西、山西、河南等地。春、秋二季采挖，除去泥沙，干燥。

【性状】　根茎呈结节状，丛生粗细不等的根。根呈圆柱形，略弯曲，长10～25cm，直径0.2～1cm；表面红棕色或暗棕色，具细纵皱纹及少数细根痕，皮部脱落处呈黄红色。质脆，易折断，断面平坦，皮部窄，紫红色，木部宽广，浅黄红色，导管孔多数。气微，味微苦，久嚼刺舌（图7-83）。

以条粗长、表面红棕色、断面红色、无地上茎、须根少者为佳。

【成分】　茜草根含紫茜素、大叶茜草素及羟基茜草素等。

照高效液相色谱法测定，本品按干燥品计算，含大叶茜草素（$C_{17}H_{15}O_4$）不得少于0.40%，羟基茜草素（$C_{14}H_8O_5$）不

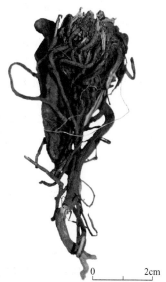

图7-83　茜草

得少于 0.10%。

【性味与功能】   性寒，味苦。凉血，祛瘀，止血，通经。

续断   Dipsaci Radix

【来源】   为川续断科植物川续断 *Dipsacus asper* Wall. ex Henry 的干燥根。

【产地与采制】   主产于四川、重庆、湖北、湖南等地。以湖北产质量好。秋季采挖，除去根头及须根，用微火烘至半干，堆置"发汗"至内部变绿色时，再烘干。

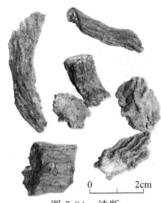

图 7-84   续断

【性状】   呈圆柱形，略扁，微弯曲，长 5～15cm，直径 0.5～2cm。外表黄褐色或灰褐色，有稍扭曲或扭曲的纵皱及沟纹，可见横裂的皮孔样斑痕及少数须根痕。质软，久置后变硬，易折断，断面不平坦，皮部墨绿色或棕色，外缘为褐色或淡褐色，木部黄褐色，导管束呈放射状排列。气微香，味苦、微甜而后涩（图 7-84）。

以根条粗、质柔软、表面灰褐色、断面皮部褐色者为佳。

【显微特征】   粉末   黄棕色。①草酸钙簇晶甚多，直径 15～50μm，散在或存在于皱缩的薄壁细胞中，有时数个排列成紧密的条状。②纺锤形薄壁细胞稍厚，有斜向交错的细纹理。③导管为具缘纹孔导管和网纹导管，直径约 72（90）μm。④木栓细胞淡棕色，表面观类多角形、长多角形、类长方形或类方形，壁薄。

【成分】   含挥发油、三萜皂苷及龙胆碱、续断碱等。

照高效液相色谱法测定，本品以干燥品计算，含川续断皂苷 Ⅵ（$C_{47}H_{76}O_{18}$）不得少于 2.0%。

【药理作用】

（1）抗菌   对肺炎双球菌、金黄色葡萄球菌有较强的抑菌能力，动物实验表明具有明显的生理活性。

（2）促进骨骼生长   观察续断对去势大鼠骨量等指标的影响，结果显示续断能防止卵巢切除大鼠骨的丢失，促进骨骼的生长。

（3）抗衰老   川续断对淀粉样前体蛋白在神经元的过度表达有明显的抑制作用，并可以改善大鼠的学习记忆力。

（4）对生殖系统的作用   川续断浸膏、总生物碱及挥发油对未孕或妊娠小鼠子宫皆有显著的抑制收缩作用。浸膏与挥发油能显著抑制妊娠小鼠离体子宫的自发收缩频率。

此外，本品还具有抗炎、增强免疫功能及维生素 E 样作用。

【性味与功能】   性微温，味苦、辛。补肝肾，强筋骨，续折伤，止崩漏。

【附注】   同属植物续断 *Dipsacus japonicus* Miq. 在少数地区亦做续断用。分布于河北、山西、江苏、安徽等地。质地较川续断坚硬，应注意鉴别。

甘松   Nardostachyos Radix et Rhizoma

【来源】   为败酱科植物甘松 *Nardostachys jatamansi* DC. 的干燥根和根茎。

【产地与采制】   主产于四川，甘肃、青海、西藏亦产。春、秋二季采挖，除去泥沙和杂质，晒干或阴干。

【性状】   呈圆锥形，多弯曲，上粗下细，长 5～18cm。根茎短小，上端有残留茎、叶残基，呈狭长的膜质片状或纤维状。外层棕黑色，内层棕色或黄色。根单一或数条交结、并列或分枝，直径 0.3～1cm。表面棕褐色，皱缩，有细根和须根。质松脆，易折断，断面粗糙，皮部深棕色，常成裂片状，木部黄白色。气特异，味苦而辛，有清凉感（图7-85）。

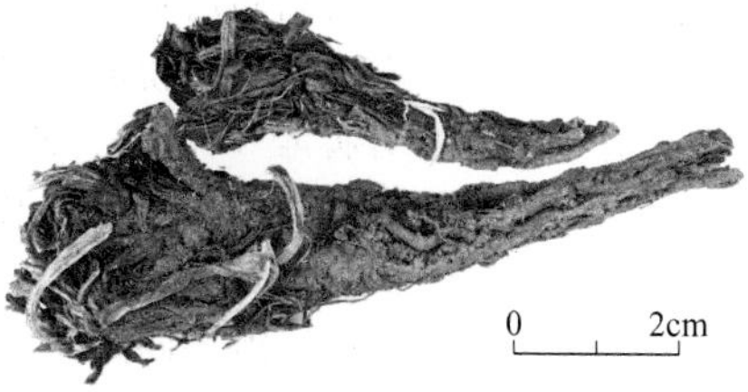

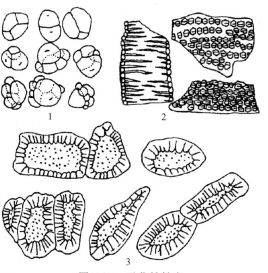

图7-85　甘松

【成分】　根和根茎含多种倍半萜类成分，缬草萜酮、甘松新酮、甘松香醇A、β-橄榄烯、甘松环氧化物等。还含有环烯醚萜类化合物，甘松二酯；三萜成分齐墩果酸、熊果酸、β-谷甾醇等。

照挥发油测定法测定，本品含挥发油不得少于2.0%（ml/g）。照高效液相色谱法测定，本品按干燥品计算，含甘松新酮（$C_{15}H_{22}O_3$）不得少于0.10%。

【性味与功能】　性温，味辛、甘。理气止痛，开郁醒脾。外用祛湿消肿。

天花粉　Trichosanthis Radix

【来源】　为葫芦科植物栝楼 *Trichosanthes kirilowii* Maxim. 或双边栝楼 *Trichosanthes rosthornii* Harms 的干燥根。

【产地与采制】　主产于河南、广西、山东、江苏等地。以河南产量大质优。秋、冬二季采挖，洗净，刮去外皮，切段或纵剖成瓣，干燥。

【性状】　呈不规则圆柱形、纺锤形或瓣块状，长8～16cm，直径1.5～5.5cm。表面淡棕黄色或黄白色，有纵皱纹、细根痕及略凹陷的横长皮孔，有的残存黄棕色外皮。质坚实，断面白色或淡黄色，富粉性，横切面可见黄色木质部，略呈放射状排列，纵切面可见黄色条纹状木质部。气微，味微苦（图7-86）。

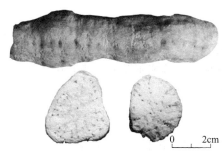

图7-86　天花粉

以块大、色白、粉性足、质坚细腻、纤维少者为佳。

【显微特征】　粉末　类黄白色。①淀粉粒甚多，单粒类球形、半球形或盔帽形，直径6～48μm，脐点点状、短缝状或"人"字状，层纹隐约可见；复粒由2～14分粒组成，常有一个大的分粒和几个小分粒复合。②具缘纹孔导管大，多破碎，有的具缘纹孔呈六角形或方形，排列紧密。③石细胞黄绿色，长方形、椭圆形、类方形或纺锤形，直径27～72μm，壁较厚，纹孔细密（图7-87）。

【成分】　含多种氨基酸、蛋白质、皂苷、淀粉、糖类及酶类等。

【药理作用】

（1）抗早孕　天花粉蛋白直接作用于胎盘滋养层细胞，使之变性坏死，导致胎儿死亡。对子宫平滑肌的兴奋作用，可能是导致流产的因素之一。

（2）抗肿瘤　天花粉蛋白对滋养层细胞肿瘤、小鼠实验性肝癌腹水型和艾氏腹水癌细胞有抑制作用。

（3）抗衰老　天花粉抗衰老作用主要基于天花粉蛋白，同时具有免疫刺激和免疫抑制作用。促进体液免疫及细胞免疫，给动物

图7-87　天花粉粉末
1—淀粉粒；2—导管；3—石细胞

注射天花粉蛋白可使白细胞增加，中性粒细胞比例增加。

（4）抗菌、抗病毒　天花粉煎剂对溶血性链球菌、肺炎双球菌、白喉杆菌等有抑制作用。天花粉蛋白对艾滋病病毒（HIV）、乙型脑炎病毒、柯萨奇 B_2 病毒、麻疹病毒、腺病毒 3 型、单纯疱疹病毒Ⅰ型、水疱性口炎病毒及乙型肝炎病毒等均有明显抑制作用。

【性味与功能】　性微寒，味甘、微苦。清热泻火，生津止渴，消肿排脓。不宜与川乌、制川乌、草乌、制草乌、附子同用。

天花粉蛋白

天花粉蛋白（TCS）是从天花粉中分离纯化得到的一种碱性蛋白，具有致流产和抗早孕，以及抗肿瘤和抗病毒作用。天花粉蛋白一直以来多用于引产，治疗妇科疾病，如宫外孕、葡萄胎、绒癌等。但大部分作用机制尚在研究探索中，且天花粉蛋白本身具有抗原性，在人体内的半衰期较短，这些都需要在不断的科学研究中解决。

桔梗　Platycodonis Radix

【来源】　为桔梗科植物桔梗 *Platycodon grandiflorum* (Jacq.) A. DC. 的干燥根。

【产地与采制】　全国大部分地区均产。春、秋二季采挖，去净泥土、须根，趁鲜刮去外皮或不去外皮，干燥。

【性状】　呈圆柱形或略呈纺锤形，下部渐细，有的有分枝，略扭曲，长 7～20cm，直径 0.7～2cm。表面淡黄白色至黄色，不去外皮者表面黄棕色至灰棕色，具纵皱及沟纹，并有横长的皮孔样斑痕及支根痕，上部有横纹。有的顶端有较短的根茎或不明显，其上有数个半月形茎痕。质脆，断面不平坦，形成层环棕色，皮部黄白色，有裂隙，木部淡黄白色。气微，味微甜后苦（图 7-88）。

以根肥大、色白、质坚实、味苦者为佳。

【显微特征】　横切面　①木栓细胞有时残存，不去外皮者有木栓层，细胞中含草酸钙小棱晶。②栓内层窄，韧皮部乳管群散在，乳管壁略厚，内含微细颗粒状黄棕色物。③形成层成环。④木质部导管单个散在或数个相聚，呈放射状排列。⑤薄壁细胞含菊糖。

【成分】　根含多种皂苷，混合皂苷完全水解产生桔梗皂苷元、远志酸、桔梗酸、葡萄糖、木糖、鼠李糖及阿拉伯糖。尚含有 α-菠菜甾醇、α-菠菜甾醇-β-D-葡萄糖苷、桦皮醇、桔梗聚果糖及氨基酸等。

照高效液相色谱法测定，本品按干燥品计算，含桔梗皂苷 D（$C_{57}H_{92}O_{28}$）不得少于 0.10%。

【理化鉴别】

（1）取本品粉末 0.5g，加水 10ml，水浴中加热 10min，取上清液置带塞试管中，用力振摇，产生持久性泡沫。

（2）取本品粉末 1g，加 7% 硫酸乙醇-水（1:3）混合液 20ml，加热回流 3h，放冷，用三氯甲烷振摇提取 2 次，每次 20ml，合并三氯甲烷液，加水洗涤两次，每次 30ml，弃去洗液，三氯甲烷液用无水硫酸钠脱水，滤过，滤液蒸干，残渣加甲醇 1ml 使溶解，作为供试品溶液。另取桔梗对照药材 1g，同法制成对照药材溶液。吸取上述两种溶液各 10μl，分别点于同一硅胶 G 薄层板上，以三氯甲烷-乙醚（2:1）为展开剂，展开，取出，晾干，喷

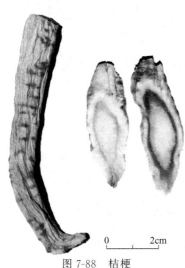

0　　2cm

图 7-88　桔梗

以 10％硫酸乙醇溶液，在 105℃加热至斑点显色清晰。供试品色谱中，在与对照药材色谱相应的位置上，显相同颜色的斑点。

【药理作用】

（1）祛痰　桔梗煎剂以 1g/kg 给麻醉狗灌胃，有祛痰作用。

（2）抑菌　体外试验，桔梗的水浸剂对絮状毛癣菌有抑制作用。

（3）镇静、镇痛　桔梗皂苷粗品具有镇静、镇痛等中枢抑制作用。

（4）抗癌　桔梗的多聚葡萄糖有显著的抗癌活性。

（5）溶血　桔梗皂苷有溶血作用。

此外，桔梗尚有抗炎及体外杀精等作用。

【性味与功能】　性平，味苦、辛。宣肺、利咽、祛痰、排脓。

【附注】　石竹科丝石竹（霞草）*Gypsophila oldhamiana* Miq. 的干燥根曾伪充桔梗药用。其根断面有黄白色相间同心环异型维管束纹理。气微弱，味苦涩。薄壁细胞中含草酸钙簇晶和砂晶。

党参　Codonopsis Radix

【来源】　为桔梗科植物党参 *Codonopsis pilosula* （Franch.） Nannf.、素花党参 *Codonopsis pilosula* Nannf. var. *modesta* （Nannf.） L. T. Shen、川党参 *Codonopsis tangshen* Oliv. 的干燥根。

【产地与采制】　主产于山西、陕西、甘肃、四川及东北各地。秋季采挖，洗净，晒干。

【性状】

党参　根呈长圆柱形，稍弯曲，长 10～35cm，直径 0.4～2cm。表面灰黄色、黄棕色至灰棕色，根头部有多数疣状突起的茎痕及芽，习称"狮子盘头"，每个茎痕的顶端呈凹下圆点状，根头下有致密的环状横纹，向下渐稀疏，有的达全长的一半，栽培品环状横纹少或无，全体有纵皱纹及散在的横长皮孔样突起，支根断落处常有黑褐色胶状物。质硬或略带韧性，断面稍平坦，有裂隙或放射状纹理，皮部淡棕黄色至黄棕色，木质部淡黄色至黄色。有特殊香气，味微甜（图 7-89）。

素花党参（西党参）　长 10～35cm，直径 0.5～2.5cm。表面黄白色至灰黄色，根头下致密的环状横纹常达全长的一半以上。断面裂隙较多，皮部灰白色至淡棕色。

川党参　长 10～45cm，直径 0.5～2cm。表面灰黄色至黄棕色，有明显不规则的纵沟。质较软而结实，断面裂隙较少，皮部黄白色。

均以条粗壮、质柔润、气味浓、嚼之无渣者为佳。

【显微特征】　横切面　①木栓细胞为数列至 10 数列，外侧有石细胞，单个或成群。②栓内层窄。③韧皮部宽广，外侧常现裂隙，散有淡黄色乳管群，并常与筛管群交互排列。④形成层成环。⑤木质部导管单个散在或数个相聚，呈放射状排列。⑥薄壁细胞内含菊糖。

【成分】　含蒲公英萜醇乙酸酯、蒲公英萜醇、党参炔苷、多糖、微量生物碱、挥发油、多种氨基酸及多种无机元素。

【理化鉴别】　取本品粉末 1g，加甲醇 25ml，超声处理 30min，滤过，滤液蒸干，残渣加水 15ml 使溶解，通过 D101 型大孔吸附树脂柱（内径为 1.5cm，柱高为 10cm），用水 50ml 洗脱，弃去水液，再用 50％乙醇 50ml 洗脱，收集洗脱液，蒸干，残渣加甲醇 1ml 使溶解，作为供试品溶液。另取

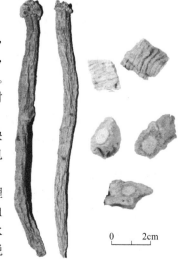

图 7-89　党参

党参炔苷对照品，加甲醇制成每1ml含1mg的溶液，作为对照品溶液。吸取供试品溶液2～4μl、对照品溶液2μl，分别点于同一高效硅胶 G 薄层板上，以正丁醇-冰醋酸-水（7∶1∶0.5）为展开剂，展开，取出，晾干，喷以10％硫酸乙醇溶液，在100℃加热至斑点显色清晰，分别置日光和紫外光灯（365nm）下检视。供试品色谱中，在与对照品色谱相应的位置上，显相同颜色的斑点或荧光斑点。

【药理作用】

（1）提高机体免疫功能　党参多糖对小鼠腹腔巨噬细胞吞噬能力、对胸腺 T 淋巴细胞的形成等均有促进作用，表明有增强机体免疫功能的作用。党参多种途径给药均可使小鼠巨噬细胞数明显增加，细胞体积增大，吞噬能力显著增强，细胞内的 DNA、RNA 糖类，ATP 酶、酸性酯酶、琥珀酸脱氢酶活性均增强。

（2）降压　将党参水浸膏与醇提取物静脉或腹腔注射，能降低麻醉犬的血压，扩张外周血管而降低血压，并可抑制肾上腺素的升压作用。

（3）抗溃疡　增强胃黏膜的细胞保护作用和胃黏膜的屏障功能，具有抗溃疡作用，并有调节胃肠运动，拮抗胃酸分泌，降低胃蛋白酶活性等作用。

（4）升血糖　给兔腹部皮下注射党参浸膏，可使血糖升高。若将浸膏中含有糖分醇解后，再给兔皮下注射，则无升血糖效果，其升血糖作用与所含糖分有关。

（5）促进红细胞的生成　能使家兔红细胞及血红蛋白增加。党参根的醇、水浸膏口服或皮下注射，可使正常兔的红细胞及血红蛋白略有增加；摘除脾脏后，作用显著减弱，故推测其"补血"作用与脾脏有关。

（6）强心　党参有强心作用，其机制系抑制心肌细胞内磷酸二酯酶的活性所致。并有抗心肌缺血作用。

（7）抗肿瘤　党参具有反突变作用，在党参干预下，致变作用明显降低。可以增强机体的抵抗力，增强机体免疫功能，从而遏制肿瘤的发展。

【性味与功能】　性平，味甘。健脾益肺，养血生津。不宜与藜芦同用。

南沙参　Adenophorae Radix

南沙参与北沙参

沙参，古无南、北之分，明代以前所用者为桔梗科沙参属植物的根，即现在的南沙参。到《本草汇言》才见"北沙参"之名，《药镜》首先将北沙参立条。因主产于山东莱阳，又称为"莱阳沙参"。《本经逢原》称沙参"有南、北两种"，"北者质坚性寒，南者体虚力微。"《中药大全》记载：北沙参、南沙参均属养阴药，二者功能为养阴清肺，益胃生津，主治肺热阴伤燥咳，胃燥咽干口渴；北沙参滋阴作用较强，南沙参祛痰作用较好。

【来源】　为桔梗科植物轮叶沙参 *Adenophora tetraphylla*（Thunb.）Fisch. 或沙参 *Adenophora stricta* Miq. 的干燥根。

【产地与采制】　主产于安徽、江苏、浙江、贵州等地。春、秋二季采挖，去净泥土、须根，洗后，趁鲜刮去粗皮，洗净，干燥。

【性状】　呈圆锥形或圆柱形，略弯曲，长 7～27cm，直径 0.8～3cm。表面黄白色或淡棕黄色，凹陷处常有残留粗皮，上部多有深陷横纹，呈断续的环状，下部有纵纹和纵沟。顶端具 1 或 2 个根茎。体轻，质松泡，易折断，断面不平坦，黄白色，多裂隙。气微，味微甘（图 7-90）。

以根条粗大、饱满、色白、无粗皮、味甜者为佳。

【显微特征】　粉末　灰黄色。①木栓石细胞类长方形、长条形、类椭圆形、类多边形，长 18～155μm，宽 18～61μm，有的垂周壁呈连珠状增厚。②有节乳管常连接成网状。③菊糖结晶扇形、类圆形或不规则形。

【成分】　含三萜皂苷、香豆素、胡萝卜苷、蒲公英萜酮、多糖、二十八烷酸和 β-谷甾醇等。

【性味与功能】　性微寒，味甘。养阴清肺，益胃生津。

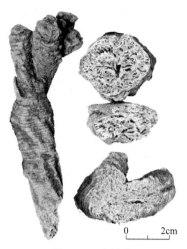

图 7-90　南沙参

木香　Aucklandiae Radix

【来源】　为菊科植物木香 *Aucklandia lappa* Decne. 的干燥根。

【产地与采制】　主产于云南，习称"云木香"。曾由印度等地经广州进口，故又称"广木香"。秋、冬二季采挖，除去须根及泥土，切段或纵剖成瓣，干燥后，撞去粗皮。

【性状】　呈圆柱形或半圆柱形，长 5～10cm，直径 0.5～5cm。表面黄棕色至灰褐色，有明显的皱纹、纵沟及侧根痕。质坚，不易折断，断面灰褐色至暗褐色，周边灰黄色或浅棕黄色，形成层环棕色，有放射状纹理及散的褐色点状油室。气香特异，味微苦（图 7-91）。

以质坚实、香气浓、油性大者为佳。

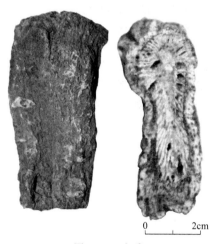

图 7-91　木香

【显微特征】　粉末　黄绿色。①菊糖多见，表面现放射状纹理。②木纤维多成束，长梭形，直径 16～24μm，纹孔及孔沟明显，纹孔口横裂缝状、"十"字形或"人"字形。③导管主为网纹导管，亦有具缘纹孔导管，直径 30～90μm。④油室多破碎。油室碎片内含黄色或棕色分泌物。

【成分】　含挥发油、木香内酯、木香烃内酯、去氢木香内酯、二氢木香内酯、α-木香酸、α-木香醇等。尚含木香碱、菊糖、白桦脂醇、棕榈酸及多种氨基酸等。

照高效液相色谱法测定，本品按干燥品计算，含木香烃内酯（$C_{15}H_{20}O_2$）和去氢木香内酯（$C_{15}H_{18}O_2$）的总量不得少于 1.8%。

【理化鉴别】　取本品粉末 0.5g，加甲醇 10ml，超声处理 30min，滤过，滤液作为供试品溶液。另取去氢木香内酯对照品、木香烃内酯对照品，加甲醇分别制成每 1ml 含 0.5mg 的溶液，作为对照品溶液。吸取上述三种溶液各 5μl，分别点于同一硅胶 G 薄层板上，以环己烷-甲酸乙酯-甲酸（15：5：1）的上层溶液为展开剂，展开，取出，晾干，喷以 1% 香草醛硫酸溶液，加热至斑点显色清晰。供试品色谱中，在与对照品色谱相应的位置上，显相同颜色的斑点。

【药理作用】

(1) 松弛平滑肌　木香对乙酰胆碱、组胺和氯化钡引起的支气管收缩有对抗作用。腹腔注射总内酯或去内酯挥发油，对吸入致死量的组胺或乙酰胆碱气雾剂豚鼠有保护作用，可延长致喘潜伏期，降低死亡率，扩张支气管平滑肌。

(2) 抗溃疡　木香丙酮提取物能显著减少盐酸-乙醇所致急性胃黏膜损伤大鼠溃疡指数，溃疡抑制率达 100%。

（3）抗菌　木香挥发油能抑制链球菌、金黄色葡萄球菌与白色葡萄球菌的生长。煎剂对多种真菌有抑制作用。

（4）降压　木香浸膏及去内酯油均有降压作用，以去内酯部分的油及 12-甲氧基二氢木香烃内酯的作用最强。

【性味与功能】　性温，味辛、苦。行气止痛，健脾消食。

【附】

（1）土木香 Inulae Radix　本品为菊科植物土木香 Inula helenium L. 的干燥根，又称"祁木香"。呈圆锥形，略弯曲，长 5～20cm，根头粗大，顶端有凹陷的茎痕及叶鞘残基，周围有多数圆柱形支根。表面黄棕色或暗棕色，有纵皱纹及须根痕。质坚硬，断面黄白色至淡灰黄色，有凹点状油室。气微香，味苦、辛。功能健脾和胃，行气止痛安胎。

（2）川木香 Vladimiriae Radix　本品为菊科植物川木香 Vladimiria souliei（Franch.）Ling. 或灰毛川木香 Vladimiria souliei（Franch.）Ling. var. cinerea Ling. 的干燥根。呈圆柱形或有纵槽的半圆柱形，稍弯曲，长 10～30cm，直径 1～3cm。表面黄褐色或棕褐色，具纵皱纹，外皮脱落处可见丝瓜络状细筋脉；根头偶有黑色发黏的胶状物，习称"油头"。体较轻，质硬脆，易折断，断面黄白色或黄色，有深黄色稀疏油点及径向裂隙，木质部宽广，有放射状纹理；有的中心呈枯朽状。气微香，味苦，嚼之黏牙。功能为行气、止痛。

白术　Atractylodis Macrocephalae Rhizoma

【来源】　为菊科植物白术 Atractylodes macrocephala Koidz. 的干燥根茎。

【产地与采制】　主产浙江、安徽、湖北、湖南等地。冬季下部叶枯黄、上部叶变脆时采挖，除去泥沙，烘干或晒干，再除去须根。

【性状】　为不规则的肥厚团块，长 3～13cm，直径 1.5～7cm。表面灰黄色或灰棕色，有瘤状突起及断续的纵皱和沟纹，并有须根痕，顶端有残留茎基和芽痕。质坚硬不易折断，断面不平坦，黄白色至淡棕色，有棕黄色的点状油室散在；烘干者断面角质样，色较深或有裂隙。气清香，味甘、微辛，嚼之略带黏性（图 7-92）。

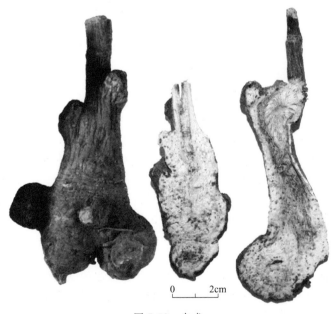

0　　2cm

图 7-92　白术

以个大、质坚实、断面黄白色、香气浓者为佳。

【显微特征】　粉末　淡黄棕色。①草酸钙针晶细小，长 10～32μm，存在于薄壁细胞中，少数针晶直径至 4μm。②纤维黄色，大多成束，长梭形，直径约至 40μm，壁甚厚，木化，孔沟明显。③石细胞淡黄色，类圆形、多角形、长方形或少数纺锤形，直径 37～64μm。④导管分子短小，为网纹及具缘纹孔，直径至 48μm。⑤薄壁细胞含菊糖，表面显放射状纹理（图 7-93）。

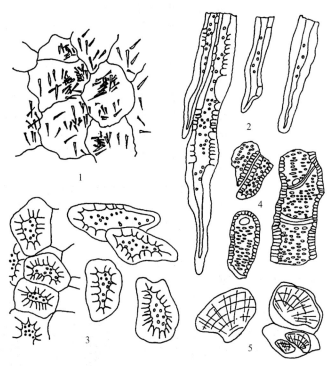

图 7-93　白术粉末

1—草酸钙针晶；2—纤维；3—石细胞；4—导管；5—菊糖

【成分】　含挥发油，油中主要为苍术酮、白术内酯 A 和白术内酯 B、3-β-乙酰氧基苍术酮、3-β-羟基苍术酮、β-桉醇、茅苍术醇等多种成分。并含有羟基白术内酯、糖类及维生素 A 等。

【理化鉴别】　取本品粉末 0.5g，加正己烷 2ml，超声处理 15min，滤过，滤液作为供试品溶液。另取白术对照药材 0.5g，同法制成对照药材溶液。吸取上述新制备的两种溶液各 10μl，分别点于同一硅胶 G 薄层板上，以石油醚（60～90℃）-乙酸乙酯（50∶1）为展开剂，展开，取出，晾干，喷以 5％香草醛硫酸溶液，加热至斑点显色清晰。供试品色谱中，在与对照品色谱相应的位置上，显相同颜色的斑点，并应显有一桃红色主斑点（苍术酮）。

【药理作用】

（1）强壮作用　小鼠每日灌服白术煎剂 6g/kg，能促进体重增加及体力增强（游泳试验）。

（2）抗肿瘤　体外药理试验表明，白术挥发油对食管癌细胞有明显抑制作用。白术挥发油 50～100mg/kg 腹腔注射，对艾氏腹水癌有显著的抑制作用。全身给药时，对肉瘤 S_{180} 的抑制作用最强。

（3）利尿　白术煎剂和流浸膏灌胃或静注，对动物有持久的利尿作用，并能促进钠的排出。

（4）降血糖　白术浸膏皮下注射有降血糖作用。

【性味与功能】　性温，味甘、苦。健脾益气，燥湿利水，止汗，安胎。

苍术　Atractylodis Rhizoma

【来源】　为菊科植物茅苍术 *Atractylodes lancea*（Thunb.）DC. 或北苍术 *Atractylodes chinensis*（DC.）Koidz. 的干燥根茎。

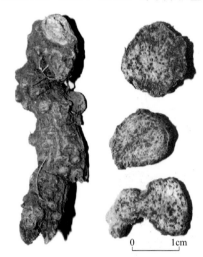

图 7-94　苍术

【产地与采制】　茅苍术主产于江苏、湖北、河南等地，江苏出产者质量最优；北苍术主产于华北及西北地区。春、秋二季采挖，除去泥土，晒干，撞去须根。

【性状】

茅苍术　呈不规则连珠状或结节状圆柱形，略弯曲，偶有分枝，长 3～10cm，直径 1～2cm。表面灰棕色，有皱纹、横曲纹及残留的须根，顶端具茎痕或残留的茎基。质坚实，断面黄白色或灰白色，散有多数橙黄色或棕红色油点，习称"朱砂点"；暴露稍久，常可析出白色细针状结晶，习称"起霜"或"吐脂"。气香特异，味微甘、辛、苦（图 7-94）。

北苍术　呈疙瘩块状或结节状圆柱形，长 4～9cm，直径 1～4cm。表面黑棕色，除去外皮者黄棕色。质较疏松，断面散有黄棕色油室。香气较淡，味辛、苦。

以个大、形如连珠状、质坚实、断面朱砂点多、起霜、香气浓郁者为佳。

【显微特征】　茅苍术粉末　棕色。①草酸钙针晶较小，长 5～30μm，不规则地存于薄壁细胞中。②纤维梭状，常成束，壁甚厚，木化。③石细胞单个或成群，类圆形、长方形或多角形，直径 20～80μm，纹孔或孔沟明显，常和木栓细胞连在一起。④菊糖结晶多见，表面常现放射状纹理（图 7-95）。

【成分】　含挥发油，油中主含茅术醇、β-桉油醇、苍术素、苍术醇及苍术酮。

照高效液相色谱法测定，本品按干燥品计算，苍术素（$C_{13}H_{10}O$）不得少于 0.30%。

【药理作用】

(1) 促进胃肠运动　苍术对胃肠运动有调节作用，苍术丙酮提取物能明显促进胃肠运动。

(2) 降血糖　苍术水煎液、醇浸液灌胃或皮下注射 8g/kg，使家兔血糖升高，1h 内达高峰，以后缓慢下降，持续 6h 以上。

(3) 抗菌　对结核杆菌、金黄色葡萄球菌、大肠埃希菌、枯草杆菌及铜绿假单胞菌有显著的杀灭效果。

(4) 排钠　对钠、钾、氯盐有显著排泄作用。

此外，苍术有抗缺氧作用，抗实验性胃炎及胃溃疡作用，对烟碱（N）受体有阻断等作用。

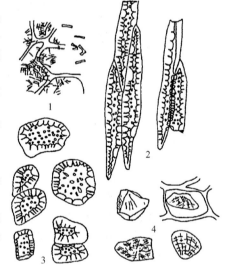

图 7-95　茅苍术粉末
1—草酸钙针晶；2—纤维；
3—石细胞；4—菊糖

【性味与功能】　性温，味辛、苦。燥湿健脾，祛风散寒，明目。

紫菀　Asteris Radix et Rhizoma

【来源】　为菊科植物紫菀 *Aster tataricus* L. f. 的干燥根及根茎。

【产地与采制】　主产于河北、安徽、河南、黑龙江等地。春、秋二季采挖，除去有节的根茎（习称"母根"）和泥沙，编成辫状晒干，或直接晒干。

【性状】　根茎呈不规则块状，大小不一，顶端有茎、叶的残基；质稍硬。根茎簇生多数细根，长 3～15cm，直径 0.1～0.3cm，多编成辫状；表面紫红色或灰红色，有纵皱纹；质较柔韧。气微香，味甜、微苦（图 7-96）。

以根长、色紫、质柔韧者为佳。

【成分】　含无羁萜、表无羁萜醇、紫菀酮、槲皮素、紫菀苷 A、紫菀苷 B 及紫菀苷 C 等；还含植物甾醇葡萄糖苷及挥发油，挥发油中含毛叶醇、乙酸毛叶酯、茴香醚、脂肪醇及芳香族酸等。

照高效液相色谱法测定，本品按干燥品计算，含紫菀酮（$C_{30}H_{50}O$）不得少于 0.15%。

【药理作用】

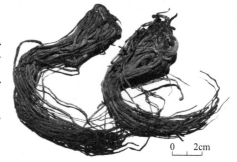

图 7-96　紫菀

（1）祛痰、镇咳　麻醉兔灌服煎剂 1g/kg，有显著祛痰作用（呼吸道分泌量测定法），作用可持续 4h 以上，粗提取物经口给予对大鼠气管分泌物也有明显增加作用。对碘液注入猫右肋膜腔引起的咳嗽，灌服煎剂无效，但用氨水喷雾引起的小鼠咳嗽则有显著效果。

（2）抗菌　紫菀煎剂体外试验对大肠埃希菌、痢疾杆菌、变形杆菌、伤寒杆菌、副伤寒杆菌、铜绿假单胞菌及霍乱弧菌等有一定的抑制作用。

（3）抗癌　紫菀所含的表无羁萜醇对艾氏腹水癌有抑制作用。

【性味与功能】　性温，味辛、苦。润肺下气，消痰止咳。

三棱　Sparganii Rhizoma

【来源】　为黑三棱科植物黑三棱 *Sparganium stoloniferum* Buch.-Ham. 的干燥块茎。习称"荆三棱"。

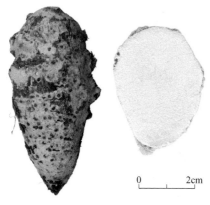

图 7-97　三棱

【产地与采制】　主产于江苏、河南、山东、江西等地。冬季至次年春采挖，洗净，削去外皮，晒干。

【性状】　块茎呈圆锥形，略扁，长 2～6cm，直径 2～4cm。表面黄白色或灰黄色，有刀削痕，须根痕小点状，略呈横向环状排列。质坚硬而重。气微，味淡，嚼之微有麻辣感（图 7-97）。

以个匀、体重、质坚实、色黄白、去净外皮者为佳。

【成分】　含挥发油，其中主要成分为苯乙醇、对苯二酚、十六酸等；多种有机酸，如琥珀酸、三棱酸、苯甲酸、壬二酸、脂肪酸等；尚含刺芒柄花素、豆甾醇、β-谷甾醇及胡萝卜苷等。

【药理作用】

（1）兴奋平滑肌　三棱煎剂可使兔离体小肠肠管收缩加强，紧张性升高；对离体家兔子宫呈兴奋作用，表现为频率增加，张力提高。

（2）抗肿瘤　三棱对肿瘤细胞有一定的抑制作用。实验证实，30% 的三棱、莪术注射液对肉瘤 S_{180} 有明显的抑制作用。三棱可直接破坏肿瘤细胞，对实验动物肿瘤模型有一定抑制作用。

（3）对心脏的影响　200μg/ml 的三棱可使体外培养的大鼠、乳鼠心肌细胞耗氧量下降 15.6%；三棱煎剂 1g/kg 给麻醉犬静注，可提高心肌氧利用率，略微增加冠脉血流量，减少冠脉阻力，心率也可减慢。

【性味与功能】 性平，味辛、苦。破血行气，消积止痛。

【附注】 莎草科植物荆三棱 *Scirpus yagara* Ohwi 的块茎，商品习称"黑三棱"。其块茎呈类球形至倒圆锥形，表面黑褐色或红棕色，有皱纹，顶端有圆形茎痕，全体有多数小点状突起的须根痕；体轻。削去外皮的呈不规则球形，下端尖，表面黄白色，有刀削痕。应注意与三棱区别。

泽泻 Alismatis Rhizoma

【来源】 为泽泻科植物泽泻 *Alisma orientale*（Sam.）Juzep. 的干燥块茎。

【产地与采制】 主产于福建及四川，分别习称"建泽泻"、"川泽泻"。冬季茎叶开始枯萎时采挖，洗净，干燥，除去须根及粗皮。

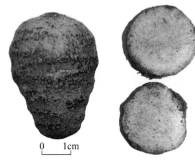

图 7-98 泽泻

【性状】 呈类球形、椭圆形或卵圆形，长 2～7cm，直径 2～6cm。表面淡黄色或淡黄棕色，有不规则的横向环状浅沟纹及多数细小突起的须根痕，底部有的有瘤状芽痕。质坚实，断面黄白色，粉性，有多数细孔。气微，味微苦（图 7-98）。

以块大、黄白色、光滑、粉性足者为佳。

【显微特征】 粉末 淡黄棕色。①淀粉粒甚多，单粒长卵形、类球形或椭圆形，直径 3～14μm，脐点"人"字状、短缝状或三叉状；复粒由 2～3 分粒组成。②薄壁细胞类圆形，具多数椭圆形纹孔，集成纹孔群。③内皮层细胞垂周壁波状弯曲，较厚，木化，有稀疏细孔沟。④油室大多破碎，完整者类圆形，直径 54～110μm，分泌细胞中有时可见油滴（图 7-99）。

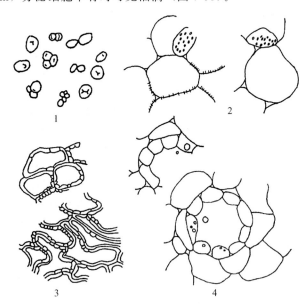

图 7-99 泽泻粉末

1—淀粉粒；2—薄壁细胞；3—内皮层细胞；4—油室

【成分】 含多种四环三萜酮醇衍生物，如泽泻萜醇、泽泻萜醇 A 乙酸酯、泽泻萜醇 B 乙酸酯、泽泻萜醇 C 乙酸酯等。尚含环氧泽泻烯、胆碱、卵磷脂、甾醇、2-糠醛、挥发油及树脂等。

照高效液相色谱法测定，本品按干燥品计算，含 23-乙酰泽泻醇 B（$C_{32}H_{50}O_5$）不得少于 0.050%。

【药理作用】

（1）利尿 泽泻利尿作用的强弱与药材的采集时间、药用部位、炮制方法及实验动物的种属有关。冬天采集（正品泽泻）作用最强，春天采集作用稍差；生用、酒炙、麸炙者有利尿作用，而盐炙者无利尿作用，但在五苓散中泽泻不论生用或盐炙其利尿强度均相同。健康人口服泽泻煎剂可以见到尿量、氯化钠及尿素的排出增加，家兔灌服煎剂利尿效果极弱，腹腔注射泽泻浸膏则有利尿作用。小鼠皮下注射泽泻醇 A 乙酸酯能增加尿液中 K^+ 的分泌量，但灌服同样剂量无效。

（2）抑制肾结石的形成 泽泻水提取液在人工尿液中能有效抑制草酸钙结晶的生长和自发性结晶，并随着人工尿液的离子强度降低和 pH 值升高，抑制活性增强。

（3）降血脂及抗动脉粥样硬化 泽泻的脂溶性部分灌服给药可明显降低实验性高胆固醇血症家兔或大鼠的血清胆固醇、低密度脂蛋白（LDL）和甘油三酯，升高高密度脂蛋白（HDL）。

（4）保肝 泽泻能改善肝脏脂肪代谢，具有抗脂肪肝作用。对于高脂、高胆固醇、低蛋白饲料所致的动物脂肪肝病变，泽泻经甲醇、苯和丙酮提取的组分能使肝中脂肪含量降低，对 CCl_4 引起的急性肝损伤有保护作用。

（5）对心血管的作用 泽泻有轻度的降血压作用，但维持时间短。犬或家兔静脉注射泽泻浸膏有轻度的降压作用，并持续 30min 左右。离体兔心灌注实验表明，泽泻醇提取物的水溶性部分能显著增加冠脉流量，对心率无明显影响，对心肌收缩力呈轻度抑制作用。有抗血小板聚集、抗血栓形成及促进纤溶酶活性等作用。

此外，泽泻尚具有抗炎、免疫调节、降血糖等作用。

【性味与功能】 性寒，味淡、甘。利水渗湿，泄热，化浊降脂。

香附 Cyperi Rhizoma

【来源】 为莎草科植物莎草 *Cyperus rotundus* L. 的干燥根茎。

【产地与采制】 主产山东、浙江、湖南、河南等地。山东产者称"东香附"，浙江产者称"南香附"，品质佳。秋季采挖，燎去毛须，置沸水中略煮或蒸透后晒干，或燎后直接晒干。

【性状】 多呈纺锤形，有的略弯曲，长 2～3.5cm，直径 0.5～1cm。表面棕褐色或黑褐色，有纵皱纹，并有 6～10 个略隆起的环节，节上有未除净的棕色毛须及须根断痕；去净毛须者较光滑，环节不明显。质硬，经蒸煮者断面黄棕色或红棕色，角质样，生晒者断面色白而显粉性，内皮层环纹明显，中柱色较深，有点状维管束散在。气香，味微苦（图 7-100）。

以个大、色棕褐、质坚实、香气浓者为佳。

【成分】 含挥发油，油中含香附醇、α-香附酮、β-香附酮、香附烯、芹子烯、广藿香酮、柠檬烯、桉油精、蒎烯、莰烯等。尚含齐墩果酸、齐墩果酸苷、葡萄糖、果糖及淀粉等。

照挥发油测定法，本品含挥发油不得少于 1.0%（ml/g）。

【药理作用】

（1）对子宫的抑制作用 香附浸膏对犬、猫、兔、豚鼠离体子宫，不论未孕或已孕均有抑制作用，使子宫平滑肌松弛，肌张力下降，收缩减弱。

（2）雌激素样作用 香附挥发油对去卵巢大鼠具有雌激素样活性，

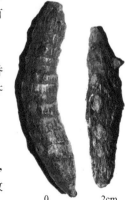

0   2cm

图 7-100 香附

皮下注射或阴道给药可促进阴道上皮细胞完全角质化，其中香附烯Ⅰ作用最强。香附挥发油有轻度雌激素样活性，对女性经期头痛有效。

（3）对胃肠道和气管平滑肌的作用　香附醇提物可松弛兔肠平滑肌，丙酮提取物可对抗乙酰胆碱、K^+ 所致肠肌收缩。对组胺喷雾所致的豚鼠支气管平滑肌痉挛有对抗作用。

（4）利胆　香附水煎液十二指肠给药对正常大鼠有较强利胆作用，可促进胆汁分泌，增加胆汁流量。同时对四氯化碳（CCl_4）所致肝损伤大鼠的肝细胞功能有保护作用。

（5）镇痛、抗炎　香附醇提取物皮下注射能明显提高小鼠的痛阈。香附所含的 α-香附酮为较强的前列腺素合成抑制剂，是镇痛作用的有效成分之一。香附醇提物大鼠腹腔注射，对角叉菜胶和甲醛引起的足肿胀有明显的抑制作用。

此外，本品还具有解热、降压及强心等作用。

【性味与功能】　性平，味辛、微苦、微甘。疏肝解郁，调经止痛，理气宽中。

天南星　Arisaematis Rhizoma

【来源】　为天南星科植物天南星 *Arisaema erubescens*（Wall.）Schott.、异叶天南星 *Arisaema heterophyllum* Bl. 或东北天南星 *Arisaema amurense* Maxim. 的干燥块茎。

【产地与采制】　天南星和异叶天南星全国大部分地区均产；东北天南星主产东北、内蒙古、河北等地。秋、冬二季茎叶枯萎时采挖，除去须根及外皮，干燥。

【性状】　呈扁球形，高1～2cm，直径1.5～6.5cm。表面类白色或淡棕色，较光滑，顶端有凹陷的茎痕，周围有麻点状根痕，有的块茎周边有小扁球状侧芽。质坚硬，不易破碎，断面不平坦，白色，粉性。气微辛，味麻辣（图7-101）。

以个大均匀、体坚实、色白、粉性足者为佳。

【显微特征】　粉末　类白色。①淀粉粒以单粒为主，圆球形或长圆形，直径2～17μm，脐点点状、裂缝状，大粒层纹隐约可见；复粒少数，由2～12分粒组成。②草酸钙针晶散在或成束存在于黏液细胞中，长63～131μm。③草酸钙方晶多见于导管旁的薄壁细胞中，直径3～20μm（图7-102）。

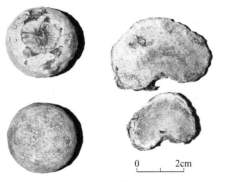

图7-101　天南星

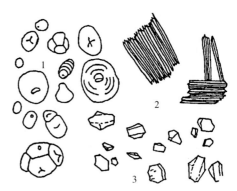

图7-102　天南星粉末
1—淀粉粒；2—草酸钙针晶；3—草酸钙方晶

【成分】　含三萜皂苷、黄酮类、安息香酸、黏液、淀粉、氨基酸、肽类化合物和钙、磷、铝、锌等无机元素。

照紫外-可见分光光度法测定，本品按干燥品计算，含总黄酮以芹菜素（$C_{15}H_{10}O_5$）计，不得少于0.050%。

【药理作用】

（1）镇静、镇痛　天南星煎剂腹腔注射能使兔和大鼠活动减少、安静；并能明显延长小鼠的戊巴比妥钠睡眠时间；小鼠热板法表明有明显的镇痛作用。

（2）**抗惊厥**　水浸剂可明显对抗士的宁、戊四唑及咖啡因引起的惊厥，其抗惊厥强度依次为东北天南星、天南星、异叶天南星。

（3）**抗肿瘤**　鲜天南星水提物体外对小鼠肉瘤 S_{180}、宫颈癌 U_{14} 等实验性肿瘤均有一定抑制作用。

（4）**祛痰**　小鼠酚红排泌法表明天南星煎剂有祛痰作用。

【性味与功能】　性温，味苦、辛；有毒。散结消肿，外用治痈肿、蛇虫咬伤。

【附注】

（1）天南星科植物掌叶半夏 *Pinellia pedatisecta* Schott. 的块茎，商品作"虎掌南星"入药。块茎呈不规则扁球形，由主块茎及多数附着的小块茎组成。形似虎掌，直径 1.5～5cm，厚 1.2～1.8cm。每一块茎中心各有一茎痕，周围有麻点状根痕。

（2）天南星科植物灯台莲 *Arisaema sikokianum* Franch. et Sav. var. *serratum* Makino Hand.-Mazz. 的干燥块茎。块茎呈扁圆形，较小，直径 1～3cm，周围根痕不明显。在浙江、湖北、湖南等省也作天南星药用。

（3）天南星科植物朝鲜南星 *Arisaema angustatum* Franch. et Sav. var. *peninsulae*（Nakai）Nakai 的干燥块茎。块茎呈扁圆形，直径 1.5～4cm。表面棕色或浅棕色，粗糙，顶端凹陷茎痕较浅，根痕不明显，周边无突出侧芽。在吉林、辽宁等省作天南星药用。

【附】　　　　制天南星 Arisaematis Rhizoma Preparatum

本品为天南星的炮制加工品。呈类圆形或不规则形的薄片。黄色或淡棕色，质脆易碎，断面角质状。气微，味涩，微麻。功能燥湿化痰，祛风止痉，散结消肿。

半夏　Pinelliae Rhizoma

【来源】　为天南星科植物半夏 *Pinellia ternata*（Thunb.）Breit. 的干燥块茎。

【产地与采制】　主产四川、湖北、河南、贵州等地。夏、秋二季均可采挖、洗净泥土，除去外皮及须根，晒干。

【性状】　块茎呈类球形，有的稍偏斜，直径 1～1.5cm。表面白色或浅黄色，顶端有凹陷的茎痕，周围密布麻点状根痕；下面钝圆，较光滑。质坚实，断面洁白，富粉性。气微，味辛辣、嚼之发黏，麻舌而刺喉（图7-103）。

以个大、色白、粉性足者为佳。

【显微特征】　粉末　类白色。①淀粉粒甚多，单粒类圆形、半圆形或圆多角形，直径 2～20μm，脐点短缝状、"人"字状或星状，复粒由2～6分粒组成。②草酸钙针晶束存在于椭圆形黏液细胞中，或随处散在，针晶长 20～144μm。③螺纹导管直径 10～24μm（图7-104）。

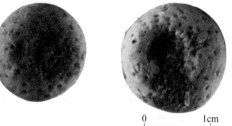

图7-103　半夏

【成分】　含 β-谷甾醇及其葡萄糖苷、氨基酸、胆碱、左旋盐酸麻黄碱、半乳糖、黏液质、微量挥发油、三萜类化合物、原儿茶醛、琥珀酸及原儿茶酸等。其中原儿茶醛为半夏辛辣刺激性物质。

照电位滴定法测定，本品按干燥品计算，含总酸以琥珀酸（$C_4H_6O_4$）计，不得少于 0.25%。

【药理作用】

（1）**镇咳**　生半夏、姜半夏的煎剂 0.6～1g/kg 静脉注射，对轻度麻醉猫电刺激喉上神经的咳嗽有镇咳作用。

（2）**镇吐**　煎剂灌胃或皮下注射，对去水吗啡、洋地黄、硫酸铜引起的动物呕吐有一定的镇吐作用。

（3）**抗生育**　半夏中分离出一种植物凝集素为半夏蛋白，有凝集红细胞的作用，并能引

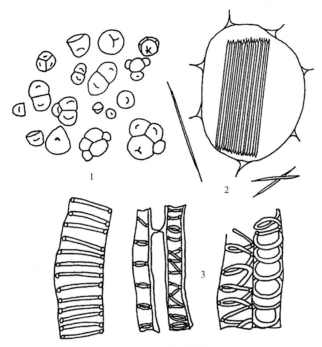

图 7-104   半夏粉末
1—淀粉粒；2—草酸钙针晶束；3—导管

起小鼠流产。

(4) 抗肿瘤   半夏多糖具有活化多形核白细胞（PMN）作用和抗肿瘤作用，体外实验表明，半夏各炮制品所含的总生物碱对慢性髓性白血病细胞（K_{652}）的生长有抑制作用，以矾半夏抗 K_{652} 肿瘤细胞生长作用最强，姜制半夏次之。

此外，本品还具有抗心律失常、降血脂及糖皮质激素样作用。

【性味与功能】   性温，味辛；有毒。燥湿化痰，降逆止呕，消痞，散结。不宜与川乌、制川乌、草乌、制草乌、附子同用。

【附注】   水半夏为天南星科植物鞭檐犁头尖 *Typhonium flagelliforme*（Lodd.）Blume. 的块茎。分布于广西、广东、云南等地。块茎呈椭圆形、圆锥形或半圆形，直径 0.5～1.5cm，高 0.8～3cm。表面类白色或淡黄色，表面粗糙，不平滑，有红棕色斑块及多数隐约可见的点状根痕。上端类圆形，有常呈偏斜而突起的芽痕，呈黄棕色；下端略尖。质坚实，断面白色，粉性。气微，味辛辣，麻辣而刺喉。不可代半夏使用。

【附】

(1) 法半夏 Pinelliae Rhizoma Praeparatum   本品为半夏的炮制加工品。呈类球形或破碎成不规则颗粒状。表面淡黄白色、黄色或棕黄色。质较松脆或硬脆，断面黄色或淡黄色，颗粒者质稍硬脆。气微，味淡略甘、微有麻舌感。功能燥湿化痰。不宜与川乌、制川乌、草乌、制草乌、附子同用。

(2) 姜半夏 Pinelliae Rhizoma Praeparatum cum Zingibere et Alumine   本品为半夏的炮制加工品。呈片状、不规则颗粒状或类球形。表面棕色至棕褐色。质硬脆，断面淡黄棕色，常具角质样光泽。气微香，味淡、微有麻舌感，嚼之略黏牙。功能温中化痰，降逆止呕。不宜与川乌、制川乌、草乌、制草乌、附子同用。

(3) 清半夏 Pinelliae Rhizoma Praeparatum cum Alumine   本品为半夏的炮制加工品。呈椭圆形、类圆形或不规则的片。切面淡灰色至灰白色，可见灰白色点状或短线状维管束迹，有的残留栓皮处下方显淡紫红色斑纹。质脆，易折断，断面略呈质样。气微，味微涩、微有麻舌感。功能燥湿化痰。不宜与川乌、制川乌、草乌、制草乌、附子同用。

石菖蒲　Acori Tatarinowii Rhizoma

【来源】　为天南星科植物石菖蒲 *Acorus tatarinowii* Schott 的干燥根茎。

【产地与采制】　主产于四川、浙江、江西、湖南等地。秋、冬二季挖取根茎，除去须根，洗净泥土，晒干。

【性状】　呈扁圆柱形。多弯曲，常有分枝，长 3～20cm，直径 0.3～1cm。表面棕褐色或灰棕色，粗糙，有疏密不均的环节，节间长 0.2～0.8cm，具细纵纹，一面残留须根或圆点状根痕；叶痕呈三角形，左右交互排列，有的其上有毛鳞状的叶基残余。质硬。断面纤维性，类白色或微红色，内皮层明显，可见多数维管束小点及棕色的油细胞。气芳香，味苦、微辛（图 7-105）。

以条粗大、节密、质坚实、断面色类白、香气浓郁者为佳。

【显微特征】　横切面　①表皮细胞外壁增厚，棕色，有的含红棕色物。②皮层宽广，散有纤维束及叶迹维管束；叶迹维管束外韧型，维管束鞘纤维成环，木化。内皮层明显。③中柱维管束周木型及外韧型，维管束鞘纤维较少。纤维束及维管束鞘纤维周围细胞中含草酸钙方晶，形成晶纤维。④薄壁组织中散有类圆形油细胞，并含淀粉粒（图 7-106）。

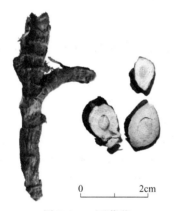

图 7-105　石菖蒲

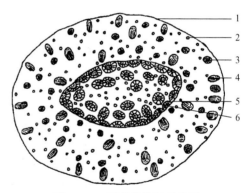

图 7-106　石菖蒲横切面简图
1—表皮；2—油细胞；3—纤维束；4—叶迹维管束；
5—内皮层；6—周木型维管束

【成分】　含挥发油，主要有细辛醚、β-细辛醚、细辛醛、1-烯丙基-2,4,5-三甲氧基苯、丁香油酚、丁香油酚甲醚、甲基丁香油酚、菖蒲螺酮、菖蒲烯螺酮、水菖蒲酮等。

照挥发油测定法测定，本品含挥发油不得少于 1.0%（ml/g）。

【药理作用】

（1）抗心律失常　兔静注煎剂 1～2g/kg 能立即改善氯化钡所致室性早搏、多源性室性心动过速、心室扑动或纤颤等。

（2）心脏抑制　本品醇提取物和菖蒲油可降低蛙心收缩频率和幅度。细辛醚能使蛙心和离体兔心停止于舒张期，但可于 5～10min 恢复或部分恢复。β-细辛醚对心脏的抑制作用较细辛醚强而稍持久。

（3）降压　菖蒲油、菖蒲水和醇提取物、细辛醚和 β-细辛醚均有降血压作用。菖蒲油能使麻醉猫血压下降，对麻醉猫和脊髓猫有相同降压作用。

（4）镇咳、祛痰和平喘　菖蒲油腹腔注射，对小鼠二氧化硫或氨水所致咳嗽有镇咳作用。麻醉猫喉上神经电刺激引咳法也证明，细辛醚腹腔注射有镇咳作用。

（5）抗菌　体外实验，菖蒲油 10mg/ml 浓度抑制人型、牛型和禽类结核杆菌的生长，12.5mg/kg 可抑制耐链霉素结核菌的生长。对白色葡萄球菌、肺炎双球菌、甲型链球菌、白喉杆菌、伤寒杆菌、粪链球菌和毛杆菌等亦有不同程度抑制作用。

（6）中枢神经抑制　石菖蒲水煎液、水煎醇沉液、挥发油及 β-细辛醚均能减少小鼠的自主活动，增强戊巴妥的作用；挥发油能对抗麻黄碱的中枢兴奋作用；水煎液能对抗戊四唑引起的小鼠惊厥。

【性味与功能】　性温，味辛、苦。化湿开胃，开窍豁痰，醒神益智。

【附注】　九节菖蒲为毛茛科植物阿尔泰银莲花 Anemone altaica Fisch. ex C. A. Mey. 的根茎。根茎较细长，圆柱形或稍呈纺锤形，稍弯曲，有时具短分枝，长 3～6cm，中部直径 0.3～0.4cm。表面棕黄色、淡棕色至暗棕色，具多数半环状突起的节，其上有鳞叶痕，斜向交互排列，节上可见点状突起的小根痕。质坚脆，断面白色，显粉性。气微，味微酸而稍麻舌。不能代石菖蒲使用。

【附】
藏菖蒲 Acori Calami Rhizoma

本品为天南星科植物藏菖蒲 Acorus calamus L. 的干燥根茎。较粗大，少有分枝。长 4～20cm，直径 0.8～2cm。表面灰棕色至棕褐色，节间长 0.5～1.5cm。上侧有较大的斜三角形叶痕，下侧有凹陷的圆点状根痕。质硬，折断面海绵样，淡棕色，横切面可见一明显的环，有多数小空洞及维管束小点。气较浓烈而特异，味辛。功能为温胃、消炎止痛。

千年健　Homalomenae Rhizoma

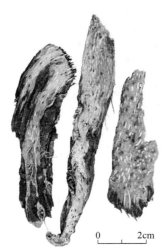

图 7-107　千年健

【来源】　为天南星科植物千年健 Homalomena occulta (Lour.) Schott 的干燥根茎。

【产地与采制】　主产于云南、广西、贵州、广东等地。春、秋二季采挖，洗净，除去外皮，晒干。

【性状】　呈圆柱形，稍弯曲，有的略扁，长 15～40cm，直径 0.8～1.5cm。表面黄棕色或红棕色，粗糙，可见多数扭曲的纵沟纹、圆形根痕及黄色针状纤维束。质硬而脆，断面红褐色，黄色针状纤维束多而明显，相对另一断面呈多数针眼状小孔及有少数黄色针状纤维束，可见深褐色具光泽的油点。气香，味辛、微苦（图 7-107）。

【成分】　含挥发油，主要有 α-蒎烯、β-蒎烯、柠檬烯、芳樟醇、α-松油醇、橙花醇、香叶醇、丁香油酚等。

照气相色谱法测定，本品按干燥品计算，含芳香醇（$C_{10}H_{18}O$）不得少于 0.20%。

【性味与功能】　性温，味苦、辛。祛风湿，壮筋骨。

百部　Stemonae Radix

【来源】　为百部科植物直立百部 Stemona sessilifolia (Miq.) Miq. 蔓生百部 Stemona japonica (Bl.) Miq. 或对叶百部 Stemona tuberosa Lour. 的干燥块根。

【产地与采制】　直立百部和蔓生百部主产于安徽、江苏、浙江、湖北等地；对叶百部主产于湖北、广东、福建、四川等地。春、秋二季采挖，除去须根，洗净，置沸水中略烫或蒸至无白心，取出，晒干。

【性状】

直立百部　呈纺锤形，上端较细长，皱缩弯曲，长 5～12cm，直径 0.5～1cm。表面黄白色或淡棕黄色，有不规则深纵沟，间或有横皱纹。质脆，易折断，断面平坦，角质样，淡黄棕色或黄白色，皮部较宽，中柱扁缩。气微，味甘、苦（图7-108）。

蔓生百部　两端稍狭细，表面多不规则皱褶及横皱纹。

对叶百部　呈长纺锤形或长条形，长8～24cm，直径0.8～2cm，表面浅黄棕色至灰棕色，具浅纵皱纹或不规则纵槽。质坚实，断面黄白色至暗棕色，中柱较大，髓部类白色。

均以根粗壮、质坚实、色黄白者为佳。

【显微特征】

直立百部横切面　①根被为3～4列细胞，壁木栓化及木化，具致密的细条纹。②皮层较宽。③中柱韧皮部束与木质部束各19～27个，间隔排列，韧皮部束内侧有少数非木化纤维；木质部束导管2～5个，并有木纤维及管胞，导管类多角形，径向直径约至48μm，偶有导管深入至髓部。④髓部散有少数细小纤维（图7-109）。

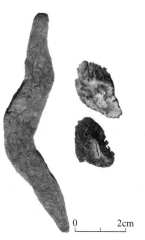

图7-108　百部

蔓生百部横切面　根被为3～6列细胞。韧皮部纤维木化。导管径向直径约至184μm，通常深入至髓部，与外侧导管束作2～3轮状排列。

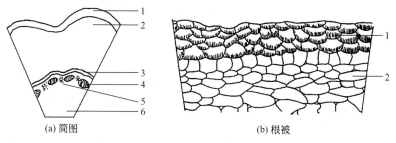

(a) 简图　　　　　　　　　(b) 根被

图7-109　百部（直立百部）横切面图

1—根被；2—皮层；3—内皮层；4—木质部；5—韧皮部；6—髓

对叶百部横切面　根被为3列细胞，细胞壁无细条纹，其内层细胞的内壁特厚。皮层外侧散有纤维，类方形，壁微木化。中柱韧皮部束与木质部束各32～40个。木质部束导管圆多角形，直径至107μm，其内侧与木纤维及微木化的薄壁细胞连接成环层。

【成分】　主含生物碱。直立百部含直立百部碱、百部碱、原百部碱、百部定碱等；蔓生百部块根含蔓生百部碱、百部碱、次百部碱、百部定碱等；对叶百部含对叶百部碱、异对叶百部碱、次对叶百部碱、对叶百部新碱、异对叶百部新碱等。

【药理作用】

(1) 镇咳、祛痰和平喘　百部生物碱能降低动物呼吸中枢的兴奋性，抑制咳嗽反射。

(2) 抗菌　百部乙醇浸液对金黄色葡萄球菌、白色葡萄球菌、乙型溶血性链球菌、炭疽杆菌、肺炎球菌及痢疾杆菌等有抑制作用。

(3) 杀虫　百部水浸液和醇浸液对体虱和阴虱均有杀灭作用，还对蝇蛆、孑孓、柑橘蚜等害虫有杀灭作用。

【性味与功能】　性微温，味甘、苦。润肺下气止咳，杀虫灭虱。

【附注】　蜜百部为百部炮制品。表面棕黄色或褐棕色、略带焦斑，稍有黏性。味甜。功效为润肺止咳。

川贝母　Fritillariae Cirrhosae Bulbus

【来源】　为百合科植物川贝母 *Fritillaria cirrhosa* D. Don、暗紫贝母 *Fritillaria uni-bracteata* Hsiao et K. C. Hsia、甘肃贝母 *Fritillaria przewalskii* Maxim.、梭砂贝母 *Fritillaria delavayi* Franch.、太白贝母 *Fritillaria taipaiensis* P. Y. Li 或瓦布贝母 *Fritillaria unibracteata* Hsiao et K. C. Hsia var. *wabuensis* (S. Y. Tang et S. C. Yue) Z. D. Liu, S. Wang et S. C. Chen 的干燥鳞茎。按性状不同分别习称"松贝"、"青贝"、"炉贝"和"栽培品"。

【产地与采制】 川贝母主产于西藏、云南、四川等地；暗紫贝母主产于四川阿坝地区；甘肃贝母主产于甘肃、青海、四川等地；梭砂贝母主产于青海、四川、云南等地；太白贝母主产于甘肃、四川、陕西等地；瓦布贝母主产于四川等地。夏、秋二季或积雪融化时采挖，除去须根、粗皮及泥沙，晒干或低温干燥。

【性状】

松贝 鳞茎呈类圆锥形或近球形，高 0.3～0.8cm，直径 0.3～0.9cm。表面类白色。外层鳞叶 2 瓣，大小悬殊，大瓣紧抱小瓣，未抱部分呈新月形，习称"怀中抱月"；顶部闭合，内有类圆柱形、顶端稍尖的心芽和小鳞叶 1～2 枚；先端钝圆或稍尖，底部平，微凹入，中心有 1 灰褐色的鳞茎盘，偶有残存须根。质硬而脆，断面白色，富粉性。气微，味微苦（图 7-110）。

青贝 鳞茎呈类扁球形，高 0.4～1.4cm，直径 0.4～1.6cm。外层鳞叶两瓣，大小相近，相对抱合，顶端开裂，内有心芽和小鳞叶 2～3 枚及细圆柱形的残茎。

炉贝 鳞茎呈长圆锥形，高 0.7～2.5cm，直径 0.5～2.5cm。表面类白色或浅棕黄色，有的具棕色斑点，习称"虎皮斑"。外层鳞叶两瓣，大小相近。顶端开裂而略尖，基部稍尖或较钝。

栽培品 呈类扁球形或短圆柱形，高 0.5～2cm，直径 1～2.5cm。表面类白色或浅棕黄色，稍粗糙，有的具浅黄色斑点。外层鳞叶 2 瓣，大小相近，顶部多开裂而较平。

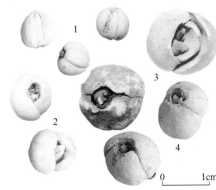

图 7-110 川贝母
1—松贝；2—青贝；3—炉贝；4—栽培品

以粒小、均匀、完整、质坚实、色白者为佳。

【显微特征】

松贝、青贝粉末 类白色。①淀粉粒甚多，广卵形、长圆形或不规则圆形，有的边缘不平整或略作分枝状，直径 5～64μm，脐点短缝状、点状、"人"字状或马蹄状，层纹隐约可见。②表皮细胞类长方形，垂周壁微波状弯曲，偶见不定式气孔，圆形或扁圆形。③螺纹导管，直径 5～26μm（图 7-111）。

炉贝粉末 淀粉粒广卵形、贝壳形、肾形或椭圆形，直径约至 60μm，脐点"人"字状、星状或点状，层纹明显。螺纹导管及网纹导管直径可达 64μm。

【成分】 含多种甾体生物碱。川贝母含青贝碱（chinpeimine）、松贝碱（sonpeimine）、川贝碱（fritimine）、西贝素、炉贝甲素；暗紫贝母含松贝甲素、松贝乙

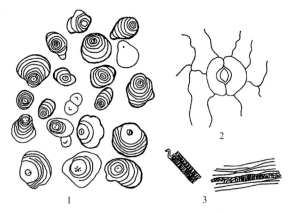

图 7-111 川贝母（暗紫贝母）粉末
1—淀粉粒；2—表皮细胞及气孔；3—导管

素、松贝辛；甘肃贝母含岷贝碱甲、岷贝碱乙；梭砂贝母含炉贝碱（fritiminine）、炉贝甲素、炉贝乙素、西贝素、白炉贝碱等。此外，贝母类尚含皂苷及甾醇类成分。

照紫外-可见分光光度法测定，本品按干燥品计算，含总生物碱以西贝母碱（$C_{27}H_{43}NO_3$）计，不得少于 0.050％。

【理化鉴别】

（1）取本品粉末 10g，加浓氨试液 10ml，密塞，浸泡 1h，加二氯甲烷 40ml，超声处理 1h，滤过，滤液蒸干，残渣加甲醇 0.5ml 使溶解，作为供试品溶液。另取贝母素乙对照品，加甲醇制成每 1ml 含 1mg 的溶液，作为对照品溶液。吸取供试品溶液 1~6μl、对照品溶液 2μl，分别点于同一硅胶 G 薄层板上，以乙酸乙酯-甲醇-浓氨试液-水（18∶2∶1∶0.1）为展开剂，展开，取出，晾干，依次喷以稀碘化铋钾试液和亚硝酸钠乙醇试液。供试品色谱中，在与对照品色谱相应的位置上，显相同颜色的斑点。

（2）聚合酶链式反应-限制性内切酶长度多态性方法。

【药理作用】

（1）镇咳祛痰　川贝母 200％流浸膏 0.5ml/20g 灌胃，对小鼠氨水引咳法显示明显的镇咳作用，对酚红排泌法表现明显的祛痰作用，家种与野生川贝母之间作用无明显差异。川贝母流浸膏、川贝母生物碱、川贝母皂苷均有不同程度的祛痰作用。

（2）降压　猫静脉注射川贝母生物碱，可产生持久性血压下降，并伴有短暂的呼吸抑制；西贝素对麻醉犬也有降压作用。

（3）对平滑肌的作用　西贝素对豚鼠和家兔离体肠、犬在体肠及大鼠子宫均有明显的松弛作用；川贝母生物碱还可增加豚鼠离体子宫的张力，有兴奋子宫的作用。

【性味与功能】　性微寒，味苦、甘。清热润肺，化痰止咳，散结消痈。不宜与川乌、制川乌、草乌、制草乌、附子同用。

【附】

（1）伊贝母 Fritillariae Pallidiflorae Bulbus　本品为百合科植物新疆贝母 *Fritillaria walujewii* Regel 或伊犁贝母 *Fritillaria pallidiflora* Schrenk 的干燥鳞茎。主产新疆。呈扁球形或圆锥形，表面类白色，光滑。外层鳞叶 2 瓣，肥厚，大小相近而紧靠。顶端平展而开裂，基部圆钝。质硬而脆，断面白色，富粉性。气微，味微苦。功能清热润肺、化痰止咳。

（2）平贝母 Fritillariae Ussuriensis Bulbus　本品为百合科植物平贝母 *Fritillaria ussuriensis* Maxim. 的干燥鳞茎。主产东北地区。呈扁球形，高 0.5~1cm，直径 0.6~2cm。表面黄白色至浅棕色，外层鳞叶 2 瓣，肥厚，大小相近或一片稍大抱合，顶端略平或微凹入，常稍开裂；中央鳞片小。质坚实而脆，断面粉性。气微，味苦。功能清热润肺、化痰止咳。

（3）湖北贝母 Fritillariae Hupehensis Bulbus　本品为百合科植物湖北贝母 *Fritillaria hupehensis* Hsiao et K. C. Hsia 的干燥鳞茎。呈扁圆球形，高 0.8~2.2cm，直径 0.8~3.5cm。表面类白色至淡棕色。外层鳞叶 2 瓣，肥厚，略呈肾形，或大小悬殊，大瓣紧抱小瓣，顶端闭合或开裂。内有鳞叶 2~6 枚及干缩的残茎。内表面淡黄色至类白色，基部凹陷呈窝状，残留有淡棕色表皮及少数须根。单瓣鳞叶呈元宝状，长 2.5~3.2cm，直径 1.8~2cm。质脆，断面类白色，富粉性。气微，味苦。功能清热化痰，止咳，散结。

浙贝母　Fritillariae Thunbergii Bulbus

【来源】　为百合科植物浙贝母 *Fritillaria thunbergii* Miq. 的干燥鳞茎。

【产地与采制】　主产于浙江。江苏、安徽、湖南亦产。初夏植株枯萎时采挖，洗净，大小分开，大者除去芯芽，习称"大贝"；小者不去芯芽，习称"珠贝"。分别进行撞擦，除去外皮，拌以煅过的贝壳粉，吸去擦出的浆汁，干燥；或取鳞茎，大小分开，洗净，除去芯芽，趁鲜切成厚片。洗净，干燥，习称"浙贝片"。

【性状】

大贝　为鳞茎外层的单瓣鳞叶，略呈新月形，高 1~2cm，直径 2~3.5cm。外表面类白色

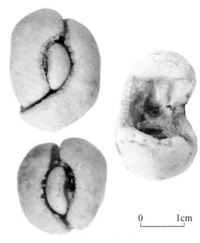

图 7-112 浙贝母

至淡黄色，内表面白色或淡棕色，被有白色粉末。质硬而脆，易折断，断面白色至黄白色，富粉性。气微，味微苦。

珠贝   为完整的鳞茎，呈扁圆形，高 1～1.5cm，直径 1～2.5cm。表面类白色，外层鳞叶 2 瓣，肥厚，略呈肾形，互相抱合，内有 2～3 枚小鳞叶及干缩的残茎（图 7-112）。

浙贝片   为鳞茎外层的单瓣鳞叶切成的片。呈椭圆形或类圆形，直径 1～2cm，边缘表面淡黄色，切面平坦，粉白色。质脆，易折断，断面粉白色，富粉性。

以身干、色白、粉性足、质坚实、不松泡者为佳。

【显微特征】   粉末   淡黄白色。①淀粉粒甚多，单粒卵形、广卵形或椭圆形，直径 6～56μm，层纹不明显。②表皮细胞类多角形或长方形，垂周壁连珠状增厚；气孔少见，副卫细胞 4～5 个。③导管多为螺纹，直径至 18μm。④草酸钙结晶少见，细小，多呈颗粒状，有的呈梭形、方形或细杆状（图 7-113）。

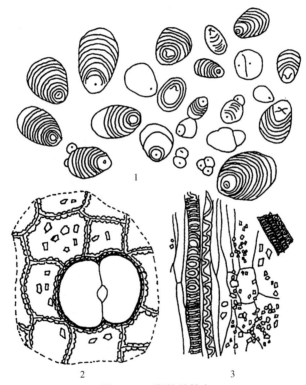

图 7-113 浙贝母粉末
1—淀粉粒；2—表皮细胞及气孔；3—导管

【成分】   含甾体生物碱，如贝母素甲（浙贝碱）、贝母素乙（去氢浙贝碱），以及微量的贝母芬碱、贝母定碱等。

照高效液相色谱法测定，本品按干燥品计算，含贝母素甲（$C_{27}H_{45}NO_3$）和贝母素乙（$C_{27}H_{43}NO_3$）的总量，不得少于 0.080%。

【药理作用】   浙贝碱与去氢浙贝碱均有镇咳作用；并具降压、升高血糖、扩瞳、兴奋子宫的作用。

【性味与功能】　性寒，味苦。清热化痰止咳，解毒散结消痈。不宜与川乌、制川乌、草乌、制草乌、附子同用。

黄精　Polygonati Rhizoma

【来源】　为百合科植物滇黄精 *Polygonatum kingianum* Coll. et Hemsl.、黄精 *Polygonatum sibiricum* Red. 或多花黄精 *Polygonatum cyrtonema* Hua 的干燥根茎。按形状不同，习称"大黄精"、"鸡头黄精"、"姜形黄精"。

【产地与采制】　大黄精主产于云南、广西等地。鸡头黄精主产于河北、内蒙古等地。姜形黄精主产于贵州、湖南等地。春、秋二季采挖，除去须根，洗净，置沸水中略烫或蒸至透心，干燥。

【性状】

大黄精　根茎呈肥厚肉质结节块状，结节长可达 10cm 以上，宽 3～6cm，厚 2～3cm。表面淡黄色至黄棕色，具环节，有皱纹及须根痕，结节上侧茎痕呈圆盘状，圆周凹入，中部突出。质硬而韧，不易折断，断面角质，淡黄色至黄棕色。气微，味甜，嚼之有黏性。

鸡头黄精　根茎呈结节状弯柱形，长 3～10cm，直径 0.5～1.5cm。结节长 2～4cm，略呈圆锥形，常有分枝。表面黄白色或灰黄色，半透明，有纵皱纹，茎痕圆形，直径 5～8mm。

姜形黄精　根茎呈长条结节块状，长短不等，常数个块状结节相连。表面灰黄色或黄褐色，粗糙，结节上侧有突出的圆盘状茎痕，直径 0.8～1.5cm（图 7-114）。

以个大肥厚、体重质坚实而柔软者为佳。

【成分】　含黄精多糖甲、黄精多糖乙、黄精多糖丙和黄精低聚糖甲、黄精低聚糖乙、黄精低聚糖丙，并含醌类成分。

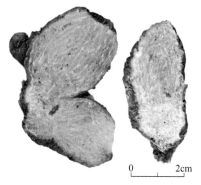

图 7-114　黄精

照紫外-可见分光光度法测定，本品按干燥品计算，含黄精多糖以无水葡萄糖（$C_6H_{12}O_6$）计，不得少于 7.0%。

【性味与功能】　性平，味甘。补气养阴，健脾，润肺，益肾。

玉竹　Polygonati Odorati Rhizoma

【来源】　为百合科植物玉竹 *polygonatum odoratum*（Mill.）Druce 的干燥根茎。

【产地与采制】　主产于湖南、河南、江苏、浙江等地。秋季采挖，除去须根，洗净，晒至柔软后，反复揉搓、晾晒至无硬心，晒干；或蒸透后，揉至半透明，晒干。

【性状】　根茎呈长圆柱形，略扁，少有分枝，长 4～18cm，直径 0.3～1.6cm。表面黄白色或淡黄棕色，半透明，具纵皱纹及微隆起的环节，有白色圆点状的须根痕和圆盘状茎痕。质硬而脆或稍软，易折断，断面角质样或显颗粒性。气微，味甘，嚼之发黏（图 7-115）。

以条粗长饱满、色淡黄、体重质坚、半透明、糖分足者为佳。

【成分】　含玉竹黏多糖、玉竹果聚糖等。

照紫外-可见分光光度法测定，本品按干燥品计算，含玉竹多糖以无水葡萄糖（$C_6H_{12}O_6$）计，不得少于 6.0%。

【性味与功能】　性微寒，味甘。养阴润燥，生津止渴。

天冬　Asparagi Radix

【来源】　为百合科植物天冬 *Asparagus cochinchinensis*（Lour.）Merr. 的干燥块根。

【产地与采制】　主产于贵州、四川、广西等地。秋、冬二季采挖，洗净，除去茎基和须根，置沸水中煮或蒸至透心，趁热除去外皮，洗净，干燥。

【性状】　呈长纺锤形，略弯曲，长 5～18cm，直径 0.5～2cm。表面黄白色至淡黄棕色，半透明，光滑或具深浅不等的纵皱纹，偶有残存的灰棕色外皮。质硬或柔润，有黏性，断面角质样，中柱黄白色。气微，味甜、微苦（图 7-116）。

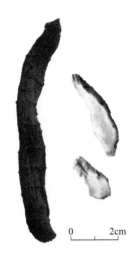
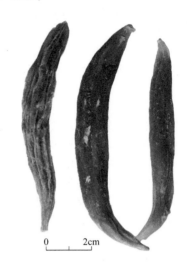

图 7-115　玉竹　　　　　　　　　　　图 7-116　天冬

以肥满、条大、致密、色黄白、有光泽、半透明者为佳。

【成分】　含甾体皂苷类，包括多种天门冬苷、甲基原薯蓣皂苷等。

【性味与功能】　性寒，味甘、苦。养阴润燥，清肺生津。

麦冬　Ophiopogonis Radix

【来源】　为百合科植物麦冬 *Ophiopogon japonicus* (L. f) Ker-Gawl. 的干燥块根。

【产地与采制】　主产于浙江、四川等地。夏季采挖，洗净，反复暴晒、堆置，至七八成干，除去须根，干燥。

【性状】　块根呈纺锤形，两端略尖，长 1.5～3cm，直径 0.3～0.6cm。表面淡黄色或灰黄色，半透明，具细纵纹。质柔韧，断面黄白色，半透明，中柱细小。气微香，味甘、微苦（图 7-117）。

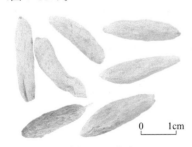

图 7-117　麦冬

以粒大、饱满、色白、不泛油、嚼之发黏为佳。

【显微特征】　横切面　①表皮细胞 1 列或脱落，根被为 3～5 列木化细胞。②皮层宽广，散有含草酸钙针晶束的黏液细胞，有的针晶直径至 10μm；内皮层细胞壁均匀增厚，木化，有通道细胞，外侧为 1 列石细胞，其内壁及侧壁增厚，纹孔细密。③中柱较小，韧皮部束 16～22 个，木质部由导管、管胞、木纤维以及内侧的木化细胞连结成环层。④髓小，薄壁细胞类圆形。

【成分】　含多种甾体皂苷，如麦冬皂苷（ophiopogonin），其中以皂苷 A 的含量最高。另含多种黄酮类，如麦冬黄酮 A、麦冬黄酮 B、甲基麦冬黄酮 A、甲基麦冬黄酮 B、二氢麦冬黄酮 A、二氢麦冬黄酮 B 等。此外，尚含麦冬多糖等。

照紫外-可见分光光度法测定，本品按干燥品计算，含麦冬总皂苷以鲁斯可皂苷元（$C_{27}H_{42}O_4$）计，不得少于 0.12%。

【药理作用】

(1) 强心、抗心绞痛与抗休克　麦冬注射液对失血性休克大鼠具有改善左心室功能与抗休克作用，麦冬皂苷能明显增强离体蟾蜍及兔心脏的心肌收缩力，增强心排出量及冠脉流量，麦冬氨基酸及多糖具有抗疲劳作用，麦冬注射液及多糖尚能提高小鼠的耐缺氧能力。

(2) 对免疫系统的作用　麦冬多糖能极显著增加小鼠脾脏重量，并有凝集素样作用，对体液免疫有极显著的促进作用，对由环磷酰胺引起的小鼠白细胞数下降有极显著的对抗作用。

(3) 对中枢神经系统的作用　麦冬具有镇静、催眠及抗惊厥作用。

此外，本品尚有抗衰老、抗肿瘤、抗辐射、抗菌及抗炎等作用。

【性味与功能】　性微寒，味甘、微苦。养阴生津，润肺清心。

【附注】　尚有多种山麦冬属及沿阶草属植物的块根在部分地区作麦冬药用，称"土麦冬"，常见的有：山麦冬 *Liriope spicata* (Thunb.) Lour. 及阔叶山麦冬 *Liriope platyphylla* Wang et Tang 的块根；另外，禾本科植物淡竹叶 *Lophatherum gracile* Brongn. 的块根在华东地区称"竹叶麦冬"，应注意鉴别。

【附】

山麦冬　Liriopes Radix

本品为百合科植物湖北麦冬 *Liriope spicata* (Thunb.) Lour. var. *prolifera* Y. T. Ma 或短葶山麦冬 *Liriope muscari* (Decne.) Baily 的干燥块根。湖北麦冬块根呈纺锤形，两端略尖，长 1.2～3cm，直径 4～7mm；表面淡黄色至棕黄色，具不规则纵皱纹；质柔韧，干后硬脆，易折断，断面淡黄色至棕黄色，角质样，木心细小；气微，味甘，嚼之发黏。短葶山麦冬块根稍扁，长 2～5cm，直径 3～8mm；具粗纵纹；味甘、微苦。性味功能同麦冬。

知母　Anemarrhenae Rhizoma

【来源】　为百合科植物知母 *Anemarrhena asphodeloides* Bge. 的干燥根茎。

【产地与采制】　主产于河北等地。春、秋二季采挖，除去须根及泥沙，晒干，习称"毛知母"；或除去外皮，晒干。

【性状】　根茎呈长条状，微弯曲，略扁，偶有分枝，长 3～15cm，直径 0.8～1.5cm，一端有浅黄色的茎叶残痕。表面黄棕色至棕色，上面有一凹沟，具紧密排列的环状节，节上密生黄棕色的残存叶基，由两侧向根茎上方生长；下面隆起而略皱缩，并有凹陷或突起的点状根痕。质硬，易折断，断面黄白色。气微，味微甜、略苦，嚼之带黏性（图 7-118）。

以条扁圆、粗长肥大、质坚、断面色黄白者为佳。

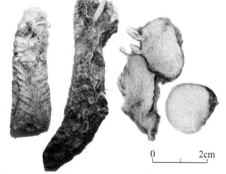

图 7-118　知母

【成分】　含多种知母皂苷（timosaponin），并含芒果苷、异芒果苷及胆碱、烟酸等。

照高效液相色谱法测定，本品按干燥品计算，含芒果苷（$C_{19}H_{18}O_{11}$）不得少于 0.70%，含知母皂苷 BⅡ（$C_{45}H_{76}O_{19}$）不得少于 3.0%。

【药理作用】

(1) 解热　浸膏对大肠杆菌引起的发热兔有解热作用。

(2) 抗菌　煎剂对金黄色葡萄球菌、甲型溶血性链球菌、乙型溶血性链球菌、肺炎双球菌、痢疾杆菌、伤寒杆菌、副伤寒杆菌、霍乱弧菌、大肠埃希菌、变形埃希菌、百日咳杆菌以及致病性皮肤真菌均有较强的抑制作用。

(3) 降血糖　知母多糖可使正常小鼠的血糖及四氧嘧啶引起的高血糖小鼠的血糖水平下降。

【性味与功能】　性寒，味苦、甘。清热泻火，滋阴润燥。

山药　Dioscoreae Rhizoma

【来源】　为薯蓣科植物薯蓣 *Dioscorea opposita* Thunb. 的干燥根茎。

【产地与采制】　主产于河南，习称"怀山药"。冬季茎叶枯萎后采挖，切去根头，洗净，除去外皮及须根，干燥，习称"毛山药"；或除去外皮，趁鲜切厚片，干燥，称为"山药片"；也有选择肥大顺直的干燥山药，置清水中，浸至无干心，闷透，切齐两端，用木板搓成圆柱状，晒干，打光，习称"光山药"。

【性状】

毛山药　略呈圆柱形，弯曲而稍扁，长 15～30cm，直径 1.5～6cm。表面黄白色或淡黄色，有纵沟、纵皱纹及须根痕，偶有浅棕色外皮残留。体重，质坚实，不易折断，断面白色，粉性。气微，味淡、微酸，嚼之发黏（图 7-119）。

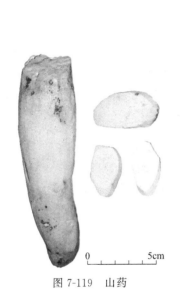

图 7-119　山药

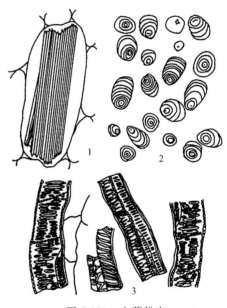

图 7-120　山药粉末
1—草酸钙针晶；2—淀粉粒；3—导管

山药片　为不规则的厚片，皱缩不平，切面白色或黄白色，质坚脆，粉性。气微，味淡，微酸。

光山药　呈圆柱形，两端平齐，长 9～18cm，直径 1.5～3cm。表面光滑，白色或黄白色。以条粗直、体重、色白光滑、口嚼黏牙者为佳。

【显微特征】　粉末　类白色。①淀粉粒单粒众多，呈扁卵形、类圆形、三角状卵形或矩圆形，直径 8～35μm，脐点点状、"人"字状、"十"字状或短缝状，可见层纹；复粒稀少，由 2～3 分粒组成。②草酸钙针晶束存在于黏液细胞中，长约至 240μm。③具缘纹孔、网纹、螺纹及环纹导管直径 12～48μm（图 7-120）。

【成分】　含薯蓣皂苷元，并含皂苷、胆碱、3,4-二羟基苯乙胺、甘露聚糖、植酸、尿囊素、多巴胺、山药碱、糖蛋白及氨基酸等。

【药理作用】

(1) 对胃肠的作用　山药水煎醇沉液能抑制胃排空运动及肠管推进运动，增强小肠吸收功能，抑制血清淀粉酶的分泌；山药及其炮制品能拮抗肾上腺素所致家兔离体肠管紧张度降低，并可恢复肠管的节律性活动。

（2）降血糖　山药水煎液能降低正常小鼠血糖，对四氧嘧啶所致小鼠糖尿病有预防和治疗作用。

此外，本品尚有抗缺氧、免疫促进和对抗环磷酰胺所致细胞免疫反应抑制等作用。

【性味与功能】　性平，味甘。补脾养胃，生津益肺，补肾涩精。

【附注】　同属植物参薯 *Dioscorea alata* L.、褐苞薯蓣 *Dioscorea persimilis* Prain et Burk 和山薯 *Dioscorea fordii* Prain et Burk 的根茎在长江以南地区亦供药用，分别称为"淮山药"、"广西淮山药"和"广东淮山药"。以上 3 种亦有促进胃肠运动、抗缺氧和免疫促进作用，但作用强度相对较弱。

射干　Belamcandae Rhizoma

【来源】　为鸢尾科植物射干 *Belamcanda chinensis* (L.) DC. 的干燥根茎。

【产地与采制】　主产于河南、湖北、江苏、安徽等地。春初刚发芽或秋末茎叶枯萎时采挖，除去须根及泥沙，干燥。

【性状】　呈不规则结节状，长 3～10cm，直径 1～2cm。表面黄褐色、棕褐色或黑褐色，皱缩，有较密的环纹。上面有数个圆盘状凹陷的茎痕，偶有茎基残存；下面有残留细根及根痕。质硬，断面黄色，颗粒性。气微，味苦、微辛（图 7-121）。

以身干、肥壮、质坚体重、断面色黄、无须根者为佳。

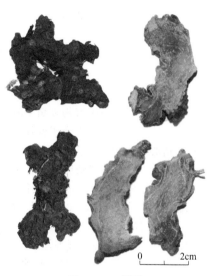

0　　2cm

图 7-121　射干

【成分】　含野鸢尾苷（iridin）、野鸢尾黄素、洋鸢尾素，并含芒果苷及 β-葡聚糖等。

照高效液相色谱法测定，本品按干燥品计算，含次野鸢尾黄素（$C_{20}H_{18}O_8$）不得少于 0.10%。

【性味与功能】　性寒，味苦。清热解毒，消痰，利咽。

【附】　川射干 Iridis Tectori Rhizoma

本品为鸢尾科植物鸢尾 *Iris tectorum* Maxim. 的干燥根茎。呈不规则条状或圆锥形，略扁，有分枝，长 3～10cm，直径 1～2.5cm。表面灰黄褐色或棕色，有环纹和纵沟。常有残存的须根及凹陷或圆点状突起的须根痕。质松脆，易折断，断面黄白色或黄棕色。气微，味甘、苦。性味与功能同射干。

莪术　Curcumae Rhizoma

【来源】　为姜科植物蓬莪术 *Curcuma phaeocaulis* Val.、广西莪术 *Curcuma kwangsiensis* S. G. Lee et C. F. Liang 或温郁金 *Curcuma wenyujin* Y. H. Chen et C. Ling 的干燥根茎。后者习称"温莪术"。

【产地与采制】　蓬莪术主产于四川；广西莪术主产于广西；温郁金主产于浙江等地。冬季茎叶枯萎后采挖，洗净，蒸或煮至透心，晒干或低温干燥后除去须根及杂质。

【性状】

蓬莪术　呈卵圆形、长卵形、圆锥形或长纺锤形，顶端多钝尖，基部钝圆，长 2～8cm，直径 1.5～4cm。表面灰黄色至灰棕色，上部环节突起，有圆形微凹的须根痕或有残留的须根，有的两侧各有 1 列下陷的芽痕和类圆形的侧生根茎痕，有的可见刀削痕。体重，质坚实，断面灰褐色至蓝褐色，蜡样，常附有灰棕色粉末，皮层与中柱易分离，内皮层环纹棕褐色。

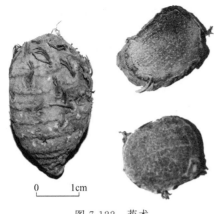

图 7-122 莪术

气微香，味微苦而辛（图 7-122）。

广西莪术 环节稍突起，断面黄棕色至棕色，常附有淡黄色粉末，内皮层环纹黄白色。

温莪术 断面黄棕色至棕褐色，常附有淡黄色至黄棕色粉末，气香或微香。

以个大、质坚实、气香者为佳。

【成分】 主含挥发油，油中主要为莪术醇、牻牛儿酮、桉油精等。

照挥发油测定法测定，本品含挥发油不得少于 1.5%（ml/g）。

【药理作用】 有抗癌、抗炎、抗早孕、升高白细胞及抗菌等作用。抗癌有效成分为莪术醇和牻牛儿酮。

【性味与功能】 性温，味辛、苦。行气破血，消积止痛。

姜黄 Curcumae Longae Rhizoma

【来源】 为姜科植物姜黄 *Curcuma longa* L. 的干燥根茎。

【产地与采制】 主产于四川、福建、广东、江西等地。冬季茎叶枯萎时采挖，洗净，煮或蒸至透心，晒干，除去须根。

【性状】 呈不规则卵圆形、圆柱形或纺锤形，常弯曲，有的具短叉状分枝，长 2～5cm，直径 1～3cm。表面深黄色，粗糙，有皱缩纹理和明显环节，并有圆形分枝痕及须根痕。质坚实，不易折断，断面棕黄色至金黄色，角质样，有蜡样光泽，内皮层环纹明显，维管束呈点状散在。气香特异，味苦、辛（图 7-123）。

以身干、色黄、质坚实、有粉性者为佳。

【成分】 主含挥发油，油中主要成分为姜黄酮、芳姜黄酮、姜烯等。

照挥发油测定法测定，本品含挥发油不得少于 7.0%（ml/g）；照高效液相色谱法测定，本品按干燥品计算，含姜黄素（$C_{21}H_{20}O_6$）不得少于 1.0%。

【性味与功能】 性温，味辛、苦。破血行气，通经止痛。

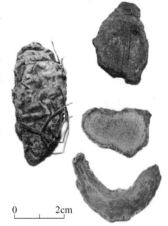

图 7-123 姜黄

【附】 片姜黄 Wenyujin Rhizoma Concisum

姜科植物温郁金 *Curcuma wenyujin* Y. H. Chen et C. Ling 的干燥根茎。呈长圆形或不规则的片状，大小不一，长 3～6cm，宽 1～3cm，厚 0.1～0.4cm。外皮灰黄色，粗糙皱缩，有时可见环节及须根痕。切面黄白色至棕黄色，有一圈环纹及多数筋脉小点。质脆而坚实。断面灰白色至棕黄色，略粉质。气香特异，味微苦而辛凉。功能破血行气，通经止痛。

郁金 Curcumae Radix

【来源】 为姜科植物温郁金 *Curcuma wenyujin* Y. H. Chen et C. Ling、姜黄 *Curcuma longa* L.、广西莪术 *Curcuma kwangsiensis* S. G. Lee et C. F. Liang 或蓬莪术 *Curcuma phaeocaulis* Val. 的干燥块根。前两者分别习称"温郁金"和"黄丝郁金"，其余按性状不同习称"桂郁金"或"绿丝郁金"。

【产地与采制】 主产于广西、四川、福建、广东等地。冬季茎叶枯萎后采挖，除去泥沙及细根，蒸或煮至透心，干燥。

【性状】

温郁金　呈长圆形或卵圆形，稍扁，有的微弯曲，两端渐尖，长 3.5～7cm，直径 1.2～2.5cm。表面灰褐色或灰棕色，具不规则的纵皱纹，纵纹隆起处色较浅。质坚实，断面灰棕色，角质样；内皮层环明显。气微香，味微苦（图 7-124）。

黄丝郁金　呈纺锤形，有的一端细长，长 2.5～4.5cm，直径 1～1.5cm。表面棕灰色或灰黄色，具细皱纹。断面橙黄色，外周棕黄色至棕红色。气芳香，味辛辣。

桂郁金　呈长圆锥形或长圆形，长 2～6.5cm，直径 1～1.8cm。表面具疏浅纵纹或较粗糙网状皱纹。气微，味微辛苦。

绿丝郁金　呈长椭圆形，较粗壮，长 1.5～3.5cm，直径 1～1.2cm。气微，味淡。

以个大、质坚、外皮皱纹细密、断面色黄有光泽、有香气者为佳。

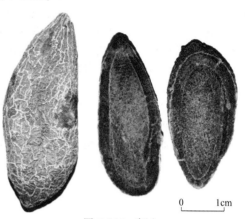

图 7-124　郁金

【成分】　主含挥发油。黄丝郁金主含姜黄烯、芳姜黄酮、姜黄酮等；温郁金主含莪二酮、姜烯、没药烯等；桂郁金主含莪术醇、呋喃二烯、杜松烯等；绿丝郁金主含吉马酮、芳姜黄酮等。

【药理作用】　郁金水浸醇沉物能抑制小鼠的细胞免疫及体液免疫，有明显的抗炎作用；对豚鼠过敏性脑脊髓炎有良好的抑制作用；此外，尚有扩张外周血管、降血糖、利胆、镇痛、终止妊娠和抑制肿瘤生长等作用。

【性味与功能】　性寒，味辛、苦。活血止痛，行气解郁，清心凉血，利胆退黄。

高良姜　Alpiniae officinarum Rhizoma

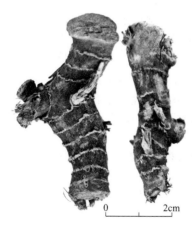

图 7-125　高良姜

【来源】　为姜科植物高良姜 *Alpinia officinarum* Hance 的干燥根茎。

【产地与采制】　主产于广东、广西等省区。中国台湾及云南等省亦有栽培。夏末秋初采挖，除去须根及残留的鳞片，洗净，切段，晒干。

【性状】　根茎呈圆柱形，多弯曲，有分枝，长 5～9cm，直径 1～1.5cm。表面棕红色至暗褐色，有细密的纵皱纹及灰棕色的波状环节，节间长 0.2～1cm，一面有圆形的根痕。质坚韧，不易折断，断面灰棕色或红棕色，纤维性，中柱约占 1/3。气香，味辛辣（图 7-125）。

以分枝少、色棕红、气味浓者为佳。

【成分】　根茎含黄酮类成分：高良姜素、高良姜素-3-甲醚、山奈素、山奈酚、槲皮素、槲皮素-3-甲醚、异鼠李素。挥发油 0.5%～1.5%，油中主要成分为桉油精、桂皮酸甲酯、α-蒎烯、丁香油酚及辛辣油样树脂高良姜酚。

照高效液相色谱法测定，本品按干燥品计算，含高良姜素（$C_{15}H_{10}O_5$）不得少于 0.70%。

【性味与功能】　性热，味辛。温胃止呕，散寒止痛。

天麻　Gastrodiae Rhizoma

【来源】　为兰科植物天麻 *Gastrodia elata* Bl. 的干燥块茎。

【产地与采制】   主产于四川、云南、湖北、陕西等地。立冬后至次年清明前采挖，立即洗净，蒸透，敞开低温干燥。

【性状】   块茎呈长椭圆形或长条形，略扁，皱缩而稍弯曲，长 3～15cm，宽 1.5～6cm，厚 0.5～2cm。表面黄白色至淡黄棕色，有纵皱纹及由潜伏芽排列而成的横环纹多轮，有时可见棕褐色菌索。顶端有红棕色至深棕色鹦嘴状的干枯芽苞（冬麻），习称"鹦哥嘴"或"红小瓣"，或为残留茎基（春麻）。另一端有圆脐形疤痕，习称"肚脐疤"。质坚硬，不易折断，断面较平坦，黄白色至淡棕色，角质样。气微，味甘（图 7-126）。

以个大、体重质坚、色黄白、断面角质明亮、无空心者为佳。

【显微特征】

横切面   ①表皮残留，下皮由 2～3 列栓化细胞组成。②皮层为十余列多角形细胞，有的含草酸钙针晶束，较老块茎皮层与下皮相接处有 2～3 列椭圆形厚壁细胞，木化，纹孔明显。③中柱占绝大部分，散列小型周韧型维管束，薄壁细胞亦含草酸钙针晶束（图 7-127）。

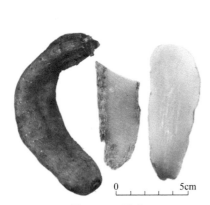

图 7-126   天麻

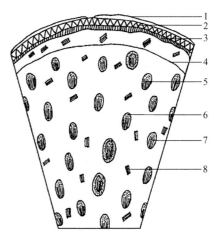

图 7-127   天麻横切面简图

1—表皮；2—栓化细胞；3—厚壁细胞；4—内皮层；
5—维管束；6—韧皮部；7—木质部；8—针晶束

粉末   黄白色至黄棕色。①厚壁细胞椭圆形或类多角形，直径 70～180μm，壁厚 3～8μm，木化，纹孔明显。②草酸钙针晶成束或散在，长 25～75（93）μm。③螺纹、网纹及环纹导管，直径 8～30μm。④含糊化多糖类物的薄壁细胞无色，有的细胞可见长卵形、长椭圆形或类圆形颗粒，遇碘液显棕色或淡棕紫色（图 7-128）。

【成分】   主含天麻苷（天麻素，对羟基苯甲醇-β-D-葡萄糖吡喃苷）及其苷元；另含香草醇、β-谷甾醇、对羟基苯甲醛及有机酸等。

照高效液相色谱法测定，本品以干燥品计算，含天麻素（$C_{13}H_{18}O_7$）和对羟基苯甲醇（$C_7H_8O_2$）的总量不得少于 0.25％。

【理化鉴别】

(1) 取粉末 1g，加水 10ml，浸渍 4h，时时振摇，过滤。滤液加碘试液 2 滴，显紫红色至酒红色。

(2) 取粉末 1g，加 45％乙醇 10ml，浸泡 4h，时时振摇，过滤。滤液加硝酸汞试液 0.5ml，加热，溶液显玫瑰红色，并发生黄色沉淀。

(3) 取粉末 0.5g，加 70％甲醇 5ml，超声处理 30min，滤过，滤液作为供试品溶液。另取天麻对照药材 0.5g，同法制成对照药材溶液。再取天麻素对照品，加甲醇制成每 1ml 含 1mg 的溶液，作为对照品溶液。吸取上述供试品溶液 10μl，对照药材及对照品溶液各 5μl，分别点于同一硅胶 G 薄层板上，以乙酸乙酯-甲醇-水（9:1:0.2）为展开剂，展开，取出，晾干，

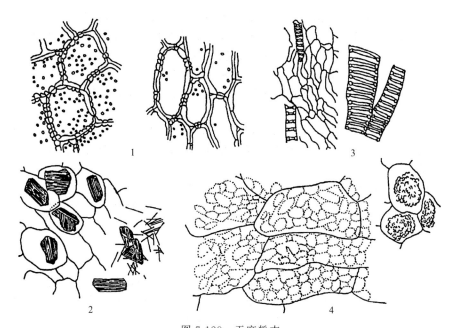

图 7-128　天麻粉末

1—厚壁细胞；2—草酸钙针晶；3—导管；4—多糖颗粒

喷以 10％磷钼酸乙醇溶液，在 105℃加热至斑点显色清晰。供试品色谱中，在与对照药材及对照品色谱相应的位置上，显相同颜色的斑点。

（4）取对羟基苯甲醇对照品，加乙醇制成每 1ml 含 1mg 的溶液，作为对照品溶液。吸取（3）项中供试品溶液 10μl、对照药材溶液及上述对照品溶液各 5μl，分别点于同一硅胶 G 薄层板上，以石油醚（60～90℃）-乙酸乙酯（1∶1）为展开剂，展开，取出，晾干，喷以 10％磷钼酸乙醇溶液，在 105℃加热至斑点显色清晰。供试品色谱中，在与对照药材及对照品色谱相应的位置上，显相同颜色的斑点。

【药理作用】

（1）镇静、催眠、抗惊厥　天麻素、香荚兰醇、天麻多糖腹腔注射均能明显减少小鼠自发活动，显著延长巴比妥钠或环己巴比妥引起的小鼠睡眠时间，对抗咖啡因的兴奋作用。

（2）降压　天麻、天麻素对多种动物均有降低血压作用，大鼠腹腔注射及十二指肠给药，降低血压持续 3h 以上。天麻的降压作用与扩张血管有关。天麻素在增强中央动脉顺应性方面优于其他扩血管药，降低收缩压比舒张压和平均压更明显。

（3）调整脑血管功能，保护神经细胞　天麻、天麻素对兔脑基底动脉收缩有拮抗作用。天麻注射液腹腔或静脉注射可不同程度增加小鼠或家兔的脑血流量，降低脑血管阻力。

（4）改善微循环和抑制血小板聚集　颈外静脉注射天麻注射液可扩张大鼠肠系膜动脉管径，使血流加快。体内外实验也显示本品有抗血小板聚集作用，能提高花生四烯酸诱发的急性肺血栓致小鼠死亡的生存率。

（5）益智和延缓衰老　灌服天麻醇提物，对东莨菪碱、亚硝酸钠、乙醇所致的小鼠记忆损伤，有改善其学习、记忆能力的作用。灌服天麻能明显提高 D-半乳糖致衰老小鼠红细胞超氧化物歧化酶（SOD）活力，增加皮肤羟脯氨酸含量，降低老龄大鼠血清 LPO 含量，从而延缓衰老。

此外，本品还具有保肝，促进造血功能及增强免疫功能等作用。

【性味与功能】　性平，味甘。息风止痉，平抑肝阳，祛风通络。

【附注】　天麻药品较多，常见的如下。

（1）紫茉莉科植物紫茉莉 *Mirabilis jalapa* L. 的干燥根，有些地区称其为天麻或洋天麻。其根圆锥形，灰黄白色或灰棕黄色，顶端有茎基痕，半透明，断面角质样，味淡有刺辣味。组织中可见同心环纹，薄壁细胞中含大量草酸钙针晶束，并有糊化的淀粉团块。

（2）菊科植物大理菊 *Dahlia pinnata* Cav. 的干燥块根。呈长纺锤形，微弯，表面有明显不规则的纵纹，两端呈纤维样，质硬，断面类白色，角质样。组织中有石细胞，薄壁细胞中含菊糖。

（3）菊科植物羽裂蟹甲草 *Cacalia tangutica*（Franch.） Hand. -Mazz. 的块根，习称"羊角天麻"。呈长椭圆形，表面灰棕色，环节明显，并有须根痕。质硬，断面角质样，灰白色或黄白色，味微甜。

（4）茄科植物马铃薯 *Solanum tuberosum* L. 的干燥块茎。经去皮加工后形状似天麻，顶端留有茎基痕，底部无圆形疤痕，表面亦无点状环纹。薄壁细胞中不含草酸钙针晶，而含砂晶，并含大量糊化的淀粉团块。

白及　Bletillae Rhizoma

【来源】　为兰科植物白及 *Bletilla striata*（Thunb.） Reichb. f. 的干燥块茎。

【产地与采制】　主产于安徽、江西、浙江、贵州等地。夏、秋二季采挖，除去须根，洗净，置沸水中煮或蒸至无白心，晒至半干，除去外皮，晒干。

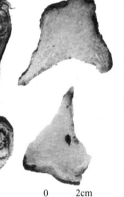

图 7-129　白及

【性状】　呈不规则扁圆形，多有 2～3 个爪状分枝，长 1.5～5cm，厚 0.5～1.5cm。表面灰白色或黄白色，有数圈同心环节和棕色点状须根痕，上面有突起的茎痕，下面有连接另一块茎的痕迹。质坚硬，不易折断，断面类白色，角质样。气微，味苦，嚼之有黏性（图 7-129）。

以身干、个大、色白明亮、质坚实、无须根者为佳。

【成分】　主含白及胶质。

【药理作用】　本品水浸液对局部出血有止血作用，能使末梢血管内的红细胞凝聚并形成血栓；并能抑制结核杆菌生长。

【性味与功能】　性微寒，味苦、甘、涩。收敛止血，消肿生肌。不宜与川乌、制川乌、草乌、制草乌、附子同用。

 目标检测

一、单项选择题

1. 生药粉末水合氯醛透化后，镜检可见鲜黄色石细胞的生药是（　　）。

A. 川贝母　　　　　　B. 大黄　　　　　　C. 黄连

D. 人参　　　　　　　E. 甘草

2. 下列哪项不是大黄根的特征（　　）。

A. 髓部具维管束　　　B. 含蒽醌类成分　　　C. 表面棕黄色

D. 气清香特异　　　　E. 有草酸钙簇晶

3. 下列哪项是当归的显微特征（　　）。

A. 石细胞三面菲薄，一面增厚　　　　　　B. 树脂道　　　　　C. 草酸钙簇晶

D. 纺锤形，有斜网格状纹理的韧皮薄壁细胞　　　　　　E. 晶鞘纤维

4. 下列根类生药中，来源于五加科的是（　　）。

A. 远志　　　　　　　B. 葛根　　　　　　　C. 苦参

D. 三七　　　　　　　E. 当归

5. 苍术、木香和桔梗都含有（　　）。

A. 菊糖　　　　　　　B. 针晶　　　　　　　C. 乳汁管

D. 油室　　　　　　　E. 树脂道

6. 具有晶鞘纤维的生药是（　　）。

A. 黄芪　　　　　　　B. 甘草　　　　　　　C. 大黄

D. 黄连　　　　　　　E. 何首乌

7. 具有草酸钙簇晶和树脂道的生药是（　　）。

A. 川芎　　　　　　　B. 人参　　　　　　　C. 大黄

D. 黄连　　　　　　　E. 甘草

8. 断面白色，富粉性，可见黄色导管小孔略成放射状排列的生药是（　　）。

A. 山药　　　　　　　B. 天花粉　　　　　　C. 白芷

D. 浙贝母　　　　　　E. 葛根

二、名词解释

1. 星点　　2. 云锦花纹　　3. 过桥　　4. 狮子盘头　　5. 怀中抱月　　6. 车轮纹

三、简答题

1. 简述根及根茎类生药组织构造特点。

2. 简述何首乌、牛膝、商陆、大黄的异常构造有何区别。

3. 简述人参、川贝母、天麻的来源、主产地、规格、性状、显微特征、成分及药理作用。

（王立娟　闫　欣）

第八章

茎木类生药

茎木类生药是茎类（caulis）生药和木类（lignum）生药的总称。

第一节　茎类生药

茎类生药是指以木本植物地上茎或茎的一部分入药者，其药用部位如下。①茎枝（ramulus）：木本植物的枝条，如桑枝、桂枝；有的带钩，如钩藤；有的带翅状附着物，如鬼箭羽。②茎藤（caulis）：藤本植物的茎，如大血藤、鸡血藤、海风藤、木通等；有的带叶，如络石藤、首乌藤。③茎刺（spina）：茎的刺状变态，如皂角刺。④茎髓（medulla）：茎的中央髓部，如通草、灯心草。

草本植物的茎一般列入全草类生药，如麻黄、石斛等。

一、性状鉴定

应注意其形状、颜色、表面、断面及气味等。带叶的茎枝，还应观察叶的特征。

茎类生药的形状以圆柱形居多，木质藤本茎多扁圆柱形且扭曲不直。木质茎外表面多棕黄色、灰棕色或灰褐色；少数显特殊的颜色，如鸡血藤为红紫色；多粗糙，未除去栓皮者可见皮孔；质地坚硬，断面木质部占大部分，有的木质部与射线相间排列成放射状，形成"车轮纹"，如大血藤、海风藤；有的木质部还可见导管小孔，如鸡血藤、木通等。中央有较小的髓部，有的髓部偏于一侧，如鸡血藤；气味常可帮助鉴别，如海风藤气香、味苦、有辛辣感。

二、显微鉴定

双子叶植物木质茎的横切面组织构造一般应注意如下特征。

（1）周皮或表皮　应注意观察木栓细胞的形状、层数、增厚情况等，幼嫩木质茎的周皮尚不发达，常可见表皮组织。

（2）皮层　应注意观察其细胞的形态、内含物、厚角组织或厚壁组织的有无及其特征等。

（3）维管束　韧皮部应注意观察各种细胞的形态及排列情况，有无厚壁组织、分泌组织等；形成层多成环状；木质部应注意观察导管、木薄壁细胞、木纤维及木射线细胞的形态和排列情况。

（4）髓部　大多由薄壁细胞构成，多具明显的细胞间隙，细胞壁有时可见圆形单纹孔，有的髓周围具厚壁细胞散在，形成环髓纤维或环髓石细胞。

茎类生药鉴别除应注意以上各类组织的排列，各种细胞的分布外，还应注意细胞内含物如草酸钙结晶、碳酸钙结晶和淀粉粒的有无及其特征。对于存在于不同部位的厚壁组织，可通过解离组织仔细观察其形状，细胞壁的厚度，有无壁孔及木化程度等。

双子叶植物木质藤本茎一般木栓层较厚，导管孔较大，维管束有的具异常构造，如鸡血藤的韧皮部和木质部环状排列成数轮，海风藤的髓部具数个异型维管束，络石藤有内生韧皮部等。

第二节　木类生药

木类生药是指木本植物茎形成层以内的部分，即木材部分，包括边材和心材。边材形成较晚，含水分较多，颜色较浅，也称"液材"。心材形成较早，位于木质部内方，蓄积了较多的物质，如树脂、树胶、挥发油等，颜色较深，质地常致密而重。木类生药多采用心材部分，如苏木、沉香、降香等。

一、性状鉴定

应注意观察其形状、颜色、表面、年轮、气、味、水试及火试现象等。木类生药多呈不规则块状、厚片状或长条状；表面颜色不一，有的具有棕褐色树脂状条纹或斑块，有的年轮明显，有的具特异的气味，如沉香等。

二、显微鉴定

在观察木类生药的组织构造时，应分别作三个方向的切面，即横切面、径向纵切面与切向纵切面；也可制作解离组织片或粉末片。应注意观察下列显微特征。

（1）导管　多为具缘纹孔导管及网纹导管，应注意观察导管分子的形状、直径及长度，导管壁上纹孔的类型。此外，还应注意导管中有无侵填体及其特征。

（2）木纤维　占木材的大部分。通常为狭长的细胞，胞腔狭小，壁厚，有单纹孔，少数胞腔较宽。有些纤维胞腔中具有横隔，称为分隔纤维。横切面观多呈多角形。

（3）木薄壁细胞　细胞壁有时增厚或有单纹孔，大多木质化；有时内含淀粉粒或草酸钙结晶。

（4）木射线　细胞形状与木薄壁细胞相似，但在切面上的位置和排列形式不同，射线细胞的长轴常是径向的，与导管及纤维的长轴相垂直。横切面所见射线是从中心向四周放射状排列，显示射线的宽度和长度；切向纵切面所见射线的轮廓略呈纺锤形，显示射线的高度和宽度；径向切面所见射线是多列长形细胞，横向带状，显示射线的高度和长度。射线细胞中常含有淀粉粒或草酸钙结晶，细胞壁亦常增厚或有纹孔。

此外，少数木类生药具有异常构造，如沉香具有内涵韧皮部。

海风藤　Piperis Kadsurae Caulis

【来源】　为胡椒科植物风藤 *Piper kadsura* (Choisy) Ohwi 的干燥藤茎。

【产地与采制】　主产于福建、广东等地。夏、秋二季割取藤茎，除去根及叶，晒干。

【性状】　茎呈扁圆柱形，微弯曲，长 15～60cm，直径 0.3～2cm。表面灰褐色或褐色，粗糙，有纵向棱状纹理及明显的节，节间长 3～12cm，节膨大，上生不定根。体轻，质脆，易折断，断面不整齐，皮部窄，木部宽广，灰黄色，有多数导管小孔，射线灰白色，放射状排列，皮部与木部交界处常有裂隙，中心有灰褐色髓。气香，味微苦、辛（图 8-1）。

以条粗壮、均匀、不脱皮、质坚实、有香气者为佳。

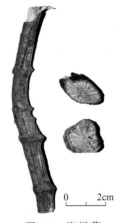

图 8-1　海风藤

【显微特征】　横切面　①木栓层为十余列木栓细胞。②皮层较窄，散有多数石细胞群与纤维束。③维管束外韧型，18～19 个，环列。④髓较大，环髓纤维 2～4 列，纤维壁厚，木化；髓维管束外韧型，几排列成环。⑤薄壁细胞中常含草酸钙砂晶。

【成分】　含细叶青蒌藤素（futoxide）、细叶青蒌藤烯酮（futoenone）、细叶青蒌藤酰胺（futoamide）等。以细叶青蒌藤素含量最高，具有抑制肿瘤作用。

【药理作用】

（1）抗炎、镇痛　海风藤提取成分能通过抑制 COX-1 和 5-LOX 减少前列腺素（PG）和白细胞三烯的生物合成，从而发挥抗炎镇痛的作用。

（2）抑制血小板活化因子作用　海风藤的 CH_2Cl_2 提取物在浓度为 $10\mu g/ml$ 时，对 PAF 诱导的兔血小板聚集的抑制率大于 70%。

此外，本品对局部缺血组织有保护作用，有抗着床及抗肿瘤等作用。

【性味与功能】　性微温，味辛、苦。祛风湿，通经络，止痹痛。

【附注】　近年来对海风藤主产区进行资源调查，发现其资源极少。目前全国销用的海风藤商品尚有来源于同属植物山蒟 *Piper hancei* Maxim.、石南藤 *Piper wallichii*（Miq.）Hand-Mazz.、毛蒟 *Piper puberulum*（Benth.）Maxim. 等的藤茎，应注意鉴别。

【附】　　　　　　　　　　青风藤 Sinomenii Caulis

本品为防己科植物青藤 *Sinomenium acutum*（Thunb.）Rehd. et Wils. 及毛青藤 *Sinomenium acutum*（Thunb.）Rehd. et Wils. var. *cinereum* Rehd. et Wils. 的干燥藤茎。呈长圆柱形，微弯曲，长 20～70cm 或更长，直径 0.5～2cm；表面绿褐色至棕褐色，有的灰褐色，有细纵纹及皮孔；节部稍膨大，有分枝；体轻，质硬而脆，易折断，断面不平坦，灰黄色或淡灰棕色，皮部窄，木部射线呈放射状排列，髓部淡黄白色或黄棕色；气微，味苦。功能祛风湿，通经络，利小便。

木通　Akebiae Caulis

【来源】　为木通科植物木通 *Akebia quinata*（Thunb.）Decne.、三叶木通 *Akebia trifoliata*（Thunb.）Koidz. 或白木通 *Akebia trifoliata*（Thunb.）Koidz. var. *australis*（Diels）Rehd. 的干燥藤茎。

【产地与采制】　木通主产于江苏、浙江等地。三叶木通主产于浙江、江西等地。白木通主产于四川、湖北等地。秋季采收，截取茎部，除去细枝，阴干。

【性状】　呈圆柱形，常稍扭曲，长 30～70cm，直径 0.5～2cm。表面灰棕色至灰褐色，外皮粗糙而有许多不规则的裂纹或纵沟纹，具突起的皮孔。节部膨大或不明显，具侧枝断痕。体轻，质坚实，不易折断，断面不整齐，皮部较厚，黄棕色，可见淡黄色颗粒小点。木部黄白色，射线呈放射状排列，髓小或有时中空，黄白色或黄棕色。气微，味微苦而涩（图 8-2）。

以断面黄白色，无黑心者为佳。

【成分】　含木通苯乙醇苷 B、木通皂苷、常春藤皂苷元等。

照高效液相色谱法测定，本品按干燥品计算，含木通苯乙醇苷 B（$C_{23}H_{26}O_{11}$）不得少于 0.15%。

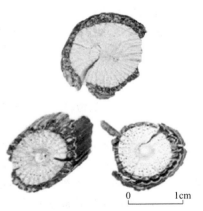

图 8-2　木通

【理化鉴别】　取本品粉末约1g，加70％甲醇50ml，超声处理30min，滤过，滤液蒸干，残渣加水10ml使溶解，用乙酸乙酯振摇提取3次，每次10ml，合并乙酸乙酯液，蒸干，残渣加甲醇1ml使溶解，作为供试品溶液。另取木通苯乙醇苷B对照品，加甲醇制成每1ml含1mg的溶液，作为对照品溶液。吸取上述两种溶液各5μl，分别点于同一硅胶G薄层板上，以三氯甲烷-甲醇-水（30∶10∶1）为展开剂，展开，取出，晾干，喷以2％香草醛硫酸溶液，在105℃加热至斑点显色清晰。供试品色谱中，在与对照品色谱相应的位置上，显相同颜色的斑点。

【药理作用】

（1）利尿　本品水浸液给家兔腹腔注射有利尿作用。

（2）抗菌　本品乙醇提取液用平板稀释法，能抑制多种革兰阳性菌以及痢疾杆菌、伤寒杆菌；水浸液用试管稀释法对堇色毛癣菌、共心性毛癣菌、奥杜盎小芽孢癣菌、铁锈色小芽孢癣菌等有抑制作用；三叶木通煎剂用琼脂平板法，对金黄色葡萄球菌、大肠埃希菌、痢疾杆菌、铜绿假单胞菌及伤寒杆菌均有抑制作用。

此外，本品还具有抗肿瘤的药理作用。

【性味与功能】　性寒，味苦。利尿通淋，清心除烦，通经下乳。

【附注】　关木通为马兜铃科植物东北马兜铃 Aristolochia manshuriensis Kom. 的干燥藤茎。主产东北。呈长圆柱形，略扭曲，直径1～6cm；表面灰黄色或棕黄色；断面黄色或淡黄色，木部宽广，众多小孔状导管排成同心环层，与类白色射线相交而呈蜘蛛网状；髓部扁缩成条状；摩擦残余粗皮，有樟脑样臭；气微，味苦。因本品含具肾毒性的马兜铃酸，故《中国药典》（2005年版）已不再收载该品种，应注意与木通区别。

【附】　　　　　　　　　川木通 Clematidis Armandii Caulis

本品为毛茛科植物小木通 Clematis armandii Franch. 或绣球藤 Clematis montana Buch.-Ham. 的干燥藤茎。呈长圆柱形，略扭曲，长50～100cm，直径2～3.5cm。表面黄棕色或黄褐色，有纵向凹沟及棱线，节处多膨大，有叶痕及侧枝痕。残余皮部易撕裂。质坚硬，不易折断。切片厚0.2～0.4cm，边缘不整齐，残存皮部黄棕色；木部浅黄棕色或浅黄色，具黄白色放射状纹理及裂隙，其间布满导管孔，髓部较小，类白色或黄棕色，偶有空腔。气微，味淡。功能同木通。

大血藤　Sargentodoxae Caulis

【来源】　为木通科植物大血藤 Sargentodoxa cuneata（Oliv.）Rehd. et Wils. 的干燥藤茎。

【产地与采制】　主产湖北、四川等地。秋、冬二季采收，除去侧枝，截段，干燥。

【性状】　呈圆柱形，略弯曲，长30～60cm，直径1～3cm。表面灰棕色，粗糙，外皮常呈鳞片状剥落，剥落处显暗红棕色，有的可见膨大的节和略凹陷的枝痕或叶痕。质硬，断面皮部红棕色，有数处向内嵌入木部，木部黄白色，有多数细孔状导管，射线呈放射状排列。气微，味微涩（图8-3）。

以条匀、粗大、质坚韧、断面纹理明显者为佳。

【成分】　含鞣质、大黄素、大黄素甲醚、胡萝卜苷、β-谷甾醇及硬脂酸等。

【药理作用】　水溶性提取物静脉注射，能改善兔的心肌乳酸代谢，缩小心肌梗死范围，体外实验对兔血小板聚集有抑制作用。

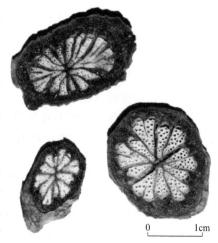

0　　　　1cm

图8-3　大血藤

【性味与功能】 性平、味苦。清热解毒,活血,祛风止痛。

苏木 Sappan Lignum

【来源】 为豆科植物苏木 *Caesalpinia sappan* L. 的干燥心材。

【产地与采制】 原产印度尼西亚、马来西亚、泰国等国;现主产我国台湾、广东、广西、云南等地。多于秋季采伐,除去白色边材,干燥。

【性状】 呈长圆柱形或对剖半圆柱形,长 10~100cm,直径 3~12cm。表面黄红色至棕红色,有刀削痕,常见纵向裂缝。质坚硬,断面略具光泽,年轮明显,有的可见暗棕色、质松、带亮星的髓部。气微,味微涩。取碎片投于热水中,水被染成桃红色。火烧其灰呈白色(图8-4)。

以心材粗、质坚、色黄红者为佳。

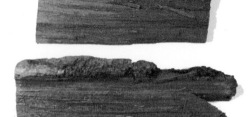

图 8-4 苏木

【成分】 含巴西苏木素(brasilin),在空气中易氧化成巴西苏木色素,为苏木的红色色素成分;另含苏木酚、挥发油和鞣质等。

【理化鉴别】

(1) 取本品一小块,滴加氢氧化钙试液,显深红色。

(2) 取本品粉末 1g,加甲醇 10ml,超声处理 30min,滤过,滤液作为供试品溶液。另取苏木对照药材 1g,同法制成对照药材溶液。吸取上述两种溶液各 2μl,分别点于同一硅胶 GF$_{254}$ 薄层板上,以三氯甲烷-丙酮-甲酸(8:4:1)为展开剂,展开,取出,晾干,立即置干燥器内放置 12h 后置紫外光灯(254nm)下检视。供试品色谱中,在与对照药材色谱相应的位置上,显相同颜色的斑点。

【药理作用】

(1) 镇静、催眠 苏木煎剂给小鼠、兔注射或灌胃,均有镇静、催眠作用。

(2) 抗肿瘤 巴西苏木素具有抗肿瘤(白血病)作用。

此外,苏木煎剂能使离体蛙心收缩增强,并使因水合氯醛等药引起的蛙心抑制得以恢复;皮下注射,还能引起正常犬呕吐和腹泻。

【性味与功能】 性平,味甘、咸。活血祛瘀,消肿止痛。

鸡血藤 Spatholobi Caulis

【来源】 为豆科植物密花豆 *Spatholobus suberectus* Dunn 的干燥藤茎。

【产地与采制】 主产广西、广东、云南等地。秋、冬二季采收,除去枝叶,切片,晒干。

【性状】 为椭圆形、长矩圆形或不规则的斜切片,厚 0.3~1cm。栓皮灰棕色,有的可见灰白色斑,栓皮脱落处显红棕色。质坚硬。切面木部红棕色或棕色,导管孔多数;韧皮部有树脂状分泌物呈红棕色至黑棕色,与木部相间排列呈数个同心性椭圆形环或偏心性半圆形环;髓部偏向一侧。气微,味涩(图8-5)。

以条匀、切面赤褐色层圈及树脂状分泌物多者为佳。

【显微特征】 横切面 ①木栓细胞数列,含棕红色物。②皮层较窄,散有石细胞群,胞腔内充满棕红色物;薄壁细胞含草酸钙方晶。③维管束异型,由韧皮部与木质部相间排列成数轮。④韧皮部最外侧为石细胞群与纤维束组成的厚壁细胞层;

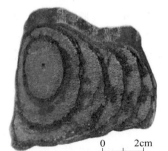

图 8-5 鸡血藤

射线多被挤压；分泌细胞甚多，充满棕红色物，常数个至十多个切向排列成带状；纤维束较多，非木化至微木化，周围细胞含草酸钙方晶，形成晶纤维，含晶细胞壁木化增厚；石细胞群散在。⑤木质部射线有的含棕红色物；导管多单个散在，类圆形，直径约至 $400\mu m$；木纤维束亦均形成晶纤维；木薄壁细胞少数含棕红色物。

【成分】　含刺芒柄花素（formonoetin）、芒柄花苷（ononin）、樱黄素、阿佛罗莫辛、四羟基查耳酮、大豆黄素等多种异黄酮和查耳酮类，尚含三萜类、香豆素类及甾醇类等。

【药理作用】

（1）对血液系统的影响　鸡血藤水煎液对正常小鼠和贫血小鼠骨髓细胞增殖有显著促进作用，经体内鸡血藤诱导制备的巨噬细胞、脾细胞、肺和骨骼肌体外条件培养液能明显促进正常小鼠和贫血小鼠骨髓细胞增殖。

（2）对心血管系统的影响　鸡血藤的煎剂对离体、在体蟾蜍心脏均有抑制作用，可使麻醉兔及犬的血压下降。

此外，本品还具有抗病毒、抗脂质过氧化、降血脂及抗肿瘤等作用。

【性味与功能】　性温，味苦、甘。活血补血，调经止痛，舒筋活络。

【附注】　商品鸡血藤的植物来源比较复杂，据调查除密花豆外，尚有豆科其他植物的藤茎做药用。如香花崖豆藤 *Millettia dielsiana* Harms ex Diels 的藤茎，在江西及四川部分地区做鸡血藤使用。其藤茎横切面圆形，皮部有一圈渗出的黑棕色树脂状物，木部黄白色，有导管小孔，髓极小。另外，木通科植物大血藤的藤茎在一些地区作鸡血藤使用，应予纠正。

降香　Dalbergiae Odoriferae Lignum

【来源】　为豆科植物降香檀 *Dalbergia odorifera* T. Chen 树干和根的干燥心材。

【产地与采制】　主产海南、广东等地。全年可采，除去边材，阴干。

【性状】　呈类圆柱形或不规则块状。表面紫红色或红褐色，切面有致密的纹理；质硬，有油性。气微香，味微苦。火烧有黑烟及油冒出，残留白色灰烬（图 8-6）。

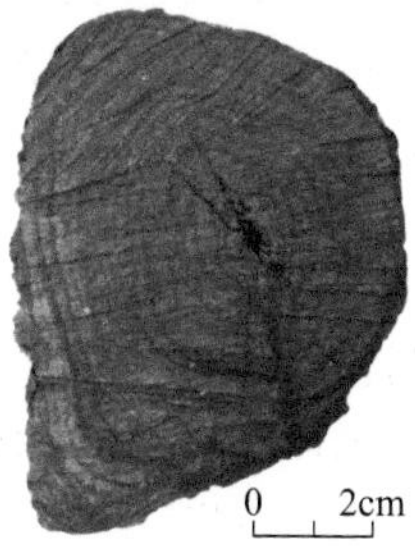

以色紫红、质坚实、富油性、入水下沉、香气浓者为佳。

【成分】　主含挥发油及黄酮类成分。挥发油中主要含 β-没药烯（β-bisalolene）、反式-β-金合欢烯、反式-β-苦橙油醇、β-欧白芷内酯等；黄酮类成分中主要含芒柄花素、3-甲基黄豆苷元等。

照挥发油测定法测定，本品含挥发油不得少于 1.0%（ml/g）。

图 8-6　降香

【药理作用】

（1）抗血栓　降香制剂体外实验，对大鼠血栓形成有抑制作用。

（2）对中枢神经系统的作用　降香乙醇提取物 250mg/kg 灌胃可以明显抑制小鼠的自主活动，对抗电惊厥的发生。可以显著延长戊巴比妥钠的睡眠时间；热板法证明，降香的乙醇提取物 50mg/kg 灌胃，有明显的镇痛作用。

【性味与功能】　性温，味辛。化瘀止血，理气止痛。

皂角刺　Gleditsiae Spina

【来源】　为豆科植物皂荚 *Gleditsia sinensis* Lam. 的干燥棘刺。

【产地与采制】　主产于四川、贵州、云南等地。全年可采，干燥，或趁鲜切片，干燥。

【性状】　为主刺和 1～2 次分枝的棘刺。主刺长圆锥形，长 3～15cm 或更长，直径0.3～1cm；分枝刺长 1～6cm，刺端锐尖。表面紫棕色或棕褐色。体轻，质坚硬，不易折断。切片厚 0.1～0.3cm，常带有尖细的刺端；木部黄白色，髓部疏松，淡红棕色；质脆，易折断。气微，味淡（图 8-7）。

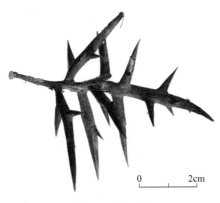

0   2cm

图 8-7   皂角刺

饮片以片薄、纯净、整齐者为佳。

【成分】   含黄酮、皂荚皂苷、棕榈酸、硬脂酸、油酸、氨基酸、亚甾醇、谷甾醇等。

【药理作用】

（1）抗菌   皂角刺能抑制或杀灭多种革兰阳性菌和革兰阴性菌。噬菌体筛选法提示皂角刺有抗噬菌体作用。皂角刺还可抗麻风杆菌，外治麻风，效果显著。

（2）抗肿瘤   皂角刺醇提取物对小鼠宫颈癌 U14 的生长有一定的抑制作用，其机制可能与抑制增殖细胞核抗原（PCNA）和突变型 p53 蛋白的表达有关。

此外，本品还具有抗炎、抗过敏及降血脂等作用。

【性味与功能】   性温，味辛。消肿托毒，排脓，杀虫。

沉香   Aquilariae Lignum Resinatum

【来源】   为瑞香科植物白木香 *Aquilaria sinensis* (Lour.) Gilg 含有树脂的木材。

【产地与采制】   主产海南、广东、广西、福建等地。全年可采，割取含树脂的木材，除去不含树脂的部分，阴干。

【性状】   呈不规则块状、片状或盔帽状，有的为小碎块。表面凹凸不平，有刀痕，偶有孔洞，可见黑褐色树脂与黄白色木部相间的斑纹，孔洞及凹窝表面多呈朽木状。质较坚实，断面刺状。气芳香，味苦。燃之有浓烟及强烈香气，并有油状物渗出（图 8-8）。

以色黑褐、质坚硬、油性足、香气浓而持久、能沉水者为佳。

【显微特征】

横切面   ①射线宽 1～2 列细胞，充满棕色树脂。②导管圆多角形，直径 42～128μm，有的含棕色树脂。③木纤维多角形，直径 20～45μm，壁稍厚，木化。④内涵韧皮部（木间韧皮部）扁长椭圆形或条带状，常与射线相交，细胞壁薄，非木化，内含棕色树脂；其间散有少数纤维，有的薄壁细胞含草酸钙柱晶（图 8-9）。

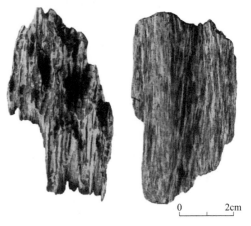

0   2cm

图 8-8   沉香

切向纵切面   ①木射线宽 1～2 列细胞，高 4～20 个细胞。②具缘纹孔导管，长短不一，多为短节导管。③纤维细长，有单纹孔。④内涵韧皮部细胞长方形（图 8-9）。

径向纵切面   木射线排列成横向带状，余同切向纵切面（图 8-9）。

【成分】   含挥发油及树脂等。挥发油主要为沉香螺萜醇（agarospirol）、白木香酸（baimuxinic acid）及白木香醛（baimuxinal）等。

照高效液相色谱法测定，本品按干燥品计算，含沉香四醇（$C_{17}H_{18}O_6$）不得少于 0.10%。

【理化鉴别】

（1）取本品醇溶性浸出物，进行微量升华，得黄褐色油状物，香气浓郁；于油状物上加盐酸 1 滴与香草醛少量，再滴加乙醇 1～2 滴，渐显樱红色，放置后颜色加深。

（2）取本品粉末 0.5g，加乙醚 30ml，超声处理 60min，滤过，滤液蒸干，残渣加三氯甲

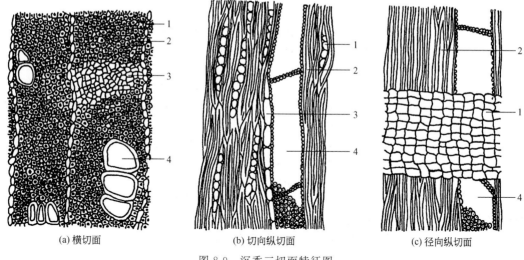

(a) 横切面　　　　　　(b) 切向纵切面　　　　　　(c) 径向纵切面

图 8-9　沉香三切面特征图

1—射线；2—木纤维；3—内涵韧皮部；4—导管

烷 2ml 使溶解，作为供试品溶液。另取沉香对照药材 0.5g，同法制成对照药材溶液。吸取上述两种溶液各 10μl，分别点于同一硅胶 G 薄层板上，以三氯甲烷-乙醚（10∶1）为展开剂，展开，取出，晾干，置紫外光灯（365nm）下检视。供试品色谱中，在与对照药材色谱相应的位置上，显相同颜色的荧光斑点。

【药理作用】

（1）对中枢神经系统的作用　沉香提取物能使环己巴比妥引起的小鼠睡眠时间延长；白木香酸对小鼠有一定的麻醉作用；热板法实验对小鼠有良好的镇痛作用。

（2）对消化系统的作用　沉香的水煎液对体外豚鼠回肠的自主收缩有抑制作用，并能对抗组胺、乙酰胆碱引起的痉挛性收缩。200％水煎醇沉液 0.2ml 给小鼠腹腔注射，能使新斯的明引起的小鼠推进运动减慢，呈现肠平滑肌解痉作用；苍术醇具有抗胃溃疡作用。

此外，本品还具有止喘、抗菌及降压等作用。

【性味与功能】　性微温，味辛、苦。行气止痛，温中止呕，纳气平喘。

【附注】

（1）进口沉香　为瑞香科植物沉香 *Aquilaria agallocha* Roxb. 含有树脂的木材。主产印度尼西亚、马来西亚、柬埔寨及越南等国。本品为不规则块片状，有的呈圆柱状，通常长 10～15cm，宽 2～6cm。表面凹凸不平，常见刀痕，沟槽或空洞，并可见黄褐色与棕褐色相间的斑纹，含树脂部分多呈黑褐色，略具光泽，木理粗糙，纵纹明显。质较坚实，断面纤维状。气芳香，燃烧时香气更浓，味微苦。其横切面与白木香区别为：①木射线单列，偶见 2 列，高以 5 个细胞为多见；②纤维众多，呈多角形，直径 14～37μm，壁稍厚，木化；③偶见草酸钙方晶。性味功能与国产沉香相同。

（2）沉香常见的伪品如下。①劣沉香：为瑞香科植物白木香 *Aquilaria sinensis*（Lour.）Gilg 不含或少含树脂的木材。呈不规则块状；表面凹凸不平，无或少见黑褐色树脂与黄白色相间斑纹，孔洞及凹窝表面多呈朽木状；无香气、味淡不苦。②甲沉香：为樟科植物樟树 *Cinnamomum camphora*（L.）presl 经多年水浸腐朽船底板的残木。呈不规则块状或朽木；表面粗糙，黑褐色，常有纤维散在；质轻，较易折断，断面常呈枯朽状，有朽木气。③伪制品：用其他木材加工而成，其表面常黄色，可见刀痕、伪造的网状纹理及细小的孔洞，无树脂状物；气微，味淡。

通草   Tetrapanacis Medulla

【来源】   为五加科植物通脱木 *Tetrapanax papyrifer*（Hook.）K. Koch 的干燥茎髓。

【产地与采制】   主产贵州、云南、四川、重庆等地。秋季割取茎，截成段，趁鲜取出髓部，理直，晒干。

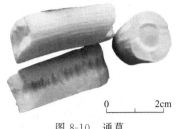

图 8-10   通草

【性状】   呈圆柱形，长 20～40cm，直径 1～2.5cm。表面白色或淡黄色，有浅纵沟纹。体轻，质松软，稍有弹性，易折断，断面平坦，显银白色光泽，中部有直径为 0.3～1.5cm 的空心或半透明的薄膜，纵剖面薄膜呈梯状排列，实心者少见。气微，味淡（图 8-10）。

本品以条粗、色白者为佳。

【成分】   含肌醇、多聚戊糖、多聚甲基戊糖、阿拉伯糖、葡萄糖、果糖、乳糖及果胶等。

【性味与功能】   性微寒，味甘、淡。清热利尿，通气下乳。

【附】

（1）小通草 Stachyuri Medulla；Helwingiae Medulla   本品为旌节花科植物喜马山旌节花 *Stachyurus himalaicus* Hook. f. et Thoms.、中国旌节花 *Stachyurus chinensis* Franch. 或山茱萸科植物青荚叶 *Helwingia japonica*（Thunb.）Dietr. 的干燥茎髓。①旌节花：呈圆柱形，长 30～50cm，直径 0.5～1cm。表面白色或淡黄色，无纹理。体轻，质松软，捏之能变形，有弹性，易折断，断面平坦，无空心，显银白色光泽；水浸后有黏滑感。气微，味淡。②青荚叶：表面有浅纵条纹；质较硬，捏之不易变形。水浸后无黏滑感。功能清热，利尿，下乳。

（2）灯心草 Junci Medulla   本品为灯心草科植物灯心草 *Juncus effusus* L. 的干燥茎髓。呈细圆柱形，长达 90cm，直径 1～3mm；表面白色或淡黄白色，有细纵纹；体轻，质软，略有弹性，易拉断，断面白色；气微，味淡。功能清心火，利小便。

钩藤   Uncariae Ramulus cum Uncis

【来源】   为茜草科植物钩藤 *Uncaria rhynchophylla*（Miq.）Miq. ex Havil.、大叶钩藤 *Uncaria macrophylla* Wall.、毛钩藤 *Uncaria hirsuta* Havil.、华钩藤 *Uncaria sinensis*（Oliv.）Havil. 或无柄果钩藤 *Uncaria sessilifructus* Roxb. 的干燥带钩茎枝。

【产地与采制】   钩藤主产于广西、江西、湖南、浙江等地；大叶钩藤主产于广西、广东、云南等地；毛钩藤主产于广东、广西等地；华钩藤主产于四川、重庆等地；无柄果钩藤主产于广东、广西等地。秋、冬两季采收，去叶，切段，晒干。

【性状】   茎枝呈圆柱形或类方柱形，长 2～3cm，直径 0.2～0.5cm。表面红棕色至紫红色者，具细纵纹，光滑无毛；黄绿色至灰褐色者有的可见白色点状皮孔，被黄褐色柔毛。多数枝节上对生两个向下弯曲的钩（不育花序梗），或仅一侧有钩，另一侧为突起的疤痕；钩略扁或稍圆，先端细尖，基部较阔；钩基部的枝上可见叶柄脱落后的窝点状痕迹和环状的托叶痕。质坚韧，断面黄棕色，皮部纤维性，髓部黄白色或中空。气微，味淡（图 8-11）。

以双钩、茎细、光滑、色紫红者为佳。

【成分】   主要含钩藤碱（rhynchophylline）、异钩藤碱、去氢钩藤碱、异去氢钩藤碱、柯南碱等。

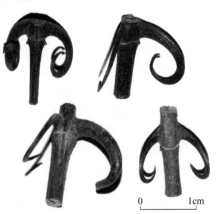

图 8-11   钩藤

【药理作用】

（1）降压　钩藤煎剂、乙醇提取物、钩藤总碱及钩藤碱，对麻醉或不麻醉的动物，正常动物或高血压动物，无论是静注或灌胃给药均有降压作用，且无快速耐受现象。

（2）镇静、抗惊厥、抗癫痫　灌服钩藤水提物或其所含的吲哚类生物碱如柯诺辛、异钩藤碱等能显著抑制小鼠的自主活动。大鼠腹腔注射钩藤醇提物 100mg/kg，能降低红藻氨酸诱发的 wet dog shake（癫痫发作的一种）的发生率及大脑皮质中过氧化脂质的水平，与天麻配伍有明显的协同效应。

此外，本品还具有脑保护、抑制血小板聚集和抗血栓形成、抗心律失常及抗氧化等作用。

【性味与功能】　性凉，味甘。息风定惊，清热平肝。

 目标检测

一、单项选择题

1. 属于胡椒科植物的生药是（　　）。

A. 海风藤　　　　　B. 大血藤　　　　　C. 鸡血藤

D. 钩藤　　　　　　E. 青风藤

2. 断面具有"车轮纹"特征的药材为（　　）。

A. 海风藤　　　　　B. 鸡血藤　　　　　C. 苏木

D. 沉香　　　　　　E. 降香

3. 属于木通科植物的生药是（　　）。

A. 关木通　　　　　B. 川木通　　　　　C. 木通

D. 通草　　　　　　E. 小通草

4. 以下生药具有肾毒性的是（　　）。

A. 关木通　　　　　B. 川木通　　　　　C. 木通

D. 通草　　　　　　E. 小通草

5. 断面皮部红棕色、有数处向内嵌入木部的生药是（　　）。

A. 海风藤　　　　　B. 大血藤　　　　　C. 鸡血藤

D. 钩藤　　　　　　E. 青风藤

6. 主要成分为生物碱，遇热易分解，入煎剂宜后下的生药是（　　）。

A. 钩藤　　　　　　B. 鸡血藤　　　　　C. 大血藤

D. 木通　　　　　　E. 通草

7. 苏木碎片投于热水，水被染成（　　）。

A. 深红色　　　　　B. 橘红色　　　　　C. 黄绿色

D. 桃红色　　　　　E. 蓝色

8. 韧皮部有树脂状分泌物呈红棕色至黑棕色，与木部相间排列呈数个同心性椭圆形环或偏心性半圆形环；髓部偏向一侧的生药是（　　）。

A. 海风藤　　　　　B. 大血藤　　　　　C. 鸡血藤

D. 钩藤　　　　　　E. 青风藤

二、简答题

1. 简述苏木的来源、性状特征及其理化鉴别方法。

2. 鉴别下列各组药材：大血藤与鸡血藤、沉香与降香。

3. 简述钩藤的来源、主要成分及药理作用。

（张　俊）

第九章

皮类生药

皮（cortex）类生药指来源于裸子植物或被子植物的茎和根的形成层以外的部分。大多为木本双子叶植物茎干的皮，如黄柏、肉桂、杜仲；少数为根皮，如牡丹皮、桑白皮、香加皮、地骨皮；或枝皮，如秦皮；也有的茎干皮、枝皮和根皮均可使用，如厚朴。

一、性状鉴定

皮类生药在进行性状鉴定时应注意观察其形状、内表面、外表面、质地、断面、气味等；其中形状、表面、断面及气味对于鉴别皮类生药尤为重要。

（1）形状　皮类生药常呈薄片状，皮片平坦或有不同程度的弯曲，一般描述为如下。①平坦：皮片呈板片状，较平整，如杜仲、黄柏。②弯曲：皮片向内表面弯曲，如秦皮。③反曲：皮片向外表面略弯曲，如石榴根皮。④槽状或半管状：皮片向内弯曲呈半圆形，如香加皮、地骨皮。⑤管状或筒状：皮片向内弯曲至两端相接成管状，如牡丹皮。⑥单卷筒状：皮片一端向内表面卷曲，以致两端重叠，如肉桂（桂通）。⑦双卷筒状：皮片两端各自向内卷成筒状，如厚朴、桑白皮。⑧复卷筒状：几个单卷或双卷的皮重叠在一起呈筒状，如锡兰桂皮。

（2）外表面　皮的外表面多为灰黑色、灰褐色、棕褐色或棕黄色，有的树干常有斑片状的地衣、苔藓等，如肉桂；或有纵横裂纹、片状剥离的落皮层，如香加皮；或有各种形状的突起物及皮孔。皮孔的颜色和分布的密度常是鉴别皮类生药的特征之一，如厚朴的皮孔呈椭圆形、杜仲的皮孔呈斜方形。

（3）内表面　常有粗细不等的纵向纹理，有些含油的皮类生药经刻划可出现油痕，如肉桂、厚朴。

（4）折断面　皮类生药折断面的特征和皮的组织构造有密切关系，折断面的主要特征如下。

① 平坦状：组织中富有薄壁组织，无纤维束或石细胞群，折断面较平坦，无显著突起物，如牡丹皮。

② 颗粒状：组织中富含石细胞群，折断面常呈颗粒状突起，如肉桂。

③ 纤维状：组织中富有纤维，折断面常显细的纤维状或刺状突出，如桑白皮、秦皮。

④ 层片状：组织构造中的纤维束和薄壁组织成环带状间隔排列，形成明显的层片状，如

黄柏。

有些皮片断面外层较平坦或颗粒状，内侧显纤维状，如厚朴；有的在折断时有胶质丝状物相连，如杜仲。

（5）气味　气味和皮中所含成分有密切关系，有些皮类生药外形很相似，但其气味却完全不同，如香加皮和地骨皮，前者有特异香气，味苦而麻舌；后者气微，味微甘而后苦。因此气味也是鉴别皮类生药的重要方法之一。

二、显微鉴定

皮类生药横切面由外向内由周皮、皮层及韧皮部组成。

（1）周皮　木栓层细胞多排列整齐，有的木栓细胞壁不均匀增厚并木化，如杜仲的木栓细胞内壁增厚。

（2）皮层　应注意观察皮层中是否分布厚壁组织、各种分泌组织及细胞内含物（如草酸钙结晶），并观察其特征。

（3）韧皮部　韧皮部外方常有厚壁组织成环带或断续的环带；内方常有厚壁组织、分泌组织等，应注意其分布位置、分布特点和细胞特征，射线的宽度和形状在鉴别时也较为重要。有些薄壁细胞内还可见到各种结晶或淀粉粒。

在粉末制片中可更清晰地观察各种细胞的形状、细胞壁的厚度及层纹、内含物等。皮类生药粉末中一般不应出现木质部及髓部的组织和细胞特征。

桑白皮　Mori Cortex

【来源】　为桑科植物桑 *Morus alba* L. 的干燥根皮。

【产地与采制】　全国各地均产。秋末叶落时至次春发芽前采挖根部，刮去黄棕色粗皮，纵向剖开，剥取根皮，晒干。

【性状】　呈扭曲的卷筒状、槽状或板片状，长短宽窄不一，厚1～4mm。外表面白色或淡黄白色，较平坦，有的残留橙黄色或棕黄色鳞片状粗皮；内表面黄白色或灰黄色，有细纵纹。体轻，质韧，纤维性强，难折断，易纵向撕裂，撕裂时有粉尘飞扬。气微，味微甘（图9-1）。

以皮厚、色白、粉性强、质柔韧者为佳。

【显微特征】　粉末　淡灰黄色。①纤维甚多，多断碎，直径13～26μm，壁厚，非木化至微木化。②草酸钙方晶直径11～32μm，石细胞类圆形、类方形或不规则形状，直径22～52μm，壁较厚或极厚，纹孔及孔沟明显，胞腔内有的含方晶，另有含晶厚壁细胞。③淀粉粒较多，单粒类圆形，直径4～16μm；复粒由2～8分粒组成。

【成分】　含黄酮类衍生物，如桑皮素、桑皮色烯素、环桑皮素及环桑皮色烯素；此外尚有桦皮酸、α-香树精、β-香树精、挥发油、谷甾醇等。

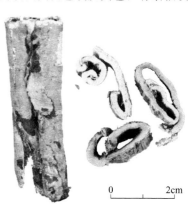

0　　　2cm

图9-1　桑白皮

【药理作用】

（1）利尿　桑白皮除粗皮前后均有显著的利尿作用，使兔尿量明显增加。

（2）抗炎、镇痛　桑白皮提取物显著抑制蛋清致炎大鼠足肿胀，对二甲苯所致小鼠耳肿胀、组胺所致小鼠皮肤血管通透性增高具有显著对抗效果；桑白皮的正丁醇及水溶部分灌胃，可降低小鼠扭体次数，表明有镇痛作用。

（3）镇咳、平喘　桑白皮氯仿提取物显著延长小鼠的咳嗽潜伏期，并有明显的镇咳作用；桑白皮丙酮提取物对乙酰胆碱引起的豚鼠痉挛性哮喘有明显的平喘作用。

此外，本品还具有舒张血管、降血糖、抗肿瘤及抗病毒等作用。

【性味与功能】 性寒，味甘。泻肺平喘，利水消肿。

【附】

（1）桑枝 Mori Ramulus　本品为桑科植物桑 *Morus alba* L. 的干燥嫩枝。呈长圆柱形，少有分枝，直径 0.5～1.5cm；表面灰黄色或黄褐色，有多数黄褐色点状皮孔及细纵纹，并有灰白色略呈半圆形的叶痕和黄棕色的腋芽；质地坚韧，不易折断，断面纤维性。切片厚 0.2～0.5cm，皮部较薄，木部黄白色，射线放射状，髓部白色或黄白色，气微，味淡。功能祛风湿，利关节。

（2）桑叶 Mori Folium　本品为桑科植物桑 *Morus alba* L. 的干燥叶。多皱缩、破碎。完整者有柄，叶片展平后呈卵形或宽卵形，长 8～15cm，宽 7～13cm。先端渐尖，基部截形、圆形或心形，边缘有锯齿或钝锯齿，有的不规则分裂。上表面黄绿色或浅黄棕色，有的有小疣状突起；下表面颜色稍浅，叶脉突出，小脉网状，脉上被疏毛，脉基具簇毛。质脆。气微，味淡、微苦涩。功能疏散风热，清肺润燥，清肝明目。

牡丹皮　**Moutan Cortex**

【来源】 为毛茛科植物牡丹 *Paeonia suffruticosa* Andr. 的干燥根皮。

【产地与采制】 主产于安徽、重庆、四川、湖南等地；安徽铜陵凤凰山产者习称"凤丹皮"，质量最佳。秋季采挖根部，除去细根和泥沙，剥取根皮，晒干，称"原丹皮"或"连丹皮"；刮去粗皮，除去木心，晒干，称"刮丹皮"或"粉丹皮"。

【性状】 连丹皮　呈筒状或半筒状，有纵剖开的裂缝，略向内卷曲或张开，长 5～20cm，直径 0.5～1.2cm，厚 0.1～0.4cm。外表面灰褐色或黄褐色，有多数横长皮孔样突起和细根痕，栓皮脱落处粉红色；内表面淡灰黄色或浅棕色，有明显的细纵纹，常见发亮的结晶。质硬而脆，易折断，断面较平坦，淡粉红色，粉性。气芳香，味微苦而涩（图 9-2）。

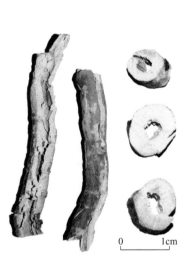

图 9-2　牡丹皮

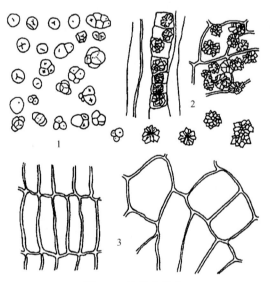

图 9-3　牡丹皮粉末
1—淀粉粒；2—草酸钙簇晶；3—木栓细胞

刮丹皮　外表面有刮刀削痕、红棕色或淡灰黄色，有时可见灰褐色斑点状残存外皮。

以条粗长、皮厚、无木心、断面白色、粉性足、结晶多、香气浓者为佳。

【显微特征】 粉末　淡红棕色。①淀粉粒甚多，单粒类圆形或多角形，直径 3～16μm，脐点点状、裂缝状或飞鸟状；复粒由 2～6 个分粒组成。②草酸钙簇晶直径 9～45μm，有时含晶细胞连接，簇晶排列成行，或一个细胞含数个簇晶。③连丹皮可见木栓细胞长方形，壁稍厚，浅红色（图9-3）。

【成分】　含丹皮酚、芍药苷、挥发油等。

照高效液相色谱法测定，本品以干燥品计，含丹皮酚（$C_9H_{10}O_3$）不得少于1.2%。

【理化鉴别】

（1）取粉末微量升华，升华物在显微镜下观察，可见长柱状、针状及羽状结晶，于结晶上滴加三氯化铁醇溶液，则结晶溶解而呈暗紫色。

（2）取本品粉末1g，加乙醚10ml，密塞，振摇10min，滤过，滤液挥干，残渣加丙酮2ml使溶解，作为供试品溶液。另取丹皮酚对照品，加丙酮制成每1ml含2mg的溶液，作为对照品溶液。吸取上述两种溶液各10μl，分别点于同一硅胶G薄层板上，以环己烷-乙酸乙酯-冰醋酸（4：1：0.1）为展开剂，展开，取出，晾干，喷以2%香草醛硫酸乙醇溶液（1→10），在105℃加热至斑点显色清晰。供试品色谱中，在与对照品色谱相应的位置上，显相同颜色的斑点。

【药理作用】

（1）抗菌　牡丹皮提取物对甲、乙型链球菌，志贺痢疾杆菌、福氏痢疾杆菌及史氏痢疾杆菌，金黄色葡萄球菌，白喉杆菌，伤寒、副伤寒杆菌，肺炎球菌，铜绿假单胞菌，鼠疫杆菌等均有抑制作用。

（2）抗炎　丹皮酚腹腔注射，能显著抑制由二甲苯所致小鼠耳廓肿胀，显著抑制角叉菜胶、甲醛、新鲜蛋清以及组胺、5-羟色胺（5-HT）和缓激肽等炎性物质引起的大鼠足跖肿胀及内毒素所致腹腔毛细血管通透性升高。

（3）对中枢神经系统作用　丹皮酚可使小鼠自发活动减少，丹皮总苷灌服可延长士的宁所致小鼠惊厥的潜伏期及动物存活时间，并可增强苯巴比妥抗惊厥作用。丹皮酚磺酸钠腹腔注射，可提高小鼠热刺激痛阈值。

（4）对心脑血管系统作用　牡丹皮可以抑制血小板聚集、改善血液流变学、抗心肌缺血、抗脑缺血及抗动脉粥样硬化。

（5）解热　丹皮酚及丹皮酚磺酸钠对三联疫苗（霍乱、伤寒、副伤寒）引起的发热均有解热作用，并可使正常体温降低。

此外，本品还具有抗过敏、保肝、调节免疫功能及降血糖等作用。

【性味与功能】　性微寒，味辛、苦。清热凉血，活血化瘀。

厚朴　Magnoliae Officinalis Cortex

【来源】　为木兰科植物厚朴 *Magnolia officinalis* Rehd. et Wils. 或凹叶厚朴 *Magnolia officinalis* Rehd. et Wils var. *biloba* Rehd. et Wils. 的干燥干皮、根皮及枝皮。

【产地与采制】　主产于湖北、四川、重庆、浙江等地，以湖北、四川、重庆所产质量佳，称"紫油厚朴"，产于浙江、福建等地的称"温厚朴"。4～6月剥取，根皮及枝皮直接阴干；干皮置沸水中微煮后，堆置阴湿处，"发汗"至内表面变紫褐色或棕褐色时，蒸软，取出，卷成筒状，干燥。

【性状】

干皮　呈卷筒状或双卷筒状，长30～35cm，厚0.2～0.7cm，习称"筒朴"；近根部的干皮一端展开如喇叭口，长13～25cm，厚0.3～0.8cm，

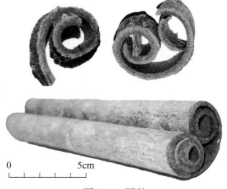

图9-4　厚朴

习称"靴筒朴"。外表面灰棕色或灰褐色,粗糙,有时呈鳞片状,较易剥落,有明显椭圆形皮孔和纵皱纹,刮去粗皮者显黄棕色。内表面紫棕色或深紫褐色,较平滑,具细密纵纹,划之显油痕。质坚硬,不易折断,断面颗粒性,外层灰棕色,内层紫褐色或棕色,有油性,有的可见多数小亮星。气香,味辛辣、微苦(图9-4)。

根皮(根朴) 呈单筒状或不规则块片;有的弯曲似鸡肠,习称"鸡肠朴"。质硬,较易折断,断面纤维性。

枝皮(枝朴) 呈单筒状,长10~20cm,厚0.1~0.2cm。质脆,易折断,断面纤维性。

以皮厚、肉细、油性足、内表面色紫棕而有发亮结晶状物、香气浓者为佳。

【显微特征】

横切面 ①木栓层为十余列细胞;有的可见落皮层。②皮层外侧有石细胞环带,内侧散有多数油细胞及石细胞群。③韧皮部射线宽1~3列细胞;纤维多数个成束;亦有油细胞散在。

粉末 棕色。①石细胞类方形、椭圆形、卵圆形或不规则分枝状,直径11~65μm,有时可见层纹。②纤维甚多,直径15~32μm,壁甚厚,有的呈波浪形或一边呈锯齿状,木化,孔沟不明显。③油细胞椭圆形或类圆形,直径50~85μm,含黄棕色油状物(图9-5)。

【成分】 主含挥发油,油中主要含 α-桉油醇、β-桉油醇、厚朴酚、和厚朴酚、四氢厚朴酚及异厚朴酚;亦含木兰箭毒碱等生物碱、皂苷及鞣质等。

照高效液相色谱法测定,本品以干燥品计,含厚朴酚与和厚朴酚的总量不得少于2.0%。

【理化鉴别】 取本品粉末0.5g,加甲醇5ml,密塞,振摇30min,滤过,滤液作为供试品溶液。另取厚朴酚与和厚朴酚对照品,加甲醇制成每1ml含1mg的混合溶液,作为对照溶液。吸取上述两种溶液各5μl,分别点于同一硅胶G薄层板上,以甲苯-甲醇(17:1)为展

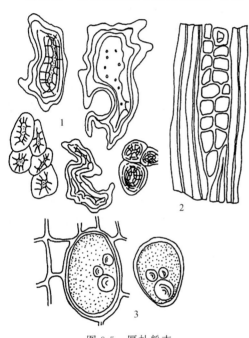

图9-5 厚朴粉末
1—石细胞;2—纤维;3—油细胞

开剂,展开,取出,晾干,喷以1%香草醛硫酸溶液,在100℃加热至斑点显色清晰。供试品色谱中,在与对照品色谱相应的位置上,显相同颜色的斑点。

【药理作用】

(1)镇静 厚朴酚与异厚朴酚具有特殊而持久的中枢性肌肉松弛活性;并具有显著的中枢抑制作用。

(2)健胃 厚朴及其挥发油能刺激味觉,反射性地引起唾液、胃液分泌,胃肠蠕动加快,起到健胃作用。

(3)抗菌 厚朴煎剂具有广谱抗菌作用。

【性味与功能】 性温,味苦、辛。燥湿消痰,下气除满。

【附注】 近年来,全国混作厚朴药用的植物约6科30多种,常见的有:①滇缅厚朴(大叶木兰)*Magnolia rostrata* W. W. Smith的树皮,呈卷筒状,外表较平坦,灰白色至灰棕色,断面颗粒状,可见细小发亮的结晶;气微香,味微苦;②威氏木兰 *Magnolia wilsonii* Rehd、湖北木兰 *Magnolia sprengeri* Pamp、凹叶木兰 *Magnolia sargentiana* Rehd. et Wils. 的树皮,习称"川姜朴"。应注意与正品区别。

肉桂　Cinnamomi Cortex

【来源】　为樟科植物肉桂 *Cinnamomum cassia* Presl 的干燥树皮。

【产地与采制】　主产于广西、广东、云南、福建等地。多于秋季剥取，阴干。常加工成以下规格。①企边桂：剥取 10 年生以上的干皮，将两端削成斜面，突出桂心，夹在木制的凹凸板中，压成两端向内卷曲的浅槽状。②桂通：剥取栽培 5～6 年生幼树的干皮、粗枝皮或老龄树的枝皮，自然卷曲成筒状。③板桂：剥取老龄树近地面的干皮，夹在木制的桂夹内，晒至九成干，经纵横堆叠，加压，干燥，成为扁平板状。④桂碎：在肉桂加工过程中的碎块。

【性状】　呈槽状、卷筒状或板片状，长 30～40cm，宽或直径 3～10cm，厚 0.2～0.8cm。外表面灰棕色，稍粗糙，有不规则的细皱纹及横向突起的皮孔，有时可见灰白色的斑纹；内表面红棕色，略平坦，有细纵纹，划之显油痕。质硬而脆，易折断，断面不平坦，外层棕色而较粗糙，内层红棕色而油润，两层间有 1 条黄棕色的线纹（石细胞环带）。气香浓烈，味甜、辣（图 9-6）。

以皮细、肉厚、油性大、香气浓厚、味甜辣、嚼之渣少者为佳。

【显微特征】

横切面　①木栓细胞数列，最内层细胞外壁增厚，木化。②皮层散有石细胞及分泌细胞。③中柱鞘部位有石细胞群，断续排列成环，石细胞的外壁较薄，石细胞层外侧常有纤维束存在。④韧皮部射线宽 1～2 列细胞，含细小草酸钙针晶，纤维常 2～3 个成束；油细胞随处可见；薄壁细胞中含有淀粉粒（图 9-7）。

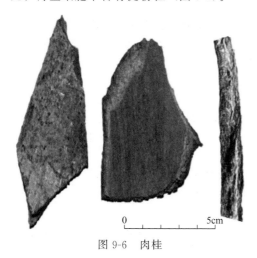

图 9-6　肉桂

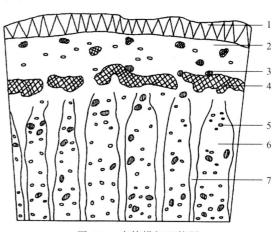

图 9-7　肉桂横切面简图
1—木栓层；2—皮层；3—纤维束；4—石细胞；
5—油细胞；6—韧皮部；7—射线

粉末　红棕色。①纤维多单个散在，长梭形，长 195～920μm，直径约至 50μm，壁厚，木化，纹孔不明显。②石细胞类圆形或类方形，直径 32～88μm，壁厚，有的一面菲薄。③油细胞类圆形或长圆形，直径 45～108μm。④草酸钙针晶细小，散在于射线细胞中。⑤木栓细胞多角形，含红棕色物质（图 9-8）。

【成分】　主含挥发油，油中主要成分为桂皮醛，另含少量桂皮乙酸酯、丁香酚、桂皮酸及苯丙酸乙酯等。

照挥发油测定法测定，本品含挥发油不得少于 1.2%（ml/g）；照高效液相色谱法测定，本品按干燥品计算，含桂皮醛（C_9H_8O）不得少于 1.5%。

【理化鉴别】

(1) 取本品粉末少许加三氯甲烷振摇后，吸取三氯甲烷液 2 滴于载玻片上，待干，再滴

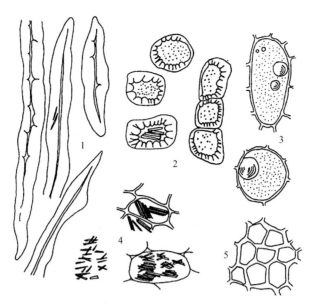

图 9-8　肉桂粉末

1—纤维；2—石细胞；3—油细胞；4—草酸钙针晶；5—木栓细胞

加 10%盐酸苯肼液 1 滴，加盖玻片镜检，可见桂皮醛苯腙的杆状结晶。

（2）取本品粉末 0.5g，加乙醇 10ml，冷浸 20min，时时振摇，滤过，滤液作为供试品溶液。另取桂皮醛对照品，加乙醇制成每 1ml 含 1μl 的溶液，作为对照品溶液。吸取供试品溶液 2~5μl、对照品溶液 2μl，分别点于同一硅胶 G 薄层板上，以石油醚（60~90℃）-乙酸乙酯（17:3）为展开剂，展开，取出，晾干，喷以二硝基苯肼乙醇试液，供试品色谱中，在与对照品色谱相应的位置上，显相同颜色的斑点。

【药理作用】

（1）对心血管系统的作用　桂皮醛能使几内亚猪离体心脏的收缩力增强，心率加快。肉桂、桂皮醛、桂皮酸钠等对动物外周血管有直接的扩张作用，可使冠脉和脑血流量明显增加，血管阻力下降，血压降低。

（2）对消化系统的作用　肉桂水提物和肉桂醚提物能明显减少蓖麻油引起的小鼠腹泻次数，也能明显增加大鼠的胆汁分泌及流量。桂皮油可促进兔肠蠕动，使消化液分泌增加，缓解胃肠痉挛性疼痛。肉桂对多种实验性溃疡模型有抑制作用。

（3）抗血小板聚集、抗凝血　桂皮醛体外实验表明对二磷酸腺苷（ADP）诱导的大鼠血小板聚集有抑制作用。肉桂水溶性甲醇部分体外实验还能延长大鼠血浆复钙时间，具有抗凝血的作用。

（4）对内分泌系统的作用　肉桂能降低阳虚模型小鼠肾上腺中胆固醇含量，桂皮醛能降低大鼠肾上腺中维生素 C 含量。肉桂具有改善性功能和甲状腺功能的作用，能提高血浆睾丸酮水平和降低血浆三碘甲状腺原氨酸（T_3）水平。

此外，肉桂还有镇静、镇痛、抗炎等作用。

【性味与功能】　性大热，味辛、甘。补火助阳，引火归元，散寒止痛，温通经脉。

【附注】　樟科植物阴香桂 Cinnamomum burmanni（Nees）Bl.、细叶香桂 Cinnamomum chingii M. et Celf 等的树皮，习称"桂皮"。呈平板状，边缘外翘，内表面划之油痕不明显；断面无黄棕色线纹，具丁香气，味辛辣而不甜。主要用作提取香料或调味品。

【附】　　　　　　　　　　　桂枝 Cinnamomi Ramulus

本品为樟科植物肉桂 Cinnamomum cassia Presl 的干燥嫩枝。呈长圆柱形，多分枝，长 30~75cm，粗端直径 0.3~1cm。表面红棕色至棕色，有纵棱线、细皱纹及小疙瘩状的叶痕、枝痕和芽痕，皮孔点状。质硬而脆，易折断。切片厚 2~4mm，断面皮部红棕色，木部黄白色至浅黄棕色，髓部略呈方形。有特异香气，味甜、微辛，皮部味较浓。功能发汗解肌，温通经脉，助阳化气，平冲降气。

杜仲 Eucommiae Cortex

【来源】 为杜仲科植物杜仲 *Eucommia ulmoides* Oliv. 的干燥树皮。

【产地与采制】 主产于四川、重庆、贵州、湖北等地。4～6月剥取树皮，刮去粗皮，堆置"发汗"至内皮呈紫褐色时，晒干。

【性状】 呈板片状或两边稍向内卷、大小不一，厚3～7mm。外表面淡棕色或灰褐色，有明显的皱纹或纵裂槽纹，有的树皮较薄，未去粗皮，可见明显的皮孔。内表面暗紫色，光滑。质脆，易折断，断面有细密、银白色、富弹性的橡胶丝相连。气微，味稍苦，嚼之有胶状残余物（图9-9）。

以皮厚、块大、去净粗皮、内表面暗紫色、断面丝多者为佳。

【显微特征】 粉末 棕色。①石细胞甚多，大多成群，类长方形、类圆形、长条形或形状不规则，长约至180μm，直径20～80μm，壁厚，有的胞腔内含橡胶团块。②橡胶丝成条或扭曲成团，表面显颗粒性。③木栓细胞表面观多角形，直径15～40μm，壁不均匀增厚，木化，有细小纹孔；侧面观长方形，壁三面增厚，一面薄，孔沟明显（图9-10）。

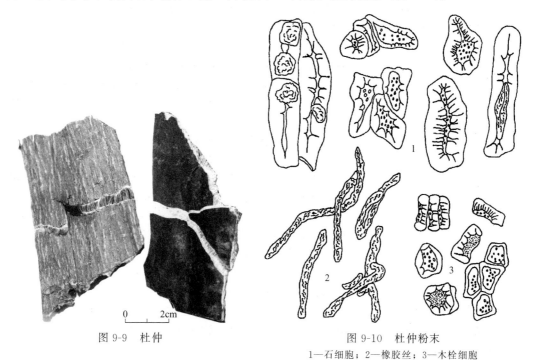

图9-9 杜仲

图9-10 杜仲粉末

1—石细胞；2—橡胶丝；3—木栓细胞

【成分】 含松脂醇二葡萄糖苷、杜仲胶、桃叶珊瑚苷、β-谷甾醇、绿原酸等。

照高效液相色谱法测定，本品含松脂醇二葡萄糖苷（$C_{32}H_{42}O_{16}$）不得少于0.10%。

杜仲胶

杜仲胶是珍稀硬橡胶原料，已开发多种用途。如：①医用功能材料，做骨折固定夹板、假肢套、运动安全康复支具等；②热刺激型形状记忆材料，如异形导管接头、多芯电缆接头、汽车缓冲器、温控开关、儿童玩具等；③橡胶增强制品；④改良塑料制品，降低加工温度并降低塑料脆性；⑤气密性薄膜材料等。

【理化鉴别】　取本品粉末 1g，加三氯甲烷 10ml，浸渍 2h，滤过。滤液挥干，加乙醇 1ml，产生具弹性的胶膜。

【药理作用】

（1）降压　杜仲水提取物静脉注射能降低麻醉犬血压。高血压模型动物口服杜仲醇提取物，亦有不同程度的降血压作用。降压成分为松脂醇二葡萄糖苷。

（2）抗菌、抗病毒　桃叶珊瑚苷元对革兰阴性菌、革兰阳性菌有明显的抑制作用，桃叶珊瑚苷与葡萄糖苷酶一起培养后能产生明显的抗病毒作用。

（3）调节免疫功能　杜仲水提取物对细胞免疫具有双向调节作用，既能激活单核巨噬细胞系统和腹腔巨噬细胞系统的吞噬活性，增强机体的非特异免疫功能，又能对迟发型超敏反应起抑制作用。

此外，杜仲还有一定的镇痛及镇静作用。

【性味与功能】　性温，味甘。补肝肾，强筋骨，安胎。

黄柏　Phellodendri Chinensis Cortex

【来源】　为芸香科植物黄皮树 *Phellodendron chinense* Schneid. 的干燥树皮。

【产地与采制】　黄皮树主产于四川、重庆、贵州、湖北等地。以四川产量大，质量佳，习称"川黄柏"。剥取树皮后，除去粗皮，晒干。

【性状】　呈板片状或浅槽状，长宽不一，厚 1～6mm。外表面黄褐色或黄棕色，平坦或具纵沟纹，有的可见皮孔痕及残存的灰褐色粗皮；内表面暗黄色或淡棕色，具细密的纵纹。体轻，质硬，断面纤维性，呈裂片状分层，深黄色。气微，味极苦，嚼之有黏性（图 9-11）。

以皮厚、色黄、无栓皮者为佳。

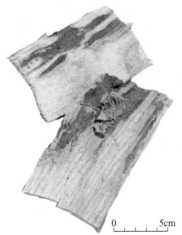

图 9-11　黄柏

【显微特征】　粉末　呈鲜黄色。①石细胞鲜黄色，类圆形或纺锤形，直径 35～128μm，有的呈分枝状，枝端锐尖，壁厚，层纹明显；有的可见大型纤维状的石细胞，长可达 900μm。②纤维鲜黄色，直径 16～38μm，常成束，周围细胞含草酸钙方晶，形成晶纤维；含晶细胞壁木化增厚。③草酸钙方晶众多（图 9-12）。

【成分】　主含小檗碱、黄柏碱（phellodendrine）、黄柏酮、黄柏内酯等生物碱。

照高效液相色谱法测定，本品以干燥品计，含小檗碱以盐酸小檗碱（$C_{20}H_{18}ClNO_4$）计不得少于 3.0%；含黄柏碱以盐酸黄柏碱（$C_{20}H_{23}NO_4 \cdot HCl$）计，不得少于 0.34%。

【理化鉴别】

（1）黄柏断面在紫外光灯（365nm）下观察有亮黄色荧光。

（2）取本品粉末 0.2g，加 1% 乙酸甲醇溶液 40ml，于 60℃ 超声处理 20min，滤过，滤液浓缩至 2ml，作为供试品溶液。另取黄柏对照药材 0.1g，加 1% 乙酸甲醇 20ml，同法制成对照药材溶液。再取盐酸黄柏碱对照品，加甲醇制成每 1ml 含 0.5mg 的溶液，作为对照品溶液。吸取上述三种溶液各 3～5μl，分别点于同一硅胶 G 薄层板上，以三氯甲烷-甲醇-水（30：15：4）的下层溶液为展开剂，置氨蒸气饱和的展开缸内，展开，取出，晾干，喷以稀碘化铋钾试液。供试品色谱中，在与对照药材色谱和对照品色谱相应的位置上，显相同颜色的斑点。

【药理作用】

（1）抗病原微生物　黄柏水煎剂或醇浸剂对多种病原微生物有不同程度的抑制作用。

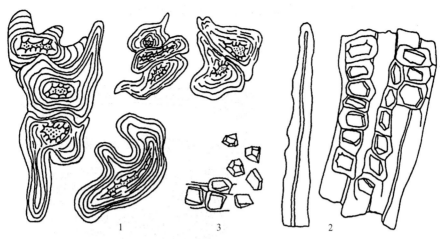

图 9-12 黄柏粉末
1—石细胞；2—纤维及晶纤维；3—草酸钙方晶

（2）降压 黄柏醇浸液碱性物对麻醉猫、犬、兔或不麻醉大鼠均有降血压作用，并能对抗肾上腺素和去甲肾上腺素的升压作用，抑制人工窒息及刺激迷走神经向中端的升压反应，抑制刺激节前纤维而引起的猫瞬膜收缩。

（3）抗炎 黄柏提取物对二甲苯诱发的小鼠耳廓炎症有明显的抑制作用。

此外，本品还具有抗肿瘤、抗溃疡及免疫抑制等作用。

【性味与功能】 性寒，味苦。清热燥湿，泻火除蒸，解毒疗疮。

【附】 关黄柏 Phellodendri amurensis Cortex

本品为芸香科植物黄檗 *Phellodendron Amurense* Rupr. 的干燥树皮。主产于东北。本品呈板片状或浅槽状，长宽不一，厚 2～4mm。外表面黄绿色或淡棕黄色，较平坦，有不规则的纵裂纹，皮孔痕小而少见，偶有灰白色的粗皮残留；内表面黄色或黄棕色。体轻，质较硬，断面纤维性，有的呈裂片状分层，鲜黄色或黄绿色。气微，味极苦，嚼之有黏性。功能与黄柏相似。

秦皮 Fraxini Cortex

【来源】 为木犀科植物苦枥白蜡树 *Fraxinus rhynchophylla* Hance、白蜡树 *Fraxinus chinensis*. Roxb.、尖叶白蜡树 *Fraxinus szaboana* Lingelsh. 或宿柱白蜡树 *Fraxinus stylosa* Lingelsh. 的干燥枝皮或干皮。

【产地与采制】 苦枥白蜡树主产于辽宁、吉林等地；尖叶白蜡树及宿柱白蜡树主产于陕西等地；白蜡树主产于四川等地。春、秋二季剥下干皮或枝皮，晒干。

【性状】

枝皮 呈卷筒状或槽状，长 10～60cm，厚 1.5～3mm。外表面灰白色、灰棕色至黑棕色或相间呈斑状，平坦或稍粗糙，并有灰白色圆点状皮孔及细斜皱纹，有的具分枝痕；内表面黄白色或棕色，平滑。质硬而脆，易折断，断面纤维性，黄白色。气微，味苦。

干皮 为长条状块片，厚 3～6mm。外表面灰棕色，具龟裂纹及红棕色圆形或横长皮孔。质坚硬，断面纤维性较强（图 9-13）。

以条长、外皮薄而光滑者为佳。

【显微特征】 苦枥白蜡树树皮横切面 ①木栓层为 5～10 列木栓细胞。②栓内层为数列多角形厚角细胞。③皮层较宽，纤维及石细胞单个散在或成群。中柱鞘部位有纤维束及石细胞组成的环带，偶有间断。④韧皮部射线宽 1～3 列细胞，纤维束与少数石细胞成层状排列，中间贯穿射线，形成"井"字形。⑤薄壁细胞含草酸钙砂晶（图9-14）。

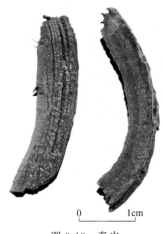

0　　　　1cm

图9-13　秦皮

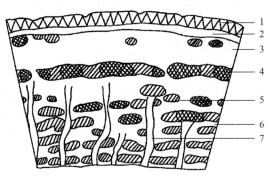

图9-14　秦皮横切面简图
1—木栓层；2—厚角细胞；3—皮层；4—石细胞；
5—纤维束；6—韧皮部；7—射线

【成分】　含秦皮甲素、秦皮乙素、秦皮素、白蜡树苷、鞣质及生物碱等。

照高效液相色谱法测定，本品以干燥品计，含秦皮甲素（$C_{15}H_{16}O_9$）和秦皮乙素（$C_9H_6O_4$）的总量不得少于1.0%。

【理化鉴别】

（1）本品加热水浸泡，浸出液在日光下可见碧蓝色荧光。

（2）取本品粉末1g，加甲醇10ml，加热回流10 min，放冷，滤过，取滤液作为供试品溶液。另取秦皮甲素、秦皮乙素及秦皮素对照品，加甲醇制成每1ml各含2mg的混合溶液，作为对照品溶液。吸取上述两种溶液各10μl，分别点于同一硅胶G薄层板或GF_{254}薄层板上，以三氯甲烷-甲醇-甲酸（6：1：0.5）为展开剂，展开，取出，晾干，将硅胶GF_{254}板置紫外光灯（254nm）下检视；硅胶G板置紫外光灯（365nm）下检视。供试品色谱中，在与对照品色谱相应的位置上，显相同颜色的斑点或荧光斑点；硅胶GF_{254}板喷以三氯化铁试液－铁氰化钾试液（1：1）混合溶液，斑点变为蓝色。

【药理作用】

（1）抑菌　秦皮水煎剂对金黄色葡萄球菌、大肠埃希菌、痢疾杆菌、伤寒杆菌及肺炎双球菌等有抑制作用；秦皮甲素和秦皮乙素对福氏痢疾杆菌、宋氏痢疾杆菌、志贺痢疾杆菌有抑制作用。

（2）止咳平喘　秦皮甲素和秦皮乙素有止咳、祛痰作用，后者还有平喘作用。

此外，秦皮甲素和白蜡树苷能显著抑制组胺引起的毛细血管通透性增加；秦皮甲素和秦皮乙素可阻止血液凝固，促进血液循环等。

【性味与功能】　性寒，味苦、涩。清热燥湿，收涩止痢，止带，明目。

【附注】　胡桃科植物胡桃楸 *Juglans mandshurica* Maxim. 的树皮在部分地区伪充秦皮药用。其树皮外表浅灰棕色，平滑而稍有细纵纹，皮孔少，圆形突起状，浅棕色，有明显的猴脸状大型叶痕；内表面暗棕色，有细纹；质坚韧，不易折断；气微，味微苦。水浸液呈浅黄色或棕色，无荧光。

香加皮　Periplocae Cortex

【来源】　为萝藦科植物杠柳 *Periploca sepium* Bge. 的干燥根皮。

【产地与采制】　主产于山西、河南、山东等地，习称"北五加皮"。春、秋二季采挖，剥取根皮，晒干。

【性状】　呈卷筒状或槽状，少数呈不规则块片状，长 3～10cm，直径 1～2cm，厚 0.2～0.4cm。外表面灰棕色或黄棕色，栓皮松软常呈鳞片状，易脱落。内表面淡黄色或淡黄棕色，有细纵纹。体轻，质脆，易折断。断面不整齐，黄白色。有特异香气，味苦（图 9-15）。

以块大、皮厚、无木心、香气浓者为佳。

【显微特征】　粉末　淡棕色。①木栓细胞棕黄色，多角形。②石细胞长方形或类多角形，直径 24～70μm。③乳管含无色油滴状颗粒。④草酸钙方晶，直径 9～20μm。⑤淀粉粒甚多，单粒类圆形或长圆形，直径 3～11μm；复粒由 2～6 分粒组成。

【成分】　含北五加苷 A、北五加苷 B、北五加苷 C、北五加苷 D、北五加苷 G 等，其中北五加苷 G 为强心苷，又名杠柳毒苷。另含 4-甲氧基水杨醛、β-谷甾醇及香树脂醇等，其中 4-甲氧基水杨醛为香气成分。

照高效液相色谱法测定，本品于 60℃干燥 4h，含 4-甲氧基水杨醛（$C_8H_8O_3$）不得少于 0.20%。

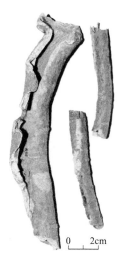

图 9-15　香加皮

【药理作用】

（1）强心　除去醚溶性成分的乙醇提取物，制成 3% 水溶液，对在体蛙心有强心作用。

（2）抗炎　α-香树脂素 40mg/kg 给大鼠腹腔注射，对角叉菜胶所致的实验性关节炎有抗炎作用；β-香树脂醇乙酸酯 40mg/kg 连续 10 日给大鼠腹腔注射，对乙酸所致的实验性关节炎有显著的抗炎作用。

【性味与功能】　性温，味辛、苦；有毒。利水消肿，祛风湿，强筋骨。

香加皮的毒性

香加皮又称北五加皮，其中含有杠柳毒苷等强心苷成分，具有很强的强心作用，用量过多易中毒，容易出现恶心、呕吐、腹泻等胃肠道症状，以及心率减慢、期前收缩等心血管不良反应，故用香加皮（北五加皮）代替南五加皮入药或制酒时尤应慎重。

【附】
　　　　　　　　　　　　　五加皮 Acanthopanacis Cortex

本品为五加科植物细柱五加 *Acanthopanax gracilistylus* W. W. Smith 的干燥根皮，主产湖北、河南等地，习称"南五加皮"。呈不规则卷筒状，长 5～15cm，直径 0.4～1.4cm，厚 1～3mm；外表面灰褐色，有纵皱纹及横长皮孔样斑点；内表面淡黄色或灰黄色，有细纵纹；体轻，质脆，易折断，折断面不整齐，灰白色；气微香，味微辣而苦。内部构造中有树脂道及草酸钙簇晶。功能祛风湿，补益肝肾，强筋壮骨，利水消肿。

地骨皮　Lycii Cortex

【来源】　为茄科植物枸杞 *Lycium chinense* Mill. 或宁夏枸杞 *Lycium barbarum* L. 的干燥根皮。

【产地与采制】　主产于河北、河南、山西、陕西等地。春初或秋后挖根，洗净，剥取根皮，晒干。

【性状】　呈筒状或槽状，长 3～10cm，宽 0.5～1.5cm，厚 0.1～0.3cm。外表面灰黄色至棕黄色，粗糙，具不规则纵裂纹，易成鳞片状剥落；内表面黄白色至灰黄色，较平坦，有细纵纹。体轻，质脆，易折断；断面不平坦，外层黄棕色，内层灰白色。气微，味微甘而后苦（图 9-16）。

以块大、皮厚、无木心者为佳。

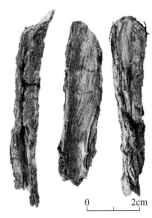

图 9-16   地骨皮

【显微特征】   横切面   ①木栓层为 4～10 余列细胞，其外有较厚的落皮层。②韧皮射线大多宽 1 列细胞。③纤维单个散在或 2 至数个成束。④薄壁细胞含草酸钙砂晶，并含有多数淀粉粒。

【成分】   含甜菜碱、亚油酸、亚麻酸、牛磺酸及枸杞酰胺等。

【药理作用】

（1）解热   煎剂灌胃，对静脉注射由大肠埃希菌细胞壁提得的糖酯类所致发热的家兔具有较强的退热作用。

（2）降压   煎剂静脉注射，对麻醉犬、猫均可使血压降低；煎剂灌胃，对正常大鼠可使血压降低；酊剂静脉注射，对麻醉犬、猫均有降压作用，并伴有心率减慢和呼吸加快现象。

（3）降血脂   地骨皮提取物及甜菜碱有抗脂肪肝的作用，并能降低血清总胆固醇。

【性味与功能】   性寒，味甘。凉血除蒸，清肺降火。

 目标检测

一、单项选择题

1. 皮类生药的药用部位是指哪种组织以外的部分（   ）。
   A. 木栓形成层   B. 形成层   C. 皮层
   D. 栓内层   E. 韧皮部

2. 皮类生药粉末不含下列哪种特征（   ）。
   A. 石细胞   B. 射线细胞   C. 导管
   D. 筛管   E. 分泌道

3. 质韧，纤维性强，难折断，易纵向撕裂，撕裂时有粉尘飞扬的生药是（   ）。
   A. 牡丹皮   B. 香加皮   C. 桑白皮
   D. 地骨皮   E. 五加皮

4. 粉末中有草酸钙方晶、晶纤维及分枝状石细胞的生药是（   ）。
   A. 厚朴   B. 黄柏   C. 杜仲
   D. 肉桂   E. 秦皮

5. 断面较平坦，淡粉红色，显粉性，常有发亮小结晶的生药是（   ）。
   A. 牡丹皮   B. 香加皮   C. 桑白皮
   D. 地骨皮   E. 厚朴

6. 秦皮水浸液日光下可见（   ）。
   A. 黄绿色荧光   B. 金黄色荧光   C. 黄白色荧光
   D. 碧蓝色荧光   E. 红棕色荧光

7. 断面外层棕色而较粗糙，内层红棕色而油润，两层间有 1 条黄棕色线纹的生药是（   ）。
   A. 牡丹皮   B. 肉桂   C. 厚朴
   D. 杜仲   E. 黄柏

8. 断面纤维性，呈裂片状分层，深黄色的生药是（   ）。
   A. 厚朴   B. 黄柏   C. 杜仲
   D. 肉桂   E. 秦皮

二、简答题

1. 举例说明皮类生药折断面的性状特征与显微构造的关系。

2. 简述牡丹皮、厚朴、黄柏的来源及鉴别要点。

3. 从来源及性状上区别：厚朴与杜仲、地骨皮与香加皮、黄柏与关黄柏、肉桂与桂皮。

（张　俊）

第十章

叶类生药

叶（folium）类生药一般采用植物完整、成熟的干燥叶，多为单叶，如枇杷叶、艾叶；少数为复叶的小叶，如番泻叶；有的为带叶的枝梢，如侧柏叶等。

一、性状鉴定

叶类生药多皱缩卷曲且易碎，需湿润摊平后观察。观察时要注意叶的形状、颜色、表面特征及气味等。

（1）形状 注意观察叶片的形状、叶缘、叶端、叶基、叶片的分裂及叶脉等特征。

（2）颜色 叶片一般呈灰绿色或暗绿色，常因加工方法、贮藏等因素使其颜色变黄或呈绿棕色；少数叶片呈紫色、蓝紫色等特殊颜色。

（3）表面特征 叶片的表面特征是叶类生药鉴别的重要依据。有的具角质层，光滑无毛；有的被毛；有的对光透视可见透明的腺点。也可借助放大镜仔细观察毛茸、腺点及腺鳞等。

（4）气味 也是叶类生药的鉴别依据，如侧柏叶、艾叶气清香；有些叶片则需破碎、揉搓后再闻。

二、显微鉴定

叶类生药的显微鉴定通常在叶片中脉处做横切片，或制作表面制片及粉末制片，叶的横切片主要观察叶片的表皮、叶肉及中脉三个部分的特征。

（1）表皮 主要观察上、下表皮细胞的形状、垂周壁是否弯曲、角质层纹理、气孔及毛茸的类型等。单子叶植物叶的表皮细胞有时特化成"运动细胞"，如淡竹叶；有的表皮细胞内含钟乳体，如桑叶、穿心莲叶；有的有簇状橙皮苷结晶，如薄荷叶等。

表皮上可见腺毛、非腺毛和气孔等。腺毛和非腺毛的类型、气孔的数目及气孔轴式亦是叶类生药的重要鉴定特征。同种植物叶的单位面积上气孔数与表皮细胞的比例，有一定的范围且比较恒定，这种比例关系称为气孔指数，可用于区别同属不同种的生药。

$$气孔指数 = \frac{单位面积上的气孔数}{单位面积上的气孔数 + 表皮细胞数} \times 100$$

（2）叶肉 通常分化为栅栏组织和海绵组织两部分。

栅栏组织若只分布于上表皮细胞的下方，称"异面叶"，若上下表皮细胞内方均有栅栏组织，称"等面叶"。各种植物栅栏组织排列层数不同，可作为叶类生药鉴别的特征。海绵组织占叶肉的大部分，应注意是否有草酸钙结晶、分泌组织与厚壁组织的存在。

一个表皮细胞下栅栏细胞的平均数目称为"栅表比"，可用于同属不同种植物叶的鉴定。

（3）中脉　叶片中脉横切面观，上下表面的凹凸程度与维管束的数目和排列方式，往往依植物的种类而异。主脉维管束通常为外韧型，维管束外围有时为纤维或石细胞构成的维管束鞘。

细小的叶脉将叶肉组织分割成许多小块，称"脉岛"。每平方毫米面积中脉岛的数目称为"脉岛数"，同种植物叶片上脉岛数常固定不变，且不受植物生长的年龄和叶片大小而变化，可作为叶类生药的鉴定特征。

石韦　Pyrrosiae Folium

【来源】　为水龙骨科植物庐山石韦 *Pyrrosia shareeri*（Bak.）Ching、石韦 *Pyrrosia lingua*（Thunb.）Farwell 或有柄石韦 *Pyrrosia petiolosa*（Christ）Ching 的干燥叶。前两者习称"大叶石韦"，后者习称"小叶石韦"。

【产地与采制】　庐山石韦主产于江西、湖南、四川等地；石韦及有柄石韦主产于东北、华北等地。全年均可采，除去根茎和根，晒干或阴干。

【性状】

庐山石韦　叶片略皱缩，展开后叶呈披针形，长 10～25cm，宽 3～5cm，先端渐尖，基部耳状偏斜，全缘，边缘常向内卷曲；上表面黄绿色或灰绿色，散布有黑色圆形小凹点；下表面密生红棕色星状毛，有的侧脉间布满棕色圆点状孢子囊群。叶柄具四棱，长 10～20cm，直径 1.5～3mm，略扭曲，有纵槽。叶片革质。气微，味微涩苦。

石韦　叶片披针形或长圆披针形，长 8～12cm，宽 1～3cm。基部楔形，对称。孢子囊群在侧脉间，排列紧密而整齐。叶柄长 5～10cm，直径约 1.5mm。

有柄石韦　叶片卷曲呈筒状，展平后呈长圆形或卵状长圆形，长 3～8cm，宽 1～2.5cm。基部楔形，对称；下表面侧脉不明显，布满孢子囊群。叶柄长 3～12cm，直径约 1mm（图 10-1）。

均以叶厚、完整、杂质少者为佳。

【成分】　三种石韦均含芒果苷、异芒果苷及绿原酸等。庐山石韦含延胡索酸、咖啡酸、β-谷甾醇、果糖、葡萄糖、蔗糖、有机酸及酚性

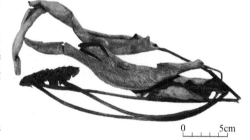

图 10-1　石韦

化合物；石韦含皂苷、蒽醌类化合物、β-谷甾醇；有柄石韦含皂苷、黄酮类、酚性物质及树脂等。

照高效液相色谱法测定，本品以干燥品计算，含绿原酸（$C_{16}H_{18}O_9$）不得少于 0.20%。

【药理作用】

（1）抗菌　石韦所含延胡索酸、咖啡酸有抗菌作用。石韦煎剂对金黄色葡萄球菌及变形杆菌有抑制作用。

（2）对呼吸系统的作用　石韦所含芒果苷与异芒果苷有镇咳祛痰作用。

（3）对泌尿系统的影响　有排除或消除尿路结石及利尿作用。

（4）利胆　咖啡酸有弱的持久的利胆作用。小剂量咖啡酸的利胆作用维持时间比去氧胆酸强。

此外，本品尚有增强免疫功能、升高白细胞、抗病毒及降血糖等作用。

【性味与功能】   性微寒，味甘、苦。利尿通淋，清肺止咳，凉血止血。

侧柏叶   Platycladi Cacumen

【来源】   为柏科植物侧柏 *Platycladus orientalis*（L.）Franco 的干燥枝梢及叶。

【产地与采制】   我国特产，除新疆、青海外，几遍全国。多为栽培。多在夏、秋二季采收，阴干。

【性状】   多分枝，小枝扁平；叶细小鳞片状，交互对生，贴伏于枝上，深绿色或黄绿色。质脆，易折断。气清香，味苦涩、微辛（图 10-2）。

以枝嫩、色深绿、无碎末者为佳。

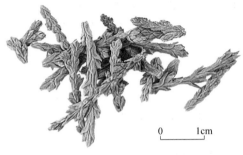

0   1cm

图 10-2   侧柏叶

【成分】   含挥发油，主要成分为侧柏酮、欧侧柏酚、小茴香酮等；黄酮类化合物如扁柏双黄酮、新柳杉双黄酮、穗花杉双黄酮、槲皮素等；另含杨梅黄素、山奈酚、蜡质等。

照高效液相色谱法测定，本品以干燥品计算，含槲皮苷（$C_{21}H_{20}O_{11}$）不得少于 0.10%。

【药理作用】

（1）对呼吸系统的作用   侧柏及其所含黄酮类对小鼠有镇咳、祛痰、松弛气管平滑肌的作用。

（2）抗病原微生物   侧柏叶煎剂体外对肺炎双球菌、金黄色葡萄球菌、痢疾杆菌、流感病毒等有抑制作用。

（3）止血   能明显缩短出血时间及凝血时间。炒炭及焖煅炮制止血作用优于生用。

此外，侧柏叶还具有抗炎、抗肿瘤等药理作用。

【性味与功能】   性寒，味苦、涩。凉血止血，化痰止咳，生发乌发。

淫羊藿   Epimedii Folium

【来源】   为小檗科植物淫羊藿 *Epimedium brevicornu* Maxim.、箭叶淫羊藿 *Epimedium sagittatum*（Sieb. et Zucc.）Maxim.、柔毛淫羊藿 *Epimedium pubescens* Maxim. 或朝鲜淫羊藿 *Epimedium koreanum* Nakai 的干燥叶。

【产地与采制】   主产于东北、山东、湖南、江西等地。夏、秋季茎叶茂盛时采收，晒干或阴干。

【性状】

淫羊藿   三出复叶，小叶片卵圆形，长 3～8cm，宽 2～6cm；先端微尖，顶生小叶基部心形，两侧小叶较小，偏心形，外侧较大，呈耳状，边缘具黄色刺毛状细锯齿；上表面黄绿色，下表面灰绿色，主脉 7～9 条，基部有稀疏细长毛，细脉两面突起，网脉明显；小叶柄长 1～5cm。叶片近革质。气微，味微苦。

箭叶淫羊藿   三出复叶，小叶片长卵形至卵状披针形，长 4～12cm，宽 2.5～5cm；先端渐尖，两侧小叶基部明显偏斜，外侧呈箭形。下表面疏被粗短伏毛或近无毛。叶片革质。

柔毛淫羊藿   叶下表面及叶柄密被绒毛状柔毛。

朝鲜淫羊藿   小叶较大，长 4～10cm，宽

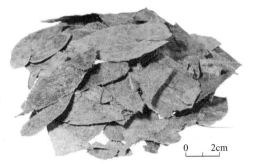

0   2cm

图 10-3   淫羊藿

3.5～7cm，先端长尖。叶片较薄（图10-3）。

以色黄绿、无枝梗、叶整齐不碎者为佳。

【成分】 主含黄酮类成分，主要有淫羊藿苷（icariin）、淫羊藿次苷Ⅰ（icariside）、淫羊藿次苷Ⅱ、淫羊藿新苷A、朝藿定B、朝藿定C及箭藿苷B等。尚含多糖、木脂素、挥发油等。

照高效液相色谱法测定，本品按干燥品计算，含淫羊藿苷（$C_{30}H_{40}O_{15}$）不得少于0.50%。

【药理作用】

（1）雄性激素样作用 淫羊藿及淫羊藿苷有雄性激素样作用，可促进犬精液分泌，增加小鼠前列腺和精囊的重量，对促进性功能有明显作用。

（2）增强免疫功能 淫羊藿多糖、总黄酮苷、淫羊藿苷和皂苷具有免疫激活作用，能显著提高小鼠巨噬细胞的吞噬功能。

（3）促进骨生长 淫羊藿水煎液具有促进骨髓细胞DNA合成的作用，对长期应用肾上腺皮质激素所致的骨质疏松有一定的拮抗作用。

（4）对物质代谢的作用 淫羊藿可显著促进阳虚动物DNA、蛋白质的合成，增加动物体重，增强抗寒冷能力。

此外，本品还有抗心肌缺血、强心、降压、降血糖及降血脂等作用。

【性味与功能】 性温，味辛、甘。补肾阳，强筋骨，祛风湿。

【附】
巫山淫羊藿 Epimedii Wushanensis Folium

本品为小檗科植物巫山淫羊藿 *Epimedium wushanense* T. S. Ying 的干燥叶。为二回三出复叶，小叶片披针形至狭披针形，长9～23cm，宽1.8～4.5cm，先端渐尖或长渐尖，边缘具刺齿，侧生小叶基部的裂片偏斜，内边裂片小，圆形，外边裂片大，三角形，渐尖。下表面被绵毛或秃净。近革质。气微，味微苦。功能补肾阳，强筋骨，祛风湿。

大青叶 Isatidis Folium

【来源】 为十字花科植物菘蓝 *Isatis indigotica* Folium. 的干燥叶。

【产地与采制】 主产于江苏、安徽、河北、陕西等地。夏、秋二季分2～3次采收，除去杂质，晒干。

【性状】 叶片多皱缩卷曲，有的破碎。完整叶片展平后呈长椭圆形至长圆状倒披针形，长5～20cm，宽2～6cm；上表面暗灰绿色，有的可见色较深稍突起的小点；先端钝，全缘或微波状，基部狭窄下延至叶柄呈翼状；叶柄长4～10cm，淡棕黄色。质脆。气微，味微酸、苦、涩（图10-4）。

以叶片完整、色暗灰绿者为佳。

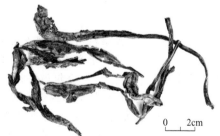

图10-4 大青叶

【显微特征】 粉末 绿褐色。①下表皮细胞垂周壁稍弯，略成连珠状增厚。②气孔于下表皮较多，不等式，副卫细胞3～4个。③叶肉组织分化不明显，叶肉细胞中含蓝色细小颗粒状物，亦含橙皮苷样结晶。

【成分】 含菘蓝苷（isatan）、靛玉红（indirubin）、靛蓝（indigo）及色胺酮等。

照高效液相色谱法测定，本品按干燥品计算，含靛玉红（$C_{16}H_{10}N_2O_2$）不得少于0.020%。

【理化鉴别】 取本品粉末0.5g，加三氯甲烷20ml，加热回流1h，滤过，滤液浓缩至1ml，作为供试品溶液。另取靛蓝、靛玉红对照品，加三氯甲烷制成每1ml各含1mg的混合溶液，作为对照品溶液。吸取上述两种溶液各5µl，分别点于同一硅胶G薄层板上，以环丙烷-三氯甲烷-丙酮（5:4:2）为展开剂，展开，取出，晾干。供试品色谱中，在与对照品色谱相应的位置上，分别显相同的蓝色斑点和浅紫红色斑点。

【药理作用】

(1) 解热、抗炎　大青叶煎剂对伤寒、霍乱混合疫苗所致实验性发热家兔有明显的解热作用，且降温快，毒性小。对多种致炎剂所引起的炎症反应有明显的抑制作用。

(2) 抗病原微生物　大青叶能广谱抗菌，尤其对金黄色葡萄球菌有很强的抑制作用。煎剂体外试验对金黄色葡萄球菌、甲型链球菌、脑膜炎奈瑟菌、肺炎链球菌以及痢疾杆菌均有一定的抑制作用。大青叶对乙型脑炎病毒、腮腺炎病毒、流感病毒等也有抑制作用。此外，大青叶尚有杀灭钩端螺旋体的作用。

(3) 抗内毒素　经体内、体外实验发现大青叶有抗大肠埃希菌内毒素作用。

(4) 增强免疫功能　大青叶煎剂能增强白细胞的吞噬功能，如小鼠腹腔注入金黄色葡萄球菌后灌服煎剂，能明显增强腹腔液中白细胞对细菌的吞噬作用，提高吞噬指数。

(5) 抗肿瘤　大青叶中靛玉红是一种应用前景广阔的抗肿瘤成分。它对小鼠白血病(L7212) 抑制率较高，对肉瘤 S_{180} 也有一定作用，对慢性粒细胞性白血病的治疗有效率在90% 以上，能选择性地抑制癌细胞 DNA 合成。

此外，本品还具有保肝、利尿及降压等作用。

【性味与功能】　性寒，味苦。清热解毒，凉血消斑。

【附注】　大青叶的类似品尚有爵床科植物马蓝 *Strobilanthes cusia*（Nees.）Bremek. 及马鞭草科植物路边青 *Clerodendron cyrtophyllum* Turcz. 的干燥叶等。马蓝叶黑色至黑绿色，长圆形或椭圆状披针形，长 8～15cm，宽 3～5cm；叶具浅钝锯齿。在福建、江西等地常使用。路边青叶棕黄色，长卵形或椭圆形，长 5～12cm，宽 3～6cm。全缘或微有锯齿。在广东、浙江等地使用。

【附】
蓼大青叶 Polygoni Tinctorii Folium

本品为蓼科植物蓼蓝 *Polygonum tinctorium* Ait. 的干燥叶。叶多皱缩、破碎，完整者展平后呈椭圆形，长 3～8cm，宽 2～5cm。蓝绿色或黑蓝色，先端钝，基部渐狭，全缘。叶脉浅黄棕色，于下表面略突起。叶柄扁平，偶带膜质托叶鞘，质脆。气微，味酸涩稍苦。叶表面观可见垂周壁平直或微波状弯曲，气孔平轴式、少数不等式。叶肉组织含多量蓝色至蓝黑色色素颗粒。草酸钙簇晶多见。功能清热解毒，凉血消斑。

枇杷叶　Eriobotryae Folium

【来源】　为蔷薇科植物枇杷 *Eriobotrya japonica*（Thunb.）Lindl. 的干燥叶。

【产地与采制】　主产于华东、中南及西南地区，以江苏产者量大称为"苏杷叶"，广东产者质佳称为"广杷叶"。全年可采收，晒到七八成干时，扎成小把，再晒干。

【性状】　叶片呈长圆形或倒卵形，长 12～30cm，宽 4～9cm。先端尖，基部楔形，边缘有疏锯齿，近基部全缘。上表面灰绿色、黄棕色或红棕色，较光滑；下表面密被黄色绒毛，主脉于下表面显著突起，侧脉羽状，叶柄极短，被棕黄色绒毛。革质而脆，易折断。气微，味微苦（图 10-5）。

以叶片完整而厚、色灰绿者为佳。

【成分】　含苦杏仁苷、熊果酸、齐墩果酸、酒石酸、枸橼酸、苹果酸、鞣质及挥发油等。

【药理作用】

(1) 祛痰止咳　枇杷叶中所含挥发油有轻度祛痰作用，苦杏仁苷在体内水解产生的氢氰酸有止咳作用。

(2) 抗病原微生物　水煎液对金黄色葡萄球

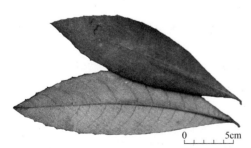

0　　　5cm

图 10-5　枇杷叶

菌、肺炎球菌、痢疾杆菌等有抑制作用。所含熊果酸体外试验具有一定抗菌作用；齐墩果酸为广谱抗菌剂。

此外，本品还具有抗肿瘤、降血糖及保肝降脂等作用。

【性味与功能】　性微寒，味苦。清肺止咳，降逆止呕。

【附注】　市场有用木兰科植物广玉兰冒充枇杷叶药用，其叶革质，椭圆形或倒卵状长圆形，长 10～20cm，宽 4～10cm；先端钝或渐尖，基部楔形；上面深绿色，有光泽，下面淡绿色，有褐色短柔毛，侧脉 8～9 对。应注意鉴别。

番泻叶　*Sennae Folium*

【来源】　为豆科植物狭叶番泻 *Cassia angustifolia* Vahl 或尖叶番泻 *Cassia acutifolia* Delile 的干燥小叶。

【产地与采制】　狭叶番泻叶主产于印度、埃及、苏丹等国，开花前摘下叶片，阴干后用水压机打包。尖叶番泻叶主产于埃及，我国广东、海南及云南等地亦有栽培。夏、秋二季果实将成熟时，剪下枝条，摘取叶片，晒干。

【性状】

狭叶番泻叶　小叶片呈长卵形或卵状披针形，长 1.5～5cm，宽 0.4～2cm，全缘，叶端急尖，叶基稍不对称。上表面黄绿色，下表面浅黄绿色，无毛或近无毛，叶脉稍隆起。革质。气微弱而特异，味微苦，稍有黏性。

尖叶番泻叶　呈披针形或长卵形，略卷曲，叶端短尖或微突，叶基不对称；两面均有细短毛茸（图 10-6）。

以叶大、完整、干燥、色绿、梗少、无黄叶者为佳。

【显微特征】　粉末　淡绿色或黄绿色。①晶纤维多，草酸钙方晶直径 12～15μm，常形成晶鞘纤维。②非腺毛单细胞，长 100～350μm，直径 12～25μm，壁厚，具疣状突起，基部稍弯曲。③草酸钙簇晶较多，存在于叶肉薄壁细胞中，直径 9～20μm。④上下表皮细胞表面观多角形，垂周壁平直；上下表面均有气孔，主为平轴式，副卫细胞大多为 2 个，也有 3 个（图 10-7）。

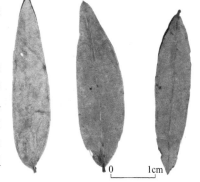

图 10-6　番泻叶

【成分】　含番泻苷 A（sennoside A）、番泻苷 B、番泻苷 C、番泻苷 D、大黄酚、芦荟大黄素、芦荟大黄素双蒽酮苷、大黄酸葡萄糖苷、芦荟大黄素葡萄糖苷、芦荟大黄素-8-葡萄糖苷及大黄酸-8-葡萄糖苷等。

照高效液相色谱法测定，本品按干燥品计算，含番泻苷 A（$C_{42}H_{38}O_{20}$）和番泻苷 B（$C_{42}H_{38}O_{20}$）的总量不得少于 1.1%。

【药理作用】

（1）泻下　番泻叶的主要泻下有效成分为番泻苷，其泻下作用及刺激性较含蒽醌类的其他泻药更强，泻下时可伴有腹痛。

（2）止血　番泻叶止血有效成分为游离蒽醌类衍生物，能使血凝时间缩短，使血小板和纤维蛋白原增加，增强毛细血管抵抗力。

（3）利胆与抗菌、消炎作用　番泻苷 A 等有利胆、松弛奥狄括约肌及较强的抗菌消炎作用。水浸剂（1∶4）在试管内对某些致病性皮肤真菌亦有抑制作用；番泻叶的醇提取物对葡萄球菌、白喉杆菌、伤寒杆菌、副伤寒杆菌有抑制作用。

（4）肌肉松弛作用　番泻叶有箭毒样作用，能在运动神经末梢和骨骼肌接头处阻断乙酰胆碱，从而使肌肉松弛。

【性味与功能】　性寒，味甘、苦。泻热行滞，通便，利水。

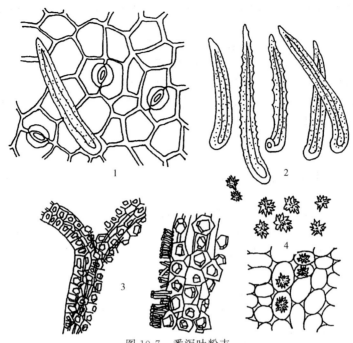

图 10-7 番泻叶粉末

1—表皮及气孔；2—非腺毛；3—晶纤维；4—草酸钙簇晶

枸骨叶 Ilicis Cornutae Folium

【来源】 为冬青科植物枸骨 *Ilex cornuta* Lindl. ex Paxt. 的干燥叶。

【产地与采制】 主产于长江中、下游各省。秋季采收，除去杂质，晒干。

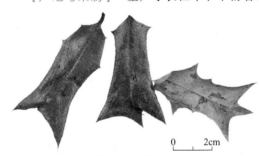

图 10-8 枸骨叶

【性状】 叶片呈类长方形或矩圆状长方形，偶有长卵圆形，长 3～8cm，宽 1.5～4cm。先端具 3 枚较大的硬刺齿，顶端 1 枚常反曲，基部平截或宽楔形，两侧有时各具刺齿 1～3 枚，边缘稍反卷；长卵圆形叶常无刺齿。上表面黄绿色或绿褐色，有光泽，下表面灰黄色或灰绿色。叶脉羽状，叶柄较短，革质，硬而厚。气微，味微苦（图 10-8）。

【成分】 含冬青苷甲、冬青苷乙，其苷元为坡模酸及熊果酸。

【性味与功能】 性凉，味苦。清热养阴，益肾，平肝。

枸骨叶、苦丁茶与功劳叶

　　枸骨叶，苦丁茶，功劳叶市场应用混乱。经市场调查及本草考证，结果表明：①苦丁茶的主流品种有三种：一种产于江苏、安徽、浙江等地，原植物为枸骨 *Ilex cornuta* Lindl. ex Paxt.；一种产于海南、广东、广西、湖南等地，原植物为大叶冬青 *Ilex latifolia* Thunb.；一种为植物苦丁茶 *Ilex kudingcha*. C. J. Tseng。②生药功劳叶为小檗科十大功劳 *Mahonia bealeihe* Cart. 和狭叶十大功劳 *M. fortunei* (Lindl) Fedde 的干燥叶入药，又称十大功劳叶。

罗布麻叶　Apocyni Veneti Folium

【来源】　为夹竹桃科植物罗布麻 *Apocynum venetum* L. 的干燥叶。

【产地与采制】　主产于西北、华北及东北等地。夏季采收，除去杂质，干燥。

【性状】　叶多皱缩卷曲，有的破碎，完整的叶片展平后，呈椭圆状披针形或卵圆状披针形，长 2～5cm，宽 0.5～2cm；淡绿色或灰绿色，先端钝，有小芒刺，基部钝圆或楔形，边缘具细齿，常反卷；叶背颜色稍淡，两面无毛；叶脉于下表面明显突起；叶柄细，长约 4mm。质脆。气微、味淡（图 10-9）。

以叶完整、色绿者为佳。

【成分】　含芦丁（rutin）、槲皮素（quercetin）、金丝桃苷等黄酮类化合物，并含儿茶素、蒽醌、延胡索酸、琥珀酸、绿原酸、谷氨酸、丙氨酸、缬氨酸及铜、锌、锰、铁等无机元素。

照高效液相色谱法测定，本品以干燥品计算，含金丝桃苷（$C_{21}H_{20}O_{12}$）不得少于 0.30％。

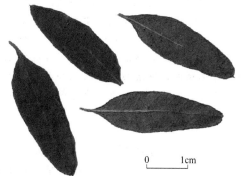

图 10-9　罗布麻叶

【药理作用】

（1）降压　肾型高血压狗灌胃罗布麻叶煎剂后 2h，血压从 194/142mmHg 降至 152/100mmHg，并一直稳定在较低水平。

（2）降血脂　罗布麻水浸膏灌胃给药，对表明活性剂 Triton 所诱发的高脂血症有降低胆固醇和三酰甘油的作用。

（3）利尿　罗布麻灌服或其提取物静注均有利尿作用。

此外，罗布麻还具有镇静、抑制血小板聚集、增强免疫功能及抗衰老等作用。

【性味与功能】　性凉，味甘、苦。清热利水，平肝安神。

紫苏叶　Perillae Folium

【来源】　为唇形科植物紫苏 *Perilla frutescens*（L.）Britt. 的干燥叶（或带嫩枝）。

【产地与采制】　全国各地均有栽培。夏季枝叶茂盛时采收，除去杂质，晒干。

【性状】　叶片多皱缩卷曲、破碎，完整者展开呈卵圆形，长 4～11cm，宽 2.5～9cm。先端长尖或急尖，基部圆形或宽楔形，边缘具圆锯齿。两面紫色或上表面绿色，下表面紫色，疏生灰白色毛，下表面有多数凹点状腺鳞。叶柄长 2～7cm，紫色或紫绿色。质脆。带嫩枝者，枝的直径 2～5mm，紫绿色，断面中部有髓。气清香，味微辛（图 10-10）。

以叶完整、色紫、气香者为佳。

【成分】　含挥发油，油中主要成分为左旋紫苏醛、紫苏醇、柠檬烯、紫苏酮及二氢紫苏醇等。

照挥发油测定法测定，本品含挥发油不得少于 0.40％（ml/g）。

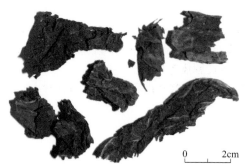

图 10-10　紫苏叶

【药理作用】

（1）抗病原微生物　紫苏叶能抑制葡萄球菌的生长，其挥发油对葡萄球菌、链球菌、伤寒杆菌、痢疾杆菌、白喉杆菌、流感病毒等多种致病菌均有不同程度的抑制作用。

（2）解热　本品挥发油能扩张皮肤血管，刺激汗腺分泌而有解热作用。

（3）对消化系统的作用　能够促进消化液分泌，增强胃肠蠕动。

此外，本品还具有镇静、抗炎、抗过敏及止血等作用。

【性味与功能】　性温，味辛。解表散寒，行气和胃。

【附】

（1）紫苏梗 Perillae Caulis　本品为唇形科植物紫苏 *Perilla frutescens*（L.）Britt. 的干燥茎。茎成方柱形，四棱钝圆，长短不一，直径 0.5~1.5cm。表面紫棕色或暗紫色，四面有纵沟和细纵纹，节部稍膨大，有对生的枝痕和叶痕。体轻，质硬，断面裂片状。切片厚 2~5mm，常呈斜长方形，木部黄白色，有细密的放射状纹理，髓部白色，疏松或脱落呈空洞。气微香，味淡。功能理气宽中，止痛，安胎。

（2）紫苏子 Perillae Fructus　本品为唇形科植物紫苏 *Perilla frutescens*（L.）Britt. 的干燥成熟果实。呈卵圆形或类球形，直径约 1.5mm。表面灰棕色或灰褐色，有隆起的暗紫色网纹，基部稍尖，有灰白色点状果梗痕；果皮薄脆，易压碎；种子黄白色，种皮膜质，子叶 2 片，类白色，富油性。压碎有香气，味微辛。功能降气消痰，止咳平喘，润肠通便。

艾叶　Artemisiae Argyi Folium

【来源】　为菊科植物艾 *Artemisia argyi* Léevl. et Vant. 的干燥叶。

【产地与采制】　我国大部分地区均有分布，主产于山东、安徽等地。夏季花未开时采摘，除去杂质，晒干。

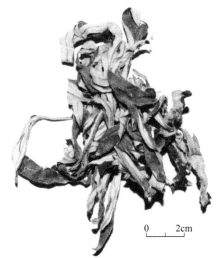

图 10-11　艾叶

【性状】　叶片多皱缩、破碎，有短柄。完整叶片展开后呈卵状椭圆形，羽状深裂，裂片椭圆状披针形，边缘有不规则的粗锯齿；上表面灰绿色或深黄绿色，有稀疏的柔毛和腺点；下表面密生灰白色绒毛。质柔软。气清香，味苦（图 10-11）。

以色青、背面灰白色、绒毛多、叶厚、质柔软而韧、香气浓郁者为佳。

【成分】　含挥发油，油中主要成分为水芹烯、杜松烯、樟脑、龙脑等。还含黄酮类物质。

照气相色谱法测定，本品按干燥计算，含桉油精（$C_{10}H_8O$）不得少于 0.050%。

【药理作用】

（1）对呼吸系统的作用　艾叶能够促进小鼠气道酚红排泄，降低肺溢流压力，延长咳嗽潜伏期，从而具有镇咳、平喘、祛痰作用。

（2）抗菌、抗病毒　体外抑菌实验表明艾叶水煎液对金黄色葡萄球菌、肺炎双球菌、大肠埃希菌、白念珠菌、表皮葡萄球菌致病菌均有明显的抗菌作用；艾叶挥发油对呼吸道合胞病毒（RSV）有体外抑制作用。

（3）抗炎、镇痛　蕲艾挥发油能够明显抑制二甲苯引起的小鼠耳壳炎症，小鼠热板反应潜伏期延长，抑制小鼠扭体次数，能提高大鼠甩尾痛。表明蕲艾挥发油具有明显的抗炎镇痛作用。

此外，本品还具有止血、抗过敏、增强免疫功能及抗肿瘤等作用。

【性味与功能】　性温，味辛、苦；有小毒。温经止血，散寒止痛；外用祛湿止痒。

 ## 目标检测

一、单项选择题

1. 以下哪项不属于淫羊藿的来源（　　）。

A. 淫羊藿　　　　　B. 巫山淫羊藿　　　　C. 箭叶淫羊藿

D. 柔毛淫羊藿　　　E. 朝鲜淫羊藿

2. 以下哪项不属于大青叶的药理作用 （　　　）。

A. 松弛平滑肌作用　B. 抗病原微生物作用　C. 促进免疫功能

D. 抗炎解热作用　　E. 抗内毒素作用

3. 以下哪项不属于番泻叶的显微特征 （　　　）。

A. 单细胞非腺毛　　B. 石细胞　　　　　　C. 草酸钙簇晶

D. 晶纤维　　　　　E. 平轴式气孔

4. 番泻叶泻下作用的主要物质基础是 （　　　）。

A. 番泻苷　　　　　B. 大黄酚　　　　　　C. 挥发油

D. 芦荟大黄素　　　E. 山柰素

二、名词解释

1. 气孔指数　　2. 脉岛数

三、简答题

1. 简述叶类生药的性状及显微鉴别要点。

2. 简述大青叶的性状鉴别特征。

3. 简述番泻叶的来源、产地、有效成分、性状及显微鉴别要点。

（魏国栋）

第十一章

花类生药

花类（flos）生药包括完整的花、花序或花的某一部分。完整的花分为已开放的单花，如洋金花、槐花、红花；未开放的花蕾，如辛夷、金银花。花序也分为未开放的花序，如款冬花；已开放的花序，如菊花、旋覆花。花的某一部分也可入药，如雄蕊（莲须）、花柱（玉米须）、柱头（西红花）、花粉粒（松花粉）等。

一、性状鉴定

花类生药性状应重点观察花的类型、形状、颜色及气味等特征。花的形状比较多样，大多有鲜艳的颜色和香气。观察时应注意花的全形、花的各部分的形状、颜色、数目、排列、有无毛茸以及气味等特征。以花序入药者，除观察单朵花外，还需注意苞片的数目、形状及小花的数目和形状等。

二、显微鉴定

（1）花萼　萼片的构造与叶片相似。应注意表皮细胞的形状，气孔和毛茸的有无、分布与类型，分泌组织及草酸钙结晶的类型及分布等。

（2）花冠　花冠的构造与萼片相似，但构造变异较大，上表皮细胞常呈乳头状或绒毛状突起，无气孔；下表皮细胞的垂周壁常呈波状弯曲，有时亦有毛茸及少数气孔。相当于叶肉的部位，由数层排列疏松的大型薄壁细胞组成，有的可见分泌组织及贮藏物质，如丁香有油室、红花有管状分泌组织。维管组织细小，仅见少数螺纹导管。

（3）雄蕊　雄蕊分花丝和花药两部分。显微鉴别时应注意观察花粉粒的形状、大小、外壁的雕纹、萌发孔的数目和分布。花粉囊内壁细胞常具有特异的螺纹、环纹或网纹增厚，表面观常呈网状、条状或点状增厚，且多木化。

（4）雌蕊　由子房、花柱、柱头三部分组成。应注意观察柱头表皮细胞，尤其是柱头顶端的表皮细胞，有的平滑，如洋金花；有的呈绒毛状突起，如西红花；子房壁的表皮层常有毛茸或各种形状的突起，表皮细胞有的含草酸钙柱晶，如旋覆花。

（5）花梗和花托　有些花类生药常带有花梗和花托。横切面构造与茎相似，应注意观察有无厚壁组织、分泌组织及草酸钙结晶、淀粉粒等。

花类生药粉末重点观察花粉粒、花粉囊内壁细胞、非腺毛、腺毛、草酸钙结晶及分泌组织等特征。

辛夷　Magnoliae Flos

【来源】　为木兰科植物望春花 *Magnolia biondii* Pamp.、玉兰 *Magnolia denudata* Desr. 或武当玉兰 *Magnolia sprengeri* Pamp. 的干燥花蕾。

【产地与采制】　主产于河南、湖北、安徽等地。冬末春初花未开时采收，除去枝梗，阴干。

【性状】

望春花　呈长卵形，似毛笔头，长 1.2～2.5cm，直径 0.8～1.5cm。基部常具短梗，长约 5mm，梗上有类白色点状皮孔。苞片 2～3 层，每层 2 片，两层苞片间有小鳞芽，苞片外表面密被灰白色或灰绿色茸毛，内表面类棕色，无毛；花被片 9，棕色，外轮花被片 3，条形，约为内两轮长的 1/4，呈萼片状，内两轮花被片 6，每轮 3，轮状排列。雄蕊和雌蕊多数，螺旋状排列。体轻，质脆易碎。气芳香，味辛凉，稍苦。

玉兰　长 1.5～3cm，直径 1～1.5cm，基部枝梗较粗壮，皮孔浅棕色。苞片外表面密被灰白色或灰绿色茸毛。花被片 9，内外轮同型。

武当玉兰　长 2～4cm，直径 1～2cm，基部枝梗粗壮，皮孔红棕色。苞片外表面密被淡黄色或淡黄绿色茸毛。有的最外层苞片茸毛已脱落而呈黑褐色。花被片 10～12（15），内外轮无显著差异（图 11-1）。

以完整、内瓣紧密、无枝梗、油性足、香气浓者为佳。

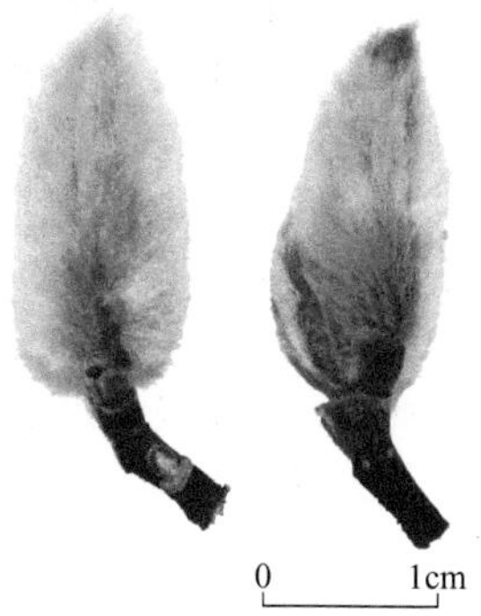

【成分】　主含挥发油，油中主要成分有柠檬醛、桉油精、丁香酚、胡椒酚甲醚、枸橼酸等。另含木兰脂素及生物碱等成分。

照挥发油测定法，本品挥发油不得少于 1.0%（ml/g）；照高效液相色谱法测定，本品以干燥品计算，含挥发油不得少 1.0%（ml/g），含木兰脂素（$C_{23}H_{28}O_7$）不得少于 0.40%。

图 11-1　辛夷

【药理作用】

（1）抗炎　辛夷油对炎症组织的毛细血管通透性有降低作用，能明显减轻充血、水肿、坏死和炎细胞浸润等炎性反应。

（2）抗变态反应　辛夷挥发油对变态反应性鼻炎豚鼠 Th 细胞免疫功能具有调节作用，并且最终影响其释放的炎症介质的表达，发挥对变应性鼻炎的治疗作用。

（3）抗组胺　辛夷挥发油对实验性变应性鼻炎（AR）大鼠可通过影响 IL-12、IFN-γ 水平调节外周血组胺含量，减轻炎症反应。

此外，本品还具有抗病原微生物、抗氧化、抗肿瘤及肾脏保护等作用。

【性味与功能】　性温，味辛。散风寒，通鼻窍。

槐花　Sophorae Flos

【来源】　为豆科植物槐 *Sophora japonica* L. 的干燥花及花蕾。花习称"槐花"，花蕾习称"槐米"。

【产地与采制】　主产于河北、山东、河南等地。夏季花开放或花蕾形成时采收，及时干燥，除去枝、梗及杂质。

【性状】

槐花　皱缩而卷曲，花瓣多散落。完整者花萼钟状，黄绿色，先端 5 浅裂；花瓣 5，黄色或黄白色，1 片较大，近圆形，先端微凹，其余 4 片长圆形。雄蕊 10，其中 9 个基部连合，花丝细长。雌蕊圆柱形，弯曲。体轻。气微，味微苦（图 11-2）。

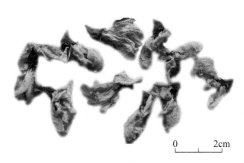

图 11-2　槐花

槐米　呈卵形或椭圆形，似米粒，长 2～6mm，直径约 2mm。花萼下部有数条纵纹。萼的上方为黄白色未开放的花瓣。花梗细小。体轻，手捻即碎。气微，味微苦涩。

槐花以黄白色、整齐、无枝梗者为佳；槐米以粒大、色黄绿者为佳。

【成分】　主要含黄酮类成分，如芦丁、槐米甲素和槲皮素；尚含槐米乙素、槐米丙素、多种三萜皂苷及鞣质等。

照高效液相色谱法测定，本品按干燥品计算，含芦丁（$C_{27}H_{30}O_{16}$）槐花不得少于 6.0%；槐米不得少于 15.0%。

【理化鉴别】　取本品粉末 0.2g，加甲醇 5ml，密塞，振摇 10min，滤过，滤液作为供试品溶液。另取芦丁对照品，加甲醇制成每 1ml 含 4mg 的溶液，作为对照品溶液。吸取上述两种溶液各 10μl，分别点于同一硅胶 G 薄层板上，以乙酸乙酯-甲酸-水（8:1:1）为展开剂，展开，取出，晾干，喷以三氯化铝试液，待乙醇挥干后，置紫外光灯（365nm）下检视。供试品色谱中，在与对照品色谱相应的位置上，显相同颜色的荧光斑点。

【药理作用】

（1）对心血管系统的影响　芦丁及槲皮素可增加离体或体内蛙心的收缩力和输出量，并减慢心率。芦丁及其制剂有降压作用，槲皮素亦能短时间的降压。槐花水浸液注射于麻醉犬的静脉，能引起血压下降。

（2）解痉、抗溃疡　槲皮素能降低肠、支气管平滑肌的张力，其解痉作用比芦丁强 5 倍，皮下注射 5～10mg/kg 能显著降低大鼠因结扎幽门引起的胃溃疡病灶数目。

（3）抗炎　芦丁及槲皮素可减轻不同方法引起的大鼠或小鼠实验性关节炎。

此外，芦丁及槲皮素在试管内对某些细菌有抗菌作用，对病毒、真菌在试管内亦表现抑制；给兔灌肠芦丁 20～50mg/kg 对实验性冻伤有预防作用。

【性味与功能】　性微寒，味苦。凉血止血，清肝泻火。

丁香　Caryophylli Flos

【来源】　为桃金娘科植物丁香 *Eugenia caryophyllata* Thunb. 的干燥花蕾。

【产地与采制】　主产于印度尼西亚及马来西亚等国，我国海南及广东等地有栽培。通常在 9 月至次年 3 月间，花蕾由绿色转为红色时采摘，除去花梗，晒干。

【性状】　略呈研棒状，长 1～2cm。花冠圆球形，直径 0.3～0.5cm，花瓣 4，复瓦状抱合，棕褐色至褐黄色，花瓣内为雄蕊和花柱，搓碎后可见众多黄色细粒状的花药。萼筒圆柱状，略扁，有的稍弯曲，长 0.7～1.4cm，直径 0.3～0.6cm，红棕色或棕褐色，上部有 4 枚三角状的萼片，"十"字状分开。质坚实，富油性。气芳香浓烈，味辛辣、有麻舌感（图 11-3）。

以完整、个大、油性足、颜色深红、香气浓郁、入水萼筒下沉者为佳。

【显微特征】

萼筒中部横切面　①表皮细胞 1 列，有较厚角质层。②皮层外侧散有 2～3 列径向延长的

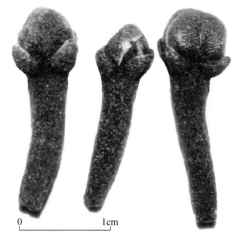

图 11-3　丁香

椭圆形油室，长 $150\sim200\mu m$；其下有 $20\sim50$ 个小型双韧维管束，断续排列成环，维管束外围有少数中柱鞘纤维，壁厚，木化。③内侧为数列薄壁细胞组成的通气组织，有大型腔隙。④中心轴柱薄壁组织间散有多数细小维管束，薄壁细胞含众多细小草酸钙簇晶（图 11-4）。

粉末　暗红棕色。①纤维梭形，顶端钝圆，壁较厚。②花粉粒众多，极面观三角形，赤道表面观双凸镜形，具 3 副合沟。③草酸钙簇晶众多，直径 $4\sim26\mu m$，存在于较小的薄壁细胞中。④油室多破碎，分泌细胞界限不清，含黄色油状物（图 11-5）。

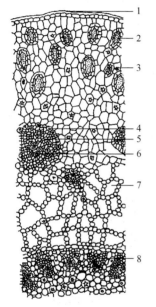

图 11-4　丁香萼筒中部横切面
1—表皮；2—油室；3—草酸钙簇晶；
4—纤维；5—韧皮部；6—木质部；
7—气室；8—维管束

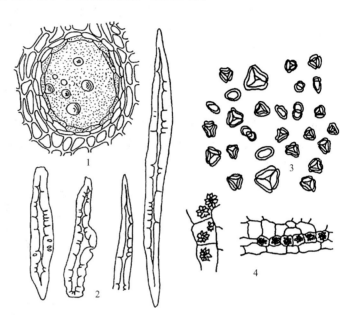

图 11-5　丁香粉末
1—油室；2—纤维；3—花粉粒；4—草酸钙簇晶

【成分】　主含挥发油即丁香油，油中主成分为丁香酚、乙酰基丁香酚、β-丁香烯等。

按气相色谱法测定，本品含丁香酚（$C_{10}H_{12}O_2$）不得少于 11.0%。

【理化鉴别】　取本品粉末 0.5g，加乙醚 5ml 振摇数分钟，滤过，滤液作为供试品溶液。另取丁香酚对照品，加乙醚制成每 1ml 含 $16\mu l$ 的溶液，作为对照品溶液。吸取上述两种溶液各 $5\mu l$，分别点于同一硅胶 G 薄层板上，以石油醚（$60\sim90^\circ C$）-乙酸乙酯（9：1）为展开剂，展开，取出，晾干。喷以 5％香草醛硫酸溶液，在 $105^\circ C$ 加热至斑点显色清晰。供试品色谱在与对照品色谱相应的位置上，应显相同颜色的斑点。

【药理作用】

（1）对消化系统的作用　丁香水浸液有刺激胃酸和胃蛋白酶分泌的作用；并能显著抑制小鼠胃排空及离体兔和豚鼠肠道活动。

（2）抗病原微生物　丁香及其煎剂、乙醇提取物、丁香油对白喉、炭疽、副伤寒、结核及痢疾杆菌、金黄色葡萄球菌、白色葡萄球菌及霍乱弧菌均有抑制作用；对多种致病性真菌有非常显著的抑制作用。对腺病毒、副流感病毒、呼吸道合胞病毒和所致细胞病变具有明显抑制作用。

此外，丁香尚有降压、镇痛、抗炎、增强免疫功能、抗血栓及抗衰老等作用。

【性味与功能】　性温，味辛。温中降逆，补肾助阳。

洋金花   Daturae Flos

【来源】   为茄科植物白花曼陀罗 *Datura metel* L. 的干燥花，习称"南洋金花"。

【产地与采制】   主产于江苏、福建、浙江等地。4～11月花初开时采收，晒干或低温干燥。

【性状】   多皱缩成条状，完整者长9～15cm。花萼呈筒状，长为花冠的2/5，灰绿色或灰黄色，先端5裂，基部具纵脉纹5条，表面微有茸毛；花冠呈喇叭状，淡黄色或黄棕色，先端5浅裂，裂片有短尖，短尖下有明显的纵脉纹3条，两裂片之间微凹；雄蕊5，花丝贴生于花冠筒内，长为花冠的3/4；雌蕊1，柱头棒状。烘干品质柔韧，气特异；晒干品质脆。气微，味微苦（图11-6）。

以朵大、不破碎、花冠肥厚者为佳。

【显微特征】   粉末   淡黄色。①花粉粒类球形或长圆形，直径42～65μm，表面有条纹状雕纹。②花萼腺毛头部1～5个细胞，柄部1～5个细胞。③花萼非腺毛1～3个细胞，壁有疣状突起；花冠裂片边缘非腺毛1～10个细胞，壁微具疣状突起；花丝基部非腺毛粗大，1～5个细胞，基部直径约至128μm，顶端钝圆。④花萼、花冠薄壁细胞中含草酸钙砂晶、方晶及簇晶（图11-7）。

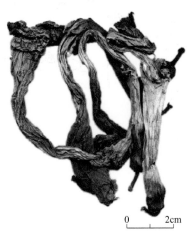

图11-6　洋金花

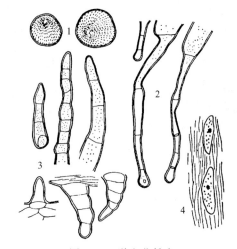

图11-7　洋金花粉末

1—花粉粒；2—花萼腺毛；3—非腺毛；4—薄壁细胞

【成分】   含生物碱。其中东莨菪碱（scopolamine）含量约占总生物碱的85%，莨菪碱（hyoscyamine）较少。

照高效液相色谱法测定，本品以干燥品计算，含东莨菪碱（$C_{17}H_{21}NO_4$）不得少于0.15%。

【理化鉴别】   取本品粉末1g，加浓氨试液1ml，混匀，加三氯甲烷25ml，摇匀，放置过夜，滤过，滤液蒸干，残渣加三氯甲烷1ml使溶解，作为供试品溶液。另取硫酸阿托品对照品、氢溴酸东莨菪碱对照品，加甲醇制成每1ml各含4mg的混合溶液，作为对照品溶液。吸取上述两种溶液各10μl，分别点于同一硅胶G薄层板上，以乙酸乙酯-甲醇-浓氨试液（17：2：1）为展开剂，展开，取出，晾干，喷以稀碘化铋钾试液。供试品色谱中，在与对照品色谱相应的位置上，显相同颜色的斑点。

【药理作用】

（1）中枢抑制   人肌注或静脉滴注洋金花总生物碱后出现头昏及嗜睡等中枢抑制现象，继而兴奋，然后进入麻醉状态。东莨菪碱对人、猴、犬均可致全身麻醉，麻醉时致心率加快。

（2）解痉   东莨菪碱和莨菪碱能松弛支气管平滑肌，抑制呼吸道腺体分泌，改善纤毛运动，因而有平喘、止咳、祛痰作用。尚能降低胃肠道的蠕动及张力。

（3）改善微循环　洋金花生物碱能改善微循环，使休克患者四肢转暖，亦能改善气管微循环，减轻急性和慢性气管炎大鼠的气管微循环障碍。

此外，尚能拮抗肾上腺素或去甲肾上腺素引起的心律紊乱。对抗拟胆碱药引起的血管扩张，并能抑制组胺的释放而起到抗过敏作用。

【性味与功能】　性温，味辛；有毒。平喘止咳，镇痛解痉。

金银花　Lonicerae Japonicae Flos

【来源】　为忍冬科植物忍冬 *Lonicera japonica* Thunb. 的干燥花蕾或带初开的花。

【产地与采制】　主产于山东、河南等地，分别习称"东银花"、"济银花"或"密银花"、"怀银花"。夏初花开放前采收，干燥。

【性状】　呈棒状，上粗下细，略弯曲，长 2～3cm，上部较粗，直径约 3mm，下部较细，直径约为 1.5mm。表面黄白色或绿白色，久贮色渐深，密被短柔毛。偶见叶状苞片。花萼绿色，先端 5 裂，裂片有毛，长约 2mm。开放者花冠筒状，先端二唇形；雄蕊 5 枚，附于筒壁，黄色；雌蕊 1 枚，子房无毛。气清香，味淡、微苦（图 11-8）。

以花未开放、色绿白、身干、无枝叶、无杂质、气清香者为佳。

【成分】　主含棕榈酸、芳樟醇、双花醇蒎烯、α-松油醇、柠檬醛、丁香油酚、绿原酸、异氯原酸、咖啡酸、木犀草素（luteolin）及其 7-葡萄糖苷。尚含皂苷、鞣质、肌醇、乙酰胆碱、维生素及多种无机元素等。

照高效液相色谱法测定，本品以干燥品计算，含绿原酸（$C_{16}H_{18}O_9$）不得少于 1.5%，木犀草苷（$C_{21}H_{20}O_{11}$）不得少于 0.050%。

【理化鉴别】　取本品粉末 0.2g，加甲醇 5ml，放置 12h，滤过，滤液作为供试品溶液。另取绿原酸对照品，加甲醇制成每 1ml 含 1mg 的溶液，作为对照品溶液。吸取供试品溶液 10～20μl、对照品溶液 10μl，分别点于同一硅胶 H 薄层板上，

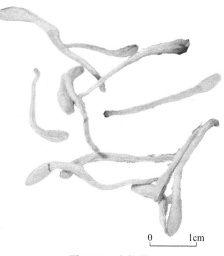

图 11-8　金银花

以乙酸丁酯-甲酸-水（7：2.5：2.5）的上层溶液为展开剂，展开，取出，晾干，置紫外光灯（365nm）下检视。供试品色谱中，在与对照品色谱相应的位置上，显相同颜色的荧光斑点。

【药理作用】

（1）抗病原微生物　金银花水浸液对多种革兰阳性和阴性致病细菌、流感病毒、疱疹病毒、钩端螺旋体及某些真菌均有抑制作用，对变形链球菌亦有较好的抑制和杀灭作用。其抑菌主要有效成分为绿原酸及异绿原酸。金银花与青霉素合用，能加强青霉素对耐药金黄色葡萄球菌的抗菌作用。

（2）提高免疫功能　金银花能促进淋巴细胞的转化，其煎剂稀释至 1：1280 浓度，仍能促进白细胞的吞噬功能，小鼠腹腔注射金银花注射液也能明显促进炎性细胞的吞噬功能。

（3）抗炎　金银花对多种致炎剂引起的炎症早期的毛细血管通透性增高和渗出性水肿有明显抑制作用。

（4）抗内毒素、解热　金银花可减少内毒素引起的小鼠死亡数，对内毒素引起的发热有解热作用，体外实验证明金银花对内毒素有直接的摧毁作用，并加速内毒素从血中清除。

此外，金银花尚保肝利胆、止血、抗生育及抗肿瘤等作用。

【性味与功能】　性寒，味甘。清热解毒，疏散风热。

【附】

(1) 山银花 Lonicerae Flos　本品为忍冬科植物灰毡毛忍冬 *Lonicera macranthoides* Hand.-Mazz.、红腺忍冬 *Lonicera hypoglauca* Miq.、华南忍冬 *Lonicera confusa* DC. 或黄褐毛忍冬 *Lonicera fulvotomentosa* Hsu et S. C. Cheng 的干燥花蕾或带初开的花。①灰毡毛忍冬：呈棒状而稍弯曲，长 3~4.5cm，上部直径约 2mm，下部直径约 1mm。表面绿棕色至黄白色，总花梗集结成簇，开放者花冠裂片不及全长之半。质稍硬，手捏之稍有弹性。气清香，味微苦甘。②红腺忍冬：长 2.5~4.5cm，直径 0.8~2mm。表面黄白色至黄棕色，疏被毛或无毛。萼筒无毛，先端 5 裂，裂片长三角形，被毛，开放者花冠下唇反转，花柱无毛。③华南忍冬：长 1.6~3.5cm，直径 0.5~2mm，萼筒和花冠密被灰白色毛。④黄褐毛忍冬：长 1~3.4cm，直径 1.5~2mm。花冠表面淡黄棕色或黄棕色，密被黄色茸毛。本品性味功能同金银花。

(2) 忍冬藤 Lonicerae Japonicae Caulis　本品为忍冬科植物忍冬 *Lonicara japonica* Thunb. 的干燥茎枝。呈细长圆柱形，多分枝，常缠绕成束，直径 1.5~6mm。表面棕红色或暗棕色，有的灰绿色。幼枝有细柔毛，老枝外皮易剥落。质脆，易折断，断面黄白色，中空。气微，老枝味微苦，嫩枝味淡。功能清热解毒，疏风通络。

款冬花　Farfarae Flos

【来源】　为菊科植物款冬 *Tussilago farfara* L. 的干燥花蕾。

【产地与采制】　主产于河南、甘肃、山西等省。12 月或地冻前当花尚未出土时采挖，除去花梗及泥沙，阴干。

【性状】　呈长圆棒状，单生或 2~3 个基部连生，习称"连三朵"。长 1~2.5cm，直径 0.5~1cm。上端较粗，下端渐细或带有短梗，外面被多数鱼鳞状苞片。苞片外表面紫红色或淡红色，内表面密被白色絮状茸毛。体轻，撕开后可见白色茸毛。气香，味微苦而辛，嚼之呈棉絮状（图 11-9）。

以蕾大、肥壮、色紫红、花梗短者为佳。

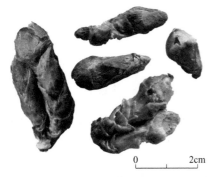

图 11-9　款冬花

【成分】　含款冬二醇、山金车二醇、芦丁、金丝桃苷、千里光碱、蒲公英黄素及三萜皂苷、挥发油、款冬酮、鞣质及黏液质等。

照高效液相色谱法测定，本品按干燥品计算，含款冬酮（$C_{23}H_{34}O_5$）不得少于 0.070%。

【药理作用】

(1) 止咳　口服款冬花煎剂有显著镇咳作用，但不持久。

(2) 对循环系统的作用　给麻醉猫静脉注射本品醇提取液，对血压有先降低后升高的作用；据成分分离试验表明，款冬花醇溶醚亦可溶的部分呈升压作用，醇溶醚不溶的部分呈降压作用。

此外，本品还具有抗炎、抗溃疡及降血糖等作用。

【性味与功能】　性温，味辛、微苦。润肺下气，止咳化痰。

菊花　Chrysanthemi Flos

【来源】　为菊科植物菊 *Chrysanthemum morifolium* Ramat. 的干燥头状花序。

【产地与采制】　主产于安徽、河南、浙江、江苏等地。9~11 月花盛开时分批采收，阴干或焙干，或熏、蒸后晒干。药材按产地和加工方法不同，分为"亳菊"、"滁菊"、"贡菊"、

"杭菊"、"怀菊"。

【性状】

亳菊　呈倒圆锥形或圆筒形，有时稍压扁呈扇形，直径 1.5～3cm，离散。总苞碟状；总苞片 3～4 层，卵形或椭圆形，草质，黄绿色或褐绿色，外面被柔毛，边缘膜质。花托半球形，无托片或托毛。舌状花数层，雌性，位于外围，类白色，劲直，上举，纵向折缩，散生金黄色腺点；管状花多数，两性，位于中央，为舌状花所隐藏，黄色，顶端 5 齿裂。瘦果不发育，无冠毛。体轻，质柔润，干时松脆。气清香，味甘、微苦。

滁菊　呈不规则球形或扁球形，直径 1.5～2.5cm。舌状花类白色，不规则扭曲，内卷，边缘皱缩，有时可见淡褐色腺点；管状花大多隐藏。

贡菊　呈扁球形或不规则球形，直径 1.5～2.5cm。舌状花白色或类白色，斜升，上部反折，边缘稍内卷而皱缩，通常无腺点；管状花少，外露。

杭菊　呈碟形或扁球形，直径 2.5～4cm，常数个相连成片。舌状花类白色或黄色，平展或微折叠，彼此粘连，通常无腺点；管状花多数，外露。

怀菊　呈不规则球形或扁球形，直径 1.5～2.5cm。多数为舌状花，舌状花类白色或黄色，不规则扭曲，内卷，边缘皱缩，有时可见腺点；管状花大多隐藏（图 11-10）。

均以花朵完整不散、颜色新鲜、气清香、少梗叶者为佳。

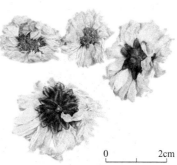

0　　　　2cm

图 11-10　菊花

【成分】　主含绿原酸、菊花酮、龙脑、龙脑乙酸脂、木犀草素-7-葡萄糖苷及大波斯菊苷等。

照高效液相色谱法测定，本品含绿原酸（$C_{16}H_{18}O_9$）不得少于 0.20%，含木犀草苷（$C_{21}H_{20}O_{11}$）不得少于 0.080%，含 3,5-O-二咖啡酰基奎宁酸（$C_{25}H_{24}O_{12}$）不得少于 0.70%。

【药理作用】

（1）抗病原微生物　水煎液或水浸液对多种革兰阳性和阴性致病细菌、流感病毒、皮肤真菌及螺旋体均有抑制作用。

（2）对心血管作用　动物实验表明，能显著扩张离体兔心冠脉，增加冠脉流量及提高小鼠耐缺氧能力，尤以杭菊的酚性部分效果较佳。

此外，本品还具有抗炎、抗肿瘤、抗衰老及降低血胆固醇等作用。

【性味与功能】　性微寒，味甘、苦。散风清热，平肝明目，清热解毒。

【附】　　　　　　　野菊花 Chrysanthemi Indici Flos

本品为菊科植物野菊 Chrysanthemum indicum L. 的干燥头状花序。呈类球形，直径 0.3～1cm，棕黄色。总苞由 4～5 层苞片组成，外层苞片卵形或条形，外表面中部灰绿色或浅棕色，通常被白毛，边缘膜质；内层苞片长椭圆形，膜质，外表面无毛。总苞基部有的残留总花梗。舌状花 1 轮，黄色至棕黄色，皱缩卷曲；管状花多数，深黄色。体轻，气清香，味苦。功能清热解毒，泻火平肝。

红花　Carthami Flos

【来源】　为菊科植物红花 Carthamus tinctorius L. 的干燥花。

【产地与采制】　主产于河南、河北、浙江、四川等地。夏季花由黄变红时采摘，晒干或阴干。

【性状】　为不带子房的管状花，长 1～2cm。表面红黄色或红色，花冠筒细长，先端 5 裂，裂片狭条形，长 5～8mm；雄蕊 5，花药聚合成筒状，黄白色；柱头长圆柱形，顶端微分

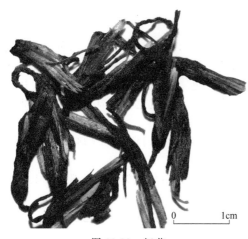

图 11-11 红花

叉。质柔软。气微香，味微苦。花浸入水中，水染成金黄色（图 11-11）。

以花冠色红、无枝叶杂质、质柔软、手握软如茸毛者为佳。

【显微特征】 粉末 橙黄色。①花冠、花丝、柱头碎片多见，有长管状分泌细胞，常位于导管旁，直径约至 66μm，含黄棕色至红棕色分泌物。②花冠裂片顶端表皮细胞外壁突起呈短绒毛状。③柱头及花柱上部表皮细胞分化成圆锥形单细胞毛，先端尖或稍钝。④花粉粒类圆形、椭圆形或橄榄形，直径约至 60μm，具 3 个萌发孔，外壁有齿状突起。⑤草酸钙方晶存在于薄壁细胞中，直径 2～6μm（图 11-12）。

【成分】 含红花苷（carthamin）、红花醌苷、新红花苷、山柰素、槲皮素、芦丁、羟基红花黄色素 A、红花红色素、多糖类及有机酸等。

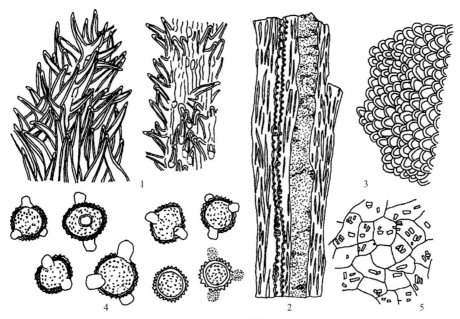

图 11-12 红花粉末

1—柱头及花柱碎片；2—分泌管；3—花瓣顶端碎片；4—花粉粒；5—草酸钙方晶

照高效液相色谱法测定，本品按干燥品计算，含羟基红花黄色素 A（$C_{27}H_{32}O_{16}$）不得少于 1.0%，山柰素（$C_{15}H_{10}O_6$）不得少于 0.050%。

【理化鉴别】 取本品粉末 0.5g，加 80% 丙酮溶液 5ml，密塞，振摇 15min，静置，吸取上清液，作为供试品溶液。另取红花对照药材 0.5g，同法制成对照药材溶液。吸取上述两种溶液各 5μl，分别点于同一硅胶 H 薄层板上，以乙酸乙酯-甲酸-水-甲醇（7：2：3：0.4）为展开剂，展开，取出，晾干。供试品色谱中，在与对照药材色谱相应的位置上，显相同颜色的斑点。

【药理作用】

（1）对心血管系统的作用 红花能轻度兴奋心脏，并能降低冠脉阻力，增加冠脉血流量，明显对抗肾上腺素所致血管收缩，对垂体后叶素引起的急性心肌缺血和乌头碱所致大鼠心律失常均有不同程度的保护作用。红花黄色素尚能改善外周微循环障碍。

（2）兴奋子宫　红花煎剂对多种实验动物的离体和在体子宫均有兴奋作用，可使子宫紧张度和节律性收缩明显增加，甚至痉挛，尤对已孕子宫的作用更为强烈。并可使摘除卵巢小鼠的子宫重量明显增加，提示有雌性激素样作用。

（3）抗凝血　红花水提取液、红花黄色素能抑制 ADP 或胶原诱导的血小板聚集及纤维蛋白血栓的形成。

（4）抗炎　红花的 50% 甲醇及水提取物均能抑制足肿胀。

（5）镇痛及免疫调节　红花黄色素亦有镇痛和抗惊厥作用。红花总花色素有免疫抑制作用，而红花多糖则能促进淋巴细胞转化。

此外，本品还具有降血脂、镇静等药理作用。

【性味与功能】　性温，味辛。活血痛经，散瘀止痛。

蒲黄　Typhae Pollen

【来源】　为香蒲科植物水烛香蒲 *Typha angustifolia* L.、东方香蒲 *Typha orientalis* Presl 或同属植物的干燥花粉。

【产地与采制】　水烛香蒲主产于江苏、浙江、山东及安徽等地。东方香蒲产于贵州、山东、山西及东北各地。夏季采收蒲棒上部的黄色雄花序，晒干后碾轧，筛取花粉。剪取雄花后晒干，成为带有雄花的花粉，即为"草蒲黄"。

【性状】　为黄色粉末。体轻，易飞扬，手捻之有滑腻感，易附着于手指上，放水中则飘浮水面。气微，味淡（图 11-13）。

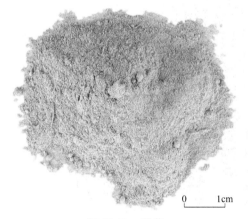

0　　1cm

图 11-13　蒲黄

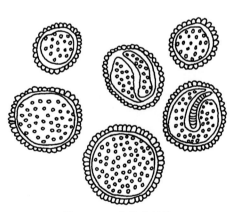

图 11-14　蒲黄花粉粒

以粉细、色黄、光滑、纯净、无杂质者为佳。

【显微特征】　粉末　黄色。花粉粒类圆形或椭圆形，直径 $17\sim29\mu m$，表面有网状雕纹，周边轮廓线光滑，呈凸波状或齿轮状，具单萌发孔，不甚明显（图 11-14）。

【成分】　含黄酮类化合物，如柚皮素、槲皮素、香蒲新苷、鼠李素、异鼠李素-3-O-新橙皮苷等。尚含有机酸、多糖、氨基酸及多种无机元素等。

照高效液相色谱法测定，本品以干燥品计算，含异鼠李素-3-O-新橙皮苷（$C_{28}H_{32}O_{16}$）和香蒲新苷（$C_{34}H_{42}O_{20}$）的总量不得少于 0.50%。

【药理作用】

（1）止血　蒲黄煎剂、总黄酮、有机酸及多糖均能明显抑制 ADP、花生四烯酸及胶原诱导的家兔体内、外血小板聚集，以总黄酮作用最强。

（2）兴奋子宫　　煎剂、酊剂及乙醚浸液对多种动物的离体未孕和已孕子宫均有兴奋作用。

（3）对心血管的作用　　蒲黄花粉能降低血清胆固醇，防治实验性动脉粥样硬化。

此外，本品还具有镇痛、降血脂、抑制免疫功能、抗炎及强心等作用。

【性味与功能】　性平，味甘。止血，化瘀，通淋。

西红花　Croci Stigma

【来源】　为鸢尾科植物番红花 *Crocus sativus* L. 的干燥柱头。

【产地与采制】　主产于西班牙、希腊和法国；现我国浙江、江苏、上海等地有少量栽培。

【性状】　呈线形，三分枝，长约 3cm。暗红色，上部较宽而略扁平，顶端边缘呈不整齐的齿状，内侧有一短裂隙，下端有时残留一小段黄色花柱。体轻，质松软，无油润光泽，干燥后质脆易断。气特异，微有刺激性，味微苦。取本品浸水中，可见橙黄色成直线下降，并逐渐扩散，水被染成黄色，无沉淀；柱头呈喇叭状，有短缝；在短时间内，用针拨之不破碎（图 11-15）。

以柱头色棕红、黄色花柱少、无杂质者为佳。

【显微特征】　粉末　橙红色。①表皮细胞表面观长条形，壁薄，微弯曲，有的外壁凸出呈乳头状或绒毛状，表面隐约可见纤细纹理。②柱头顶端表皮细胞绒毛状，直径 $26\sim56\mu m$，表面有稀疏纹理。③草酸钙结晶聚集于薄壁细胞中，呈颗粒状、圆簇状、棱形或类方形，直径 $2\sim14\mu m$。④有时可见花粉粒，呈圆球形，外壁近于光滑，内含颗粒状物质。此外，还可见到螺纹导管（图 11-16）。

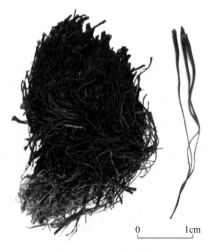

图 11-15　西红花

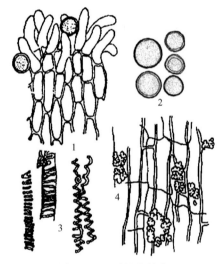

图 11-16　西红花粉末

1—柱头顶端表皮细胞；2—花粉粒；3—导管；4—草酸钙结晶

【成分】　含西红花总苷，主要成分有西红花苷（crocin)-Ⅰ～Ⅳ、西红花苦苷及西红花酸的二甲酯等。此外，尚含有 α-胡萝卜素和 β-胡萝卜素、玉米黄质、番茄红素等。

照高效液相色谱法测定（避光操作），本品以干燥品计算，含西红花苷-Ⅰ（$C_{44}H_{64}O_{24}$）和西红花苷-Ⅱ（$C_{38}H_{54}O_{19}$）的总量不得少于 10.0%。

【理化鉴别】

（1）取本品少量，置白瓷板上，加硫酸 1 滴，酸液显蓝色经紫色缓缓变为红褐色或棕色。

（2）取本品粉末 20mg，加甲醇 1ml，超声处理 10min，放置使澄清，取上清液作为供试品溶液，另取西红花对照药材 20mg，同法制成对照药材溶液。吸取上述两种溶液各 $3\sim5\mu l$，分别点于同一硅胶 G 薄层板上，以乙酸乙酯-甲醇-水（100：16.5：13.5）为展开剂，展开，取出，晾干。分别置于日光下及紫外光灯（365nm）下检视。供试品色谱中，在与对照药材色谱相应的位置上，显相同颜色的斑点或荧光斑点（避光操作）。

【药理作用】

（1）对子宫平滑肌的作用　西红花水煎剂有强烈的兴奋子宫作用。水煎剂对小鼠、家兔、猫、豚鼠、犬的在体子宫及离体子宫均表现有明显的兴奋作用。

（2）对心血管的作用　水煎剂对离体蟾蜍心脏有抑制作用，在犬心容量实验中，可使心收缩及扩张增加。对蟾蜍血管有明显收缩作用。

此外，尚有兴奋呼吸、抗凝血和利胆等作用；西红花总苷有一定的抗炎及镇痛作用。

【性味与功能】　性平，味甘。活血化瘀，凉血解毒，解郁安神。

【附注】　西红花为贵重药材，来源稀少，因此市面上常有伪品出现，常见的伪品如下。①菊科植物红花。为不带子房的管状花，表面红黄色，先端5裂，柱头长圆柱形。②西红花雄蕊或莲须、玉米须等染色。未染色加工品呈淡黄红色，长线状，染色后，对折拼制成番红花柱头样，经水试后，恢复原样，水被染成红色。③纸与淀粉的加工品。为纸浆做成丝状，外面包以淀粉，经染色并加少许油质而成。水试水面出现油花，水被染成红棕色。用针拨动易破断。加碘试液，则变成蓝黑色。

另外，还有以提取过色素的西红花，用染料染色后作正品西红花或浸酒后的西红花干燥后作正品西红花，或掺杂矿物质或植物油，应注意鉴别。

谷精草　Eriocauli Flos

【来源】　为谷精草科植物谷精草 *Eriocaulon buergerianum* Koern. 的干燥带花茎的头状花序。

【产地与采制】　主产于江苏、浙江、湖北等地。秋季采收，将花序连同花茎拔出，晒干。

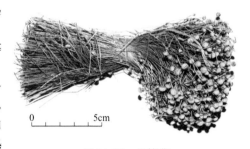

图11-17　谷精草

【性状】　头状花序呈半球形，直径4～5mm。底部有苞片层层紧密排列，苞片淡黄绿色，有光泽，上部边缘密生白色短毛；花序顶部灰白色，揉碎可见多数黑色花药和细小黄绿色未成熟的果实。花茎纤细，长短不一，直径不及1mm，淡黄绿色，有数条扭曲的棱线。质柔软。气微，味淡（图11-17）。

【成分】　主含谷精草素。

【性味与功能】　性平，味辛、甘。疏散风热，明目退翳。

 ## 目标检测

一、单项选择题

1. 丁香的药用部位是（　　）。

A. 成熟果实　　　　B. 开放的花　　　　C. 未成熟果实

D. 花蕾　　　　　　E. 种子

2. 洋金花来源于（　　）。

A. 桑科　　　　　　B. 菊科　　　　　　C. 五加科

D. 茄科　　　　　　E. 毛茛科

3. 下面哪项不属于红花粉末的显微特征（　　）。

A. 分泌细胞呈长管状

B. 花粉粒具3个萌发孔

C. 花柱表皮细胞分化成圆锥形单细胞毛

D. 花冠顶端表皮细胞外壁突起呈短柔毛状

E. 薄壁细胞菊糖多见，扇形或不规则形

4. 取少许药材，浸入水中，可见柱头膨胀成长喇叭状，水被染成黄色的是（   ）。

A. 丁香　　　　　　B. 槐花　　　　　　C. 菊花

D. 西红花　　　　　E. 金银花

5. 西红花药用部位是（   ）。

A. 柱头　　　　　　B. 花柱　　　　　　C. 雄蕊

D. 雌蕊　　　　　　E. 花瓣

6. 以下哪项不属于丁香的特征（   ）。

A. 味辛辣，有麻舌感　　　　　　B. 花粉粒众多，极面观略呈三角形

C. 纤维呈梭形，两端钝圆，壁厚　　D. 非腺毛单细胞，壁具疣状突起

E. 含丁香酚

二、简答题

1. 简述花类生药的性状及显微鉴别要点。

2. 简述红花的药理作用。

3. 简述西红花的来源、性状及显微鉴别特征。

（魏国栋）

第十二章

果实及种子类生药

学习目标

　　1. 掌握果实及种子类生药的性状及显微鉴别要点。
　　2. 掌握下列各生药的来源、产地、性状、显微特征、理化鉴别、化学成分、药理作用及功能。 五味子、苦杏仁、桃仁、乌梅、山楂、陈皮、马钱子、砂仁。
　　3. 熟悉下列各生药的来源、性状、化学成分及功能。 地肤子、肉豆蔻、葶苈子、木瓜、沙苑子、补骨脂、枳壳、化橘红、吴茱萸、巴豆、酸枣仁、小茴香、山茱萸、菟丝子、天仙子、槟榔、草果、豆蔻、草豆蔻、益智。
　　4. 了解下列各生药的来源及性状特征。 南五味子、郁李仁、金樱子、决明子、枳实、青皮、橘核、橘红、鸦胆子、川楝子、胖大海、使君子、诃子、蛇床子、连翘、女贞子、蔓荆子、夏枯草、枸杞子、栀子、瓜蒌、瓜蒌皮、瓜蒌子、鹤虱、南鹤虱、牛蒡子、薏苡仁、大腹皮。

　　果实（fructus）及种子（semen）常一起入药，如五味子；少数生药以果实的形式贮存、销售，用药时再剥去果皮，如砂仁。这两类生药的关系密切，所以列入一章，但外形和组织构造又极不相同，为便于学习分别论述。

第一节　果实类生药

　　果实类生药常采用成熟、近成熟或幼小的果实入药。药用部位包括果穗、完整果实和果实的一部分。如桑椹以整个果穗入药，女贞子以完整的果实入药，陈皮、大腹皮以果皮入药，甜瓜蒂采用带部分果皮的果柄，柿蒂为果实上的宿萼，橘络、丝瓜络则为中果皮部分的维管束等。

一、性状鉴定

　　果实类生药在性状鉴别时，应注意观察其形状、颜色、顶端、基部、表面、质地、破断面及气味等特征。果实类生药形状各异，有的呈类球形或椭圆形，如五味子；有的呈半球形或半椭圆形，如枳壳、木瓜；有的呈圆柱形，如鹤虱。果实表面多带有附属物，如顶端有花柱基，下部有果柄，或有果柄脱落的痕迹，如枳实；有的带有宿存的花被，如地肤子；有时可见凹下的油点，如陈皮、吴茱萸。伞形科植物的果实，表面常具有隆起的肋线，如小茴香；有的果实具有纵直棱角，如使君子。气味对果实类生药的鉴别也很重要。有的果实类生药有浓烈的香气，如砂仁、枳壳、吴茱萸等。有的果实有特殊的味道，如枸杞子味甜，五味子有酸、辛、苦等味。这些都可以作为鉴别果实类生药真伪及品质优劣的依据。

二、显微鉴定

完整的果实由果皮及种子组成，果皮的构造包括外果皮、中果皮及内果皮三部分。

（1）外果皮　为果皮的最外层组织，相当于叶的下表皮。通常为1列表皮细胞，外被角质层，偶有气孔。表皮有时具有毛茸，多数为非腺毛，少数具腺毛，如吴茱萸；也有的具腺鳞，如蔓荆子；有的在表皮细胞间嵌有油细胞，如五味子。

（2）中果皮　位于外果皮与内果皮之间，相当于叶肉组织。通常较厚，多由薄壁细胞组成，在中部有细小的维管束散在。薄壁细胞有时含淀粉粒，如五味子；有时有石细胞、油细胞、油室或油管等存在，如小茴香的中果皮内可见油管。

（3）内果皮　为果皮的最内层组织，相当于叶的上表皮。大多由1列薄壁细胞组成。有的内果皮细胞全为石细胞，如胡椒。伞形科植物果实的内果皮由5～8个狭长的薄壁细胞相互并列为一群，各群以斜角联合呈镶嵌状，称为"镶嵌细胞"，如小茴香。

第二节　种子类生药

种子类生药采用成熟种子入药。多数药材用完整的种子，如沙苑子。少数用种子的一部分，如肉豆蔻衣、龙眼肉用假种皮，绿豆衣用种皮，肉豆蔻用除去种皮的种仁。有时用种子的加工品入药，如大豆黄卷用发芽的种子；淡豆豉则为种子的发酵品。

一、性状鉴定

种子类生药在性状鉴别时，应注意观察种子的形状、大小、颜色、表面纹理、种脐、合点、种脊、质地、纵横剖面及气味等特征。种子大多呈类球形或扁圆形，少数呈线形、纺锤形或肾形。表面常有各种纹理，如蓖麻子；有的具毛茸，如马钱子。种子表面常可见种脐、合点、种脊等特征，少数种子有种阜存在，如千金子。剥去种皮可见种仁部分，有的种子具发达的胚乳，如马钱子；无胚乳的种子，则子叶常特别肥厚，如苦杏仁。有的种子浸入水中显黏性，如车前子、葶苈子等。

二、显微鉴定

种子的构造包括种皮、胚乳和胚三部分。

（1）种皮　种皮的构造因植物的种类而异，通常由下列1种或数种组织组成。①表皮层：多数种子的种皮表皮细胞由1列薄壁细胞组成。有的表皮细胞充满黏液质，如芥子；有的部分或全部分化成非腺毛，如马钱子；有的表皮细胞中单独或成群地散列着石细胞，如苦杏仁；有的表皮层全由石细胞组成，如五味子等。②栅状细胞层：有些种子的表皮下方有栅状细胞层，由1～3列狭长的细胞排列而成，壁多木化增厚，如决明子；有的内壁和侧壁增厚，如白芥子；有时在栅状细胞的外缘处可见一条折光率较强的光辉带，如牵牛子、菟丝子。③油细胞层：某些种子的表皮层下有油细胞层，细胞较大，内贮挥发油，如砂仁。④色素层：具有颜色的种子，除表皮层可含色素外，内层细胞或内种皮细胞中也可含色素，如豆蔻。⑤石细胞层：除种子的表皮有时为石细胞外，有的表皮内层几乎全由石细胞组成，如瓜蒌子。⑥营养层：多数种子的种皮中，常有数列贮存淀粉粒的薄壁细胞，称为营养层。成熟种子的营养层往往因种子发育过程中淀粉的消耗而成为扁缩颓废的薄层；有的营养层中尚包括一层含糊粉粒的细胞。

（2）胚乳　分外胚乳和内胚乳，通常由贮藏大量脂肪油和糊粉粒的薄壁细胞组成。个别种子的外胚乳或外胚乳与种皮的折合层不规则地伸入内胚乳中，形成错入组织，如肉豆蔻、槟榔。胚乳细胞中有时含草酸钙结晶；有的糊粉粒中有小簇晶存在，如小茴香。

（3）胚　胚包括胚根、胚茎、胚芽及子叶四部分。子叶通常占胚的较大部分，其构造与叶相似，表皮下方常可见明显的栅栏组织，胚的其他部分一般全由薄壁细胞组成。

胚乳和胚中贮藏的营养物质，主要为脂肪油、蛋白质和淀粉。种子中贮藏的蛋白质，常以糊粉粒的形式存在。在植物器官中只有种子含有糊粉粒。因此，糊粉粒是确定种子类生药粉末的主要标志。

地肤子　Kochiae Fructus

【来源】　为藜科植物地肤 *Kochia scoparia*（L.）Schrad. 的干燥成熟果实。

【产地与采制】　主产于江苏、山东、河北、河南、浙江等地。秋季果实成熟时采收植株，晒干，打下果实，除去杂质。

【性状】　呈扁球状五角星形，直径 1～3mm。外被宿存花被，表面灰绿色或浅棕色，周围具膜质小翅 5 枚，背面中心有微突起的点状果梗痕及放射状脉纹 5～10 条；剥离花被，可见膜质果皮，半透明。种子扁卵形，长约 1mm，黑色。气微，味微苦（图 12-1）。

以籽粒饱满、灰绿色者为佳。

【显微特征】　粉末　棕褐色。①花被表皮细胞多角形，气孔不定式，薄壁细胞中含草酸钙簇晶。②果皮细胞呈类长方形或多边形，壁薄，波状弯曲，含众多草酸钙小方晶。③种皮细胞棕褐色，呈多角形或类方形，多皱缩。

【成分】　种子含三萜类及其苷、黄酮类化合物及一些脂溶性成分。

照高效液相色谱法测定，本品按干燥品计算，含地肤子皂苷Ic（$C_{41}H_{64}O_{13}$）不得少于 1.8%。

【药理作用】　药理实验表明有一定抗皮肤真菌及降血糖作用。

【性味与功能】　性寒，味辛、苦。清热利湿，祛风止痒。

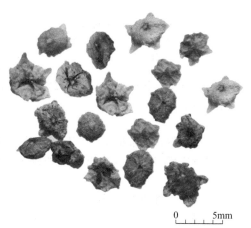

图 12-1　地肤子

五味子　Schisandrae Chinensis Fructus

【来源】　为木兰科植物五味子 *Schisandra chinensis*（Turcz.）Baill. 的干燥成熟果实。

【产地与采制】　主产吉林、辽宁、黑龙江等地。秋季果实成熟时采摘，晒干或蒸后晒干，除去果梗及杂质。

【性状】　不规则的球形或扁球形，直径 5～8mm。表面红色、紫红色或暗红色，皱缩，显油润；有的表面呈黑红色或出现"白霜"。果肉柔软，种子 1～2 粒，肾形，表面棕黄色，有光泽，种皮薄而脆。果肉气微，味酸；种子破碎后，有香气，味辛、微苦（图 12-2）。

以个大、色紫红、肉厚、柔润光泽、气味浓者为佳。

【显微特征】　粉末　暗紫色。①种皮表皮石细胞表面观多角形或长多角形，直径 18～50μm，壁厚，孔沟极细密，胞腔内含深棕色物。②种皮内层石细胞多角形、类圆形或不规则形，直径 32～83μm，壁稍厚，纹孔较大。③果皮表皮细胞表面观类多角形，垂周壁略呈连珠状增厚，表面有角质线纹；表皮中散有油细胞。④中果皮细胞含暗棕色物，并含淀粉粒（图 12-3）。

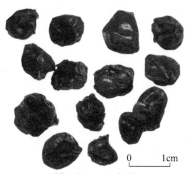

图 12-2　五味子

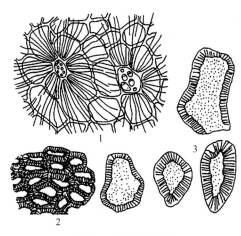

图 12-3　五味子粉末
1—果皮碎片；2—种皮表皮石细胞；
3—种皮内层石细胞

【成分】　含五味子甲素、五味子乙素、五味子丙素、五味子醇甲（五味子素）、五味子醇乙及五味子酯甲等木脂素成分；尚含有挥发油、有机酸、脂肪油及多糖等。

照高效液相色谱法测定，本品以干燥品计算，含五味子醇甲（$C_{24}H_{32}O_7$）不得少于 0.40%。

【理化鉴别】　取本品粉末 1g，加三氯甲烷 20ml，加热回流 30min，滤过，滤液蒸干，残渣加三氯甲烷 1ml 使溶解，作为供试品溶液。另取五味子对照药材 1g，同法制成对照药材溶液。再取五味子甲素对照品，加三氯甲烷制成每 1ml 含 1mg 的溶液，作为对照品溶液。吸取上述 3 种溶液各 2μl，分别点于同一硅胶 GF$_{254}$ 薄层板上，以石油醚（30～60℃）-甲酸乙酯-甲酸（15：5：1）的上层溶液为展开剂，展开，取出，晾干，置紫外光灯（254nm）下检视。供试品色谱中，在与对照药材和对照品色谱相应的位置上，应显相同颜色的斑点。

【药理作用】

（1）对中枢神经系统作用　五味子具有明显的镇静作用，五味子提取物和五味子醇甲能减少小鼠自主活动，延长戊巴比妥的致睡眠时间，抑制动物攻击行为。还能改善人的智力活动。

（2）保肝　五味子醇提物及五味子甲素、五味子乙素、五味子丙素及五味子醇甲、五味子醇乙等对化学毒物引起的动物肝细胞损伤有明显保护作用，可抑制转氨酶的释放。

（3）对心血管系统作用　五味子有强心作用。其水浸液及稀醇浸液可加强心肌收缩力，增加血管张力。

（4）延缓衰老　五味子乙素、五味子酚均具有抗氧化作用，能清除自由基、抑制过氧化脂质形成。

（5）适应原样　能增强机体对各种非特异性刺激的防御能力，与人参有类似作用。

此外，五味子尚有祛痰镇咳、抗溃疡等作用。

【性味与功能】　性温，味酸、甘。收敛固涩，益气生津，补肾宁心。

【附】

南五味子 Schisandrae Sphenantherae Fructus

本品为木兰科植物华中五味子 Schisandra sphenanthera Rehd. et Wils. 的干燥成熟果实。呈球形或扁球形，直径 4～6mm。表面棕红色至暗棕色，干瘪，皱缩，果肉紧贴种子。种子 1～2 枚，肾形，表面棕黄色，有光泽，种皮薄而脆。果肉气微，味微酸。性味与功能同五味子。

肉豆蔻　Myristicae Semen

【来源】　为肉豆蔻科植物肉豆蔻 Myristica fragrans Houtt. 的干燥种仁。

【产地与采制】　主产马来西亚、印度尼西亚、斯里兰卡等国。5～7 月及 10～12 月摘取成熟果实，取出种仁，低温干燥。

【性状】　呈卵圆形或椭圆形，长 2～3cm，直径 1.5～2.5cm。表面灰棕色或灰黄色，有时外被白粉（石灰粉末），全体有浅色纵行沟纹及不规则网状沟纹。种脐位于宽端，呈浅色圆形突起；合点呈暗色凹陷；种脊呈纵沟状，连接两端。质坚实，断面显棕黄色相杂的大理石花纹，宽端可见干燥皱缩的胚，富油性。气香浓烈，味辛（图12-4）。

以个大、身干、体重、质坚实、破开后香气强烈者为佳。

【显微特征】 横切面 ①外层外胚乳组织由10余列扁平皱缩细胞组成，内含棕色物，偶见小方晶，错入组织有小维管束，暗棕色的外胚乳伸入于浅黄色的内胚乳中，内胚乳细胞类圆形，充满淀粉粒、脂肪油及糊粉粒，内有疏散的浅黄色细胞。②淀粉粒多为单粒，直径10～20μm，少数为2～6分粒组成的复粒，直径25～30μm，脐点明显。以碘液染色，甘油装置立即观察，可见在众多蓝黑色淀粉粒中杂有较大的糊粉粒。以水合氯醛装置观察，可见脂肪油常呈块片状、鳞片状，加热即成油滴状（图12-5）。

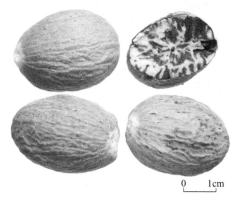

图12-4 肉豆蔻

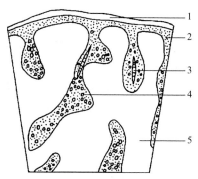

图12-5 肉豆蔻横切面简图
1—外层外胚乳；2—内层外胚乳；
3—维管束；4—油细胞；5—内胚乳

【成分】 含挥发油，油中主含肉豆蔻醚（myristicin）、丁香酚、异丁香酚、甲基丁香酚等。肉豆蔻醚为肉豆蔻的香气成分，用量大时有毒。

照挥发油测定法测定，本品含挥发油不得少于6.0%（ml/g）。

【药理作用】 挥发油对胃肠道有局部刺激作用，少量能促进胃液分泌及胃肠蠕动，大量则抑制。

【性味与功能】 性温，味辛。温中行气，涩肠止泻。

【附注】 肉豆蔻衣为肉豆蔻的干燥假种皮，又称"肉豆蔻花"、"玉果花"。通常折合压扁呈分枝状，棕红色，质脆易碎；气芳香。

葶苈子 Descurainiae Semen；Lepidii Semen

【来源】 为十字花科植物播娘蒿 Descurainia sophia (L.) Webb. ex Prantl. 或独行菜 Lepidium apetalum Willd. 的干燥成熟种子。前者习称"南葶苈子"，后者习称"北葶苈子"。

【产地与采制】 播娘蒿主产华东、中南等地；独行菜主产华北、东北等地。夏季果实成熟时采割植株，晒干，搓出种子，除去杂质。

【性状】

南葶苈子 呈长圆形略扁，长0.8～1.2mm，宽约0.5mm。表面棕色或红棕色，微有光泽，具纵沟2条，其中1条较明显。一端钝圆，另端微凹或较平截，种脐类白色，位于凹入端或平截处。气微，味微辛、苦，略带黏性（图12-6）。

北葶苈子 呈扁卵形，长1～1.5mm，宽0.5～1mm。一端钝圆，另端尖而微凹，种脐位于凹入端。味微辛辣，黏性较强。

均以籽粒饱满、身干、表面黄棕色、有光泽、黏性强、杂质少者为佳。

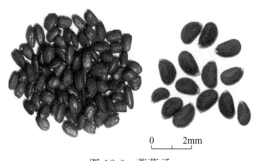

0   2mm

图 12-6　葶苈子

【成分】　含异硫氰酸苄酯、异硫氰酸烯丙酯、葶苈苷及芥子苷等。

【理化鉴别】

(1) 取本品少量,加水浸泡后,用放大镜观察,北葶苈子透明状黏液层较厚,厚度可超过种子宽度的 1/2 以上;南葶苈子透明状黏液层较薄,其厚度约为种子宽度的 1/5 以下。

(2) 按膨胀度测定法测定膨胀度,北葶苈子不得低于 12,南葶苈子不得低于 3。

【药理作用】

(1) 利尿　葶苈子的利尿作用,与其加强心肌收缩力,增加肾小球滤过量有关。

(2) 止咳平喘　芥子苷为其止咳有效成分。葶苈子炒后芥子苷含量较生品明显升高,且无刺激性,炒后能破坏酶解产物芥子油,而减少刺激性。

此外,本品还具有强心、抗菌、抗癌及调血脂等作用。

【性味与功能】　性大寒,味辛、苦。泻肺平喘,行水消肿。

木瓜　Chaenomelis Fructus

【来源】　为蔷薇科植物贴梗海棠 *Chaenomeles speciosa* (Sweet) Nakai 的干燥近成熟果实。习称"皱皮木瓜"。

【产地与采制】　主产安徽、湖北、四川、浙江等地。夏、秋二季果实绿黄时采收,置沸水中烫至外皮灰白色,对半纵剖,晒干。

【性状】　长圆形,多纵剖成两半,长 4~9cm,宽 2~5cm,厚 1~2.5cm。外表面紫红色或红棕色,有不规则的深皱纹;剖面边缘向内卷曲,果肉红棕色,中心部分凹陷,棕黄色。种子扁长三角形,多脱落;质坚硬。气微清香,味酸(图 12-7)。

以质坚实、肉厚、色紫红、味酸者为佳。

【显微特征】　粉末　黄棕色至棕红色。①石细胞较多,成群或散在,无色、淡黄色或橙黄色,圆形、长圆形或类多角形,直径 20~82μm,层纹明显,孔沟细,胞腔含棕色或橙红色物。②中果皮薄壁细胞淡黄色或浅棕色,类圆形,皱缩,偶含细小草酸钙方晶。③外果皮细胞多角形或类多角形,直径 10~35μm,胞腔含棕色或红棕色物。

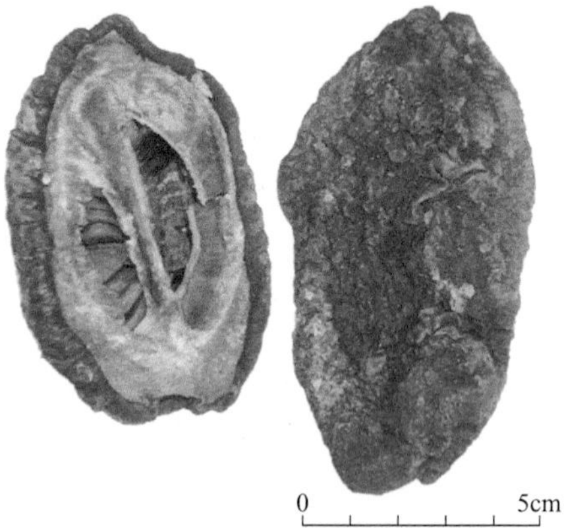

【成分】　含有机酸,如苹果酸、酒石酸、枸橼酸等;另含皂苷、黄酮类、维生素 C 及鞣质等。

【药理作用】　煎剂对蛋清性关节炎有消肿作用;并能抑制细胞生长,降低巨噬细胞吞噬作用及抗利尿作用。

0   5cm

图 12-7　木瓜

【性味与功能】　性温,味酸。舒筋活络,和胃化湿。

【附注】　部分地区使用同属植物木瓜 *Chaenomeles sinensis* (Thouin) Koehne 的干燥近成熟果实作木瓜药用,习称"光皮木瓜"。本品多纵剖为 2~4 瓣,外表红棕色,光滑无皱或稍粗糙,剖开面较饱满,果肉粗糙,显颗粒性;种子多数密集,扁三角形;气微,果肉微酸涩。

万寿果——番木瓜

　　番木瓜科植物番木瓜 *Carica papaya* Linn. 主要分布在广东、海南、台湾等地。该植物用途广泛，可作为城市绿化植物；其成熟的果实为著名热带水果，果肉厚实细致、香气浓郁、甜美可口、营养丰富，有"万寿瓜"之雅称；未成熟的青果可作蔬菜食用，并可制造化妆品、健胃药、驱虫剂，还可作酒类、果汁的澄清剂和肉类的软化剂。

山楂　Crataegi Fructus

　　【来源】　为蔷薇科植物山里红 *Crataegus pinnatifida* Bge. var. *major* N. E. Br. 或山楂 *Crataegus pinnatifida* Bge. 的干燥成熟果实。

　　【产地与采制】　主产山东、河北、河南、辽宁等地。秋季果实成熟时采收，切片，干燥。

　　【性状】　呈圆形片，皱缩不平，直径 1～2.5cm，厚 0.2～0.4cm。外皮红色，具皱纹，有灰白色小斑点。果肉深黄色至浅棕色，中部横切片具 5 粒浅黄色果核，但核多脱落而中空。有的片上可见短而细的果柄或花萼残迹。气微清香，味酸、微甜（图 12-8）。

　　以片大、皮红、肉厚者为佳。

　　【成分】　含山楂酸、枸橼酸、金丝桃苷、槲皮素、绿原酸及熊果酸等。

　　【药理作用】

　　（1）促进消化　山楂可促进脂肪消化。所含多种有机酸和维生素 C 均可提高胃蛋白酶的活性，促进蛋白的分解消化。

　　（2）对心血管系统的作用　山楂与山楂总黄酮能显著增加冠脉血流量，对心肌缺血有保护作用，对血管有扩张作用，可以增强心肌收缩力，增加心输出量。

　　（3）降血脂、抗动脉粥样硬化　山楂制剂抑制胆固醇的合成，能降低胆固醇在器官上的沉积。

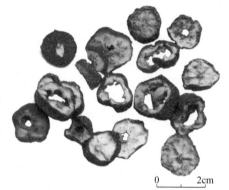

图 12-8　山楂

　　此外，本品还具有抗菌、抗氧化及增强免疫功能等作用。

　　【性味与功能】　性微温，味酸、甘。消食健胃，行气散瘀，化浊降脂。

　　【附注】　同属植物野山楂 *Crataegus cuneata* Sieb. et Zucc. 的干燥成熟果实，习称"南山楂"。果实较小，类球形，直径 0.8～1.4cm，有的压成饼状，常有种子露出；表面棕色至棕红色，有细纹和灰白色小点，有宿萼痕迹；质坚硬，核大，果肉薄；气微，味酸、微涩。

苦杏仁　Armeniacae Semen Amarum

　　【来源】　为蔷薇科植物山杏 *Prunus armeniaca* L. var. *ansu* Maxim.、西伯利亚杏 *Prunus sibirica* L.、东北杏 *Prunus mandshurica*（Maxim.）Koehne 或杏 *Prunus armeniaca* L. 的干燥成熟种子。

　　【产地与采制】　山杏主产辽宁、河北、内蒙古、山东等地；西伯利亚杏主产东北、华北等地；东北杏主产东北等地；杏主产东北、华北及西北等地。夏季采收成熟果实，除去果肉及核壳，取出种子，晒干。

　　【性状】　呈扁心形，长 1～1.9cm，宽 0.8～1.5cm，厚 0.5～0.8cm。表面黄棕色至深棕色，一端尖，另端钝圆，肥厚，左右不对称，尖端一侧有短线形种脐，圆端合点处向上具

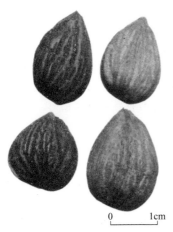

0 — 1cm

图 12-9 苦杏仁

多数深棕色的脉纹。种皮薄，子叶 2 枚，乳白色，富油性。气微，味苦（图 12-9）。

以颗粒饱满、完整、味苦者为佳。

【显微特征】 种皮表面观①种皮石细胞单个散在或数个相连，黄棕色至棕色，表面观类多角形、类长圆形或贝壳形，直径 $25 \sim 150 \mu m$。②种皮外表皮细胞浅橙黄色至棕黄色，常与种皮石细胞相连，类圆形，壁常皱缩。

【成分】 含苦杏仁苷（amygdalin）、苦杏仁酶、脂肪油（杏仁油）等。苦杏仁苷经水解后产生氢氰酸、苯甲醛及葡萄糖。

照高效液相色谱法测定，本品含苦杏仁苷（$C_{20}H_{27}NO_{11}$）不得少于 3.0%。

【理化鉴别】

（1）取本品数粒，加水共研，即产生苯甲醛的特殊香气。

（2）取本品数粒，捣碎，即取约 0.1g，置试管中，加水数滴使湿润，试管中悬挂一条三硝基苯酚试纸，用软木塞塞紧，置温水浴中，10min 后，试纸显砖红色。

（3）取本品粉末 2g，置索氏提取器中，加二氯甲烷适量，加热回流 2h，弃去二氯甲烷液，药渣挥干，加甲醇 30ml，加热回流 30min，放冷，滤过，滤液作为供试品溶液。另取苦杏仁苷对照品，加甲醇制成每 1ml 含 2mg 的溶液，作为对照品溶液。吸取上述两种溶液各 $3\mu l$，分别点于同一硅胶 G 薄层板上，以三氯甲烷-乙酸乙酯-甲醇-水（15：40：22：10）5～10℃放置 12h 的下层溶液为展开剂，展开，取出，立即用 0.8% 磷钼酸的 15% 硫酸乙醇溶液浸板，在 105℃加热至斑点显色清晰。供试品色谱中，在与对照品色谱相应的位置上，显相同颜色的斑点。

【药理作用】

（1）祛痰、镇咳、平喘 苦杏仁给小鼠灌服，有明显的祛痰作用。苦杏仁提取物、苦杏仁苷、麻杏石甘汤给小鼠灌服，对二氧化硫致咳小鼠的咳嗽频数有明显抑制作用。兔灌服苦杏仁煎液，对呼吸窘迫症兔能促进肺表面活性物质（PS）的合成，有利于改善肺的呼吸功能。

（2）润肠通便 苦杏仁含丰富的脂肪油，能使肠道润滑，粪便软化，同时脂肪油在碱性肠液中能分解成脂肪酸，对肠壁有温和的刺激作用，使肠蠕动增强，而起到润肠通便作用。

（3）抗炎 苦杏仁的胃蛋白酶水解产物对大鼠棉球肉芽肿炎症有抑制作用，亦能抑制佐剂性关节炎结缔组织的增生。从杏仁中提取的蛋白质成分 KR-A 和 KR-B 给大鼠灌服，能明显对抗角叉菜胶性炎症。

此外，本品还具有镇痛、抗溃疡、抗肿瘤及增强免疫功能等作用。

【性味与功能】 性微温，味苦；有小毒。降气止咳平喘，润肠通便。

【附注】 甜杏仁为杏 Prunus armeniaca L. 或山杏 Prunus armeniaca L. var. ansu Maxim. 的部分栽培种味甜的干燥种子。较苦杏仁稍大，味微甜。含苦杏仁苷、脂肪油等，多供食品用。

桃仁 Persicae Semen

【来源】 为蔷薇科植物桃 Prunus persica（L.）Batsch 或山桃 Prunus davidiana（Carr.）Franch. 的干燥成熟种子。

【产地与采制】 主产四川、陕西、河北、山东等地。果实成熟后采收，除去果肉及核壳，取出种子，晒干。

【性状】

桃仁　呈扁长卵形，长 1.2～1.8cm，宽 0.8～1.2cm，厚 0.2～0.4cm。表面黄棕色至红棕色，密布颗粒状突起。一端尖，中部膨大，另端钝圆稍偏斜，边缘较薄，尖端一侧有短线形种脐，圆端有颜色略深不甚明显的合点，自合点处散出多数纵向维管束。种皮薄，子叶 2，类白色，富油性。气微，味微苦（图 12-10）。

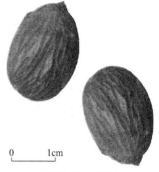

图 12-10　桃仁

山桃仁　呈类卵圆形，较小而肥厚，长约 0.9cm，宽约 0.7cm，厚约 0.5cm。

以颗粒饱满、均匀、完整者为佳。

【显微特征】　种皮粉末　①桃仁：石细胞黄色或黄棕色，侧面观贝壳形、盔帽形、弓形或椭圆形，高 54～153μm，底部宽约 180μm，壁一边较厚，层纹细密；表面观类圆形、圆多角形或类方形，底部壁上纹孔大而较密。②山桃仁：石细胞淡黄色、橙黄色或橙红色，侧面观贝壳形、矩圆形、椭圆形或长方形，高 81～198(279)μm，宽约至 128(198)μm；表面观类圆形、类六角形、长多角形或类方形，底部壁厚薄不匀，纹孔较小。

【成分】　含苦杏仁苷、苦杏仁酶及尿囊素酶等。

照高效液相色谱法测定，本品按干燥品计算，含苦杏仁苷（$C_{20}H_{27}NO_{11}$）不得少于 2.0%。

【药理作用】

(1) 对循环系统的作用　桃仁能明显增加狗股动脉的血流量并降低血管阻力。对离体兔耳血管能明显地增加灌流液的流量，并能消除去甲肾上腺素的缩血管作用。

(2) 抗凝血、抗血栓　山桃仁煎剂，给小鼠灌胃小鼠凝血时间显著延长。桃仁水煎液具有促进纤溶的作用。

(3) 润肠通便　桃仁中含 45% 脂肪油，可润滑肠道，利于排便。

此外，本品还具有抗炎、抗过敏、镇咳等作用。

【性味与功能】　性平，味苦、甘。活血祛瘀，润肠通便。

郁李仁　Pruni Semen

【来源】　为蔷薇科植物欧李 *Prunus humilis* Bge.、郁李 *Prunus japonica* Thunb. 或长柄扁桃 *Prunus pedunculata* Maxim. 的干燥成熟种子。前二种习称"小李仁"，后一种习称"大李仁"。

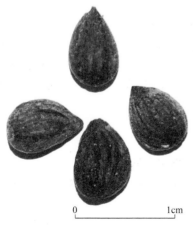

图 12-11　郁李仁

【产地与采制】　主产东北、内蒙古、河北、山东等地。夏、秋二季采收成熟果实，除去果肉和核壳，取出种子，干燥。

【性状】

小李仁　呈卵形，长 5～8mm，直径 3～5mm。表面黄白色或浅棕色，一端尖，另端钝圆。尖端一侧有线形种脐，圆端中央有深色合点，自合点处向上具多条纵向维管束脉纹。种皮薄，子叶 2，乳白色，富油性。气微，味微苦（图 12-11）。

大李仁　长 6～10mm，直径 5～7mm。表面黄棕色。

以颗粒饱满、均匀、黄白色、不泛油者为佳。

【成分】 含苦杏仁苷（amygdalin）、郁李仁苷 A、郁李仁苷 B；两种蛋白质 IR-A 和 IR-B 等成分。

照高效液相色谱法测定，本品按干燥品计算，含苦杏仁苷（$C_{20}H_{27}NO_{11}$）不得少于 2.0%。

【药理作用】

（1）泻下 郁李仁所含郁李仁苷对实验动物有强烈泻下作用。

（2）抗炎和镇痛 从郁李仁中提得的蛋白质成分 IR-A 和 IR-B 静脉给药有抗炎和镇痛作用。

【性味与功能】 性平，味辛、苦、甘。润肠通便，下气利水。

乌梅 Mume Fructus

【来源】 为蔷薇科植物梅 *Prunus mume* (Sieb.) Sieb. et Zucc. 的干燥近成熟果实。

【产地与采制】 主产四川、浙江等地。夏季果实近成熟时采收，低温烘干后闷至色变黑。

【性状】 呈类球形或扁球形，直径 1.5～3.0cm。表面乌黑色或棕黑色，皱缩不平，基部有圆形果梗痕。果核坚硬，椭圆形，棕黄色，表面有凹点。种子扁卵形，淡黄色。气微，味极酸（图 12-12）。

以个大、肉厚、柔润、味极酸者为佳。

【成分】 含苦杏仁苷及枸橼酸、苹果酸、熊果酸等多种有机酸。

照高效液相色谱法测定，本品按干燥品计算，有机酸以枸橼酸（$C_6H_8O_7$）计，不得少于 12.0%。

【药理作用】

（1）抗菌 乌梅及其制剂在体外对大肠埃希菌、痢疾杆菌、伤寒杆菌、副伤寒杆菌等均有抑制作用。尤对葡萄球菌、枯草杆菌、大肠埃希菌及伤寒杆菌有较强的作用。

（2）镇咳 乌梅各部位对小鼠均具有镇咳作用。

（3）抗过敏 乌梅对豚鼠的蛋白质过敏性休克及组胺所致休克，具有对抗作用，但对组胺性哮喘则无对抗作用。

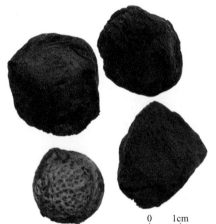

0   1cm

图 12-12 乌梅

此外，本品还具有抗肿瘤、抗生育及抗氧化等作用。

【性味与功能】 性平，味酸、涩。敛肺，涩肠，生津，安蛔。

【附注】 商品乌梅中常混杂有开展樱桃李 *Prunus cerasifera* Ehrh. var. divaicata Bailey、杏 *Prunus armeniaca* L.、桃 *Prunus persica* (L.) Batsch、李 *Prunus Salicina* Lindl. 或山杏 *Prunus armeniaca* L. var. *ansu* Maxim. 等同属多种植物的果实加工品，有的乌梅还存在染色现象，应注意鉴别。

金樱子 Rosae Laevigatae Fructus

【来源】 为蔷薇科植物金樱子 *Rosa laevigata* Michx. 的干燥成熟果实。

【产地与采制】 主产广东、江西、浙江、广西等地。10～11 月果实成熟变红时采收，干燥，除去毛刺。

【性状】 为花托发育而成的假果，呈倒卵形，长 2～3.5cm，直径 1～2cm。表面红黄色或红棕色，有突起的棕色小点，系毛刺脱落后的残基；顶端有盘状花萼残基，中央有黄色柱基，下部渐尖。质硬，切开后，花托壁厚1～2mm，内有多数坚硬的小瘦果，内壁及瘦果均有淡黄色绒毛。气微，味甘、微涩（图12-13）。

以个大、肉厚、色红、有光泽、去净刺者为佳。

【成分】　含金樱子多糖、苹果酸、枸橼酸、鞣质等。

按紫外-可见分光光度法测定，本品金樱子肉按干燥品计算，含金樱子多糖以无水葡萄糖（$C_6H_{12}O_6$）计，不得少于25.0%。

【性味与功能】　性平，味酸、甘、涩。固精缩尿，固崩止带，涩肠止泻。

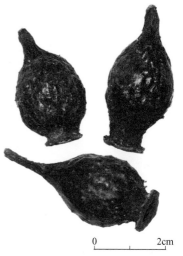

图12-13　金樱子

沙苑子　Astragali Complanati Semen

【来源】　为豆科植物扁茎黄芪 *Astragalus complanatus* R. Br. 的干燥成熟种子。

【产地与采制】　主产陕西、河北、辽宁、山西等地。秋末冬初果实成熟尚未开裂时采割植株，晒干，打下种子，除去杂质，晒干。

【性状】　略呈肾形而稍扁，长2～2.5mm，宽1.5～2mm，厚约1mm。表面光滑，褐绿色或灰褐色，边缘一侧微凹处具圆形种脐。质坚硬，不易破碎，子叶2，淡黄色，胚根弯曲，长约1mm。气微，味淡，嚼之有豆腥味（图12-14）。

以颗粒饱满、身干、无杂质、色绿褐者为佳。

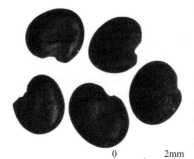

图12-14　沙苑子

【显微特征】　粉末　灰白色。①种皮栅状细胞断面观1列，外被角质层；近外侧1/8～1/5处有一条光辉带。②表面观呈多角形，壁极厚，胞腔小，孔沟细密。③种皮支持细胞侧面观呈短哑铃形。④表面观呈3个类圆形或椭圆形的同心环。⑤子叶细胞含脂肪油。

【成分】　含沙苑子苷、杨梅皮素及紫云英苷等。

【药理作用】　本品甲醇或乙醇提取物均可显著增加胸腺和脾脏的重量与血清溶血素含量，并有保肝、抗炎、利尿以及镇痛、抗疲劳、耐寒、耐缺氧和增加体重等作用。

【性味与功能】　性温，味甘。补肾助阳，固精缩尿，养肝明目。

【附注】　沙苑子伪品较多，常见的如下。①同属植物华黄芪 *Astragalus chinensis* L. 的干燥成熟种子，呈规则肾形而饱满；表面暗绿色或棕绿色；种脐长条形。②同属植物紫云英 *Astragalus sinicus* L. 的干燥成熟种子，呈斜方状肾形，两侧压扁，长3～3.5mm，宽1.5～2mm；表面黄绿色或棕黄色；种脐长条形。③豆科植物猪屎豆 *Crotalaria mucronata* Desv. 的干燥成熟种子，呈三角状肾形，长2.5～3.5mm，宽2～2.5mm；表面黄绿色或淡黄棕色；种脐三角形。此种子含生物碱，对肝脏有害，应注意鉴别。④豆科植物田皂角 *Aeschynomene indica* L. 的种子，呈肾形或长椭圆形，长3～3.5mm，宽2～2.5mm；表面棕黑或黑色；种脐长圆形。

决明子　Cassiae Semen

【来源】　为豆科植物决明 *Cassia obtusifolia* L. 或小决明 *Cassia tora* L. 的干燥成熟种子。

【产地与采制】　主产安徽、江苏、广东等地。秋季采收成熟果实，晒干，打下种子，除去杂质。

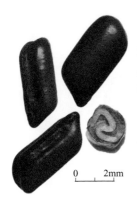

图 12-15 决明子

【性状】 决明 略呈菱方形或短圆柱形，两端平行倾斜，长 3～7mm，宽 2～4mm。表面绿棕色或暗棕色，平滑有光泽。一端较平坦，另端斜尖，背腹面各有 1 条突起的棱线，棱线两侧各有 1 条斜向对称而色较浅的线形凹纹。质坚硬，不易破碎。种皮薄，子叶 2，黄色，呈 "S" 形折曲并重叠。气微，味微苦（图 12-15）。

小决明 呈短圆柱形，较小，长 3～5mm，宽 2～3mm。表面棱线两侧各有 1 片宽广的浅黄棕色带。

均以颗粒饱满、身干、无杂质、色绿棕者为佳。

【成分】 含大黄酚、大黄素、钝叶素及决明苷等。

照高效液相色谱法测定，本品按干燥品计算，含大黄酚（$C_{15}H_{10}O_4$）不得少于 0.20%。

【药理作用】

(1) 降压 决明子的水浸出液、乙醇-水浸出液和乙醇浸出液，对麻醉犬、猫、兔、大鼠均有降血压作用。对自发性遗传性高血压的大鼠，也有明显的降血压作用。

(2) 降血脂 决明子提取物可调节高血脂模型小鼠的血脂，并通过调控脂肪组织和肌肉中脂代谢相关基因的转录表达来调节动物体脂代谢。

(3) 泻下 决明子石油醚提取物、正丁醇提取物、炒决明子正丁醇提取物能明显缩短燥结便秘模型小鼠的首便时间，增加排便粒数及粪便重量。

此外，本品还具有保肝、抗氧化及护眼等作用。

【性味与功能】 性微寒，味甘、苦、咸。清热明目，润肠通便。

【附注】 部分地区曾将同属植物望江南 Cassia occidentalis L. 的干燥成熟种子混作决明子药用，习称"圆决明"。种子呈扁圆形，一端具突尖，长 3～5mm，宽 2～4mm，厚 1～2mm；表面灰绿色或灰棕色，四周有薄膜包被，两面平，中央有一椭圆形凹陷；质坚硬，不易破碎；气微，味淡。

补骨脂 Psoraleae Fructus

【来源】 为豆科植物补骨脂 Psoralea corylifolia L. 的干燥成熟果实。

【产地与采制】 主产四川、河南、陕西等地。秋季果实成熟时采收果序，晒干，搓出果实，除去杂质。

【性状】 呈肾形，略扁，长 3～5mm，宽 2～4mm，厚约 1.5mm。表面黑色、黑褐色或灰褐色，具细微网状皱纹；顶端钝圆，有一小突起，凹侧有果梗痕。质硬。果皮薄，与种子不易分离；种子 1 枚，子叶 2，黄白色，有油性。气香，味辛、微苦（图 12-16）。

以粒大、饱满、身干、杂质少、色黑、气味浓者为佳。

【显微特征】 粉末 灰黄色。①种皮栅状细胞侧面观有纵沟纹，光辉带 1 条，位于上侧近边缘处，顶面观多角形，胞腔极小，孔沟细，底面观呈圆多角形，胞腔含红棕色物。②支持细胞侧面观哑铃形，表面观类圆形。壁内腺（内生腺体）多破碎，完整者类圆形，由十数个至数十个纵向延长、呈放射状排列的细胞构成。③草酸钙柱晶细小，成片存于中果皮细胞中。

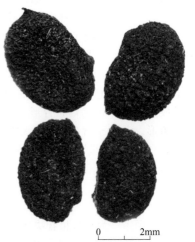

图 12-16 补骨脂

【成分】 含补骨脂素（psoralen）、异补骨脂素、补骨脂酚等。

照高效液相色谱法测定，本品以干燥品计算，含补骨脂素（$C_{11}H_6O_3$）和异补骨脂素（$C_{11}H_6O_3$）的总量不得少于 0.70%。

【药理作用】

（1）抗肿瘤 补骨脂及其部分化学成分可以通过抑制拓扑异构酶Ⅱ和DNA聚合酶，以及细胞毒性等不同机制发挥抗肿瘤活性。

（2）抗骨质疏松 去卵巢骨质疏松大鼠灌胃补骨脂水煎剂，大鼠骨代谢指标和血清细胞因子水平有所改善。

（3）雌激素样作用 补骨脂能降低去卵巢大鼠的肛温，增加子宫和肾上腺系数，升高血中雌二醇（E_2）水平并降低促黄体生成激素（LH）、卵泡刺激素（FSH）水平，对去卵巢大鼠有雌激素样作用。

此外，本品还具有抗氧化、抗菌及促进皮肤色素增生等作用。

【性味与功能】 性温，味辛、苦。温肾助阳，纳气平喘，温脾止泻；外用消风祛斑。

枳壳 Aurantii Fructus

【来源】 为芸香科植物酸橙 *Citrus aurantium* L. 及其栽培变种的干燥未成熟果实。

【产地与采制】 主产江西、四川、湖北、贵州等地。7月果皮尚绿时采收，自中部横切为两半，晒干或低温干燥。

【性状】 呈半球形，直径 3～5cm。外果皮棕褐色至褐色，有颗粒状突起，突起的顶端有凹点状油室；有明显的花柱残迹或果梗痕。切面中果皮黄白色，光滑而稍隆起，厚 0.4～1.3cm，边缘散有 1～2 列油室；瓤囊7～12 瓣，少数至 15 瓣，汁囊干缩呈棕色至棕褐色，内藏种子。质坚硬，不易折断。气清香，味苦、微酸（图12-17）。

以个大、果肉厚、色白、质坚实、香气浓者为佳。

【成分】 含黄酮类成分，如橙皮苷（hesperidin）、柚皮苷；挥发油，如 *d*-柠檬烯、*d*-芳樟醇等。尚含辛弗林和 N-甲基酪胺。

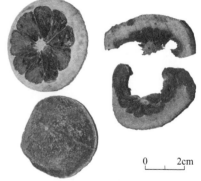

图 12-17 枳壳

照高效液相色谱法测定，本品按干燥品计算，含柚皮苷（$C_{27}H_{32}O_{14}$）不得少于 4.0%，新橙皮苷（$C_{28}H_{34}O_{15}$）不得少于 3.0%。

【药理作用】

（1）对胃肠的作用 本品煎剂既能兴奋胃肠平滑肌，使胃肠节律性收缩增加，又有抑制肠管的作用。

（2）对子宫的作用 对已孕或未孕的离体和在体子宫均有兴奋作用。

（3）升压 所含辛弗林和 N-甲基酪胺均有升压作用。

此外，其挥发油尚能明显对抗溃疡形成。

【性味与功能】 性微寒，味苦、辛、酸。理气宽中，行滞消胀。

【附注】 常见混用品为芸香科植物香圆 *Citrus wilsonii* Tanaka 或枸橘 *Poncirus trifoliata*（L.）Rafin. 的未成熟果实。前者主产陕西，直径 4～7cm；外皮灰绿色，常有棕黄色斑块，表面粗糙；果顶具金钱环；中心柱直径 0.4～1cm。后者主产福建，直径 2.5～3cm；外皮灰绿色，有细柔毛；中心柱直径 0.2～0.5cm。

【附】 枳实 Aurantii Fructus Immaturus

本品为芸香科植物酸橙 *Citrus aurantium* L. 及其栽培变种或甜橙 *Citrus sinensis* Osbeck

的干燥幼果。呈半球形，少数为球形，直径 0.5～2.5cm。外果皮黑绿色或暗棕绿色，具颗粒状突起和皱纹，有明显的花柱残迹或果梗痕。切面中果皮略隆起，黄白色或黄褐色，厚 0.3～1.2cm，边缘有 1～2 列油室，瓤囊棕褐色。质坚硬；气清香，味苦、微酸。功能破气消积，化痰散痞。

陈皮   Citri Reticulatae Pericarpium

【来源】   为芸香科植物橘 *Citrus reticulata* Blanco 及其栽培变种的干燥成熟果皮。分为"陈皮"和"广陈皮"。

【产地与采制】   主产广东、福建、四川、江苏等地，均为栽培。采摘成熟果实，剥取果皮，晒干或低温干燥。

【性状】

陈皮   常剥成数瓣，基部相连，有的呈不规则的片状，厚 1～4mm。外表面橙红色或红棕色，有细皱纹及凹下的点状油室；内表面浅黄白色，粗糙，附黄白色或黄棕色筋络状维管束。质稍硬而脆。气香，味辛、苦（图 12-18）。

广陈皮   常 3 瓣相连，形状整齐，厚度均匀，约 1mm。点状油室较大，对光照视，透明清晰。质较柔软。

均以外表面油润、质柔软、香气浓者为佳。

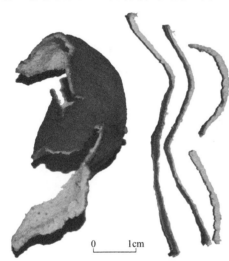

图 12-18   陈皮

【显微特征】   粉末   黄白色至黄棕色。①中果皮薄壁组织众多，细胞形状不规则，壁不均匀增厚，有的呈连珠状。②果皮表皮细胞表面观多角形、类方形或长方形，垂周壁增厚，气孔类圆形，直径 18～26μm，副卫细胞不清晰；侧面观外被角质层，靠外方的径向壁增厚。③草酸钙方晶成片存在于中果皮薄壁细胞中，呈多面形、菱形或双锥形，直径 3～34μm，长 5～53μm，有的一个细胞内含有两个多面体构成的平行双晶或含 3～5 个方晶。④橙皮苷结晶多存在于薄壁细胞中，黄色或无色，呈圆形或无定形团块，有的可见放射状条纹。⑤油室较大，多已破碎，分泌细胞扁长，挥发油滴随处散在。⑥螺纹、孔纹和网纹导管及管胞较小（图 12-19）。

【成分】   含挥发油、橙皮苷（hesperidin）及橘皮素等。挥发油的主要成分为 *d*-柠檬烯等。

照高效液相色谱法测定，本品按干燥品计算，含橙皮苷（$C_{28}H_{34}O_{15}$）不得少于 3.5%。

【理化鉴别】   取本品粉末 0.3g，加甲醇 10ml，加热回流 20min，滤过，取滤液 5ml，浓缩至约 1ml，作为供试品溶液。另取橙皮苷对照品，加甲醇制成饱和溶液，作为对照品溶液。吸取上述两种溶液各 2μl，分别点于同一用 0.5% 氢氧化钠溶液制备的硅胶 G 薄层板上，以乙酸乙酯-甲醇-水（100：17：13）为展开剂，展至约 3cm，取出，晾干，再以甲苯-乙酸乙酯-甲酸-水（20：10：1：1）的上层溶液为展开剂，展至约 8cm，取出，晾干，喷以三氯化铝试液，置紫外光灯（365nm）下检视。供试品色谱中，在与对照品色谱相应的位置上，显相同颜色的荧光斑点。

【药理作用】

(1) 对消化系统的作用   挥发油对胃肠有温和的刺激作用，能促进消化液分泌，排除胃肠积气。

(2) 祛痰   本品所含挥发油有刺激性祛痰作用。

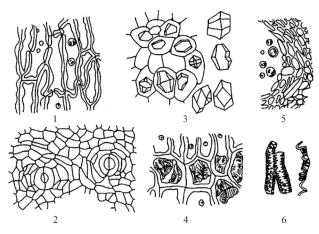

图 12-19　陈皮粉末

1—中果皮薄壁细胞；2—果皮表皮细胞；3—草酸钙方晶；4—橙皮苷结晶；5—油室碎片；6—导管

（3）维生素 P 样作用　橙皮苷可降低毛细血管通透性，防止微血管出血。

此外，尚有兴奋心脏、增加冠脉血流量、升高血压等作用。

【性味与功能】　性温，味苦、辛。理气健脾，燥湿化痰。

【附】

（1）青皮 Citri Reticulatae Pericarpium Viride　本品为芸香科植物橘 *Citrus reticulata* Blanco 及其栽培变种的干燥幼果或未成熟果实的果皮。幼果习称"个青皮"；未成熟果皮习称 "四花青皮"。①个青皮：呈类球形，直径 0.5～2cm；表面灰绿色或黑绿色，微粗糙，有细密凹下的油室，顶端有稍突起的柱基，基部有圆形果梗痕；质硬，断面果皮黄白色或淡黄棕色，厚 0.1～0.2cm，外缘有油室 1～2 列；瓤囊 8～10 瓣，淡棕色；气清香，味酸、苦、辛。②四花青皮：果皮剖成 4 裂片，裂片长椭圆形，长 4～6cm，厚 0.1～0.2cm；外表面灰绿色或黑绿色，密生多数油室；内表面类白色或黄白色，粗糙，附黄白色或黄棕色小筋络；质稍硬，易折断，断面外缘有油室 1～2 列；气香，味苦、辛。功能疏肝破气，消积化滞。

（2）橘核 Citri Reticulatae Semen　本品为芸香科植物橘 *Citrus reticulata* Blanco 及其栽培变种的干燥成熟种子。种子略呈卵形，长 0.8～1.2cm，直径 0.4～0.6cm；表面淡黄白色或淡灰白色，光滑，一侧有种脊棱线，一端钝圆，另端渐尖成小柄状；外种皮薄而韧，内种皮菲薄，淡棕色，子叶 2，黄绿色，有油性；气微，味苦。功能理气，散结，止痛。

（3）橘红 Citri Exocarpium Rubrum　本品为芸香科植物橘 *Citrus reticulata* Blanco 及其栽培变种的干燥成熟外层果皮。呈长条形或不规则薄片状，边缘皱缩向内卷曲；外表面黄棕色或橙红色，存放后呈棕褐色，密布黄白色突起或凹下的油室；内表面黄白色，密布凹下透光小圆点；质脆易碎；气芳香，味微苦、麻。功能理气宽中，燥湿化痰。

化橘红　Citri Grandis Exocarpium

【来源】　为芸香科植物化州柚 *Citrus grandis* 'Tomentosa' 或柚 *Citrus grandis*（L.） Osbeck 的未成熟或近成熟的干燥外层果皮。前者习称"毛橘红"；后者习称"光五爪"、"光七爪"。

【产地与采制】　主产广东、广西等地。夏季采收未成熟果实，置沸水中略烫后，将果皮割成 5 或 7 瓣，除去果瓤及部分中果皮，压制成形，干燥。

【性状】

化州柚　呈对折的七角或展平的五角星状，单片呈柳叶形。完整者展平后直径 15～28cm，厚 0.2～0.5cm。外表面黄绿色，密布茸毛，有皱纹及小油室；内表面黄白色或淡黄棕

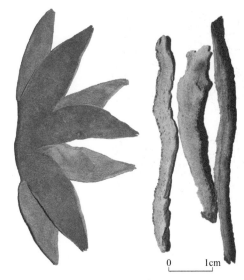

图 12-20 化橘红

色,有脉络纹。质脆,易折断,断面不整齐,外缘有 1 列不整齐的凹下油室,内侧稍柔而有弹性。气芳香,味苦、微辛。

柚 外表面黄绿色至黄棕色,无毛(图 12-20)。

毛橘红以毛茸细密、果皮薄者为佳;光五爪、光七爪以果皮厚薄均匀者为佳。

【成分】 含挥发油、柚皮苷及新橙皮苷等。

照高效液相色谱法测定,本品按干燥品计算,含柚皮苷($C_{27}H_{32}O_{14}$)不得少于 3.5%。

【性味与功能】 性温,味辛、苦。理气宽中,燥湿化痰。

吴茱萸 Evodiae Fructus

【来源】 为芸香科植物吴茱萸 Euodia rutaecarpa(Juss.)Benth.、石虎 Euodia rutaecarpa(Juss.)Benth. var. officinalis(Dode)Huang 或疏毛吴茱萸 Euodia rutaecarpa(Juss.)Benth. var. bodinieri(Dode)Huang 的干燥近成熟果实。

【产地与采制】 主产贵州、广西、湖南、云南等地。8~11 月果实尚未开裂时,剪下果枝,晒干或低温干燥,除去枝、叶、果梗等杂质。

【性状】 呈球形或略呈五角状扁球形,直径 2~5mm。表面暗黄绿色至褐色,粗糙,有多数点状突起或凹下的油点。顶端稍有下陷,呈五角星状的裂隙,基部残留被有黄色茸毛的果梗。质硬而脆,横切面可见子房 5 室,每室有淡黄色种子 1 粒。用水浸泡果实,有黏液渗出。气芳香浓郁,味辛辣而苦(图 12-21)。

以粒饱满坚实、色绿、香气浓烈者为佳。

【显微特征】 粉末 褐色。①非腺毛 2~6 细胞,长 140~350μm,壁疣明显,有的胞腔内含棕黄色至棕红色物。②腺毛头部 7~14 细胞,椭圆形,常含黄棕色内含物;柄 2~5 细胞。③草酸钙簇晶较多,直径 10~25μm;偶有方晶。④石细胞类圆形或长方形,直径 35~70μm,胞腔大。⑤油室碎片有时可见,淡黄色。

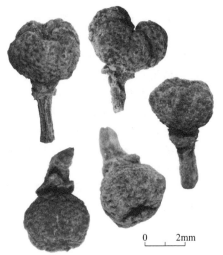

图 12-21 吴茱萸

【成分】 含挥发油,油中主要成分为吴茱萸烯(evodene),为油的香气成分;生物碱,如吴茱萸碱(evodiamine)、吴茱萸次碱、羟基吴茱萸碱及吴茱萸喹酮碱等;苦味素,如吴茱萸内酯醇及吴茱萸苦素等。

照高效液相色谱法测定,本品按干燥品计算,含吴茱萸碱($C_{19}H_{17}N_3O$)和吴茱萸次碱($C_{18}H_{13}N_3O$)的总量不得少于 0.15%,含柠檬苦素($C_{26}H_{30}O_8$)不得少于 0.20%。

【药理作用】

(1) 对消化系统的作用 吴茱萸煎剂对喂饲泻下药大黄所引起的小鼠腹泻有明显的效果,

而对离体肠肌具有双向调节作用，低浓度时兴奋，高浓度时抑制。

（2）对心血管系统的作用　吴茱萸水提醇沉液可以加强蟾蜍心肌收缩力，增大心输出量；吴茱萸碱与吴茱萸次碱抗大鼠心肌细胞缺血再灌注和豚鼠心脏停搏引起的损伤，抗缺血性心律失常。吴茱萸中的不同类型的生物碱、不同剂量及剂型、作用时间，对不同种属的动物产生的作用不同，既具有升压作用也具有降压作用。吴茱萸次碱可明显延长出血时间。

（3）抗炎、镇痛　吴茱萸对乙酸引起的扭体反应有镇痛效果，对舔足行为后期有抑制作用；对乙酸引起的血管通透性增加有抑制作用，但对角叉菜胶性水肿、热板试验疼痛及运动性无影响。

此外，本品还具有升高体温、抑菌、镇静及兴奋子宫等作用。

【性味与功能】　性热，味辛、苦。有小毒。散寒止痛，降逆止呕，助阳止泻。

鸦胆子　Bruceae Fructus

【来源】　为苦木科植物鸦胆子 *Brucea javanica* （L.） Merr. 的干燥成熟果实。

【产地与采制】　主产于广东及广西等地。秋季果实成熟时采收，除去杂质，晒干。

【性状】　呈卵形，长 6～10mm，直径 4～7mm。表面黑色或棕色，有隆起的网状皱纹，网眼呈不规则的多角形，两侧有明显的棱线，顶端渐尖，基部有凹陷的果梗痕。果壳质硬而脆，种子卵形，长 5～6mm，直径 3～5mm，表面类白色或黄白色，具网纹；种皮薄，子叶乳白色，富油性。气微，味极苦（图 12-22）。

以质坚、仁白、油性足、味极苦者为佳。

【成分】　种子中含有多种苦木苦味素类成分：鸦胆子苦素 A、鸦胆子苦素 B、鸦胆子苦素 C、鸦胆子苦素 D、鸦胆子苦素 E、鸦胆子苦素 F 及鸦胆子苦素 G，鸦胆子苦内酯、鸦胆子苦醇、鸦胆子苷

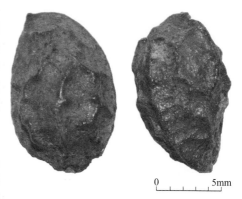

图 12-22　鸦胆子

A～P等；脂肪油，油中含油酸、亚油酸甘油酯、亚油酸等；尚含鸦胆子毒素、鸦胆子碱等。

照气相色谱法测定，本品按干燥品计算，含油酸（$C_{18}H_{34}O_2$）不得少于 8.0%。

【性味与功能】　性寒，味苦；有小毒。清热解毒，截疟，止痢；外用腐蚀赘疣。

川楝子　Toosendan Fructus

【来源】　为楝科植物川楝 *Melia toosendan* Sieb. et Zucc. 的干燥成熟果实。

【产地与采制】　主产于四川、云南、贵州、湖南、湖北、河南、甘肃等地。冬季果实成熟时采收，除去杂质，干燥。

【性状】　呈类球形，直径 2～3.2cm。表面金黄色至棕黄色，微有光泽，少数凹陷或皱缩，具深棕色小点。顶端有花柱残痕，基部凹陷，有果梗痕。外果皮革质，与果肉间常成空隙，果肉松软，淡黄色，遇水润湿显黏性。果核球形或卵圆形，质坚硬，两端平截，有 6～8 条纵棱，内分 6～8 室，每室含黑棕色长圆形的种子 1 粒。气特异，味酸、苦（图 12-23）。

以个大、外皮金黄色、肉黄白色、饱满、有弹性者为佳。

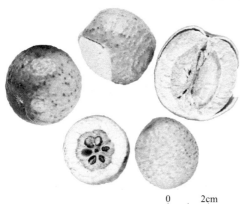

图 12-23　川楝子

【成分】　含川楝素（toosendanin）、异川楝

素、生物碱、山柰醇、树脂、鞣质。

照高效液相色谱法测定，本品按干燥品计算，含川楝素（$C_{30}H_{38}O_{11}$）应为0.060%～0.20%。

【性味与功能】　性寒，味苦；有小毒。疏肝泄热，行气止痛，杀虫。

【附注】　同属植物楝 *Melia azedarach* L. 的成熟果实，习称"苦楝子"。其果实椭圆形，较小，直径1～2cm。表面红褐色间有黄棕色，具光泽，多皱缩，有多数棕色小点。果核长椭圆形，具5～6条纵棱，内含种子4～6枚。种子扁梭形，紫红色，皮薄，内有子叶2片，黄白色，富油性。气微而特异，味酸而后苦。

巴豆　Crotonis Fructus

【来源】　为大戟科植物巴豆 *Croton tiglium* L. 的干燥成熟果实。

【产地与采制】　主产于四川、贵州、云南、广西等地。秋季果实成熟时采收，堆置2～3天，摊开，干燥。

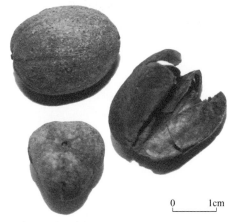

0　　　1cm

图12-24　巴豆

【性状】　呈卵圆形，一般具三棱，长1.8～2.2cm，直径1.4～2cm。表面灰黄色或稍深，粗糙，有纵线6条，顶端平截，基部有果柄痕。破开果壳，可见3室，每室含种子1粒。种子呈略扁的椭圆形，长1.2～1.5cm，直径0.7～0.9cm，表面棕色或灰棕色，一端有小点状的种脐及种阜的疤痕，另端有微凹的合点，其间有隆起的种脊；外种皮薄而脆，内种皮呈白色薄膜；种仁黄白色，油质。气微，味辛辣。有毒，不宜口尝（图12-24）。

以种子饱满、种仁色黄白者为佳。

【成分】　含脂肪油（巴豆油），油中含强刺激性及致癌成分，为巴豆醇（phorbol）的十多种双酯化合物；蛋白质，其中含有一种类似蓖麻子毒蛋白的毒性球蛋白，称巴豆毒素（crotin）；尚含巴豆苷、β-谷甾醇、氨基酸及酶等。

照脂肪油测定法测定，本品按干燥品计算，含脂肪油不得少于22.0%。

【药理作用】　煎剂或巴豆油能强烈刺激肠壁，引起剧烈的蠕动而峻泻；煎剂有抗菌作用，提取物对癌瘤有抑制作用，尚有镇痛作用等。

【性味与功能】　性热，味辛。有大毒。外用蚀疮。孕妇禁用；不宜与牵牛子同用。

【附】　　　　巴豆霜 Crotonis Semen Pulveratum

本品为巴豆种仁经压榨去油得巴豆霜，为粒度均匀、疏松的淡黄色粉末，显油性。功能为峻下冷积，逐水退肿，豁痰利咽；外用蚀疮。

巴豆的毒性

巴豆对皮肤、黏膜有强烈刺激作用。加工者接触去壳的巴豆、巴豆霜、巴豆油，甚至蒸煮巴豆的蒸气，都可产生中毒损伤，出现皮肤水肿、水疱，眼鼻灼热感、流泪、发炎。巴豆霜入丸、散剂，不可细嚼，以防损伤消化道黏膜。

酸枣仁　Ziziphi Spinosae Semen

【来源】　为鼠李科植物酸枣 *Ziziphus jujuba* Mill. var. *spinosa* （Bunge） Hu ex H. F. Chou 的干燥成熟种子。

【产地与采制】　主产于河北、陕西、辽宁、河南等地。秋末冬初采收成熟果实，除去果肉及核壳，收集种子，晒干。

【性状】 呈扁圆形或扁椭圆形，长 5～9mm，宽 5～7mm，厚约 3mm。表面紫红色或紫褐色，平滑有光泽，有的有裂纹。有的两面均呈圆隆状突起；有的一面较平坦，中间有 1 条隆起的纵线纹；另一面稍突起，边缘略薄。一端凹陷，可见线形种脐；另一端有细小突起的合点。种皮较脆，胚乳白色，子叶 2 枚，浅黄色，富油性。气微，味淡（图 12-25）。

以粒大、饱满、完整、有光泽、外皮紫红色、无核壳者为佳。

【显微特征】 粉末 棕红色。①种皮栅状细胞棕红色，表面观多角形，直径约 15μm，壁厚，木化，胞腔小；侧面观呈长条形，外壁增厚，侧壁上、中部甚厚，下部渐薄；底面观类多角形或圆多角形。②内种皮细胞棕黄色，表面观长方形或类方形，垂周壁连珠状增厚，木化。③子叶表皮细胞含细小草酸钙簇晶及方晶（图 12-26）。

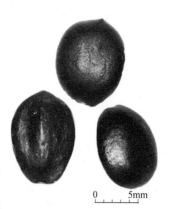

图 12-25 酸枣仁

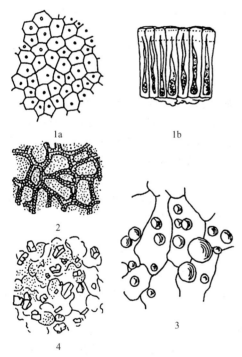

图 12-26 酸枣仁粉末
1—种皮栅状细胞（a—表面观；b—侧面观）；
2—内种皮细胞；3—内胚乳及子叶细胞；
4—草酸钙方晶及簇晶

【成分】 含三萜皂苷，如酸枣仁皂苷 A 和酸枣仁皂苷 B，后者水解得酸枣仁皂苷元；黄酮类，如当药素；尚含有机酸、植物甾醇、脂肪油、胡萝卜苷及维生素 C 等。

【药理作用】

（1）镇静、催眠、抗惊厥 酸枣仁生品及炒品均可显著减少小鼠自发活动，协同戊巴比妥钠的中枢抑制作用，使阈下剂量戊巴比妥钠入睡小鼠数目显著增多，并拮抗苯丙胺的中枢兴奋作用。酸枣仁还具有明显的抗惊厥作用，可显著降低戊四氮引起的惊厥率。

（2）抗心肌缺血、抗脑缺血 酸枣仁总皂苷可显著缩小结扎冠状动脉左前降支（LAD）所致大鼠心肌梗死面积，降低结扎引起的 S-T 段和 T 波抬高的幅度。酸枣仁总皂苷能使脑组织中超氧化物歧化酶（SOD）、肌酸激酶（CK）及乳酸脱氢酶（LDH）活性增高，乳酸含量下降，脑神经细胞损害减轻，对缺血性脑损伤具有保护作用。

（3）抗心律失常 酸枣仁水溶液能对抗氯化钡、乌头碱诱发实验动物的心律失常。酸枣仁水煎剂对乌头碱所致的心律失常既有预防作用又有治疗作用。

（4）增强免疫 酸枣仁提取物能明显提高小鼠淋巴细胞转化值和抗体溶血素，明显增强小鼠单核巨噬细胞的吞噬功能。酸枣仁多糖能增强小鼠的体液免疫和细胞免疫功能，对放射线引起的白细胞降低有明显的保护作用。

此外，本品还具有抗脂质过氧化、降血脂、抗炎、抗抑郁及改善记忆等作用。

【性味与功能】 性平，味甘、酸。养心补肝，宁心安神，敛汗，生津。

【附注】 常见伪品如下。①滇枣仁：鼠李科植物滇刺枣 *Ziziphus mauritiana* Lam. 的干燥成熟种子。本品形状与酸枣仁类似，表面黄棕色或红棕色，有网状纹理，一面隆起，另一面凹陷或平坦，无纵线纹。②枳椇子：鼠李科植物枳椇 *Hovenia acerba* Lindl. 的干燥成熟种子。本品扁平圆形，背面稍隆起，腹面较平坦，直径 3～5mm，厚 1～1.5mm；表面红棕色、红褐色或棕黑色，平滑有光泽；种皮坚硬，种仁淡黄色，富油性；气微，味苦涩。

胖大海   Sterculiae Lychnophorae Semen

【来源】   为梧桐科植物胖大海 *Sterculia lychnophora* Hance 的干燥成熟种子。

【产地与采制】   主产于越南、泰国、印度尼西亚和马来西亚等国。4～6 月果实开裂时，采下成熟的种子，晒干。

【性状】   呈纺锤形或椭圆形，长 2～3cm，直径 1～1.5cm。先端钝圆，基部略尖而歪，具浅色的圆形种脐，表面棕色或暗棕色，微有光泽，具不规则的干缩皱纹。外层种皮极薄，质脆，易脱落。中层种皮较厚，黑褐色，质松易碎，遇水膨胀成海绵状。断面可见散在的树脂状小点。内层种皮可与中层种皮剥离，稍革质，内有 2 片肥厚胚乳，广卵形；子叶 2 枚，菲薄，紧贴于胚乳内侧，与胚乳等大。气微，味淡，嚼之有黏性（图 12-27）。

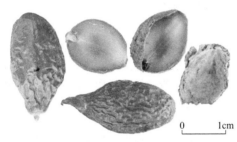

图 12-27   胖大海

以个大、坚硬、外皮黄棕色、有细皱纹与光泽、不破皮者为佳。

【成分】   含聚戊糖、黏液质、胖大海素、挥发油、西黄芪胶黏素及脂肪油等。

【理化鉴别】

（1）取本品数粒置烧杯中，加沸水适量，放置数分钟即吸水膨胀成棕色半透明的海绵状物。

（2）取本品粉末 0.2g，加水 10ml，置水浴中加热 30min，滤过，取滤液 4ml，加氢氧化钠试液 3ml 及碱性酒石酸铜试液 5ml，置水浴中加热，即生成红色沉淀。

【性味与功能】   性寒，味甘。清热润肺，利咽开音，润肠通便。

【附注】   同科植物圆粒苹婆 *Sterculia scaphigera* Wall. 的干燥成熟种子和橄榄科植物橄榄 *Canarium album* Reausch 的成熟果实混作胖大海药用，应注意鉴别。

使君子   Quisqualis Fruit

【来源】   为使君子科植物使君子 *Quisqualis indica* L. 的干燥成熟果实。

【产地与采制】   主产四川、广东、广西等地。秋季果皮变紫黑色时采收，除去杂质，干燥。

【性状】   呈椭圆形或卵圆形，具 5 条纵棱，偶有 4～9 棱，长 2.5～4cm，直径约 2cm。表面黑褐色至紫黑色，平滑，微具光泽。顶端狭尖，基部钝圆，有明显圆形的果梗痕。质坚硬，横切面多呈五角星形，棱角处壳较厚，中间呈类圆形空腔。种子长椭圆形或纺锤形，长约 2cm，直径约 1cm；表面棕褐色或黑褐色，有多数纵皱纹；种皮薄，易剥离；子叶 2。黄白色，有油性，断面有裂隙。气微香，味微甜（图 12-28）。

以个大、色紫黑、具光泽、仁饱满、色黄白者为佳。

【成分】   种子含使君子氨酸、葫芦巴碱、L-脯氨酸、L-天冬素、苹果酸、枸橼酸、琥珀酸及脂肪油。使君子氨酸以钾盐状态存在。

照高效液相色谱法测定，本品种子含胡芦巴碱（$C_7H_7O_2$）不得少于 0.20%。

【药理作用】   使君子水浸剂或乙醇浸剂，在体

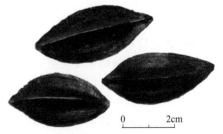

图 12-28   使君子

外对猪蛔虫有麻痹作用，使君子酸钾对猪蛔虫亦有抑制作用。水浸剂体外对多种皮肤真菌有抑制作用。

【性味与功能】　性温，味甘。杀虫消积。

诃子　Chebulae Fructus

【来源】　为使君子科植物诃子 *Terminalia chebula* Retz. 或绒毛诃子 *Terminalia chebula* Retz. var. *tomentella* Kurt. 的干燥成熟果实。

【产地与采制】　主产云南，广东、广西等地亦产。秋、冬二季果实成熟时采收，除去杂质，晒干。

【性状】　为长圆形或卵圆形，长 2~4cm，直径 2~2.5cm。表面黄棕色或暗棕色，略具光泽，有 5~6 条纵棱线和不规则的皱纹，基部有圆形果梗痕。质坚实。果肉厚 0.2~0.4cm，黄棕色或黄褐色。果核长 1.5~2.5cm，直径 1~1.5cm，浅黄色，粗糙，坚硬。种子狭长纺锤形，长约 1cm，直径 0.2~0.4cm，种皮黄棕色，子叶 2，白色，相互重叠卷旋。气微，味酸涩后甜（图 12-29）。

以黄棕色、皱缩、有光泽、坚实、身干者为佳。

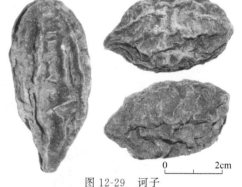

图 12-29　诃子

【成分】　果实含鞣质 20%~40%，其成分为诃子酸、诃黎勒酸及没食子酸等，并含莽草酸。

【药理作用】　煎剂对痢疾杆菌、金黄色葡萄球菌、铜绿假单胞菌有抑制作用，对菌痢或肠炎形成的黏膜溃疡有收敛作用。

【性味与功能】　性平，味苦、酸、涩。涩肠止泻，敛肺止咳，降火利咽。

小茴香　Foeniculi Fructus

【来源】　为伞形科植物茴香 *Foeniculum vulgare* Mill. 的干燥成熟果实。

【产地与采制】　原产欧洲，现全国各地均有栽培。秋季果实初熟时采割植株，晒干，打下果实，除去杂质。

【性状】　为双悬果，呈圆柱形，有的稍弯曲，长 4~8mm，直径 1.5~2.5mm。表面黄绿色或淡黄色，两端略尖，顶端残留有黄棕色突起的柱基，基部有时有细小的果梗。分果呈长椭圆形，背面有纵棱 5 条，接合面平坦而较宽。横切面略呈五边形，背面的四边约等长。有特异香气，味微甜、辛（图 12-30）。

以粒大、饱满、色黄绿、香气浓烈者为佳。

【显微特征】

分果横切面　①外果皮为 1 列扁平细胞，外被角质层。②中果皮纵棱处有维管束，其周围有多数木化网纹细胞；背面纵棱间各有大的椭圆形棕色油管 1 个，接合面有油管 2 个，共 6 个。③内果皮为 1 列扁平薄壁细胞，细胞长短不一。④种皮细胞扁长，含棕色物。⑤胚乳细胞多角形，含多数糊粉粒，每个糊粉粒中含有细小草酸钙簇晶（图 12-31）。

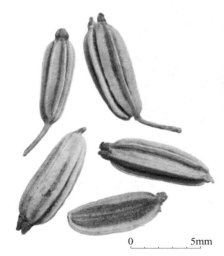

图 12-30　小茴香

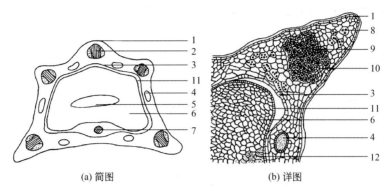

(a) 简图　　　　　　　(b) 详图

图 12-31　小茴香分果横切面图

1—外果皮；2—维管束；3—内果皮；4—油管；5—胚；6—内胚乳；7—种脊维管束；
8—网纹细胞；9—木质部；10—韧皮部；11—种皮；12—糊粉粒

粉末　绿黄色或黄棕色。①网纹细胞类长方形或类圆形，壁厚，木化，具卵圆形网状壁孔。②油管碎片黄棕色或深红棕色，分泌细胞呈扁平多角形。③内果皮细胞狭长，以5~8 个细胞为 1 组，以其长轴相互作不规则嵌列，习称"镶嵌细胞"。④内胚乳细胞多角形，无色，壁颇厚，内充满脂肪油和糊粉粒，每一糊粉粒中含细小簇晶 1 个，直径约 7 μm（图 12-32）。

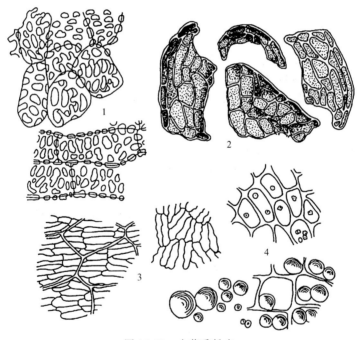

图 12-32　小茴香粉末

1—网纹细胞；2—油管碎片；3—镶嵌状细胞；4—内胚乳细胞

【成分】　含挥发油（茴香油），油中主要成分为反式茴香脑、α-茴香酮、甲基胡椒酚以及 α-蒎烯、茴香醛、柠檬烯等；黄酮类化合物，如槲皮素；尚含甾类化合物、香豆素类及脂肪油等。

【药理作用】

（1）对胃肠运动的影响　小茴香挥发油能促进胃肠道蠕动和分泌，能排除肠内气体，有助于缓解痉挛，减轻疼痛。

（2）抗菌　茴香醛可增强双氢链霉素的抗菌作用。

此外，茴香醛有雌激素样作用及升高白细胞作用。

【性味与功能】　性温，味辛。散寒止痛，理气和胃。

【附注】　吉林、甘肃、内蒙古、四川等部分地区，将同科植物莳萝 *Anethum graveolens* L. 的果实误作小茴香药用。其果实较小而圆，分果呈广椭圆形，扁平，长 3～4mm，直径 2～3mm，厚约 1mm，背棱稍突起，侧棱延展成翅。

蛇床子　Cnidii Fructus

【来源】　为伞形科植物蛇床 *Cnidium monnieri*（L.）Cuss. 的干燥成熟果实。

【产地与采制】　主产于河北、山东、广西、浙江等地。夏、秋二季果实成熟时采收，除去杂质，晒干。

【性状】　为双悬果，呈椭圆形，由两个分果合抱而成，长 2～4mm，直径约 2mm。表面灰黄色或灰褐色，顶端有 2 枚向外弯曲的柱基，基部偶有细梗。分果的背面有薄而突起的纵棱 5 条，接合面平坦，有 2 条棕色略突起的纵棱线。果皮松脆，揉搓易脱落，种子细小，灰棕色，显油性。气香，味辛凉，有麻舌感（图 12-33）。

以颗粒饱满、色灰黄、香气浓者为佳。

【成分】　主含挥发油，如左旋蒎烯、左旋莰烯等。另含蛇床子素（osthole）及甲氧基欧芹酚，为治疗阴道滴虫病的有效成分。

照高效液相色谱法测定，本品按干燥品计算，含蛇床子素（$C_{15}H_{16}O_3$）不得少于 1.0%。

【药理作用】

（1）对心血管系统的作用　蛇床子素有明显的抗心律失常、扩张血管、降低血压、保护心血管等作用。

（2）止痒　蛇床子止痒的有效组分为其醇提物及挥发油，其止痒机制与拮抗组胺的释放相关。

（3）抗肿瘤　蛇床子中含有一定抗肿瘤成分，能有效地抑制肿瘤生长和延长荷瘤鼠的生命。

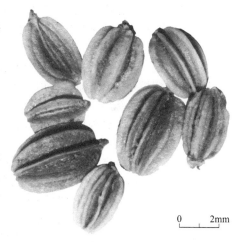

图 12-33　蛇床子

此外，本品还具有抗菌、抗血栓、改善脑缺血及镇静催眠等作用。

【性味与功效】　性温，味辛、苦。有小毒。燥湿祛风，杀虫止痒，温肾壮阳。

山茱萸　Corni Fructus

【来源】　为山茱萸科植物山茱萸 *Cornus officinalis* Sieb. et Zucc. 的干燥成熟果肉。

【产地与采制】　主产于浙江、河南、安徽、陕西等地。以浙江产量大质优，习称"杭萸肉"。秋末冬初果皮变红时采收果实，用文火烘或置沸水中略烫后，及时除去果核，干燥。

【性状】　呈不规则的片状或囊状，长 1～1.5cm，宽 0.5～1cm。表面紫红色至紫黑色，皱缩，有光泽。顶端有的可见圆形宿萼痕，基部有果梗痕。质柔软。气微，味酸、涩、微苦（图 12-34）。

以肉质厚、色紫红、柔软油润者为佳。

【显微特征】　粉末　红褐色。①果皮表皮细胞橙黄色，表面观多角形或类长方形，直径 16～30μm，垂周壁连珠状增厚，外平周壁颗粒状角质增厚，胞腔含淡橙黄色物。②中果皮细胞橙棕色，多皱缩。③草酸钙簇晶少数，直径 12～32μm。④石细胞类方形、卵圆形或长方形、纹孔明显，胞腔大（图 12-35）。

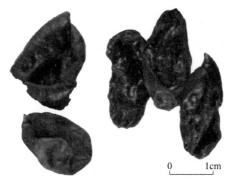

图 12-34　山茱萸

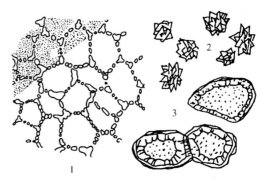

图 12-35　山茱萸粉末
1—果皮表皮细胞；2—草酸钙簇晶；3—石细胞

【成分】　含环烯醚萜苷类化合物，如山茱萸苷、马钱苷（loganin）、山茱萸新苷等；有机酸类，如熊果酸、酒石酸、没食子酸等；尚含鞣质及维生素 A 等。

照高效液相色谱法测定，本品按干燥品计算，含莫诺苷（$C_{17}H_{26}O_{11}$）和马钱苷（$C_{17}H_{26}O_{10}$）的总量不得少于 1.2%，含马钱苷（$C_{17}H_{26}O_{10}$）不得少于 0.60%。

【药理作用】

(1) 降血糖　山茱萸醇提取物对肾上腺素、四氧嘧啶、柳氮磺胺及链脲佐菌素（STZ）诱发的大鼠糖尿病模型均有降血糖作用，并能降低血液黏度，抑制血小板聚集。

(2) 对心血管系统的作用　山茱萸注射液能增强失血性休克家兔的心肌收缩力，增加心输出量，升高血压，扩张外周血管，改善微循环，延长动物存活时间。马钱素能缓慢升高失血性休克家兔血压，改善肾血流量。

(3) 抗氧化、抗衰老　山茱萸多糖（PFCAⅢ）、熊果酸、马钱素具有较好的抗氧化能力，可降低肝、脑组织的过氧化脂质含量，清除氧自由基。山茱萸具有明显的抗衰老作用，可增加小鼠血红蛋白（Hb）含量，增强小鼠抗疲劳、耐缺氧的能力和记忆力。

(4) 调节免疫　山茱萸水提液可增加小鼠腹腔巨噬细胞的吞噬率、吞噬指数和脾指数，促进巨噬细胞吞噬功能，升高小鼠血清 IgG、IgM 的含量。山茱萸多糖可提高大鼠淋巴细胞转化率，促进溶血空斑形成，激活自然杀伤细胞（NK），提高巨噬细胞活性，促进 IL-1、IL-2、肿瘤坏死因子（TNF）和 γ-干扰素（γ-IFN）的分泌。

【性味与功能】　性微温，味酸、涩。补益肝肾，收涩固脱。

【附注】　常见伪品如下。①苦楝果皮：为楝科苦楝 *Melia azedarach* L. 的染色果皮。果皮薄而革质，较松软。气特异，味酸苦。水浸后显黏性，水染成红色。②滇枣皮：为鼠李科植物滇刺枣 *Ziziphus mauritiana* Lam. 的果皮。主要特征是果皮较长大，肉较厚，革质，稍硬而脆。③酸枣皮：为鼠李科植物酸枣 *Ziziphus jujuba* Mill. var. *spinosa*（Bunge）Hu ex H. F. Chou 的干燥成熟果皮。主要特征是肉薄，质脆易碎。

连翘　Forsythiae Fructus

【来源】　为木犀科植物连翘 *Forsythia suspensa*（Thunb.）Vahl 的干燥果实。

【产地与采制】　主产于山西、陕西、河南等地。秋季果实初熟尚带绿色时，摘下果实，除去杂质，蒸熟，晒干，习称"青翘"；果实熟透色黄时采收，晒干，除去杂质，习称"老翘"。

【性状】　呈长卵形至卵形，稍扁，长 1.5～2.5cm，直径 0.5～1.3cm。表面有不规则的纵皱纹及多数突起的小斑点，两面各有 1 条明显的纵沟；顶端锐尖，基部有小果梗或已脱落。

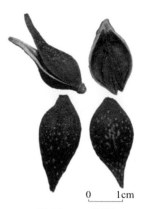

青翘多不开裂，表面绿褐色，突起的灰白色小斑点较少；质硬；种子多数，黄绿色，细长，一侧有翅。老翘自顶端开裂或裂成两瓣，表面黄棕色或红棕色，内表面多为浅黄棕色，平滑，具一纵隔；质脆；种子棕色，多已脱落。气微香，味苦（图12-36）。

"青翘"以身干、完整、色较绿、不开裂者为佳；"老翘"以身干、色黄、瓣大、壳厚者为佳。

【成分】　含木脂素类，如连翘苷（forsythin）、连翘苷元（phillygenin）；三萜类，如白桦脂醇酸、齐墩果酸；香豆素类，如6,7-二甲氧基香豆精；尚含连翘酚、连翘酯苷、挥发油及黄酮类化合物等。

图 12-36　连翘

照高效液相色谱法测定，本品按干燥品计算，含连翘苷（$C_{29}H_{36}O_{15}$）不得少于 0.15%。

【药理作用】　连翘及连翘酚和挥发油对多种革兰阳性与阴性细菌均有显著的抑制作用，对流感病毒、鼻病毒亦有抑制作用，并有显著的解热、抗炎、利尿、保护肝脏和镇吐等作用。

【性味与功能】　性微寒，味苦。清热解毒，消肿散结，疏散风热。

女贞子　Ligustri Lucidi Fructus

【来源】　为木犀科植物女贞 *Ligustrum lucidum* Ait. 的干燥成熟果实。

【产地与采制】　主产于浙江、江苏、福建、湖南等地。冬季果实成熟时采收，除去枝叶，稍蒸或置沸水中略烫后，干燥；或直接干燥。

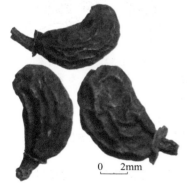

【性状】　呈卵形、椭圆形或肾形，长 6～8.5mm，直径 3.5～5.5mm。表面黑紫色或灰黑色，皱缩不平，基部有果梗痕或具宿萼及短梗。体轻。外果皮薄，中果皮稍松软，易剥离，内果皮木质，黄棕色，具纵棱，破开后种子通常为 1 粒，肾形，紫黑色，油性。气微，味甘、微苦涩（图12-37）。

以粒大、饱满、色灰黑、质坚实、无杂质者为佳。

【成分】　含齐墩果酸、乙酰齐墩果酸、熊果酸等。另含女贞子苷、橄榄苦苷、棕榈酸、硬脂酸、油酸、亚油酸及多糖等。

图 12-37　女贞子

照高效液相色谱法测定，本品按干燥品计算，含特女贞苷（$C_{31}H_{42}O_{17}$）不得少于 0.70%。

【药理作用】　女贞子多糖及齐墩果酸等具有增加免疫功能的作用；其水煎剂可降低血糖并能显著抑制高龄鼠脑过氧化脂质的形成，故有延缓衰老作用；此外，尚有强心、利尿、缓泻、抗菌及升高因化疗或放疗引起的白细胞下降等作用。

【性味与功能】　性凉，味甘、苦。滋补肝肾，明目乌发。

马钱子　Strychni Semen

【来源】　为马钱科植物马钱 *Strychnos nux-vomica* L. 的干燥成熟种子。

【产地与采制】　主产于印度、越南、泰国等国。冬季采收成熟果实，取出种子，洗净附着的果肉，晒干。

【性状】　呈纽扣状圆板形，常一面隆起，一面稍凹下，直径 1.5～3cm，厚 0.3～0.6cm。表面密被灰棕色或灰绿色绢状茸毛，自中间向四周呈辐射状排列，有丝样光泽。边缘

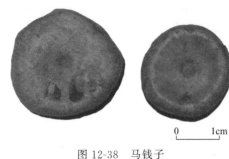

图 12-38　马钱子

稍隆起，较厚，有突起的珠孔，底面中心有突起的圆点状种脐。质坚硬，平行剖面可见淡黄白色的角质状胚乳，子叶心形，叶脉 5～7 条。气微，味极苦（图 12-38）。

以个大、肉厚饱满、色灰棕微带绿、茸毛细密、质坚无破碎者为佳。

【显微特征】　粉末　灰黄色。①非腺毛单细胞，基部膨大似石细胞，壁极厚，多碎断，木化。②胚乳细胞多角形，壁厚，内含脂肪油及糊粉粒（图 12-39）。

【成分】　含生物碱，主要为士的宁（番木鳖碱，strychnine）、马钱子碱（brucine）及微量番木鳖次碱、伪番木鳖碱及伪马钱子碱等。另含番木鳖苷、绿原酸、棕榈酸、脂肪油、蛋白质及多糖等。

照高效液相色谱法测定，本品按干燥品计算，含士的宁（$C_{21}H_{22}N_2O_2$）应为 1.20%～2.20%，马钱子碱（$C_{23}H_{26}N_2O_4$）不得少于 0.80%。

【理化鉴别】

(1) 取干燥种子的胚乳部分作切片，加 1% 钒酸铵的硫酸溶液 1 滴，胚乳即显紫色（检查士的宁）；另取胚乳切片，加发烟硝酸 1 滴，胚乳即显橙红色（检查马钱子碱）。

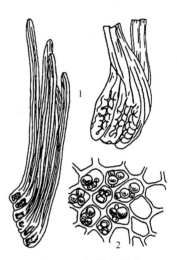

图 12-39　马钱子粉末
1—非腺毛；2—胚乳细胞

(2) 取本品粉末 0.5g，加三氯甲烷-乙醇（10:1）混合溶液 5ml 与浓氨试液 0.5ml，密塞，振摇 5min，放置 2h，滤过，滤液作为供试品溶液。另取士的宁对照品、马钱子碱对照品，加三氯甲烷制成每 1ml 各含 2mg 的混合溶液，作为对照品溶液。吸取上述两种溶液各 10μl，分别点于同一硅胶 G 薄层板上，以甲苯-丙酮-乙醇-浓氨试液（4:5:0.6:0.4）为展开剂，展开，取出，晾干，喷以稀碘化铋钾试液。供试品色谱中，在与对照品色谱相应的位置上，显相同颜色的斑点。

【药理作用】

(1) 对中枢神经系统作用　士的宁可兴奋整个中枢神经系统，首先兴奋脊髓的反射功能，其次兴奋延髓的呼吸中枢及血管运动中枢，并能提高大脑皮质的感觉中枢功能。

(2) 对消化系统的作用　能刺激味感觉器反射性增加胃液分泌，促进消化功能及食欲。

(3) 镇咳、祛痰　马钱子碱对小鼠有明显的镇咳和祛痰作用，强度与氯化铵相似。

此外，马钱子具一定的抑菌作用。

【性味与功能】　性温，味苦；有大毒。通络止痛，散结消肿。

【附注】　同属植物云南马钱 *Strychnos pierriana* A. W. Hill 的干燥成熟种子，也作药用。种子呈扁椭圆形或扁圆形，边缘较薄而微翘，子叶卵形，叶脉 3 条。种子表皮毛平直或多少扭曲，毛肋常分散。此外，马钱科植物山马钱 *Strychnos nux-blanda* A. W. Hill 的干燥种子，葫芦科植物木鳖 *Momordica cochinchinensis* (Lour.) Spreng. 的干燥成熟种子，有时伪充马钱子用，应注意鉴别。

菟丝子　Cuscutae Semen

【来源】　为旋花科植物南方菟丝子 *Cuscuta australis* R. Br. 或菟丝子 *Cuscuta chinensis* Lam. 的干燥成熟种子。

【产地与采制】　主产于江苏、辽宁、吉林、河北等地。秋季果实成熟时采收植株，晒干，打下种子，除去杂质。

【性状】　呈类球形，直径 1～2mm，表面灰棕色至棕褐色，粗糙，种脐线性或扁圆形。质坚实，不易以指甲压碎。气微，味淡。取本品少量，加沸水浸泡，表面有黏性，加热煮至种皮破裂时，可露出黄白色卷旋状的胚，形如吐丝（图12-40）。

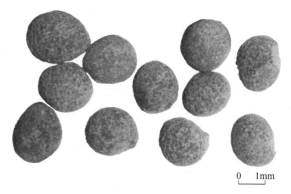

0　　1mm

图 12-40　菟丝子

以色灰黄、颗粒饱满者为佳。

【显微特征】　粉末　黄褐色或深褐色。①种皮表皮细胞断面观呈类方形或类长方形，侧壁增厚；表面观呈圆多角形，角隅处壁明显增厚。②种皮栅状细胞成片，断面观 2 列，具光辉带，位于内侧细胞上部；表面观呈多角形，皱缩。③胚乳细胞呈多角形或类圆形，胞腔内含糊粉粒。④子叶细胞含糊粉粒及脂肪油滴。

【成分】　含甾醇类，如胆甾醇、菜油甾醇、β-谷甾醇等；黄酮类，如槲皮素；尚含菟丝子苷、香豆精类、糖类及氨基酸等。

【药理作用】　本品煎剂对金黄色葡萄球菌、福氏痢疾杆菌、伤寒杆菌有抑制作用；本品尚有延缓和治疗半乳糖性白内障、兴奋子宫、抗利尿以及消除蛋白尿的作用。

【性味与功能】　性平，味辛、甘。补益肝肾，固精缩尿，安胎，明目，止泻；外用消风祛斑。

【附注】　同属植物日本菟丝子（金灯藤）*Cuscuta japonica* Choisy 的种子，在湖北、四川、贵州等地作菟丝子使用。其形体较大，直径 2～3mm，表面黄棕色，扩大镜下可见不整齐的短线状斑纹。沸水煮之不易破裂，味淡。此外，同属植物欧洲菟丝子 *Cuscuta europaea* L. 和十字花科植物绵果芝麻菜 *Eruca sativa* var. eriocarpa 的干燥成熟种子也常伪充菟丝子使用，应注意鉴别。

蔓荆子　Viticis Fructus

【来源】　为马鞭草科植物单叶蔓荆 *Vitex trifolia* L. var. *simplicifolia* Cham. 或蔓荆 *Vitex trifolia* L. 的干燥成熟果实。

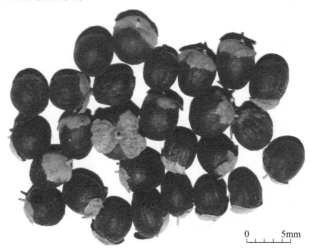

0　　5mm

图 12-41　蔓荆子

【产地与采制】　主产山东、江西、浙江、福建。秋季果实成熟时采收，除去杂质，晒干。

【性状】　呈球形，直径4～6mm。表面灰黑色或黑褐色，被灰白色粉霜状茸毛，有纵向浅沟4条，顶端微凹，基部有灰白色宿萼及短果梗。萼长为果实的1/3～2/3，5齿裂，其中2裂较深，密被茸毛。体轻，质坚韧，不易破碎。横切面可见4室，每室有种子1枚。气特异而芳香，味淡、微辛（图12-41）。

以粒大、饱满、具灰白色粉霜、气辛香者为佳。

【成分】　果实含挥发油，黄酮类成分，如紫花牡荆素（casticin）等。尚含微量生物碱和维生素A、氨基酸等。

照高效液相色谱法测定，本品按干燥品计算，含蔓荆子黄素（$C_{19}H_{18}O_8$）不得少于0.030%。

【性味与功能】　性微寒，味辛、苦。疏散风热，清利头目。

夏枯草　Prunellae Spica

【来源】　为唇形科植物夏枯草 *Prunella vulgaris* L. 的干燥果穗。

【产地与采制】　主产于江苏、安徽、浙江、河南等地，其他各省亦产。夏季果穗呈棕红色时采收，除去杂质，晒干。

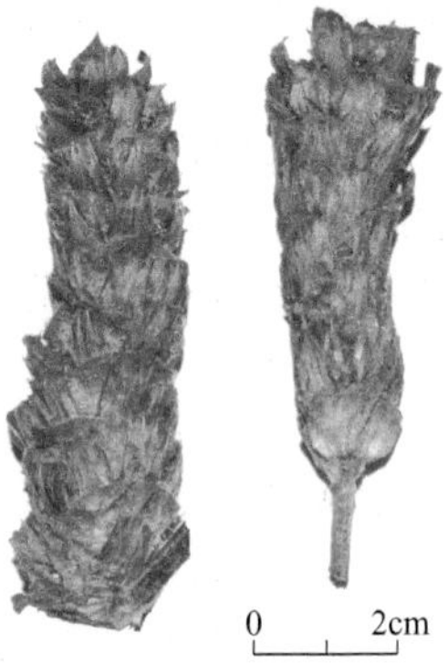

【性状】　呈圆柱形，略扁，长1.5～8cm，直径0.8～1.5cm；淡棕色至棕红色。全穗由数轮至10数轮宿萼与苞片组成，每轮有对生苞片2片，呈扇形，先端尖尾状，脉纹明显，外表面有白毛。每一苞片内有花3朵，花冠多已脱落，宿萼二唇形，内有小坚果4枚，卵圆形，棕色，尖端有白色突起。体轻。气微，味淡（图12-42）。

以穗大、色棕红、摇之作响者为佳。

图12-42　夏枯草

【成分】　含夏枯草苷，其苷元为齐墩果酸（oleanolic acid）。并含游离的乌苏酸（Ursolic acid）及多种三萜类化合物。另含有芦丁、金丝桃苷、迷迭香酸等。

照高效液相色谱法测定，本品按干燥品计算，含迷迭香酸（$C_{18}H_{16}O_8$）不得少于0.20%。

【性味与功能】　性寒，味辛、苦。清肝泻火，明目，散结消肿。

天仙子　Hyoscyami Semen

【来源】　为茄科植物莨菪 *Hyoscyamus niger* L. 的干燥成熟种子。

【产地与采制】　主产于河南、内蒙古、甘肃、辽宁等地。夏、秋二季果皮变黄色时，采摘果实，暴晒，打下种子，筛去果皮、枝梗，晒干。

【性状】　呈类扁肾形或扁卵形，直径约1mm。表面棕黄色或灰黄色，有细密的网纹，略尖的一端有点状种脐。切面灰白色，油质，有胚乳，胚弯曲。气微，味微辛（图12-43）。

以身干、粒大饱满、无杂质者为佳。

【显微特征】　粉末　灰褐色。①种皮外表皮细胞碎片众多，表面附着黄棕色颗粒状物，表面观呈不规则多角形或长多角形，垂周壁波状弯曲。②侧面观呈波状突起。③胚乳细胞类圆形，含糊粉

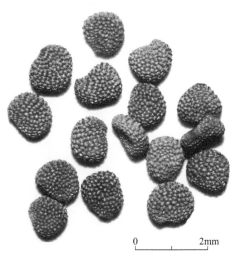

图12-43　天仙子

粒及脂肪油滴。

【成分】 含生物碱，主为莨菪碱（hyoscyamine）、阿托品（atropine）和东莨菪碱（scopolamine）。另含脂肪油等。

【性味与功能】 性温，味苦、辛。有大毒。解痉止痛，平喘，安神。

【附注】 爵床科植物水蓑衣 *Hygrophila salicifolia* (Vahl) Nees 的干燥成熟种子，在华南地区及福建、湖南等地作天仙子药用，习称"南天仙子"或"广天仙子"。其种子呈扁平心脏形，直径 1～2mm。表面暗红色或棕红色，较平滑，有贴状的表皮毛，呈薄膜状，用水浸湿后，表皮毛立即膨胀竖起，蓬松散开，黏性较大。

枸杞子 Lycii Fructus

【来源】 为茄科植物宁夏枸杞 *Lycium barbarum* L. 的干燥成熟果实。

【产地与采制】 主产于宁夏、甘肃、青海、陕西等地，以宁夏中宁县枸杞子量大质优。夏、秋二季果实呈红色时采收，热风烘干，除去果梗，或晾至皮皱后，晒干，除去果梗。

【性状】 呈类纺锤形或椭圆形，长 6～20mm，直径 3～10mm。表面红色或暗红色，顶端有小突起状的花柱痕，基部有白色的果梗痕。果皮柔韧，皱缩；果肉肉质，柔润。种子 20～50 粒，类肾形，扁而翘，长 1.5～1.9mm，宽 1～1.7mm，表面浅黄色或棕黄色。气微，味甜（图 12-44）。

以粒大、肉厚、籽小、色红、质柔、味甜者为佳。

【成分】 含多糖类、甜菜碱、香豆素类、多种维生素、游离氨基酸及无机元素等。

【药理作用】

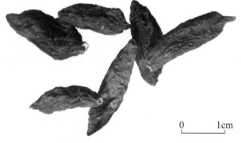

图 12-44 枸杞子

（1）增强机体免疫功能 枸杞子水煎液能增强大鼠中性粒细胞的吞噬功能，枸杞子多糖（LBP）可对抗环磷酰胺及 $^{60}Co\gamma$ 照射所致的小鼠白细胞数目减少。枸杞子能增强细胞免疫，LBP腹腔注射明显增加小鼠外周血 T 淋巴细胞数量。枸杞子可明显促进 ConA 活化的脾淋巴细胞 DNA 和蛋白质生物合成，提高人外周血淋巴细胞 IL-2 受体的表达。

（2）延缓衰老 枸杞子乙醇提取物、LBP 能提高 D-半乳糖致衰老小鼠的学习记忆能力，减少心、肝、脑组织脂褐质含量，增强谷胱甘肽过氧化物酶（GSH-Px）和 SOD 活性。

（3）保肝 枸杞子水浸液对 CCl_4 肝损伤小鼠具有一定的保护作用，能抑制脂肪在肝细胞内沉积，促进肝细胞再生。

（4）降血糖 枸杞子提取物可降低大鼠血糖、提高糖耐量。LBP 对正常小鼠和四氧嘧啶、链脲佐菌素造成的糖尿病小鼠均有降血糖作用。

此外，本品还具有抗肿瘤等作用。

【性味与功能】 性平，味甘。滋补肝肾，益精明目。

【附注】 同属植物枸杞 *Lycium chinense* Mill. 的果实亦供药用，习称"土枸杞"。较宁夏枸杞子略瘦小，具不规则的皱纹，无光泽。市售品尚有同属植物土库曼枸杞 *Lycium turcomanicum* Turcz.、西北枸杞 *Lycium potaninii* Pojank、毛蕊枸杞 *Lycium dasystemum* Pojark. 的果实，主产于甘肃、新疆。粒小，长不足 1cm，直径 2～4mm，表面暗红色，质略柔软。气微，味甘而酸。

栀子 Gardeniae Fructus

【来源】 为茜草科植物栀子 *Gardenia jasminoides* Ellis 的干燥成熟果实。

【产地与采制】　主产于湖南、江西、湖北、浙江等地。9～11月果实成熟呈红黄色时采收，除去果梗及杂质，蒸至上汽或置沸水中略烫，取出，干燥。

【性状】　呈长卵圆形或椭圆形，长1.5～3.5cm，直径1～1.5cm。表面红黄色或棕红色，具6条翅状纵棱，棱间常有1条明显的纵脉纹，并有分枝。顶端残存萼片，基部稍尖，有残留果梗。果皮薄而脆，略有光泽；内表面色较浅，有光泽，具2～3条隆起的假隔膜。种子多数，扁卵圆形，集结成团，深红色或红黄色，表面密具细小疣状突起。气微，味微酸而苦（图12-45）。

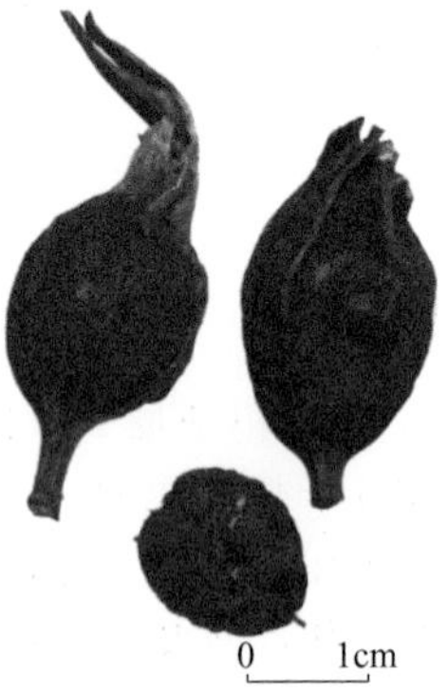

以皮薄、饱满、色红黄者为佳。

【成分】　含多种环烯醚萜苷类，如栀子苷（geniposide）、羟异栀子苷、山栀苷、栀子新苷等；色素，如黄酮类栀子素、番红花素、番红花酸等；尚含三萜类及有机酸等。

照高效液相色谱法测定，本品按干燥品计算，含栀子苷（$C_{17}H_{24}O_{10}$）不得少于1.8%。

【药理作用】　有保肝、利胆退黄、促进胰腺分泌、改善肝脏和胃肠系统功能及减轻胰腺炎等作用；本品尚有降低血压、抗菌、抗炎和泻下等作用。

图12-45　栀子

【性味与功能】　性寒，味苦。泻火除烦，清热利湿，凉血解毒；外用消肿止痛。

【附注】　混淆品水栀子，又称大栀子，为同属植物大花栀子 *Gardenia jasminoides* Ellis var. *grandiflora* Nakai 的干燥果实。主要特征为：果大，棱高，长圆形，长3～7cm。

瓜蒌　Trichosanthis Fructus

【来源】　为葫芦科植物栝楼 *Trichosanthes kirilowii* Maxim. 或双边栝楼 *Trichosanthes rosthornii* Harms 的干燥成熟果实。

【产地与采制】　栝楼主产于山东，河北、山西、陕西等地亦产；双边栝楼主产于江西、湖北、湖南等地。秋季果实成熟时，连果柄剪下，置通风处阴干。

【性状】　呈类球形或宽椭圆形，长7～15cm，直径6～10cm。表面橙红色或橙黄色，皱缩或较光滑，顶端有圆形花柱残基，基部略尖，具残存的果梗。轻重不一。质脆，易破开，内表面黄白色，有红黄色丝络，果瓤橙黄色，黏稠，与多数种子黏结成团。具焦糖气，味微酸、甜（图12-46）。

以个大、完整、色橙黄、焦糖味浓者为佳。

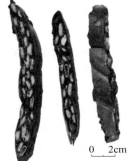

图12-46　瓜蒌

【成分】　含三萜皂苷、有机酸、挥发油、脂肪油、树脂、糖类及多种氨基酸等。

【药理作用】　其水煎醇沉浓缩液及注射剂有抗心肌缺血、耐缺氧、抗心律失常等作用。尚有抑菌、泻下、抗癌作用，总氨基酸有良好的祛痰作用，栝楼酸有抑制血小板聚集作用。

【性味与功能】　性寒，味甘、微苦。清热涤痰，宽胸散结，润燥滑肠。

【附】

（1）瓜蒌皮 Trichosanthis Pericarpium　本品为葫芦科植物栝楼 *Trichosanthes kirilowii* Maxim. 或双边栝楼 *Trichosanthes rosthornii* Harms 的干燥成熟果皮。常切成2至数瓣，边缘向内卷曲，长6～12cm。外表面橙红色或橙黄色，皱缩，有的有残存果梗；内表面黄白色。

质较脆，易折断。具焦糖气，味淡、微酸。功能清热化痰，利气宽胸。

（2）瓜蒌子 Trichosanthis Semen　　本品为葫芦科植物栝楼 *Trichosanthes kirilowii* Maxim. 或双边栝楼 *Trichosanthes rosthornii* Harms 的干燥成熟种子。①栝楼：种子扁平椭圆形，长 12～15mm，宽 6～10mm，厚约 3.5mm。表面浅棕色至棕褐色，平滑，沿边缘有 1 圈沟纹。顶端较尖，有种脐，基部钝圆或较狭。种皮坚硬；内种皮膜质，灰绿色，子叶 2，黄白色，富油性。气微，味淡。②双边栝楼：种子较大而扁，长 15～19mm，宽 8～10mm，厚约 2.5mm。表面棕褐色，沟纹明显而环边较宽。顶端平截。功能润肺化痰，滑肠通便。

鹤虱　Carpesii Fructus

【来源】　为菊科植物天名精 *Carpesium abrotanoides* L. 的干燥成熟果实。

【产地与采制】　主产于河南、山西、陕西等地。秋季果实成熟时采收，除去杂质，晒干。

【性状】　呈圆柱状，细小，长 3～4mm，直径不及 1mm。表面黄褐色或暗褐色，具多数纵棱。顶端收缩呈细喙状，先端扩展成灰白色圆环；基部稍尖，有着生痕迹。果皮薄，纤维性，种皮菲薄透明，子叶 2，类白色，稍有油性。气特异，味微苦（图 12-47）。

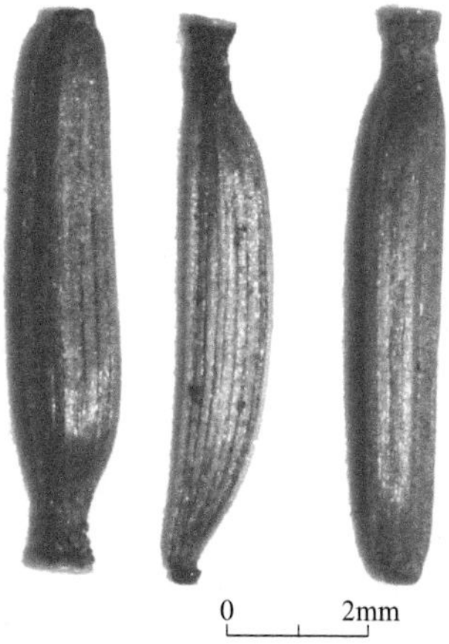

以颗粒饱满、断面油性、气味浓者为佳。

【成分】　含挥发油，为驱蛔的有效成分，油中主成分为天名精内酯、天名精酮等。

【性味与功能】　性平，味苦、辛。有小毒。杀虫消积。

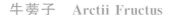

图 12-47　鹤虱

【附】　　南鹤虱 Carotae Fructus

本品为伞形科植物野胡萝卜 *Daucus carota* L. 的干燥成熟果实。为双悬果，呈椭圆形，多裂为分果，分果长 3～4mm，宽 1.5～2.5mm。表面淡棕绿色或棕黄色，顶端有花柱残基，基部钝圆，背面隆起，具 4 条窄翅状次棱，翅上密生 1 列黄白色钩刺，刺长约 1.5mm，次棱间的凹下处有不明显的主棱，其上散生短柔毛，接合面平坦，有 3 条脉纹，上具柔毛。种仁类白色，有油性。体轻。搓碎时有特异香气，味微辛、苦。本品性味功能同鹤虱。

牛蒡子　Arctii Fructus

【来源】　为菊科植物牛蒡 *Arctium lappa* L. 的干燥成熟果实。

【产地与采制】　主产于东北、浙江、四川、湖北等地。秋季果实成熟时采收果序，晒干，打下果实，除去杂质，再晒干。

【性状】　呈长倒卵形，略扁，微弯曲，长 5～7mm，宽 2～3mm。表面灰褐色，带紫黑色斑点，有数条纵棱，通常中间 1～2 条较明显。顶端钝圆，稍宽，顶面有圆环，中间具点状花柱残迹；基部略窄，着生面色较淡。果皮较硬，子叶 2，淡黄白色，富油性。气微，味苦后微辛而稍麻舌（图 12-48）。

以粒大、饱满、外皮灰褐色者为佳。

【成分】　含牛蒡苷（arctiin）、棕榈酸、硬脂酸、花生酸、牛蒡酚 A、牛蒡酚 B、牛蒡酚 C、牛蒡酚 D 等。

照高效液相色谱法测定，本品含牛蒡苷（$C_{27}H_{34}O_{11}$）不得少于 5.0%。

【药理作用】　牛蒡子醇提物能增强机体免疫功能，尚有抗肿瘤、抗突变作用。

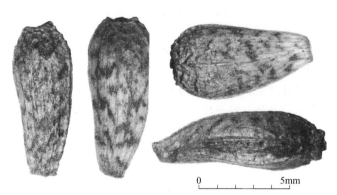

图 12-48　牛蒡子

【性味与功能】　性寒，味辛、苦。疏散风热，宣肺透疹，解毒利咽。

薏苡仁　Coicis Semen

【来源】　为禾本科植物薏苡 *Coix lacryma-jobi* L. var. *mayuen*（Roman.）Stapf 的干燥成熟种仁。

【产地与采制】　主产于河北、福建、辽宁等地。秋季果实成熟时采割植株，晒干，打下果实，再晒干，除去外壳、黄褐色种皮及杂质，收集种仁。

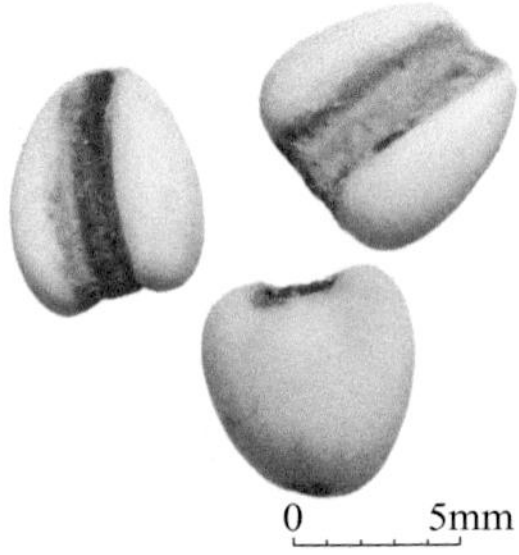

【性状】　呈宽卵形或长椭圆形，长4～8mm，宽 3～6mm。表面乳白色，光滑，偶有残存的黄褐色种皮；一端钝圆，另端较宽而微凹，有一淡棕色点状种脐；背面圆凸，腹面有 1 条较宽而深的纵沟。质坚实，断面白色，粉性。气微，味微甜（图12-49）。

以粒大、饱满、色白、完整无破碎者为佳。

【成分】　含甘油三油酸酯、薏苡多糖、葡聚糖、挥发油、脂肪油、氨基酸、蛋白质及无机元素等。

图 12-49　薏苡仁

照高效液相色谱法测定，本品按干燥品计算，含甘油三油酸酯（$C_{57}H_{104}O_6$）不得少于 0.50%。

【性味与功能】　性凉，味甘、淡。利水渗湿，健脾止泻，除痹，排脓，解毒散结。

槟榔　Arecae Semen

【来源】　为棕榈科植物槟榔 *Areca catechu* L. 的干燥成熟种子。

【产地与采制】　原产于印度尼西亚、马来西亚等国，我国主产于海南、云南、广东、福建等地。春末至秋初采收成熟果实，用水煮后，干燥，除去果皮，取出种子，干燥。

【性状】　呈扁球形或圆锥形，高 1.5～3.5cm，底部直径 1.5～3cm。表面淡黄棕色或淡红棕色，具稍凹下的网状沟纹，底部中心有圆形凹陷的珠孔，其旁有一明显疤痕状种脐。质坚硬，不易破碎，断面可见棕色种皮与白色胚乳相间的大理石样花纹。气微，味涩、微苦（图 12-50）。

以个大、体重质坚、断面颜色鲜艳、无破裂者为佳。

【显微特征】

横切面　①种皮组织分内、外两层，外层为数列切向延长的扁平石细胞，内含红棕色物，石细胞形状、大小不一，常有细胞间隙；内层为数列薄壁细胞，含棕红色物，并散有少数维管束。②外胚乳较狭窄，种皮内层与外胚乳常伸入内胚乳中，形成错入组织。③内胚乳细胞白色，多角形，壁厚，纹孔大，含油滴及糊粉粒（图12-51）。

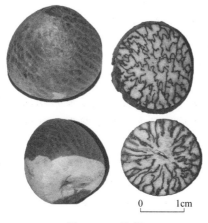

图 12-50 槟榔

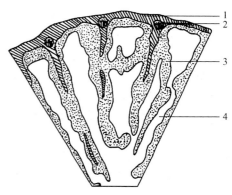

图 12-51 槟榔横切面简图
1—种皮外层；2—维管束；3—种皮内层
与外胚乳的折合层；4—内胚乳

粉末 红棕色至淡棕色。①种皮石细胞呈纺锤形、多角形或长条形，淡黄棕色，纹孔少数，裂缝状，有的胞腔内充满红棕色物。②内胚乳细胞极多，多破碎，完整者呈不规则多角形或类方形，直径56～112μm，纹孔较多，甚大，类圆形或矩圆形。③外胚乳细胞呈类方形、类多角形或作长条形，胞腔内大多数充满红棕色至深棕色物（图12-52）。

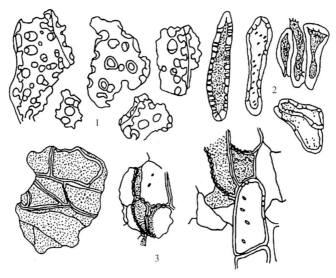

图 12-52 槟榔粉末
1—内胚乳细胞；2—种皮石细胞；3—外胚乳细胞

【成分】 含生物碱，其中以槟榔碱（arecoline）含量最高，其次为槟榔次碱、去甲基槟榔碱、去甲基槟榔次碱。尚含鞣质、脂肪油及氨基酸等。

照高效液相色谱法测定，本品按干燥品计算，含槟榔碱（$C_8H_{13}NO_2$）不得少于0.20%。

【药理作用】

(1) 驱虫　本品能使寄生虫产生松弛性麻痹而有驱虫作用，主要驱绦虫、蛲虫及抗血吸虫；槟榔碱尚有拟副交感神经作用，能兴奋胃肠道平滑肌，故槟榔驱虫可不用泻药。

(2) 抑菌、抗病毒　水煎剂对流感病毒及皮肤真菌均有抑制作用。

【性味与功能】　性温，味苦、辛。杀虫，消积，行气，利水，截疟。

【附】

大腹皮　Arecae Pericarpium

本品为棕榈科植物槟榔 *Areca catechu* L. 的干燥果皮。冬季至次春采收未成熟的果实，煮后干燥，纵剖两瓣，剥取果皮，习称"大腹皮"；春末至秋初采收成熟果实，煮后干燥，剥取果皮，打松，晒干，习称"大腹毛"。① 大腹皮：略呈椭圆形或长卵形瓢状，长 4～7cm，宽 2～3.5cm，厚 0.2～0.5cm。外果皮深棕色至近黑色，具不规则纵皱纹及隆起的横纹，顶端有花柱残痕，基部有果梗及残存萼片。内果皮凹陷，褐色或深棕色，光滑呈硬壳状。体轻，质硬，纵向撕裂后可见中果皮纤维。气微，味微涩。② 大腹毛：略呈椭圆形或瓢状，外果皮多已脱落或残存。中果皮棕毛状，黄白色或淡棕色，疏松质柔。内果皮硬壳状，黄棕色至棕色，内表面光滑，有时纵向破裂。气微，味淡。功能下气宽中，行水消肿。

砂仁　Amomi Fructus

案例　某药店购进一批砂仁，药师在验收时发现这批砂仁与以往产品有差别。此砂仁长卵圆形，略呈三棱状，长 1.2～2.7cm，直径 0.8～1.2cm，表面浅黄棕色，纵向棱线明显，疏生短柔刺；顶端花被残基较短，基部有果柄残基；果皮厚而硬，不易撕裂；种子团长圆形，具三钝棱，中有黄棕色隔膜，将种子团分成 3 瓣；种子呈不规则多面体，直径 2～4mm，表面灰棕色或灰褐色，外被灰白色膜质假种皮，多皱缩，纹理不明显。气弱，味淡。经快速鉴定得出该检品是伪品长序砂仁。

【来源】　为姜科植物阳春砂 *Amomum villosum* Lour.、绿壳砂 *Amomum villosum* Lour. var. *xanthioides* T. L. Wu et Senjen 或海南砂 *Amomum longiligulare* T. L. Wu 的干燥成熟果实。

【产地与采制】　阳春砂主产于广东，以阳春产者最著名；绿壳砂主产于云南；海南砂主产于海南及广东。夏、秋间果实成熟时采收，晒干或低温干燥。

【性状】

阳春砂、绿壳砂　果实呈椭圆形或卵圆形，有不明显的三棱，长 1.5～2cm，直径 1～1.5cm。表面棕褐色，密生刺状突起，顶端有花被残基，基部常有果梗。果皮薄而软。种子集结成团，具三钝棱，中有白色隔膜，将种子团分成 3 瓣，每瓣有种子 5～26 粒。种子为不规则多面体，直径 2～3mm；表面棕红色或暗褐色，有细皱纹，外被淡棕色膜质假种皮；质硬，胚乳灰白色。气芳香而浓烈，味辛凉、微苦（图 12-53）。

海南砂　呈长椭圆形或卵圆形，有明显的三棱，长 1.5～2cm，直径 0.8～1.2cm。表面被片状、分枝的软刺，基部具果梗痕。果皮厚而硬。种子团较小，每瓣有种子 3～24 粒；种子直径 1.5～2mm。气味稍淡。

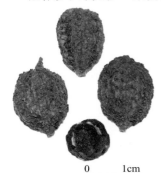

0 ——— 1cm

图 12-53　砂仁

以个大、饱满、坚实、香气浓者为佳。

【显微特征】

阳春砂种子横切面　①假种皮有时残存。②种皮表皮细胞1列，径向延长，壁稍厚。③下皮细胞1列，含棕色或红棕色物。④油细胞层为1列油细胞，长76～106μm，宽16～25μm，含黄色油滴。⑤色素层为数列棕色细胞，细胞多角形，排列不规则。⑥内种皮为1列栅状厚壁细胞，黄棕色，内壁及侧壁极厚，细胞小，内含硅质块。⑦外胚乳细胞含淀粉粒，并有少数细小草酸钙方晶。⑧内胚乳细胞含细小糊粉粒及脂肪油滴（图12-54）。

粉末　灰棕色。①内种皮厚壁细胞红棕色或黄棕色，表面观多角形，壁厚，非木化，胞腔内含硅质块；断面观为1列栅状细胞，内壁及侧壁极厚，胞腔偏于外侧，内含硅质块。②种皮表皮细胞淡黄色，表面观长条形，常与下皮细胞上下层垂直排列。③下皮细胞含棕色或红棕色物。④色素层细胞皱缩，界限不清楚，含红棕色或深棕色物。⑤外胚乳细胞类长方形或不规则形，充满由细小淀粉粒集结成的淀粉团，有的包埋有细小草酸钙方晶。⑥内胚乳细胞含糊粉粒及脂肪油滴。⑦假种皮细胞狭长，壁薄，有的含草酸钙方晶或簇晶。⑧油细胞无色，壁薄，偶见油滴散在（图12-55）。

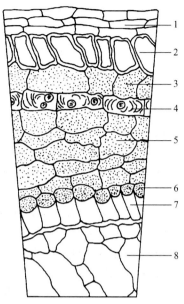

图12-54　砂仁（阳春砂）种子横切面简图

1—假种皮；2—表皮细胞；3—下皮细胞层；
4—油细胞层；5—色素层；6—硅质块；
7—内种皮；8—外胚乳

【成分】　含挥发油，油中主成分为乙酸龙脑酯、芳樟醇、橙花叔醇、龙脑、樟脑、柠檬烯等。另含皂苷及多种无机元素等。

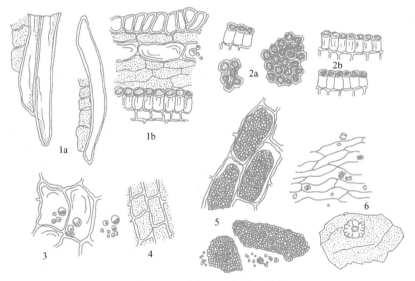

图12-55　砂仁（阳春砂）粉末

1—种皮表皮细胞（a—表面观；b—断面观）；2—内种皮细胞（a—表面观；b—断面观）；
3—油细胞；4—色素层细胞；5—外胚乳细胞及淀粉团；6—假种皮及草酸钙结晶

照挥发油测定法测定，阳春砂、绿壳砂种子团含挥发油不得少于3.0%（ml/g）；海南砂种子团含挥发油不得少于1.0%（ml/g）。照气相色谱法测定，本品按干燥品计算，含乙酸龙脑酯不得少于 0.90％。

【理化鉴别】　取本品粉末，按挥发油测定法提取挥发油，取挥发油，加乙醇制成每 1ml 含 20μl 的溶液，作为供试品溶液。另取乙酸龙脑酯对照品，加乙醇制成每 1ml 含 10μl 的溶液，作为对照品溶液。吸取上述两种溶液各 1μl，分别点于同一硅胶 G 薄层板上，以环己烷-乙酸乙酯（22∶1）为展开剂，展开，取出，晾干，喷以 5％香草醛硫酸溶液，加热至斑点显色清晰。供试品色谱中，在与对照品色谱相应的位置上，显相同的紫红色斑点。

【药理作用】

（1）对平滑肌的作用　煎剂对豚鼠离体肠管低浓度兴奋，高于 1％浓度及挥发油饱和水溶液则均呈抑制作用。

（2）抗溃疡　水煎剂对幽门结扎性及应激性溃疡有极好的预防溃疡形成的作用。

（3）抗凝血　能明显抑制血小板凝集。

【性味与功能】　性温，味辛。化湿开胃，温脾止泻，理气安胎。

【附注】　砂仁伪品较多，常见的有砂仁属和山姜属的多种植物。

（1）砂仁属植物红壳砂仁 *Amomum aurantiacum* H. T. Tsai et S. W. Zhao 等数种植物的果实在我国云南等地作砂仁入药。其蒴果近球形，表面暗红色至棕褐色，疏生柔刺；果柄短，长 3～4mm；被淡锈色柔毛；花萼宿存，被毛；子房 3 室，中轴胎座，每室有种子 11～15 粒，紧密排列成 2～3 行；种子多数，方形或多角形，红褐色；气香，味微苦。

（2）姜科植物长序砂仁 *Amomum thyrsoideum* Gagenp. 的果实或种子团，主产广西及云南南部。长卵圆形，略呈三棱状，长 1.2～2.7cm，直径 0.8～1.2cm，表面浅黄棕色，纵向棱线明显，疏生短柔刺。果皮厚而硬，不易撕裂。种子团长圆形，具三钝棱，中有黄棕色隔膜，将种子团分成 3 瓣。气弱，味淡。

（3）姜科植物疣果豆蔻 *Amomum moricarpum* Elm. 的果实，主产广东阳春。果实类球形，直径 2～3cm。表面棕褐色，具疏而长的片状分枝支刺。种子团类球形，气微，味淡。

（4）山姜属植物山姜 *Alpinia japonica*（Thunb.）Miq.、华山姜 *Alpinia chinensis*（Retz.）Rosc. 等植物的种子团，在福建、四川、贵州等地使用，习称"土砂仁"、"建砂仁"或"川砂仁"。多为种子团或散落的种子，并常残留棕黄色光滑的果皮碎片。

草果　Tsaoko Fructus

【来源】　为姜科植物草果 *Amomum tsao-ko* Crevost et Lemaire 的干燥成熟果实。

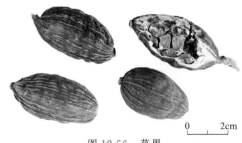

图 12-56　草果

【产地与采制】　主产于云南、广西、贵州等地。秋季果实成熟时采收，除去杂质，晒干或低温干燥。

【性状】　呈长椭圆形，具三钝棱，长 2～4cm，直径 1～2.5cm。表面灰棕色至红棕色，具纵沟及棱线，顶端有圆形突起的柱基，基部有果梗或果梗痕。果皮质坚韧，易纵向撕裂。剥去外皮，中间有黄棕色隔膜，将种子团分成 3 瓣，每瓣种子多为 8～11 粒。种子呈圆锥状多面体，直径约 5mm；表面红棕色，外被灰白色膜质假种皮，种脊为一条纵沟，尖端有凹陷的种脐；质硬，胚乳灰白色。具特异香气，味辛、微苦（图 12-56）。

以个大、饱满、色红棕、气味浓者为佳。

【成分】　主含挥发油，油中主成分为 1,8-桉油精、牻牛儿醛等。

照挥发油测定法测定，本品种子团含挥发油不得少于 1.4%（ml/g）。

【性味与功能】　性温，味辛。燥湿温中，截疟除痰。

豆蔻　Amomi Fructus Rotundus

【来源】　为姜科植物白豆蔻 *Amomum kravanh* Pierre ex Gagnep. 或爪哇白豆蔻 *Amomum compactum* Soland ex Maton 的干燥成熟果实。

【产地与采制】　白豆蔻主产于柬埔寨、泰国、越南、缅甸等国，习称"原豆蔻"；爪哇白豆蔻主产于印度尼西亚，习称"印尼白蔻"；我国海南及云南有栽培。夏、秋间果实成熟时采收，晒干或低温干燥。

【性状】

原豆蔻　呈类球形，直径 1.2～1.8cm。表面黄白色至淡黄棕色，有 3 条较深的纵向槽纹，顶端有突起的柱基，基部有凹下的果柄痕，两端均具浅棕色绒毛。果皮薄，体轻，质脆，易纵向裂开，内分 3 室，每室含种子约 10 粒；种子呈不规则多面体，背面略隆起，直径 3～4mm，表面暗棕色，有皱纹，并被有残留的假种皮。气芳香，味辛凉略似樟脑（图 12-57）。

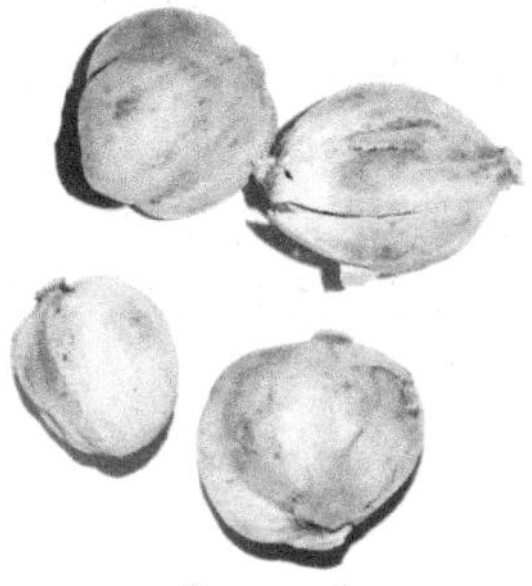

印尼白蔻　个略小。表面黄白色，有的微显紫棕色。果皮较薄。种子瘦瘪。气味较弱。

0 ———— 1cm

图 12-57　豆蔻

均以个大完整、果皮薄而白、种仁饱满、气味浓者为佳。

【显微特征】　粉末　灰棕色至棕色。①种皮表皮细胞淡黄色，表面观呈长条形，常与下皮细胞上下层垂直排列。②下皮细胞含棕色或红棕色物。色素层细胞多皱缩，内含深红棕色物。油细胞类圆形或长圆形，含黄绿色油滴。③内种皮厚壁细胞黄棕色、红棕色或深棕色，表面观多角形，壁厚，胞腔内含硅质块；断面观为 1 列栅状细胞。④外胚乳细胞类长方形或不规则形，充满细小淀粉粒集结成的淀粉团，有的含细小草酸钙方晶。

【成分】　含挥发油，油中主成分为 1,8-桉油精等。尚含皂苷、色素及脂肪油等。

照挥发油测定法测定，原豆蔻仁含挥发油不得少于 5.0%（ml/g），印尼白蔻仁含挥发油不得少于 4.0%（ml/g）；照气相色谱法测定，本品按干燥品计算，豆蔻仁含桉油精（$C_{10}H_{18}O$）不得少于 3.0%。

【药理作用】　有良好的芳香健胃作用；尚能抑制痢疾杆菌，其挥发油有增强小剂量链霉素对豚鼠实验性肺结核的作用。

【性味与功能】　性温，味辛。化湿行气，温中止呕，开胃消食。

草豆蔻　Alpiniae Katsumadai Semen

【来源】　为姜科植物草豆蔻 *Alpinia katsumadai* Hayata 的干燥近成熟种子。

【产地与采制】　主产于广东、广西等地。夏、秋二季采收，晒至九成干，或用水略烫，晒至半干，除去果皮，取出种子团，晒干。

【性状】　种子团类球形，直径 1.5～2.7cm。表面灰褐色，中间有黄白色的隔膜，将种子团分成 3 瓣，每瓣有种子多数，粘连紧密，种子团略光滑。种子为卵圆状多面体，长 3～5mm，直径约 3mm，外被淡棕色膜质假种皮，种脊为一条纵沟，一端有种脐；质硬，将种子沿种脊纵剖两瓣，纵断面观呈斜心形，种皮沿种脊向内伸入部分约占整个表面积的 1/2；胚乳灰白色。气香，味辛、微苦（图 12-58）。

以种子团类球形、种子饱满、气味浓者为佳。

【成分】　含挥发油，油中主成分为 1,8-桉油精、α-蛇麻烯、金合欢醇及顺式-石竹烯等。

照挥发油测定法测定，本品含挥发油不得少于 1.0%（ml/g）。照气相色谱法测定，本品按干燥品计算，含山姜素（$C_{16}H_{14}O_4$）、乔松素（$C_{15}H_{12}O_4$）和小豆蔻明（$C_{16}H_{14}O_4$）的总量不得少于 1.35%，桤木酮（$C_{19}H_{18}O$）不得少于 0.50%。

【性味与功能】　性温，味辛。燥湿行气，温中止呕。

益智　Alpiniae Oxyphyllae Fructus

【来源】　为姜科植物益智 *Alpinia oxyphylla* Miq. 的干燥成熟果实。

【产地与采制】　主产于海南，广东、广西等地亦产。夏、秋间果实由绿变红时采收，晒干或低温干燥。

【性状】　呈椭圆形，两端略尖，长 1.2～2cm，直径 1～1.3cm。表面棕色或灰棕色，有纵向凹凸不平的突起棱线 13～20 条，顶端有花被残基，基部常残存果梗。果皮薄而稍韧，与种子紧贴，种子集结成团。中有隔膜将种子团分为 3 瓣，每瓣有种子 6～11 粒。种子呈不规则的扁圆形，略有钝棱，直径约 3mm，表面灰褐色或灰黄色，外被淡棕色膜质的假种皮；质硬，胚乳白色。有特异香气，味辛、微苦（图 12-59）。

以粒大、饱满、气味浓者为佳。

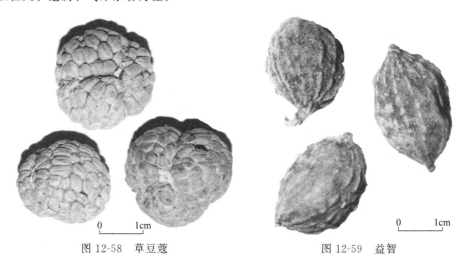

图 12-58　草豆蔻　　　　　　　　图 12-59　益智

【成分】　含挥发油，油中主成分为桉油精、圆柚酮、姜烯及姜醇等。

照挥发油测定法测定，本品种子含挥发油不得少于 1.0%（ml/g）。

【性味与功能】　性温，味辛。暖肾固精缩尿，温脾止泻摄唾。

 ## 目标检测

一、单项选择题

1. 以木兰科植物的果实入药的是（　　）。
A. 五味子　　　　　　　　B. 小茴香　　　　　　　　C. 马钱子
D. 苦杏仁　　　　　　　　E. 桃仁

2. 气芳香而浓烈，味辛凉、微苦。具此气味的生药是（　　）。
A. 补骨脂　　　　　　　　B. 小茴香　　　　　　　　C. 砂仁
D. 五味子　　　　　　　　E. 薏苡仁

3. 来源于蔷薇科贴梗海棠果实的是（　　）。
A. 补骨脂　　　　　　　　B. 木瓜　　　　　　　　　C. 王不留行

D. 乌梅　　　　　　　　　　E. 肉豆蔻

4. 生药数粒，加水研磨，产生苯甲醛特殊气味的生药是（　　）。

A. 五味子　　　　　　　B. 苦杏仁　　　　　　C. 巴豆

D. 山楂　　　　　　　　E. 地肤子

5. 马钱子的主要化学成分是（　　）。

A. 黄酮类　　　　　　　B. 生物碱类　　　　　C. 挥发油类

D. 蒽醌类　　　　　　　E. 苷类

6. 下列除哪一项外均是小茴香的粉末显微特征（　　）。

A. 网纹细胞，壁厚、木化

B. 油管常破碎，黄棕色或红棕色

C. 镶嵌细胞　　　　　　D. 石细胞较多　　　　E. 胚乳细胞多角形

7. 槟榔的错入组织是（　　）。

A. 种皮伸入内胚乳中

B. 外胚乳伸入内胚乳中

C. 种皮和外胚乳的折合层不规则伸入内胚乳中

D. 种皮伸入外胚乳中

E. 内果皮伸入种皮中

8. 五味子的有效成分为（　　）。

A. 木脂素类　　　　　　B. 有机酸类　　　　　C. 挥发油类

D. 生物碱类　　　　　　E. 苷类

9. 果实扁球形，紫红色或暗红色，肉厚，柔润，富油性，内含种子1～2粒，果肉味酸，该生药是（　　）。

A. 五味子　　　　　　　B. 南五味子　　　　　C. 木瓜

D. 山楂　　　　　　　　E. 枸杞子

10. 山楂的植物来源是（　　）。

A. 山里红　　　　　　　B. 甘肃山楂　　　　　C. 野山楂

D. 楂楂　　　　　　　　E. 湖北山楂

二、名词解释

1. 镶嵌细胞　　2. 错入组织

三、简答题

1. 简述五味子与南五味子的来源、主产地及鉴别特征。

2. 从来源及性状方面比较下列各组生药：木瓜与光皮木瓜；苦杏仁与桃仁；菟丝子与天仙子；马钱子与云南马钱子。

3. 简述砂仁的来源、产地、性状、显微特征及主要药理作用。

（刘灿仿）

第十三章

全草类生药

🎈 学习目标

1. 掌握下列各生药的来源、产地、性状、显微特征、理化鉴别、化学成分、药理作用及功能。 麻黄、金钱草、广藿香、荆芥、薄荷、穿心莲、青蒿、石斛、铁皮石斛。

2. 熟悉下列各生药的来源、性状、化学成分。 仙鹤草、紫花地丁、半枝莲、益母草、肉苁蓉、茵陈、淡竹叶。

3. 了解下列各生药的来源及性状特征。 鱼腥草、广金钱草、茺蔚子、锁阳、麻黄根、连钱草、甜地丁、苦地丁、车前草。

全草类（herba）生药多指可供药用的草本植物地上部分，如益母草、广藿香；少数为带根及根茎的全草，如金钱草、紫花地丁；有的以草质茎或肉质茎入药，如麻黄、锁阳等。

一、性状鉴定

全草类生药的性状鉴定，按生药所包含的器官，如根、茎、叶、花、果实、种子等分别进行鉴别。这些器官的鉴别方法，已在前面各章中分别进行了论述，这里不再重复。但对草质茎的观察尚需注意以下几方面。

（1）形状 茎通常为圆柱形或方柱形，如青蒿、薄荷等。

（2）颜色 草本茎通常为绿色，但也有带紫色或其他颜色的，如荆芥茎表面淡紫红色；石斛表面金黄色。

（3）表面 茎的表面特征因植物种类而异，有的表面被毛，如仙鹤草；有的表面有纵棱线和纵沟纹，如麻黄、石斛等。

（4）叶序和花序 草本植物茎上的叶序多为互生或对生；花序也因植物种类而不同，如荆芥顶生穗状轮伞花序；益母草腋生轮伞花序等。

（5）横断面 草本植物茎的木质部多不发达，髓通常疏松，有时形成空洞，如薄荷。

二、显微鉴定

草本植物茎的横切面，由外向内分别由表皮、皮层、维管束及髓组成。

（1）表皮 草质茎最外方为表皮，可见角质层、毛茸和气孔等。

（2）皮层 外层有时分化成厚角组织或厚壁组织，内层为薄壁组织。

（3）维管束 排列成整齐的一圈，大多数双子叶植物为外韧维管束，韧皮部由筛管、伴胞、韧皮薄壁细胞及韧皮纤维组成；木质部由导管、管胞、木纤维及木薄壁细胞组成，射线明显可见，形成层成环或不成环。

（4）髓 位于茎的中央，多由薄壁细胞组成，所占部位较大，有时破碎成为空洞。有的髓周围具厚壁组织，散在或形成环髓纤维，如麻黄。

麻黄　Ephedrae Herba

【来源】　为麻黄科植物草麻黄 *Ephedra sinica* Stapf.、中麻黄 *Ephedra intermedia* Schrenk et C. A. Mey. 或木贼麻黄 *Ephedra equisetina* Bge. 的干燥草质茎。

【产地与采制】　草麻黄主产于内蒙古、陕西、河北及东北等地；中麻黄主产于甘肃、青海、新疆等地；木贼麻黄主产于新疆北部。其中，以草麻黄产量最大，中麻黄次之，木贼麻黄产量极小。秋季采割绿色的草质茎，晒干。

【性状】

草麻黄　呈细长圆柱形，少分枝，直径 1～2mm，有的带少量棕色木质茎。表面淡绿色至黄绿色，有细纵脊线，触之微有粗糙感。节明显，节间长 2～6cm。节上有膜质鳞叶，长 3～4mm，裂片 2（稀 3），锐三角形，先端灰白色，反曲，基部联合成筒状，红棕色。体轻，质脆，易折断，断面略呈纤维性，周边绿黄色，髓部红棕色，近圆形。气微香，味涩、微苦（图 13-1）。

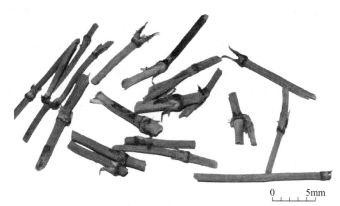

图 13-1　麻黄

中麻黄　多分枝，直径 1.5～3mm。表面有粗糙感。节上膜质鳞叶长 2～3mm，裂片 3（稀 2），先端锐尖。断面髓部呈三角状圆形。

木贼麻黄　较多分枝，直径 1～1.5mm。表面无粗糙感。节间长 1.5～3cm。膜质鳞叶长 1～2mm，裂片 2（稀 3），上部为短三角形，灰白色，先端多不反曲，基部棕红色至棕黑色。

以茎粗、杂质少、色淡绿或黄绿、髓部色红棕、味苦涩者为佳。

【显微特征】

草麻黄横切面　①表皮细胞外被较厚的角质层，脊线较密，有蜡质疣状突起，两脊线间有内陷气孔。②下皮纤维束位于脊线内侧，壁厚，非木化。③皮层较宽，纤维成束散在。④中柱鞘纤维束新月形。⑤维管束外韧型，8～10 个，形成层环类圆形。木质部呈三角形。⑥髓部薄壁细胞含棕色块，偶有环髓纤维。⑦表皮细胞外壁、皮层细胞及纤维壁均有多数细小草酸钙砂晶或方晶（图 13-2）。

中麻黄横切面　①维管束 12～15 个。②形成层环类三角形。③环髓纤维成束或单个散在。

木贼麻黄横切面　①维管束 8～10 个。②形成层环类圆形。③无环髓纤维。

草麻黄粉末　棕色或绿色。①表皮细胞类长方形，外壁布满草酸钙砂晶，角质层厚约至 18μm。②气孔特异，长圆形，侧面观保卫细胞似电话筒状或哑铃形。③皮层纤维细长，壁厚，有的木化，壁上布满砂晶，形成嵌晶纤维。④螺纹、具缘纹孔导管，直径 10～15μm，导管分子端壁斜面相接，接触面具有多数圆形穿孔，形成特殊的麻黄式穿孔板。⑤薄壁细胞中常见红棕色块状物（图 13-3）。

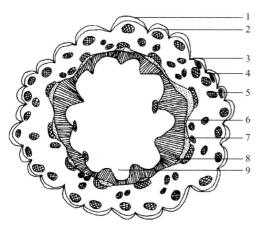

图 13-2　麻黄 (草麻黄) 横切面简图
1—角质层；2—表皮；3—气孔；4—皮层；5—纤维束；
6—形成层；7—韧皮部；8—木质部；9—髓

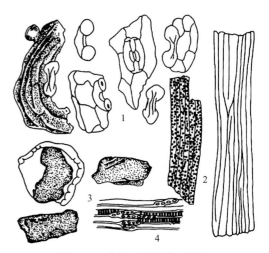

图 13-3　麻黄 (草麻黄) 粉末
1—表皮细胞、气孔及角质层；2—纤维上附小晶体；
3—棕色块；4—导管

【成分】　含多种有机胺类生物碱，主要为 l-麻黄碱 (l-ephedrine)、d-伪麻黄碱 (d-pseudoephedrine) 以及微量的 l-N-甲基麻黄碱、d-N-甲基伪麻黄碱、l-去甲麻黄碱、d-去甲伪麻黄碱、麻黄次碱等；木贼麻黄的总生物碱含量最高；麻黄生物碱主要存在于草质茎的髓部。尚含挥发油等。

照高效液相色谱法测定，本品以干燥品计算，含盐酸麻黄碱 ($C_{10}H_{15}NO \cdot HCl$) 与盐酸伪麻黄碱 ($C_{10}H_{15}NO \cdot HCl$) 的总量不得少于 0.80%。

麻黄碱因球王闻名

　　在 1994 年美国世界杯赛上，阿根廷球王马拉多纳因尿样被验出含麻黄碱成分被禁赛。马拉多纳冲着摄像机怒吼的大嘴，让人们记住了麻黄碱的名字。医学上证明，服用麻黄碱后可明显增加运动员的兴奋程度。因此这类药品属于国际奥委会严格禁止的兴奋剂，许多治疗感冒、鼻炎药物中也含有麻黄碱的成分。麻黄碱还是合成苯丙胺类毒品 (冰毒) 的主要原料。2012 年 9 月 4 日，国家食品药品监督管理局、公安部和卫生部联合下发了《关于加强含麻黄碱类复方制剂管理有关事宜的通知》，通知要求：药品零售企业销售含麻黄碱类复方制剂，应当查验购买者的身份证，并对其姓名和身份证号码予以登记。除处方药按处方剂量销售外，一次销售不得超过 2 个最小包装。

【理化鉴别】

(1) 粉末微量升华，得细小针状结晶或颗粒状结晶。

(2) 取本品粉末 0.2g，加水 5ml 与稀盐酸 1~2 滴，煮沸 2~3min，滤过。滤液置分液漏斗中，加氨试液数滴使成碱性，再加三氯甲烷 5ml，振摇提取。分取三氯甲烷液，置两支试管中，一管加氨制氯化铜试液与二硫化碳各 5 滴，振摇，静置，三氯甲烷层显深黄色；另一管为空白，以三氯甲烷 5 滴代替二硫化碳 5 滴，振摇后三氯甲烷层无色或显微黄色。

(3) 取本品粉末 1g，加浓氨溶液数滴，再加三氯甲烷液 10ml，加热回流 1h，滤过，滤液蒸干，残渣加甲醇 2ml 充分振摇，滤过，滤液作为供试品溶液。另取盐酸麻黄碱对照品，加甲醇制成每 1ml 含 1mg 的溶液，作为对照品溶液。吸取上述两种溶液各 5μl，分别点于同一硅胶 G 薄层板上，以三氯甲烷-甲醇-浓氨试液 (20:5:0.5) 为展开剂，展开，取出，晾干，喷以茚三酮试液，在 105℃加热至斑点显色清晰。供试品色谱中，在与对照品色谱相应的位置上，显相同的红色斑点。

【药理作用】

（1）发汗　麻黄的水溶性提取物、麻黄碱及麻黄挥发油均有发汗作用。

（2）平喘、镇咳祛痰　麻黄碱与伪麻黄碱有支气管扩张及抗组胺的作用，甲基麻黄碱、去甲基麻黄碱及麻黄挥发油都有一定平喘作用。麻黄水提取物有镇咳作用，挥发油有明显的祛痰作用。

（3）利尿　麻黄的多种成分均具有利尿作用，以 D-伪麻黄碱作用最显著。利尿作用机制与扩张肾血管，增加肾小球滤过率或阻碍肾小管对钠离子的重吸收有关。

（4）抗菌、抗病毒　麻黄煎剂及麻黄挥发油对金黄色葡萄球菌、甲型链球菌、乙型链球菌、炭疽杆菌、白喉杆菌、铜绿假单胞菌、痢疾杆菌、伤寒杆菌均有不同程度的抑制作用。麻黄挥发油对亚洲甲型流感病毒有抑制作用。

（5）解热　麻黄水煎液、麻黄挥发油对实验性发热模型动物有解热作用，合成的伪麻黄碱水杨酸盐灌服或肌内注射对伤寒三联菌引起的家兔发热有良好的退热作用。

（6）抗炎　麻黄水提取物、醇提取物及麻黄生物碱均有抗炎作用，以伪麻黄碱作用最强，且口服或注射给药均有效。

此外，麻黄还有镇痛、抗过敏、强心及升高血压等作用。

【性味与功能】　性温，味辛、微苦。发汗散寒，宣肺平喘，利水消肿。

【附】　　　　　　麻黄根 Ephedrae Radix et Rhizoma

本品为麻黄科植物草麻黄 *Ephedra sinica* Stapf. 或中麻黄 *Ephedra intermedia* Schrenk et C. A. Mey. 的干燥根及根茎。呈圆柱形，略弯曲，长 8～25cm，直径 0.5～1.5cm。表面红棕色或灰棕色，有纵皱纹及支根痕。外皮粗糙，易成片状剥落。根茎具节，节间长 0.7～2cm，表面有横长突起的皮孔。体轻，质硬而脆，断面皮部黄白色，木部淡黄色或黄色，射线放射状，中部有髓。气微，味微苦。功能固表止汗。

鱼腥草　Houttuyniae Herba

【来源】　为三白草科植物蕺菜 *Houttuynia cordata* Thunb. 的新鲜全草或干燥地上部分。

【产地与采制】　主产于江苏、浙江、江西等地。鲜品全年均可采割。干品夏季茎叶茂盛花穗多时采割，除去杂质，晒干。

【性状】

鲜鱼腥草　茎呈圆柱形，长 20～45cm，直径 0.25～0.45cm，上部绿色或紫红色，下部白色，节明显，下部节上生有须根，无毛或被疏毛。叶互生，叶片心形，长 3～10cm，宽 3～11cm，先端渐尖，全缘；上表面绿色，密生腺点，下表面常紫红色；叶柄细长，基部与托叶合生成鞘状。穗状花序顶生。具鱼腥气，味涩。

干鱼腥草　茎呈扁圆柱形，扭曲，表面黄棕色，具纵棱数条；质脆，易折断。叶片卷折皱缩，展平后呈心形，上表面暗黄绿色至暗棕色，下表面灰绿色或灰棕色。穗状花序黄棕色（图 13-4）。

以叶多、色绿、有花穗、鱼腥气浓者为佳。

【成分】　全草含挥发油，油中主要成分为癸酰乙醛、月桂醛、芳樟醇和甲基正壬酮，前两者有

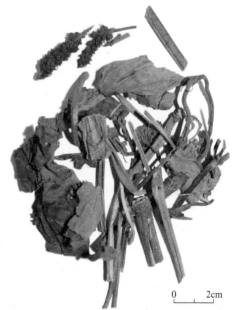

图 13-4　鱼腥草

0　　2cm

特异臭气。尚含有 α-蒎烯、莰烯、月桂烯、d-柠檬烯、乙酸龙脑酯、丁香烯等。花、叶和果实中含黄酮类成分，如槲皮素、槲皮苷、异槲皮苷、瑞诺苷、金丝桃苷、芦丁等。

【药理作用】

（1）抗菌、抗病毒　鱼腥草煎剂、提取的黄色油状物及癸酰乙醛对金黄色葡萄球菌、肺炎球菌、伤寒杆菌、大肠埃希菌及铜绿假单胞菌均有抑制作用；鱼腥草煎剂、黄酮类化合物体外、体内对流感病毒有防治作用。

（2）抗炎　鱼腥草煎剂能抑制二甲苯致大鼠耳廓肿、乙酸引起的小鼠腹腔毛细血管通透性增加。鱼腥草素是抗炎主要成分。

（3）增强免疫功能　鱼腥草煎剂、鱼腥草素能明显促进白细胞吞噬金黄色葡萄球菌能力，增强巨噬细胞的吞噬功能。

此外，有抗过敏、抗内毒素、抗癌、止血及利尿等作用。

【性味与功能】　性微寒，味辛。清热解毒，消痈排脓，利尿通淋。

仙鹤草　Agrimoniae Herba

【来源】　为蔷薇科植物龙芽草 *Agrimonia pilosa* Ledeb. 的干燥地上部分。

【产地与采制】　主产于浙江、江苏、湖北等地。夏、秋季茎叶茂盛时采割，除去杂质，干燥。

【性状】　本品长 50～100cm，全体被白色柔毛。茎下部圆柱形，直径 4～6mm，红棕色，上部方柱形，四面略凹陷，绿褐色，有纵沟及棱线，有节；体轻，质硬，易折断，断面中空。单数羽状复叶互生，暗绿色，皱缩卷曲，质脆，易碎；叶片有大小两种，相间排列在叶轴上，顶端小叶较大，完整小叶展平后呈卵形或长椭圆形，先端尖，基部楔形，边缘有锯齿，托叶 2，抱茎，斜卵形。总状花序细长，花萼下部呈筒状，萼筒上部有钩刺，先端 5 裂，花瓣黄色。气微，味微苦（图 13-5）。

以梗紫红色、质嫩、叶多者为佳。

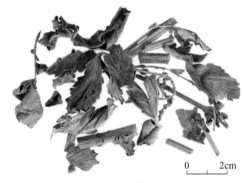

0 　 2cm

图 13-5　仙鹤草

【成分】　全草含仙鹤草甲素、仙鹤草乙素、仙鹤草丙素；仙鹤草酚 A、仙鹤草酚 B、仙鹤草酚 C、仙鹤草酚 D、仙鹤草酚 E、仙鹤草酚 F、仙鹤草酚 G 及木犀草素-7-β-D-葡萄糖苷、芹菜素-7-β-D-葡萄糖苷、槲皮素、芦丁等黄酮类成分；尚含多种有机酸、龙芽草醇 A、龙芽草醇 B 和龙芽草醇 C、三萜化合物及挥发油等。

【药理作用】

（1）止血　仙鹤草注射液家兔静脉注射，可缩短血液凝固时间，并使血小板数量增加，小鼠静脉注射，出血时间缩短 45％。

（2）强心、收缩血管　醇提物可使蛙心收缩加强，并调整动物心率及收缩血管作用；对家兔血栓形成有良好的拮抗作用。

（3）抗菌、抗寄生虫　仙鹤草酚热水或乙醇提取物对金黄色葡萄球菌、枯草杆菌、人型结核杆菌有抑制作用。仙鹤草酚对多种绦虫、蛔虫、血吸虫、阴道滴虫均有驱杀作用。

此外，尚有抗肿瘤、抗炎和降低血糖等作用。

【性味与功能】　性平，味苦、涩。收敛止血，截疟，止痢，解毒。

【附注】　鹤草芽为蔷薇科植物龙芽草 *Agrimonia pilosa* Ledeb. 的带短小根茎的冬芽。含鹤草酚（agrimophol）、仙鹤草内酯（agrimonolide）及仙鹤草醇等。鹤草酚为驱绦虫有效成分。功能杀虫，为驱杀绦虫要药。

紫花地丁　Violae Herba

【来源】　为堇菜科植物紫花地丁 *Viola yedoensis* Makino 的干燥全草。

【产地与采制】　主产于江苏、浙江、安徽、福建等地。春、秋二季采收，除去杂质，晒干。

【性状】　多皱缩成团。主根长圆锥形，直径 1～3mm，表面淡黄棕色，具细纵皱纹。叶基生，灰绿色，展开后叶片呈披针形或卵状披针形，长 1.5～6cm，宽 1～2cm，先端钝，基部截形或稍心形，边缘具钝锯齿，两面被毛；叶柄细，长 2～6cm，上部有明显狭翅。花茎纤细，花瓣 5，紫堇色或淡棕色，花距细管状。蒴果椭圆形或 3 裂，种子多数，淡棕色。气微，味微苦而稍黏（图 13-6）。

以色绿、完整、根黄色者为佳。

【成分】　含苷类、黄酮类、黏液质、蜡、棕榈酸、对羟基苯甲酸、对羟基桂皮酸、丁二酸、山奈酚-3-O-鼠李吡喃糖苷及地丁酰胺等。

【药理作用】

（1）抗菌　紫花地丁水煎剂对金黄色葡萄球菌、卡他球菌、铜绿假单胞菌、痢疾杆菌、伤寒杆菌等多种细菌及某些皮肤真菌均有抑制作用。煎剂及醇提物对钩端螺旋体有抑制作用。

（2）抗病毒　紫花地丁二甲亚砜提取物和醇提取物对 I 型艾滋病毒有抑制作用。水浸出物有抗乙型肝炎病毒活性作用。

尚有抗炎、降脂等作用。

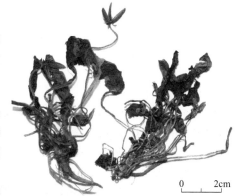

图 13-6　紫花地丁

【性味与功能】　性寒，味苦、辛。清热解毒，凉血消肿。

【附】

（1）甜地丁 Gueldenstaedtiae Vernae Herba　本品为豆科植物米口袋 *Gueldenstaedtia verna* (Georgi) A. Bor. 的干燥全草。根呈长圆锥形或圆柱形，略扭曲，表面红棕色或淡黄棕色，有纵皱纹。根茎簇生。少单一。基生奇数羽状复叶，多皱缩破碎，完整小叶片椭圆形或长圆形，灰绿色，被白色柔毛。有时可见伞形花序，花冠蝶形，紫色或黄棕色，荚果圆柱形，密被柔毛。种子细小，黑绿色。主根质坚硬，不易折断，断面具放射状纹理，边缘具乳白色绵毛状纤维。气微，味微甜。功能清热解毒、凉血消肿。

（2）苦地丁 Corydalis Bungeanae Herba　本品为罂粟科植物紫堇 *Corydalis bungeana* Turcz. 的干燥全草。多皱缩成团，长 10～30cm，主根圆锥形，表面棕黄色。茎细，多分枝，表面灰绿色或黄绿色，具 5 纵棱，质软，断面中空。叶多皱缩破碎，暗绿色或灰绿色，完整叶片二至三回羽状全裂。花少见，花冠唇形，有距，淡紫色。蒴果扁长椭圆形，呈荚果状。种子扁心形，黑色，有光泽。气微，味苦。功能清热解毒，散结消肿。

金钱草　Lysimachiae Herba

【来源】　为报春花科植物过路黄 *Lysimachia christinae* Hance 的干燥全草。

【产地与采制】　主产于四川，河南、山西、江苏等地亦产。夏、秋二季采收，除去杂质，晒干。

【性状】　常缠结成团，无毛或被疏柔毛。茎扭曲，表面棕色或暗棕红色，有纵纹，下部茎节上有时具须根，断面实心。叶对生，多皱缩，展平后呈宽卵形或心形，长 1～4cm，宽

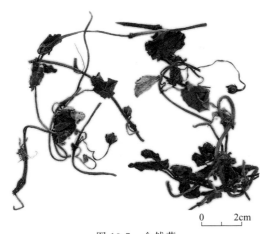

图 13-7 金钱草

1～5cm，基部微凹，全缘；上表面灰绿色或棕褐色，下表面色较浅，主脉明显突起，用水浸后，对光透视可见黑色或褐色条纹；叶柄长1～4cm，有的带花，花黄色，单生叶腋，具长梗。蒴果球形。气微，味淡（图13-7）。

以叶大、须根少者为佳。

【显微特征】

茎横切面 ①表皮细胞外被角质层，有时可见腺毛，头部单细胞，柄1～2细胞。②栓内层宽广，细胞中有的含红棕色分泌物；分泌道散在，周围分泌细胞5～10个，内含棕红色块状分泌物；内皮层明显。③中柱鞘纤维断续排列成环，壁微木化。④韧皮部狭窄，木质部连接成环。⑤髓常成空腔。⑥薄壁细胞含淀粉粒（图13-8）。

叶表面观 ①腺毛红棕色，头部单细胞，类圆形，直径25μm，柄单细胞。②分泌道散生于叶肉组织中，直径45μm，含红棕色分泌物。③被疏毛的茎、叶表面可见非腺毛，1～17细胞，平直或弯曲，有的呈缢缩状，长59～1070μm，基部直径13～53μm，表面可见细条纹，胞腔内含黄棕色物。

【成分】 全草含黄酮类化合物，主要有槲皮素、异槲皮苷、山奈素、山奈酚-3-O-β-D-葡萄糖苷、山奈酚-3-O-芸香糖苷等。尚含β-谷甾醇、胡萝卜苷、对羟基苯甲酸、尿嘧啶、挥发油、多糖及多种无机元素等。

照高效液相色谱法测定，本品以干燥品计算，含槲皮素（$C_{15}H_{10}O_7$）和山奈素（$C_{15}H_{10}O_6$）的总量不得少于0.10%。

【药理作用】

(1) 利胆、排石 金钱草水煎剂、注射剂经动物实验和临床应用，均可见利胆、排石和预防胆结石生成的作用。金钱草有明显促进胆汁分泌和排泄作用。

(2) 利尿 水煎剂、注射剂及水煎醇沉液均有利尿排石作用，其利尿作用与所含的无机盐有关。

(3) 抗菌、抗炎 金钱草水煎剂、冲剂对肺炎球菌、金黄色葡萄球菌、白喉杆菌等有抑制作用；金钱草总黄酮、酚酸类成分有抗炎作用。

此外，本品对血管平滑肌有松弛作用；对血小板聚集也有一定抑制作用。

【性味与功能】 性微寒，味甘、咸。利湿退黄，通淋，消肿。

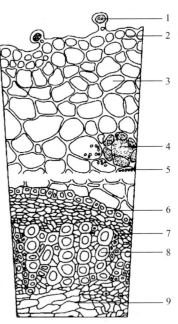

图 13-8 金钱草茎横切面图
1—腺毛；2—表皮；3—栓内层；
4—分泌道；5—淀粉粒；
6—内皮层；7—韧皮部；
8—木质部；9—髓

【附注】 同属植物聚花过路黄 Lysimachia congesti-flora Hemsl. 及点腺过路黄 Lysimachia hemsleyana Maxim. 的全草，在某些地区混作金钱草药用。聚花过路黄全株被长柔毛，叶片呈卵形至宽卵形，具红色或黑色颗粒状腺点，主脉与侧脉均明显。花通常2～4朵集生于茎端。点腺过路黄全株密被短柔毛，枝端延伸成细长鞭状，叶片水浸后，对光透视有淡黄色或橘红色颗粒状的腺点。

【附】

（1）广金钱草 Desmodii Styracifolii Herba 本品为豆科植物广金钱草 *Desmodium styraci-folium*（Osb.）Merr. 的干燥地上部分。主产于广东。茎呈圆柱形，长达 1m。表面淡棕黄色，密被黄色伸展的短柔毛；质稍脆，断面中部有髓。叶互生，小叶 1 或 3，圆形或矩圆形，宽 2～4cm；先端微凹，基部心形或钝圆，全缘；上表面黄绿色至灰绿色，无毛，下表面具灰白色紧贴的绒毛，侧脉羽状；叶柄长 1～2cm，托叶 1 对，披针形，长 0.8cm。气微香，味微甘。功能利湿退黄，利尿通淋。

（2）连钱草 Glechomae Herba 本品为唇形科植物活血丹 *Glechoma longituba*（Nakai）Kupr. 的干燥地上部分，又称江苏金钱草。全体长 10～20cm，疏被短柔毛。茎呈方柱形，细而扭曲，表面黄绿色或紫红色，节上有不定根；质脆、易折断，断面常中空。叶对生，叶片多皱缩，展平后呈肾形或近心形，长 1～3cm，宽 1.5～3cm，灰绿色或绿褐色，边缘具圆齿；叶柄纤细，长 4～7cm。轮伞花序腋生，花冠二唇形，长达 2cm。搓之气芳香，味微苦。功能利湿通淋，清热解毒，散瘀消肿。

广藿香 Pogostemonis Herba

【来源】 为唇形科植物广藿香 *Pogostemon cablin*（Blanco）Benth. 的干燥地上部分。

【产地与采制】 主产于海南、广东等地。枝叶茂盛时采割，日晒夜闷，反复至干。

【性状】 茎略呈方柱形，多分枝，枝条稍曲折，长 30～60cm，直径 0.2～0.7cm，表面被柔毛；质脆，易折断，断面中部有髓；老茎类圆柱形，直径 1～1.2cm，被灰褐色栓皮。叶对生，皱缩成团，展平后呈卵形或椭圆形，长 4～9cm，宽 3～7cm，两面均被灰白色绒毛；先端短尖或钝圆，基部楔形或钝圆，边缘具大小不规则的钝齿；叶柄细，长 2～5cm，被柔毛。气香特异，味微苦（图 13-9）。

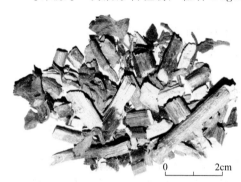

图 13-9 广藿香

以茎粗壮、叶多、香气浓烈者为佳。

【显微特征】 叶片粉末 淡棕色。①叶表皮细胞不规则形，气孔直轴式。②非腺毛 1～6 细胞，平直或先端弯曲，长约至 590μm，壁具疣状突起，有的胞腔常含黄棕色物。③腺鳞头部 8 细胞，直径 37～70μm，柄单细胞，极短；尚有小腺毛，头部 2 细胞，柄 1～3 细胞，甚短。④间隙腺毛存在于叶肉组织细胞间隙中，头部单细胞，呈不规则囊状，直径 13～50μm，长约 113μm，柄短，单细胞。⑤草酸钙针晶细小，散在于叶肉细胞中，长约 27μm（图 13-10）。

【成分】 主含挥发油，油中主要成分为百秋李醇（广藿香醇）；并有广藿香酮、广藿香奥醇、α-广藿香烯、β-广藿香烯和 γ-广藿香烯、α-愈创烯、α-布藜烯、丁香烯、丁香酚、桂皮醛及广藿香吡啶、表愈创吡啶等。尚含多种黄酮类化合物，主要有芹黄素、芹黄苷等。

照气相色谱法测定，本品按干燥品计算，含百秋李醇（$C_{15}H_{26}O$）不得少于 0.10%。

【理化鉴别】 取本品粗粉适量，照挥发油测定法提取挥发油，取挥发油 0.5ml，加乙酸乙酯稀释至 5ml，作为供试品溶液。另取百秋李醇对照品，加乙酸乙酯制成每 1ml 含 2mg 的溶液，作为对照品溶液。吸取上述两种溶液各 1～2μl，分别点于同一硅胶 G 薄层板上，以石油醚（30～60℃）-乙酸乙酯-冰醋酸（95：5：0.2）为展开剂，展开，取出，晾干，喷以 5% 三氯化铁乙醇溶液，供试品色谱中显一黄色斑点；加热至斑点显色清晰，供试品色谱中，在与对照品色谱相应的位置上，显相同的紫蓝色斑点。

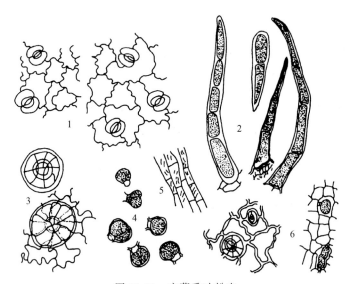

图 13-10　广藿香叶粉末

1—表皮细胞及气孔；2—非腺毛；3—腺鳞；4—小腺毛；5—针晶；6—间隙腺毛

【药理作用】

（1）抑制胃肠运动功能　广藿香的水提物、去油水提物和挥发油对离体培养的兔肠自发收缩以及由乙酰胆碱或氯化钡引起的痉挛性收缩均有抑制作用，其中挥发油对乙酰胆碱或氯化钡引起的收缩抑制作用最强。

（2）促进消化液分泌　广藿香水溶性成分能增加胃酸分泌，提高胃蛋白酶活性。广藿香的挥发油可刺激胃黏膜，促进胃液分泌，增强消化能力。

（3）抗病原微生物　广藿香挥发油、广藿香乙醚及醇、水浸剂、水煎剂对多种皮肤真菌及钩端螺旋体有抑制作用；广藿香酮对白色念珠菌、新型隐球菌、黑根霉菌等真菌有明显抑制作用，对甲型溶血性链球菌等细菌也有一定的抑制作用；广藿香叶鲜汁对金黄色葡萄球菌、大肠埃希菌、痢疾杆菌、枯草杆菌及铜绿假单胞菌均有杀菌作用；广藿香酮能抑制青霉菌等真菌的生长，可用于口服液的防腐。

【性味与功能】　性微温，味辛。芳香化浊，和中止呕，发表解暑。

【附注】　藿香为唇形科植物藿香 Agastache rugosa （Fisch. et Mey.）O. Ktze 的干燥地上部分，又名土藿香。茎呈方柱形，多分枝，直径 0.2～1cm；表面暗绿色，稀有毛茸；节明显，节间长 3～10cm；老茎坚硬、质脆，易折断，断面白色，髓部中空。叶对生，叶片深绿色，纸质，多皱缩或破碎，完整者展平后呈卵形或长卵形，长 2～8cm，宽 1～6cm，先端尖或短渐尖，基部圆形或心形，边缘有钝锯齿，两面微具毛茸；茎顶端有时可见穗状轮伞花序。气清香，味淡而微凉。粉末中无间隙腺毛。功能祛暑解表，化湿和中，理气开胃。

广藿香与藿香的本草考证

广藿香最早以"藿香"之名出现，始载于东汉杨孚的《异物志》，在历代医药本草文献中，没有广藿香这一名称，而只有藿香这一品名。经文献考证，依据广藿香药材的原产地、形态特征、药性功用及各著作的附图等，均较清楚地说明明代以前的藿香是指现在海南和广东等地所栽培的广藿香，而非遍布于我国南北各地的土藿香。到了明清时代，部分著作才出现了"广藿香"与"藿香"的记载混乱。《中国药典》1977 年版将两者共同收载，而后各版药典均仅收载广藿香。这表明，传统中药藿香应是广藿香，而非土藿香。

半枝莲　Scutellariae Barbatae Herba

【来源】　为唇形科植物半枝莲 *Scutellaria barbata* D. Don 的干燥全草。

【产地与采制】　主产河北、河南、山西等地。夏、秋二季茎叶茂盛时采挖，洗净，晒干。

【性状】　本品长 15～35cm，无毛或花轴上疏被毛。根纤细。茎丛生，较细，方柱形，表面暗紫色或棕绿色。叶对生，有短柄；叶片多皱缩，展平后呈三角状卵形或披针形，长 1.5～3cm，宽 0.5～1cm；先端钝，基部宽楔形，全缘或有少数不明显的钝齿；上表面暗绿色，下表面灰绿色。花单生于茎枝上部叶腋，花萼裂片钝或较圆；花冠二唇形，棕黄色或浅蓝紫色，长约 1.2cm，被毛。果实扁球形，浅棕色。气微，味微苦（图 13-11）。

以色绿、叶多者为佳。

【成分】　主要含黄酮类化合物，主要有黄芩素、野黄芩苷、红花素及异红花素等。尚含生物碱、β-谷甾醇和硬脂酸等。

照高效液相色谱法测定，本品按干燥品计算，含总黄酮以野黄芩苷（$C_{21}H_{18}O_{12}$）不得少于 0.20%。

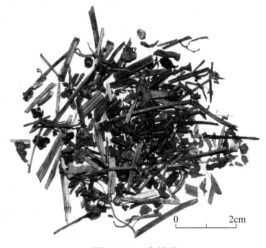

图 13-11　半枝莲

【药理作用】

(1) 抗肿瘤　从半枝莲中分离出的 10 个黄酮类化合物有肿瘤细胞毒性作用，能抑制人早幼粒白血病 HL-60 细胞增殖，半枝莲的乙醇提取物能明显抑制人类慢性髓性白血病 K562 细胞增殖。

(2) 抗氧化　半枝莲多糖不仅可以清除超氧自由基，还具有抗脂质过氧化功能，在抗衰老方面有潜在的应用价值。半枝莲中黄酮类化合物有较强的清除羟基自由基的能力，其还原能力与人工合成的抗氧化剂 BHT 相当，表现出很强的抗氧化活性。

(3) 增强免疫功能　半枝莲多糖能够增强免疫器官的质量和肉瘤 S_{180} T 淋巴细胞百分数，认为半枝莲多糖通过增强荷瘤小鼠的免疫功能而达到抗肿瘤的效果。

此外，半枝莲尚有解热、保肝、抗病原微生物的作用。

【性味与功能】　性寒，味辛、苦。清热解毒，化瘀，利尿。

荆芥　Schizonepetae Herba

【来源】　为唇形科植物荆芥 *Schizonepeta tenuifolia* Briq. 的干燥地上部分。

【产地与采制】　主产于江苏、浙江、江西、湖北等地。夏、秋二季花开到顶、穗绿时采割，除去杂质，晒干。

【性状】　茎呈方柱形，上部有分枝，长 50～80cm，直径 0.2～0.4cm；表面淡黄绿色或淡紫红色，被短柔毛；体轻，质脆，断面类白色。叶对生，多已脱落，叶片 3～5 羽状分裂，裂片细长。穗状轮伞花序顶生，长 2～9cm，直径约 0.7cm。花冠多脱落，宿萼钟状，先端 5 齿裂，淡棕色或黄绿色，被短柔毛；小坚果棕黑色。气芳香，味微涩而辛凉（图 13-12）。

以色淡黄绿、穗长而密、香气浓者为佳。

【显微特征】　粉末　黄棕色。①宿萼表皮细胞垂周壁深波状弯曲。②腺鳞头部 8 细胞，直径 96～112μm；柄单细胞，棕黄色。小腺毛头部 1～2 细胞，柄单细胞。③非腺毛 1～6 细

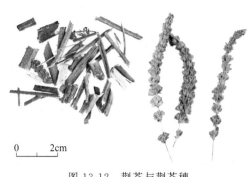

0　　2cm

图 13-12　荆芥与荆芥穗

胞，大多具壁疣。④外果皮细胞表面观多角形，壁黏液化，胞腔含棕色物。断面观细胞类方形或类长方形，胞腔小。⑤内果皮石细胞淡棕色，表面观垂周壁深波状弯曲，密具纹孔。⑥纤维直径 14～43μm，壁平直或微波状。

【成分】　主含挥发油，油中主要成分为胡薄荷酮（pulegone）、薄荷酮（menthone）、异薄荷酮、异胡薄荷酮、薄荷醇、新薄荷醇及柠檬烯等；花穗中含单萜类成分，如荆芥苷 A、荆芥苷 B、荆芥苷 C、荆芥苷 D、荆芥苷 E 等。黄酮类成分，如香叶木素、橙皮素、橙皮苷及木犀草素。

照高效液相色谱法测定，本品按干燥品计算，含胡薄荷酮（$C_{10}H_{16}O$）不得少于 0.020%。

【药理作用】

（1）解热、镇静及镇痛　荆芥煎剂、挥发油具有解热、降温作用；挥发油使家兔活动明显减少，四肢肌肉略有松弛，有镇静作用；水煎剂及薄荷酮有镇痛作用。

（2）抗菌、抗病毒　水煎剂对金黄色葡萄球菌、白喉杆菌等有抑制作用；100%水浸液能抑制流感病毒。

（3）抗炎、抗过敏　煎剂、胡薄荷酮具明显的抗炎作用；荆芥油体内、体外均有抗过敏作用。

（4）止血　荆芥炭和荆芥炭挥发油有显著的止血作用。

此外，本品尚有祛痰、平喘及抗氧化作用。荆芥油可以抑制心脏收缩，减慢心率。

【性味与功能】　性微温，味辛。解表散风，透疹。

【附】
荆芥穗 Schizonepetae Spica

本品为唇形科植物荆芥 *Schizonepeta tenuifolia* Briq. 的干燥花穗。花序呈圆柱形，长 3～15cm，直径约 7mm；花冠多脱落，宿萼黄绿色，钟形，质脆易碎，内有棕黑色小坚果。气芳香，味微涩而辛凉。功能解表散风，透疹，消疮。

益母草　Leonuri Herba

【来源】　为唇形科植物益母草 *Leonurus japonicus* Houtt. 的新鲜或干燥地上部分。

【产地与采制】　全国各地均有分布。鲜品春季幼苗至初夏花前期采割；干品夏季茎叶茂盛、花未开或初开时采割，晒干，或切段晒干。

【性状】

鲜益母草　幼苗期无茎，基生叶圆心形，5～9 浅裂，每裂片有 2～3 钝齿。花前期茎呈方柱形，上部多分枝，四面凹下成纵沟，长 30～60cm，直径 0.2～0.5cm；表面青绿色，质鲜嫩，断面中部有髓。叶交互对生，有柄；叶片青绿色，质鲜嫩，搓之有汁；下部茎生叶掌状 3 裂，上部叶羽状深裂或浅裂成 3 片，裂片全缘或具少数锯齿。气微，味微苦。

干益母草　茎表面灰绿色或黄绿色；体轻，质韧，断面中部有髓。叶片灰绿色，多皱缩破碎，易脱落。轮伞花序腋生，小花淡紫色，花萼筒状，花冠二唇形。切段者长约 2cm（图 13-13）。

以质嫩、叶多、色灰绿者为佳。

【显微特征】　茎横切面　①表皮细胞外被角质层，有毛茸；腺鳞头部 4、6 或 8 细胞，柄单细胞；非腺毛 1～4 细胞。②下皮厚角细胞在棱角处较多。③皮层为数列薄壁细胞，内皮层明显。④中柱鞘纤维束微木化。⑤韧皮部较窄。⑥木质部在棱角处较发达。⑦髓部薄壁细胞较大，内含细小草酸钙针晶及小方晶（图 13-14）。

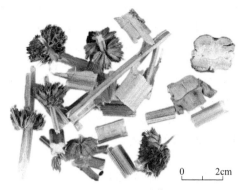

图 13-13　益母草

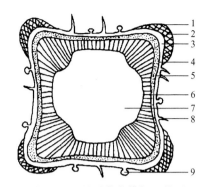

图 13-14　益母草茎横切面简图
1—表皮；2—厚角组织；3—皮层；4—内皮层；
5—韧皮部；6—木质部；7—髓；8—非腺毛；9—腺鳞

【成分】　全草含生物碱，主要有益母草碱（leonurine）、水苏碱（stachydrine）等；二萜化合物，如前益母草素、前益母草二萜、益母草二萜；黄酮类化合物，如槲皮素、芹黄素、山奈素；尚含延胡索酸、胡萝卜苷、益母草酰胺及挥发油等。

照高效液相色谱法测定，干益母草按干燥品计算，含盐酸水苏碱（$C_7H_{13}NO_2 \cdot HCl$）不得少于 0.50%。含盐酸益母草碱（$C_{14}H_{21}O_5N_3 \cdot HCl$）不得少于 0.050%。

【药理作用】

（1）兴奋子宫　益母草煎剂、醇浸膏及益母草碱对不同种属动物的离体、在体子宫以及离体未孕、早孕、晚期妊娠和产后子宫均有兴奋作用，表现为子宫张力增强，收缩幅度增大，节律加快。兴奋子宫的主要有效成分为益母草碱。

（2）抗心肌缺血　益母草对实验性心肌缺血有保护作用，能改善缺血心电图或使之恢复正常，增加冠脉血流量，改善微循环并减慢心率。能提高缺血-再灌注心肌的 SOD、GSH-Px 活性，抑制 MDA 生成，减轻自由基对心肌的损害。益母草抗心肌缺血作用与抗自由基损害有关。

（3）改善血液流变学、抗血栓　益母草碱可有效降低血液黏稠度和提高红细胞变形能力。益母草通过减少血液有形成分的聚集和降低黏度，预防和抑制微血管血栓形成。益母草煎剂给大鼠灌服可使血栓形成时间延长，血栓长度缩短，重量减轻；能使血小板计数减少，聚集功能减弱。

（4）利尿　益母草碱静脉注射显著增加家兔尿量；水苏碱也有利尿作用，作用较益母草碱迅速，两者均能促进 Na^+ 排出，减少 K^+ 排出。

此外，本品还具有防治肾小管坏死的作用。

【性味与功能】　性微寒，味苦、辛。活血调经，利尿消肿。

【附】　　　　　　　　　　茺蔚子 Leonuri Fructus

本品为益母草 *Leonurus japonicus* Houtt. 的干燥成熟果实。呈三棱形，长 2～3mm，宽约 1.5mm。表面灰棕色至灰褐色，有深色斑点，一端稍宽，平截状，另一端渐窄而钝尖。果皮薄，子叶类白色，富油性。气微，味苦。以粒大、饱满者为佳。功能活血调经、清肝明目。

薄荷　Menthae Haplocalycis Herba

【来源】　为唇形科植物薄荷 *Mentha haplocalyx* Briq. 的干燥地上部分。

【产地与采制】　主产于江苏、浙江、湖南、安徽等地。夏、秋二季茎叶茂盛或花开至三轮时，于晴天分次采割，晒干或阴干。

【性状】　茎呈方柱形，有对生分枝，长 15～40cm，直径 0.2～0.4cm；表面紫棕色或淡

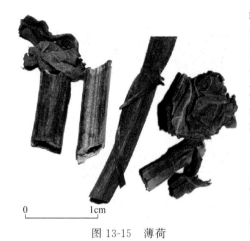

图 13-15 薄荷

绿色，棱角处具柔毛，节间长 2～5cm；质脆，断面白色，髓部中空。叶对生，有短柄，叶片皱缩卷曲，完整者展平后呈宽披针形、长椭圆形或卵形，长 2～7cm，直径 1～3cm；上表面深绿色，下表面灰绿色，稀被茸毛，有凹点状腺鳞。轮伞花序腋生，花萼钟状，先端 5 齿裂，花冠淡紫色。揉搓时有特殊清凉香气，味辛凉（图 13-15）。

以叶多、色深绿、气味浓者为佳。

【显微特征】 叶表面观 ①腺鳞头部 8 细胞，直径约至 90μm，柄单细胞；小腺毛头部及柄均为单细胞。②非腺毛 1～8 细胞，常弯曲，壁厚，微具疣状突起。③下表皮气孔较多，直轴式。④叶肉及表皮细胞内有淡黄色针簇状或扇状的橙皮苷结晶（图 13-16）。

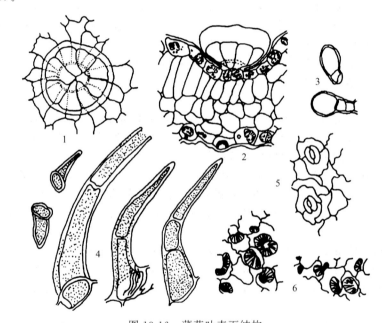

图 13-16 薄荷叶表面结构

1—腺鳞顶面观；2—腺鳞侧面观；3—小腺毛；4—非腺毛；5—气孔；6—橙皮苷结晶

【成分】 主含挥发油，又称薄荷油。油中主要成分为 l-薄荷醇（薄荷脑，l-menthol）、l-薄荷酮（l-menthone）及乙酰薄荷酯。另含异薄荷酮、胡薄荷酮、α-蒎烯、β-蒎烯、d-月桂烯、柠檬烯、辛醇-3 及微量的桉叶素和 α-松油醇等。尚含黄酮类化合物及鞣质等。叶片中含油量以盛蕾期为最高，原油含脑量以盛花期为最高。

照挥发油测定法测定，本品含挥发油不得少于 0.80％（ml/g）。

【理化鉴别】

（1）取本品叶的粉末少量，经微量升华得油状物，加硫酸 2 滴及香草醛结晶少量，初显黄色至橙黄色，再加水 1 滴，即变紫红色。

（2）取本品粉末 0.5g，加石油醚（60～90℃）5ml，密塞，振摇数分钟，放置 30min，滤过，滤液挥至 1ml，作为供试品溶液。另取薄荷对照药材 0.5g，同法制成对照药材溶液。再取薄荷脑对照品，加石油醚（60～90℃）制成每 1ml 含 2mg 的溶液，作为对照品溶液。吸取

供试品溶液 $10\sim20\mu l$，对照药材溶液和对照品溶液各 $10\mu l$，分别点于同一硅胶 G 薄层板上，以甲苯-乙酸乙酯（19∶1）为展开剂，展开，取出，晾干，喷以香草醛硫酸试液-乙醇（1∶4）的混合溶液，在 100℃加热至斑点显色清晰。供试品色谱中，在与对照药材和对照品色谱相应的位置上，显相同颜色的斑点。

【药理作用】

（1）局部作用　薄荷油对皮肤有刺激作用，外用能透入皮内，麻醉神经末梢，引起皮肤黏膜血管收缩，具有清凉、消炎、止痛和止痒作用。

（2）发汗解热　内服小量薄荷能兴奋中枢，使皮肤毛细血管扩张，促进汗腺分泌，增加散热，有发汗解热作用。

（3）抗菌、抗病毒　薄荷水煎剂对金黄色葡萄球菌、甲型链球菌、痢疾杆菌、结核杆菌等多种致病菌、单纯疱疹病毒、流行性腮腺炎病毒等都有抑制作用。

（4）祛痰　薄荷醇能使呼吸道分泌物增加而祛痰，并能缓解呼吸道炎症。

（5）健胃、解痉、利胆　薄荷油有健胃作用。薄荷油及其薄荷醇、薄荷酮有解除胃肠平滑肌痉挛及较强的利胆作用。

此外，薄荷油和薄荷水溶性部分有抗着床及抗早孕作用，并能抑制阴道滴虫。

【性味与功能】　性凉，味辛。疏散风热，清利头目，利咽透疹。

【附注】　绿薄荷 Mentha spicata L.，又名留兰香，原产欧洲，现我国大量栽培，挥发油中所含主要成分为香芹酮（carvone），不含薄荷醇。多用于牙膏生产与食品工业。

肉苁蓉　Cistanches Herba

【来源】　为列当科植物肉苁蓉 Cistanche deserticola Y. C. Ma 或管花肉苁蓉 Cistanche tubulosa（Schrenk）Wight 的干燥带鳞叶的肉质茎。

【产地与采制】　主产于内蒙古、甘肃、新疆、宁夏等地。多于春季苗刚出土或秋季冻土之前采挖，除去茎尖，切段，晒干。

【性状】

肉苁蓉　呈扁圆柱形，稍弯曲，长 3～15cm，直径 2～8cm。表面棕褐色或灰棕色，密被覆瓦状排列的肉质鳞叶，通常鳞叶先端已断。体重，质硬，微有柔性，不易折断。断面棕褐色，有淡棕色点状维管束，排列成波状环纹。气微，味甜、微苦（图 13-17）。

管花肉苁蓉　类纺锤形、扁纺锤形或扁柱形，稍弯曲，长 5～25cm，直径 2.5～9cm。表面棕褐色至黑褐色。断面颗粒状，灰棕色至灰褐色，散生点状维管束。

以条粗壮、密被鳞片、色暗棕、质柔润者为佳。

【成分】　含毛蕊花糖苷、松果菊苷、类叶升麻苷及新疆肉苁蓉苷等。尚含甜菜碱、β-谷甾醇、甘露醇、氨基酸及多糖等。

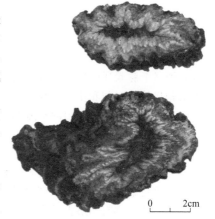

图 13-17　肉苁蓉

照高效液相色谱法测定，本品按干燥品计算，肉苁蓉含松果菊苷（$C_{35}H_{46}O_{20}$）和毛蕊花糖苷（$C_{29}H_{36}O_{15}$）的总量不得少于 0.30%；管花肉苁蓉含松果菊苷（$C_{35}H_{46}O_{20}$）和毛蕊花糖苷（$C_{29}H_{36}O_{15}$）的总量不得少于 1.5%。

【药理作用】

（1）增强免疫功能　肉苁蓉水煎剂、醇提取物、肉苁蓉总苷、肉苁蓉苷具有免疫调节作用，能增强体液和细胞免疫功能，增强巨噬细胞吞噬能力。

（2）对神经内分泌系统的影响　肉苁蓉对下丘脑的老化有调整作用，并能改善阳虚动物的营养、体质、耐力和抗寒力等，对阳虚患者具有明显的强壮作用和治疗作用。

（3）抗衰老、抗氧化　肉苁蓉提取物能明显增强小鼠血清 SOD 活性，降低其血浆、脑及肝组织中脂质过氧化物的含量和脑组织中 MAO-B 的活性。

（4）抗疲劳　肉苁蓉水煎液能明显增加阳虚小鼠自主活动次数，还能显著延长游泳时间。

（5）通便　肉苁蓉能引起大鼠胃底和豚鼠回肠的收缩，并且这种收缩可被阿托品抑制，说明其具拟胆碱活性与通便作用有关。

此外，本品尚有抗心肌缺血、增强记忆及保肝等作用。

【性味与功能】　性温，味甘、咸。补肾阳，益精血，润肠通便。

【附注】　同属植物盐生肉苁蓉 *Cistanche salsa*（C. A. Mey.）G. Beck、沙苁蓉 *Cistanche sinensis* G. Beck 及同科植物草苁蓉 *Boschniakia rossica*（Cham. et. Schlecht.）B. Fedtsch. 带鳞叶的肉质茎在某些地区也作肉苁蓉药用，应注意鉴别。

锁阳　Cynomorii Herba

【来源】　为锁阳科植物锁阳 *Cynomorium songaricum* Rupr. 的干燥肉质茎。

【产地与采制】　主产甘肃、新疆、内蒙古、宁夏等地。春季采挖，除去花序，切段，晒干。

【性状】　呈扁圆柱形，稍弯曲，长 5～15cm，直径 1.5～5cm。表面棕色或棕褐色，粗糙，具明显的纵沟及不规则凹陷，有的残存三角形的黑棕色鳞片。体重，质坚硬，难折断，断面浅棕色或棕褐色，有黄色三角状维管束。气微，味甘而涩（图 13-18）。

以体肥大、色红、坚实、断面粉性、不显筋脉者为佳。

【成分】　主含三萜类成分，如锁阳萜、熊果酸及乙酰熊果酸；脂肪油，油中主要有棕榈酸、油酸和亚油酸；含有以天冬氨酸、脯氨酸为主的多种氨基酸、β-谷甾醇、胡萝卜苷、没食子酸、原儿茶酸及多种无机元素等。

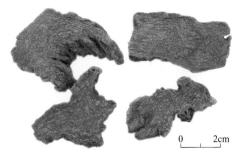

图 13-18　锁阳

【药理作用】

（1）抗应激　锁阳能延长小鼠常压耐缺氧、硫酸异丙肾上腺素所致缺氧的存活时间；使小鼠静脉注射空气的存活时间延长；并可增加断头小鼠张口持续时间和张口次数。

（2）清除自由基　锁阳的水煎剂具有极好的清除自由基作用。

（3）增强免疫功能　锁阳对阳虚及正常小鼠的体液免疫有明显的促进作用，其机制可能与增加脾脏淋巴细胞有关。

（4）对生殖系统的影响　锁阳有促进动物性成熟及性行为的作用，但未经炮制的锁阳可使睾丸显著萎缩，血浆睾酮浓度显著降低，而经盐炮制后，对正常和阳虚小鼠的睾丸、附睾和包皮腺的功能都有明显促进作用。

此外，本品还具有抗溃疡、抑制血小板聚集、抗癌及通便等作用。

【性味与功能】　性温，味甘。补肾阳，益精血，润肠通便。

穿心莲　Andrographis Herba

【来源】　为爵床科植物穿心莲 *Andrographis paniculata*（Burm. f.）Nees 的干燥地上部分。

【产地与采制】　主产于广东、广西、福建等地。秋初茎叶茂盛时采割，晒干。

【性状】　茎呈方柱形，多分枝，长 50～70cm，节稍膨大；质脆，易折断。单叶对生，叶柄短或近无柄；叶片皱缩、易碎，完整者展开后呈披针形或卵状披针形，长 3～12cm，宽 2～5cm，先端渐尖，基部楔形下延，全缘或波状；上表面绿色，下表面灰绿色，两面光滑。气微，味极苦（图13-19）。

以叶多、色绿、味极苦者为佳。

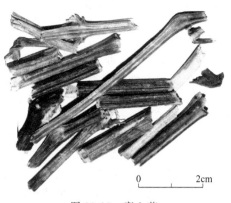

图 13-19　穿心莲

【显微特征】

叶横切面　①上表皮细胞类方形或长方形，下表皮细胞较小，上、下表皮均有含圆形、长椭圆形或棒状钟乳体的晶细胞；并有腺鳞，有的可见非腺毛。②叶肉栅栏组织为 1～2 列细胞，贯穿于主脉上方；海绵组织排列疏松。③主脉维管束外韧型，呈凹槽状，木质部上方也有晶细胞。

叶表面制片　①上下表皮均有增大的晶细胞，内含大型螺状钟乳体，直径约至 36μm，长约至 180μm，较大端有脐样点痕，层纹波状。②下表皮气孔密布，直轴式，副卫细胞大小悬殊，也有不定式。③腺鳞头部扁球形，4、6（8）细胞，直径至 40μm，柄极短。④非腺毛 1～4 细胞，长约至 160μm，基部直径约至 40μm，表面有角质纹理（图 13-20）。

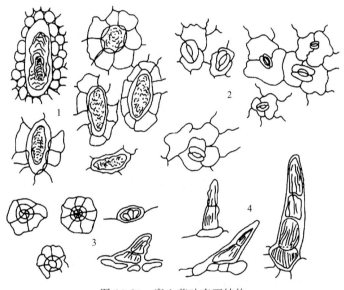

图 13-20　穿心莲叶表面结构
1—晶细胞；2—气孔；3—腺鳞；4—非腺毛

【成分】　全草含二萜内酯类化合物，主要有穿心莲内酯（andrographolide）。并含有 14-去氧穿心莲内酯、新穿心莲内酯、高穿心莲内酯、14-去氧-11-氧化穿心莲内酯、脱水穿心莲内酯、穿心莲潘尼内酯、穿心莲内酯苷；另含汉黄芩素、千层纸黄素、β-谷甾醇及 β-谷甾醇-D-葡萄糖苷等。

照高效液相色谱法测定，本品以干燥品计算，含穿心莲内酯（$C_{20}H_{30}O_5$）和新穿心莲内酯（$C_{20}H_{28}O_4$）的总量不得少于 0.80%。

【药理作用】

（1）解热　穿心莲内酯、新穿心莲内酯可以抑制和延缓肺炎链球菌和溶血性乙型链球菌引起的体温升高；对伤寒、副伤寒所致发热兔多种穿心莲内酯及各种注射剂均有一定的解热作用,以脱水穿心莲内酯作用最强。

(2) 抗炎   穿心莲内酯及其衍生物注射剂具有不同程度的抗炎作用,能抑制炎症早期毛细血管通透性增高。

(3) 抗菌、抗病毒   穿心莲及其穿心莲内酯类化合物体外实验虽无抗菌活性,但临床用于治疗多种急性感染疗效较好,如急性菌痢、急性肠炎。对上呼吸道感染、急性扁桃体炎、急慢性咽喉炎、气管炎等也有不同程度的疗效。体外实验表明有抗艾滋病病毒作用。

(4) 增强免疫功能   穿心莲内酯能够提高 T 淋巴细胞的免疫功能;醇提取液中二萜内酯具有增加单核巨噬细胞吞噬作用的功效。

(5) 抑制血小板聚集、抗血栓   穿心莲总黄酮能抗血小板聚集,并降低血液黏度,抗血栓形成;穿心莲提取物可预防动脉粥样硬化。

此外,本品尚有抗肿瘤、保肝、利胆、降压、抗蛇毒、镇静及抗生育等作用。

【性味与功能】   性寒,味苦。清热解毒,凉血,消肿。

车前草   Plantaginis Herba

【来源】   为车前科植物车前 *Plantago asiatica* L. 或平车前 *Plantago depressa* Willd. 的干燥全草。

【产地与采制】   主产于江西、江苏、安徽等地。夏季采收,除去泥沙,晒干。

【性状】

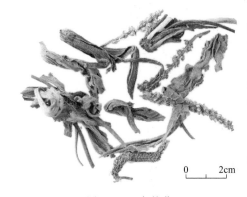

图 13-21   车前草

车前   根丛生,须状。叶基生,具长柄;叶片皱缩,展平后呈卵状椭圆形或宽卵形,长 6～13cm,宽 2.5～8cm;表面灰绿色或污绿色,具明显弧形脉 5～7 条;先端钝或短尖,基部宽楔形,全缘或有不规则波状浅齿。穗状花序数条,花茎长。蒴果盖裂,萼宿存。气微香,味微苦(图 13-21)。

平车前   主根直而长。叶片较狭,长椭圆形或椭圆状披针形,长 5～14cm,宽 2～3cm。

均以叶片完整、色灰绿者为佳。

【成分】   含苯丙苷类,如车前苷 A、车前苷 B、车前苷 C、车前苷 D、车前苷 E、车前苷 F、去鼠李糖异洋丁香酚苷 B、去鼠李糖洋丁香酚苷、洋丁香酚苷、无人草苷等;甾醇类,如 β-谷甾醇、豆甾醇;尚含熊果酸及桃叶珊瑚苷等。

照高效液相色谱法测定,本品以干燥品计算,含大车前苷($C_{29}H_{36}O_{16}$)不得少于0.10%。

【药理作用】

(1) 利尿   车前草水提醇沉液有一定利尿作用,可使犬、家兔及人的尿量增多,并增加尿素、尿酸及氯化钠的排出。

(2) 镇咳、平喘及祛痰   车前草水煎剂能增加气管及支气管的分泌,同时抑制呼吸中枢,使呼吸加深、变缓,具有一定的祛痰、止咳作用。

(3) 抗菌   车前草对金黄色葡萄球菌、痢疾杆菌、大肠埃希菌、铜绿假单胞菌、伤寒杆菌均有抑制作用;水浸剂对常见皮肤真菌有不同程度的抑制作用,并抑制疱疹病毒及腺病毒。

此外,对胃溃疡有防治作用;有抗炎、抗肿瘤作用。

【性味与功能】   性寒,味甘。清热利尿通淋,祛痰,凉血,解毒。

【附】
车前子 Plantaginis Semen

本品为车前科植物车前 *Plantago asiatica* L. 或平车前 *Plantago depressa* Willd. 的干燥成熟种子。呈椭圆形、不规则长圆形或三角状长圆形，略扁，长约2mm，宽约1mm。表面黄棕色或黑褐色，有细皱纹，一面有灰白色凹点状种脐。质硬，气微，味淡。以种子饱满、表面黄棕色、杂质少为佳。功能清热利尿通淋，渗湿止泻，明目，祛痰。

茵陈　Artemisiae Scopariae Herba

【来源】　为菊科植物滨蒿 *Artemisia scoparia* Waldst. et Kit. 或茵陈蒿 *Artemisia capillaris* Thunb. 的干燥地上部分。

【产地与采制】　主产于陕西、河北、山西、安徽等地。春季幼苗高6～10cm时采收，习称"绵茵陈"；或秋季花蕾长成时采割，习称"花茵陈"。除去杂质和老茎，晒干。

【性状】

绵茵陈　多卷缩成团状，灰白色或灰绿色。全体密被白色茸毛，绵软如绒。茎细小，长1.5～2.5cm，直径0.1～0.2cm，除去表面白色茸毛后可见明显纵纹；质脆，易折断。叶具柄，展平后呈一至三回羽状分裂，叶片长2～5cm，宽1.5～3.5cm；小裂片呈卵形或稍呈倒披针形、条形，先端锐尖。气清香，味微苦（图13-22）。

花茵陈　茎呈圆柱形，多分枝，长30～100cm，直径2～8mm；表面淡紫色或紫色，有纵条纹，被短柔毛；体轻，质脆，断面类白色。叶密

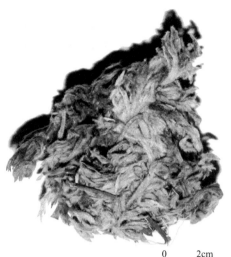

图13-22　茵陈

集，或多脱落；下部叶二至三回羽状分裂，裂片条形或细条形，两面密被白色柔毛；中部叶一至二回羽状全裂，基部抱茎，裂片细丝状。头状花序卵形，多数集成圆锥状，长1.2～1.5mm，直径1～1.2mm，有短梗；总苞片3～4层，卵形，苞片3裂；外层雌花6～10个，可多达15个，内层两性花2～10个。瘦果长圆形，黄棕色。气芳香，味微苦。

以质嫩、绵软、色灰白、香气浓者为佳。

【显微特征】　绵茵陈粉末，灰绿色。非腺毛"T"字形，长600～1700μm，中部略折成"V"字形，两臂不等长，细胞壁极厚，胞腔多呈细缝状，柄1～2细胞。

【成分】　主含蒿属香豆素（scoparone），即6,7-二甲氧基香豆素。尚含酚酸类成分绿原酸、咖啡酸等；挥发油，如丁香油酚、α-蒎烯；炔类化合物，如茵陈二炔、茵陈二炔酮、茵陈烯炔、茵陈二烯酮、茵陈炔内酯及茵陈色原酮等；并含多种黄酮类化合物，如芸香苷、槲皮素-3-*O*-β-D-葡萄糖苷等。

照高效液相色谱法测定，绵茵陈以干燥品计算，含绿原酸（$C_{16}H_{18}O_9$）不得少于0.50%，花茵陈以干燥品计算，含滨蒿内酯（$C_{11}H_{10}O_4$）不得少于0.20%。

【药理作用】

(1) 利胆、保肝　茵陈煎剂、醇提取物、挥发油以及6,7-二甲氧基香豆素、绿原酸、咖啡酸、茵陈色原酮、茵陈二炔酮等均有促进胆汁分泌与排泄作用，以茵陈色原酮作用较强。茵陈煎剂与茵陈二炔酮、蒿属香豆素和黄酮类成分，对大鼠四氯化碳所致肝损害有不同程度的保护作用。

(2) 抗病原微生物　茵陈煎剂对金黄色葡萄球菌、白喉杆菌、炭疽杆菌、伤寒杆菌等均具有不同程度的抑制作用。茵陈挥发油能抑制某些皮肤真菌的生长，抗真菌有效成分为茵陈二炔酮。

（3）利尿　茵陈水煎剂或精制水浸液、挥发油、绿原酸均具有不同程度的利尿作用。

（4）抗肿瘤　茵陈煎剂灌服给药，有抑杀小鼠艾氏腹水癌细胞作用，其抗肿瘤机制是直接阻碍肿瘤细胞的增殖。

（5）解热、抗炎　茵陈中的主要成分6,7-二甲氧基香豆素对正常小鼠体温有明显降低作用，对鲜啤酒酵母、2,4-二硝基苯酚致热大鼠也有明显退热作用。6,7-二甲氧基香豆素对角叉菜胶引起的大鼠足跖肿胀有对抗作用。

此外，本品尚有降压、降血脂、抗动脉粥样硬化及镇痛等作用。

【性味与功能】　性微寒，味苦、辛。清利湿热，利胆退黄。

青蒿　Artemisiae Annuae Herba

【来源】　为菊科植物黄花蒿 *Artemisia annua* L. 的干燥地上部分。

【产地与采制】　全国各地均有分布。秋季花盛开时采割，除去老茎，阴干。

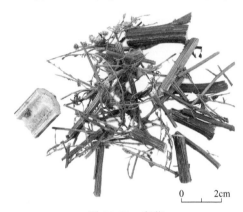

图 13-23　青蒿

【性状】　茎呈圆柱形，上部多分枝，长 30～80cm，直径 0.2～0.6cm；表面黄绿色或棕黄色，具纵棱线；质略硬，易折断，断面中部有髓。叶互生，暗绿色或棕绿色，卷缩易碎，完整者展平后呈三回羽状深裂，裂片及小裂片矩圆形或长椭圆形，两面被短毛。气香特异，味微苦（图 13-23）。

以色绿、叶多、香气浓者为佳。

【显微特征】　叶片表面观　①表皮细胞形状不规则，垂周壁波状弯曲，脉脊上的表皮细胞为窄长方形。②气孔椭圆形，不定式。③表面密布"T"形非腺毛；腺毛呈椭圆形，常充满淡黄色挥发油。

【成分】　含多种倍半萜内酯，如青蒿素、青蒿酸、青蒿酸甲酯等。并含挥发油，油中主要成分为 l-樟脑、β-丁香烯、青蒿酮、异青蒿酮、1,8-桉油精等。此外，尚含多种黄酮类及香豆素类化合物。

青蒿素的发现

青蒿治疗疟疾最早见于我国东晋名医葛洪的《肘后备急方》一书。20 世纪 70 年代我国科学家经过多年不懈的努力，先后发明和研制了新型抗疟药青蒿素和还原青蒿素，其对各种抗药疟原虫具有高效、速效、低毒的特点。青蒿素的发现和研制，是人类防治疟疾史上的一件大事。目前全世界已有 51 个国家和地区将青蒿素相关药物作为抗疟指定药品。

【理化鉴别】　取本品粉末 3g，加石油醚（60～90℃）50ml，加热回流 1h，滤过，滤液蒸干，残渣加正己烷 30ml 使溶解，用 20% 乙腈溶液振摇提取 3 次，每次 10ml，合并乙腈液，蒸干，残渣加乙醇 0.5ml 使溶解，作为供试品溶液。另取青蒿素对照品，加乙醇制成每 1ml 含 1mg 的溶液，作为对照品溶液。吸取上述两种溶液各 5μl，分别点于同一硅胶 G 薄层板上，以石油醚（60～90℃）-乙醚（4:5）为展开剂，展开，取出，晾干，喷以 2% 香草醛的 10% 硫酸乙醇溶液，在 105℃加热至斑点显色清晰，置紫外光灯（365nm）下检视。供试品色谱中，在与对照品色谱相应的位置上，显相同颜色的荧光斑点。

【药理作用】

（1）抗疟　青蒿乙醚提取物或稀醇浸膏有明显的抗疟作用。青蒿素能抑制疟原虫发育，而直接杀灭疟原虫，用于脑型疟和抗氯喹恶性疟。还原青蒿素的多种衍生物，如蒿甲醚、青蒿酯钠、青蒿琥酯等，其抗疟活性比青蒿素高 10 倍，且复发率较低。青蒿素衍生物青蒿琥酯钠盐对恶性疟最敏感，可用于恶性疟疾的治疗和抢救。

（2）抗病原微生物 青蒿煎剂对葡萄球菌、卡他球菌、炭疽杆菌、白喉杆菌等有抑制作用；挥发油对多种皮肤真菌有抑制作用；青蒿素及青蒿中的谷甾醇和豆甾醇有抗流感病毒等作用；尚有抗血吸虫及钩端螺旋体作用。

此外，有解热、抗炎镇痛、抗内毒素、抗癌及降压等作用。

【性味与功能】 性寒，味苦、辛。清虚热，除骨蒸，截疟。

【附注】 少数地区以同科植物青蒿 Artemisia apiacea Hance 的地上部分作青蒿药用，应注意鉴别。其叶为二回羽状深裂，裂片矩圆状条形，二次裂片条形；头状花序较大，直径约 0.5cm。

淡竹叶 Lophatheri Herba

【来源】 为禾本科植物淡竹叶 Lophatherum gracile Brongn. 的干燥茎叶。

【产地与采制】 主产于浙江、江苏、湖南、湖北等地。夏季未抽花穗前采割，晒干。

【性状】 本品长 25～75cm。茎呈圆柱形，有节，表面淡黄绿色，断面中空。叶鞘开裂，叶片披针形，有的皱缩卷曲，长 5～20cm，宽 1～3.5cm，表面浅绿色或黄绿色，叶脉平行，具横行小脉，形成长方形的网格状，下表面尤为明显。体轻，质柔韧。气微，味淡（图 13-24）。

以色青绿、叶多、梗少、无根及花穗者为佳。

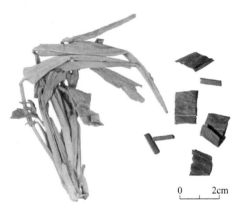

图 13-24 淡竹叶

【显微特征】 叶表面观 ①上表皮细胞长方形或类方形，垂周壁波状弯曲，其下可见圆形栅栏细胞；下表皮长细胞与短细胞交替排列或数个相连，长细胞长方形，垂周壁波状弯曲；短细胞为哑铃形的硅质细胞和类方形的栓质细胞，于叶脉处短细胞成串。②气孔较多，保卫细胞哑铃形，副卫细胞近圆三角形。③非腺毛有三种：一种为单细胞长非腺毛；一种为单细胞短非腺毛，呈短圆锥形；一种为双细胞短小毛茸，偶见。

【成分】 含三萜类和甾类物质，如芦竹素、白茅素、蒲公英赛醇、豆甾醇、β-谷甾醇及菜油甾醇等。

【药理作用】

（1）解热 淡竹叶的水煎液、水浸膏对大肠埃希菌引起发热的兔、猫、大鼠均具有解热作用。

（2）抑菌 水煎剂对金黄色葡萄球菌、溶血性链球菌有一定的抑制作用。

此外，本品还具有利尿、升高血糖及抗肿瘤作用。

【性味与功能】 性寒，味甘、淡。清热除烦，利尿。

【附注】 《本草纲目》中将竹叶称为淡竹叶，目前仍有部分地区将竹叶与淡竹叶混淆，应注意鉴别。竹叶（鲜竹叶）为禾本科植物淡竹 Phyllostachys nigra（Lodd. ex Lindl.）Munro var. henonis（Mitf.）Stapf ex Rendle 的干燥叶片。叶片为长披针形，浅绿色，初出未展开的嫩叶，称"竹叶卷心"。叶有短柄，与叶鞘相连处有关节，叶片易自关节处脱落，上表面光滑，下表面粗糙，叶脉突出。质脆而富弹性，气微，味淡。功能清心除烦，生津，利小便。

石斛   Dendrobii Caulis

【来源】   为兰科植物金钗石斛 *Dendrobium nobile* Lindl.、鼓槌石斛 *Dendrobium chrysotoxum* Lindl.、流苏石斛 *Dendrobium fimbriatum* Hook. 的栽培品及其同属植物近似种的新鲜或干燥茎。

【产地与采制】   主产于广西、云南、贵州、云南等地。全年均可采收，鲜用者除去根及泥沙；干用者采收后，除去杂质，用开水略烫或烘软，再边搓边烘晒，至叶鞘搓净，干燥。

【性状】

鲜石斛   呈圆柱形或扁圆柱形，长约 30cm，直径 0.4～1.2cm。表面黄绿色，光滑或有纵纹，节明显，色较深，节上有膜质叶鞘。肉质多汁，易折断。气微，味微苦而回甜，嚼之有黏性。

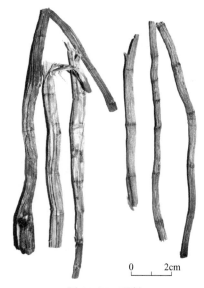

图 13-25   石斛

金钗石斛   呈扁圆柱形，长 20～40cm，直径0.4～0.6cm，节间长 2.5～3cm。表面金黄色或黄中带绿色，有深纵沟。质硬而脆，断面较平坦而疏松。气微，味苦。

鼓槌石斛   呈粗纺锤形，中部直径 1～3cm，具3～7节。表面光滑，金黄色，有明显凸起的棱。质轻而松脆，断面海绵状。气微，味淡，嚼之有黏性。

流苏石斛等   呈长圆柱形，长 20～150cm，直径 0.4～1.2cm，节明显，节间长 2～6cm。表面黄色至暗黄色，有深纵槽。质疏松，断面平坦或呈纤维性。味淡或微苦，嚼之有黏性（图 13-25）。

以色金黄，有光泽，质柔韧者为佳。

【显微特征】

金钗石斛横切面   ①表皮细胞 1 列，扁平，外被鲜黄色角质层。②基本组织细胞大小较悬殊，有壁孔；散在多数外韧型维管束，排成 7～8 圈。③维管束外侧纤维束新月形或半圆形，其外侧薄壁细胞有的含类圆形硅质块，木质部有 1～3 个导管直径较大。④含草酸钙针晶细胞多见于维管束旁（图 13-26）。

鼓槌石斛横切面   ①表皮细胞扁平，外壁及侧壁增厚，胞腔狭长形；角质层淡黄色。②基本组织细胞大小差异较显著。多数外韧型维管束略排成 10～12 圈。③木质部导管大小近似。④有的可见含草酸钙针晶束细胞。

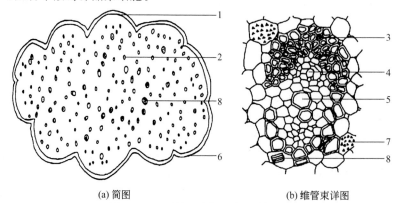

(a) 简图   (b) 维管束详图

图 13-26   石斛（金钗石斛）横切面

1—表皮；2—维管束；3—纤维束；4—韧皮部；5—木质部；6—角质层；7—硅质块；8—针晶束

流苏石斛横切面　①表皮细胞扁圆形或类方形，壁增厚或不增厚。②基本组织细胞大小相近或有差异，散列多数外韧型维管束，略排成数圈。③维管束外侧纤维束新月形或呈帽状，其外侧薄壁细胞有的含硅质块；内侧纤维束无或有，有的内外侧纤维束连接成鞘。④有的薄壁细胞中含草酸钙针晶束和淀粉粒。

粉末　灰绿色或灰黄色。①角质层碎片黄色；表皮细胞表面观呈长多角形或类多角形，垂周壁连珠状增厚。②束鞘纤维成束或离散，长梭形或细长，壁较厚，纹孔稀少，周围具排成纵行的、含硅质块的小细胞。③木纤维细长，末端尖或钝圆，壁稍厚。④网纹导管、梯纹导管或具缘纹孔导管直径 $12\sim50\mu m$。⑤草酸钙针晶成束或散在。

【成分】　含生物碱，主要为石斛碱（dendrobine）、石斛次碱、6-羟基石斛碱、石斛醚碱、6-羟基石斛醚碱、4-羟基石斛碱、石斛酯碱及次甲基石斛碱等。尚含有黏液质及多糖等。

照气相色谱法测定，金钗石斛按干燥品计算，含石斛碱（$C_{16}H_{25}NO_2$）不得少于 0.40%。照高效液相色谱法测定，鼓槌石斛按干燥品计算，含毛兰素（$C_{18}H_{22}O_5$）不得少于 0.030%。

【药理作用】

（1）对胃肠的作用　石斛煎剂口服能促进胃液分泌，助消化；对家兔离体肠管小剂量兴奋，大剂量呈抑制作用。

（2）增强免疫功能　金钗石斛水煎液对小鼠腹腔巨噬细胞的功能有明显促进作用。石斛多糖具有增强 T 淋巴细胞及巨噬细胞免疫活性的作用。

（3）对心血管的作用　金钗石斛流浸膏、石斛碱可抑制心脏收缩、扩张血管，降低血压。此外，本品尚有升高血糖、抗衰老、抗突变、抗肿瘤、抗白内障的作用。

【性味与功能】　性微寒，味甘。滋阴清热，益胃生津。

【附注】　商品石斛种类复杂，伪品较多。近年市场上出现较多的为石仙桃属（*Pholidota*）植物的茎、根茎及假鳞茎作石斛入药，如石仙桃 *Pholidota chinensis* Lindl.、细叶石仙桃 *Pholidota cantonensis* Rolfe 及云南石仙桃 *Pholidota yunnanensis* Rolfe，商品称"有瓜石斛"，使用时应注意鉴别。

【附】　铁皮石斛 Dendrobii Officinalis Caulis

本品为兰科植物铁皮石斛 *Dendrobium officinale* Kimura et Migo 的干燥茎。11月至翌年3月采收，除去杂质，剪去部分须根，边加热边扭成螺旋形或弹簧状，烘干；或切成段，干燥或低温烘干，前者习称"铁皮枫斗"（耳环石斛）；后者习称"铁皮石斛"。①铁皮枫斗：呈螺旋形，通常2~6个旋纹，茎拉直后长 3.5~8cm，直径 0.2~0.4cm；表面黄绿色或略带金黄色，有细纵皱纹，节明显，节上有时可见残留的灰白色叶鞘；一端可见茎基部留下的短须根；质坚实，易折断，断面平坦，灰白色至灰绿色，略角质状；气微，味淡，嚼之有黏性。②铁皮石斛：为圆柱形的段，长短不等。性味功能同石斛。

中华仙草——铁皮石斛

铁皮石斛是我国传统名贵药材，铁皮——表皮呈铁绿色；石——生长在悬崖峭壁的岩石上；斛——古代最大的量器，是尊贵的象征。唐代开元年间的道家经典《道藏》将石斛、雪莲、人参、何首乌、茯苓、肉苁蓉、灵芝、珍珠、冬虫夏草并称为"中华九大仙草"。石斛被列为中华九大仙草之首。在我国医药史上，石斛确实无愧于"中华仙草"的美名，发挥了其应有的作用。现代药理研究和临床应用也证实，铁皮石斛具有提高免疫力、抗氧化、抗衰老、治疗慢性胃病、降血压、降血脂、降血糖、治疗糖尿病及其并发症、抑制肿瘤及其放化疗调理、康复等功效，堪称慢性病治疗和保健养生佳品。

目标检测

一、单项选择题

1. 金钱草的原植物为（　　）。

A. 聚花过路黄　　　B. 活血丹　　　　C. 过路黄　　　D. 金钱草　　　E. 连钱草

2. 淡竹叶来源于禾本科植物（　　）。

A. 淡竹叶的干燥茎叶　　　　　　　B. 淡竹的干燥茎叶

C. 淡竹叶的干燥全草　　　　　　　D. 淡竹的干燥全草

E. 淡竹叶的干燥叶

3. 青蒿的原植物是（　　）。

A. 青蒿　　　　　B. 茵陈蒿　　　　C. 黄花蒿　　　D. 滨蒿　　　E. 牡蒿

4. 气孔内陷，保卫细胞侧面观呈哑铃形或电话听筒状的生药是（　　）。

A. 薄荷　　　　　B. 广藿香　　　　C. 金钱草　　　D. 穿心莲　　　E. 麻黄

5. 水浸后，其叶对光透视可见黑色或褐色条纹的生药是（　　）。

A. 金钱草　　　　B. 连钱草　　　　C. 广金钱草　　　D. 小金钱草　　　E. 风寒草

二、简答题

1. 简述肉苁蓉与锁阳饮片的性状鉴别特征。

2. 写出铁皮枫斗的来源及性状特征。

3. 从来源、性状区别金钱草、广金钱草及连钱草。

（牛林徽）

第十四章

藻菌类生药

藻类（algae）、菌类（fungi）均为低等植物。植物体无根、茎、叶的分化，是单细胞或多细胞的叶状体或菌丝体，分枝或不分枝；构造上一般无组织分化，无维管束和胚胎。

一、藻类生药

藻类植物为自养的原始低等植物，植物体构造简单，但形状多样，大小差异也很大，小者是单细胞体，要在显微镜下才能看到，如小球藻；有的为多细胞丝状体，如水绵；藻体最大者可达数十米，如巨藻。藻类在自然界中分布极广，主要生长在水中，潮湿的树干、岩石及土壤中。

与药用关系密切的藻类主要分布在褐藻门、红藻门，少数在绿藻门，如褐藻门翅藻科的昆布，海带科的海带，马尾藻科的羊栖菜与海蒿子等。

藻类植物通常含有能进行光合作用的色素和其他色素。不同颜色的藻类含有不同的色素，如褐藻含藻褐素，红藻含藻红素等。此外，藻类常含多聚糖、糖醇、糖醛酸、氨基酸及其衍生物、胆碱、蛋白质、甾醇以及碘、钾、钙、铁等无机元素。其中海带聚糖的硫酸盐静脉注射有降血脂作用；甘露醇等糖醇类化合物，经硝化成六硝酸甘露醇后，有舒张血管及支气管平滑肌的作用；海带氨酸具有明显的降压作用；一些氨基酸衍生物，如 α-红藻酸、软骨藻酸等具有驱虫作用。昆布、海藻所含的碘化物对缺碘性甲状腺肿有良好的治疗作用等。

二、菌类生药

菌类是一群异养性的有机体。菌类一般分为细菌门、黏菌门和真菌门，菌类生药均来自真菌门。

真菌是一类典型的异养性植物。异养方式有寄生、腐生，也有以寄生为主兼腐生的。真菌的细胞壁大多具有几丁质成分，少数含有纤维素，其成分可随着其生长年龄和环境条件的影响而发生变化，使菌体呈现褐色、黄色和红色等多种颜色。除少数单细胞种类外，真菌的营养体一般是菌丝交织形成的菌丝体，菌丝通常为圆管状，直径一般在 $10\mu m$ 以下。当环境不良或繁殖时，菌丝相互密结，菌丝体变态成菌丝组织体，常见的有菌核、子座、子实体等。菌核是菌丝紧密缠结在一起组成的坚硬的团块状物，如猪苓、茯苓；子实体是某些真菌在生殖时期形成的，具有一定形态和结构，能产生孢子的菌丝体，如灵芝；子座是容纳子实体的菌丝褥座，如冬虫夏草。真菌类生药多分布在子囊菌亚门和担子菌亚门，子囊菌的主要特征是有性生殖产生子囊，子囊中形成子囊孢子，再由子囊孢子生长发育成新的个体，如冬虫夏草等。担子菌的主要特征是由担子形成担孢子繁殖，如灵芝、猪苓、茯苓等。

　　菌类常含多糖、氨基酸、生物碱、蛋白质、蛋白酶、甾醇和抗生素等成分，其中多糖类成分多数具有增强免疫及抗肿瘤作用。

海藻　Sargassum

　　【来源】　为马尾藻科植物海蒿子 *Sargassum pallidum*（Turn.）C. Ag. 或羊栖菜 *Sargassum fusiforme*（Harv.）Setch. 的干燥藻体。前者习称"大叶海藻"，后者习称"小叶海藻"。

　　【产地与采制】　羊栖菜主产于浙江、福建、广东、山东、辽宁、海南等沿海各省；海蒿子主产于山东、辽宁等沿海各省。夏、秋二季采捞，除去杂质，洗净，晒干。

　　【性状】

　　大叶海藻　皱缩卷曲，黑褐色，有的被白霜，长 30～60cm。主干呈圆柱状，具圆锥形突起，主枝自主干两侧生出，侧枝自主枝叶腋生出，具短小的刺状突起。初生叶披针形或倒卵形，长 5～7cm，宽约 1cm，全缘或具粗锯齿；次生叶条形或披针形，叶腋间有着生条状叶的小枝。气囊黑褐色，球形或卵圆形，有的有柄，顶端钝圆，有的具细短尖。质脆，潮润时柔软；水浸后膨胀，肉质，黏滑。气腥，味微咸。

　　小叶海藻　较小，长 15～40cm。分枝互生，无刺状突起。叶条形或细匙形，先端稍膨大，中空。气囊腋生，纺锤形或球形，囊柄较长。质较硬（图 14-1）。

　　以身干、色黑褐、盐霜少、枝嫩、无杂质者为佳。

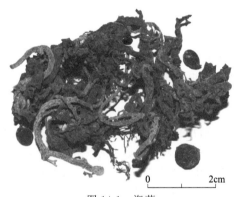

图 14-1　海藻

　　【成分】　含藻胶酸（alginic acid）、粗蛋白、甘露醇、钾、碘、马尾藻多糖（sargassan）、ATP-硫酸化酶、磷脂酰乙醇胺、维生素 C、多肽等。

　　照紫外-可见分光光度法测定，本品按干燥品计算，含海藻多糖以岩藻糖（$C_6H_{12}O_5$）计，不得少于 1.70%。

　　【药理作用】

　　（1）抗癌、抗病毒、光保护作用　海藻中的多聚糖硫酸酯具有显著的抗肿瘤、抗病毒、提高免疫力及对紫外线辐射的光保护等作用。

　　（2）抑制蛔虫　海藻水及甲醇提取物对猪蛔虫有抑制作用。

　　（3）抗凝血　藻胶酸有肝素样抗凝血作用。

　　此外，尚有纠正由于缺碘引起的甲状腺功能不足、降血脂及抗脂质过氧化等作用。

　　【性味与功能】　性寒，味苦、咸。消痰软坚散结，利水消肿。

冬虫夏草　Cordyceps

案例

　　某人从市场上买回冬虫夏草服用后，出现头晕、呕吐等症状。经专家鉴别为亚香棒虫草，被不法商贩假冒为药用冬虫夏草；亚香棒虫草有毒副作用，人服食此"虫草"后会出现头晕、呕吐、抽搐等中毒症状。消费者在购买虫草时，应注意鉴别。

问题

　　冬虫夏草的来源是什么？如何鉴别？

【来源】 为麦角菌科真菌冬虫夏草菌 *Cordyceps sinensis*（Berk.）Sacc. 寄生在蝙蝠蛾科昆虫幼虫体上的子座及幼虫尸体的干燥复合体。

【产地与采制】 主产于四川、西藏、青海等省区。甘肃、云南、贵州等省亦产。以四川产量大，西藏质量优。夏初子座出土、孢子未发散时挖取，晒至六七成干，除去似纤维状的附着物及杂质，晒干或低温干燥。

【性状】 本品由虫体与从虫头部长出的真菌子座相连而成。虫体似蚕，长3～5cm，直径0.3～0.8cm；表面深黄色至黄棕色，有20～30条环纹，近头部的环纹较细；头部红棕色；有足8对，以中部4对最为明显；质脆，易折断，断面略平坦，淡黄白色。子座细长圆柱形，长4～7cm，直径约0.3cm；表面深棕色至棕褐色，有细纵皱纹，上部稍膨大；质柔韧，断面类白色。气微腥，味微苦（图14-2）。

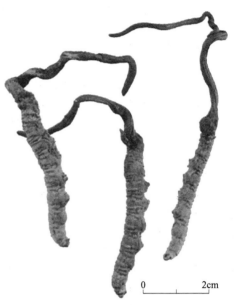

图 14-2 冬虫夏草

以完整、虫体丰满肥大、外色黄亮、内部色白、子座粗壮者为佳。

【显微特征】
子座横切面 ①子座周围由1列子囊壳组成，子囊壳卵形至椭圆形，下半部埋于凹陷的子座内。②子囊壳内有多数线形子囊，每个子囊内又有2～8个线形、具横膈膜的子囊孢子。③子座中央充满菌丝，其间有裂隙。④不育部分无子囊壳（图14-3）。

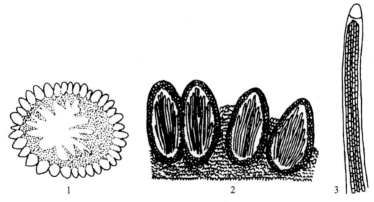

图 14-3 冬虫夏草子座
1—子实体横切面；2—子囊壳；3—子囊及子囊孢子

虫体横切面 不规则形，四周为虫体的躯壳，其上着生长短不一的锐刺毛和长绒毛，有的似分枝状。躯壳内为大量菌丝，其间有裂隙。

【成分】 含虫草素（cordycepin，即3′-脱氧腺苷）、腺苷、虫草酸（cordycepic acid，即D-甘露醇）、粗蛋白、脂肪、虫草多糖、氨基酸、生物碱、麦角甾醇、尿嘧啶、腺嘌呤、鸟苷、鸟嘌呤、维生素B_{12}以及多种无机元素等。虫草素、腺苷和虫草酸为冬虫夏草的主要活性物质。

照高效液相色谱法测定，本品含腺苷（$C_{10}H_{13}N_5O_4$）不得少于0.010%。

【药理作用】
（1）对免疫系统的作用 冬虫夏草可增强非特异性免疫功能、增加特异性免疫功能及抑制器官移植排斥反应。

（2）对内分泌系统的作用　冬虫夏草或人工培养的蚕蛹虫草可使雄性大鼠血浆睾酮含量增加，包皮腺、精囊腺及前列腺的重量增加。冬虫夏草可增加小鼠肾上腺重量，提高血浆皮质醇、醛固酮水平。

（3）保护肾功能　冬虫夏草对肾炎、肾功能衰竭、药物和缺血造成的肾损伤均有一定的防治作用。

（4）延缓衰老　冬虫夏草具有抗氧自由基损伤作用，可抑制邻苯三酚自氧化产生超氧化阴离子，降低心肌及肝脏匀浆中脂质过氧化物的含量，提高小鼠肝组织 SOD 水平。

此外，冬虫夏草还具有平喘、增强骨髓造血功能、抗肿瘤及降血糖等作用。

【性味与功能】　性平，味甘。补肾益肺，止血化痰。

【附注】

（1）至今已知虫草属（Cordyceps）真菌在我国民间供药用的如下。①亚香棒虫草 Cordyceps hawkesii Gray 的干燥子座及虫体。产于湖南、安徽、福建等地。虫体蚕状，表面有类白色的菌膜，除去菌膜显褐色，可见黑点状气门；菌柄单生或有分枝，长 5～8cm，柄多弯曲，黑色，有纵皱或棱，上部光滑，下部有细绒毛。民间用作滋补药，常有头昏、恶心、呕吐等不良反应，应注意鉴别。②凉山虫草 Cordyceps liangshanensis Zang，Liu et Hu 的干燥子座及虫体。产于四川。虫体细长，表面棕黑色或黑褐色，被锈色绒毛，有环纹 9～12 条；菌柄多单一，分枝纤细而曲折，长 10～30cm，直径 1.5～2.5mm；无子座。质坚脆，易折断，断面黄白色；气微腥，味淡。③蛹虫草 Cordyceps militaris（L.）Link. 寄生在夜蛾科昆虫的蛹上形成的干燥子座及虫体，习称"北虫草"或"蛹草"。吉林、河北等地药用。其虫体呈椭圆形的蛹；子座橙黄色，顶端钝圆，柄细长，圆柱形。

（2）近年来发现多种冬虫夏草伪品，常见的如下。①地蚕：为唇形科植物地蚕 Stachys geobombycis C. Y. Wu 及甘露子 Stachys sieboldii Miq. 的块茎加工品。呈纺锤形，两端略尖，稍扭曲；表面黄色至黄棕色，略皱缩，环纹较少；无子座。质坚脆，易折断，断面类白色；气微，味微甜。②伪制品：以淀粉、石膏等为原料压制而成，或与百合科植物黄花菜 Hemerocallis minor Mill. 的干燥花蕾的组合压制品。其虫体环纹粗细相近，整齐呆板；体重质硬，断面平坦，角质样；气微，口尝粘牙。③加重冬虫夏草：冬虫夏草常有掺水、掺土、加铅粉、内部插竹签、铁丝等现象，应注意鉴别。

灵芝　Ganoderma

【来源】　为多孔菌科真菌赤芝 Ganoderma lucidum（Leyss. ex Fr.）Karst. 或紫芝 Ganoderma sinense Zhao，Xu et Zhang 的干燥子实体。

【产地与采制】　赤芝主产于华东、西南及河北、山西、江西、广西、广东等地。紫芝主产于浙江、江西、湖南、广西、福建和广东等地。两者均有人工栽培。全年采收，除去杂质，剪除附有朽木、泥沙或培养基质的下端菌柄，阴干或在 40～50℃烘干。

【性状】

赤芝　外形呈伞状，菌盖肾形、半圆形或近圆形，直径 10～18cm，厚 1～2cm。皮壳坚硬，黄褐色至红褐色，有光泽，具环状棱纹和辐射状皱纹，边缘薄而平截，常稍内卷。菌肉白色至淡棕色。菌柄圆柱形，侧生，少偏生，长 7～15cm，直径 1～3.5cm，红褐色至紫褐色，光亮。孢子细小，黄褐色。气微香，味苦涩（图 14-4）。

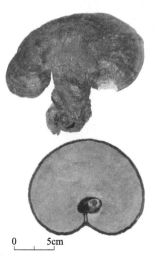

0　5cm

图 14-4　灵芝

紫芝 皮壳紫黑色，有漆样光泽。菌肉锈褐色。菌柄长17～23cm。

栽培品 子实体较粗壮、肥厚，直径12～22cm，厚1.5～4cm。皮壳外常被有大量粉尘样的黄褐色孢子。

以个大完整、菌盖厚、色紫红、有漆样光泽者为佳。

【显微特征】 粉末 浅棕色、棕褐色至紫褐色。①菌丝散在或黏结成团，无色或淡棕色，细长，稍弯曲，有分枝，直径2.5～6.5μm。②孢子褐色，卵形，顶端平截，外壁无色，内壁有疣状突起，长8～12μm，宽5～8μm。

【成分】 赤芝含灵芝多糖（ganoderan）、麦角甾醇（ergosterol）、灵芝酸（ganoderic acid）、赤芝酸（lucidenic acid）、赤芝孢子内酯（ganosporelactone）、水溶性蛋白质、氨基酸等。紫芝含灵芝多糖、麦角甾醇、海藻糖、有机酸、树脂等。

照紫外-可见分光光度法测定，本品按干燥品计算，含灵芝多糖以无水葡萄糖（$C_6H_{12}O_6$）计，不得少于0.90%；含三萜及甾醇以齐墩果酸（$C_{30}H_{48}O_3$）计，不得少于0.50%。

【药理作用】

（1）增强免疫 灵芝水煎液、灵芝孢子粉及灵芝多糖等均有免疫增强作用，能显著增强小鼠腹腔巨噬细胞的吞噬能力，对细胞免疫和体液免疫均有促进作用。

（2）镇静、抗惊厥 灵芝及其孢子醇、水提取物，灵芝颗粒均能明显抑制小鼠自发活动，明显延长戊巴比妥所致睡眠时间；灵芝及其孢子醇、水提取物可显著增强氯丙嗪等的中枢抑制作用。

（3）增强学习记忆能力 灵芝水提液灌胃给药，可提高正常及乙醇致记忆障碍小鼠的学习记忆能力。

此外，灵芝尚有延缓衰老、保肝解毒、抗肿瘤、抗心肌缺血、降压、降血糖、降血脂及抗氧化、抗应激等作用。

【性味与功能】 性平，味甘。补气安神，止咳平喘。

【附】 云芝 Coriolus

本品为多孔菌科真菌彩绒革盖菌 *Coriolus versicolor* (L. ex Fr.) Quel 的干燥子实体。菌盖单个呈扇形、半圆形或贝壳形，常数个叠生成覆瓦状或莲座状；直径1～10cm，厚1～4mm；表面密生灰、褐、蓝、紫黑等颜色的绒毛（菌丝），构成多色的狭窄同心性环带，边缘薄；腹面灰褐色、黄棕色或淡黄色，无菌管处呈白色，菌管密集，管口近圆形至多角形，部分管口开裂成齿；革质，不易折断，断面菌肉类白色，厚约1mm，菌管单层，长0.5～2mm，多为浅棕色，管口近圆形至多角形，每1mm有3～5个；气微，味淡。功能健脾利湿，清热解毒。

茯苓 Poria

【来源】 为多孔菌科真菌茯苓 *Poria cocos* (Schw.) Wolf 的干燥菌核。

【产地与采制】 主产于云南、安徽、湖北。河南、四川、贵州等地亦产。以云南野生者质量最佳，习称"云苓"；安徽栽培产量最大，习称"安苓"，现多人工栽培。多于7～9月采挖，挖出后除去泥沙，堆置"发汗"后，摊开晾至表面干燥，再"发汗"，反复数次至现皱纹，内部水分大部散失后，阴干，称为"茯苓个"；或将鲜茯苓按不同部位切制，阴干，分别称为"茯苓块"和"茯苓片"。

【性状】

茯苓个 呈类球形、椭圆形、扁圆形或不规则团块，大小不一。外皮薄而粗糙，棕褐色至黑褐色，有明显的皱缩纹理。体重，质坚实，断面颗粒性，有的具裂隙，外层淡棕色，内部白色，少数淡红色，有的中间抱有松根（习称"茯神"）。气微，味淡，嚼之黏牙（图14-5）。

茯苓块 为去皮后切制的茯苓，呈立方块状或方块状厚片，大小不一。白色、淡红色或淡棕色。

茯苓片　为去皮后切制的茯苓,呈不规则厚片,厚薄不一。白色、淡红色或淡棕色。以体重坚实、外皮色棕褐、无裂隙、断面白色细腻、黏牙力强者为佳。

【显微特征】　粉末　灰白色。①不规则颗粒状团块及分枝状团块,无色,遇水合氯醛液渐溶化。②菌丝无色或淡棕色,细长,稍弯曲,有分枝,直径 $3\sim8\mu m$,少数至 $16\mu m$(图 14-6)。

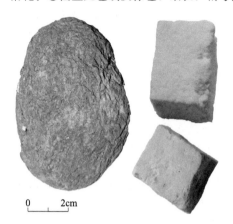

图 14-5　茯苓

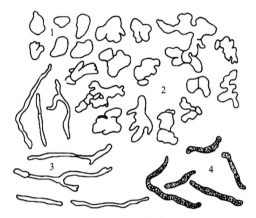

图 14-6　茯苓粉末

1—颗粒状团块;2—分枝状团块;3—无色菌丝;4—棕色菌丝

【成分】　主含 β-茯苓聚糖(β-pachyman),切断支链成为茯苓次聚糖(pachymaran),具抗肿瘤活性。另含多种四环三萜酸类化合物(如茯苓酸、齿孔酸、块苓酸、松苓酸等)、麦角甾醇、胆碱、腺嘌呤、蛋白质及卵磷脂等。

【药理作用】

(1) 利尿　对健康动物和人不具有利尿作用,但可增加水肿患者尿液排出。对水肿严重的肾炎病人及心脏病病人,茯苓利尿作用显著。茯苓醇提取液对正常家兔慢性实验有利尿作用。其利尿作用机制可能与影响肾小管对 Na^+ 重吸收有关。

(2) 增强免疫功能　茯苓多糖具有免疫增强作用,小鼠口服茯苓多糖可显著对抗环磷酰胺所引起的 CD_3^+ 细胞比例上升、CD_{19}^+ 细胞比例下降;且对肠道免疫系统作用强于外周免疫系统的作用。

(3) 镇静　茯苓煎剂与茯神能明显减少小鼠自主活动,增强戊巴比妥与硫喷妥钠的中枢抑制作用,对抗咖啡因所致的过度兴奋。

(4) 对消化系统的影响　茯苓对家兔离体肠管有直接松弛作用,使收缩减少,张力下降。对大鼠幽门结扎性胃溃疡有抑制作用,并能降低胃液分泌及游离酸含量。对实验性大鼠肝损伤亦有保护作用。

此外,本品还具有抗肿瘤、抗炎及抗病原微生物等作用。

【性味与功能】　性平,味甘、淡。利水渗湿,健脾,宁心。

【附】

茯苓皮 Poriae Cutis

本品为多孔菌科真菌茯苓 *Poria cocos* (Schw.) Wolf 菌核的干燥外皮。呈长条形或不规则块片,大小不一。外表面棕褐色至黑褐色,有疣状突起,内面淡棕色并常伴有白色或淡红色的皮下部分。质较松软,略具弹性。气微,味淡,嚼之黏牙。功能利水消肿。

猪苓　Polyporus

【来源】　为多孔菌科真菌猪苓 *Polyporus umbellatus* (Pers.) Fries 的干燥菌核。

【产地与采制】　主产于陕西、云南、山西、河南等地。现已有人工栽培。春、秋二季采挖,除去泥沙,干燥。

【性状】　呈条形、类圆形或扁块状，有的有分枝，长 5～25cm，直径 2～6cm。表面黑色、灰黑色或棕黑色，皱缩或有瘤状突起。体轻，质硬，断面类白色或黄白色，略呈颗粒状。气微，味淡（图 14-7）。

以个大、饱满、外皮色黑、断面色白、无黑心空洞者为佳。

【显微特征】　切面　①全体由菌丝紧密交织而成。外层厚 27～54μm，菌丝棕色，不易分离；内部菌丝无色，弯曲，直径 2～10μm，有的可见横隔，有分枝或呈结节状膨大。②菌丝间有众多草酸钙方晶，大多呈正方八面体、规则双锥八面体或不规则多面体，直径 3～60μm，长至 68μm，有时数个结晶集合（图 14-8）。

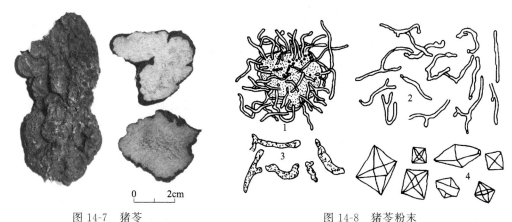

图 14-7　猪苓　　　　　　　　　　　　图 14-8　猪苓粉末
1—菌丝团；2—无色菌丝；3—棕色菌丝；4—草酸钙晶体

【成分】　含水溶性多聚糖化合物猪苓聚糖Ⅰ（Gu-Ⅰ）、粗蛋白、麦角甾醇、α-羟基二十四碳酸、维生素及猪苓酮等成分。

照高效液相色谱法测定，本品按干燥品计算，含麦角甾醇（$C_{28}H_{44}O$）不得少于 0.070%。

【药理作用】

（1）利尿　猪苓有较强的利尿作用，其作用比咖啡因、木通或茯苓强。其利尿作用机制主要是抑制肾小管对水及电解质，特别是钠、钾的重吸收。

（2）增强免疫功能　猪苓提取物能增强网状内皮系统吞噬功能。猪苓多糖使荷瘤小鼠脾脏抗体产生，能明显促进抗体形成，亦能显著提高荷瘤小鼠腹腔巨噬细胞吞噬能力，提高淋巴细胞转化率。

（3）抗肿瘤　猪苓提取物可抑制小鼠肉瘤 S_{180} 和肝癌，其抗癌机制是抑制癌细胞内 DNA 的合成，从而影响癌细胞增殖。并能提高瘤细胞内 cAMP 含量，促使癌细胞向正常细胞转化。猪苓多糖能使腹水型肝癌 H_{22} 荷癌小鼠亢进的皮质功能恢复正常，肝糖原积累增加，糖异生酶活性增强。

（4）保肝　猪苓多糖对四氯化碳引起的肝损伤有明显的抑制作用，对产生抗表面抗原抗体（抗-HBs）有显著促进作用，用于治疗慢性病毒性肝炎有较好疗效。

此外，猪苓中 3,4-二羟基苯甲醛具有促进头发生长的作用。猪苓的醇提取液对金黄色葡萄球菌、大肠埃希菌有抑制作用。还具有抗炎、抗辐射、抗诱变、抗血小板凝聚等作用。

【性味与功能】　性平，味甘、淡。利水渗湿。

 目标检测

一、单项选择题

1. 下列哪一项不是冬虫夏草的性状特征（　　　）。

A. 虫体形如蚕　　　　　　B. 外表深黄色至黄棕色　　　　　C. 足 8 对，前面 5 对较明显

　　D. 环纹明显　　　　　　　　E. 质脆易断，断面略平坦

2. 来源于麦角菌科的生药是（　　）。

　　A. 灵芝　　　　　　　　B. 云芝　　　　　　　　C. 猪苓

　　D. 冬虫夏草　　　　　　E. 海藻

3. 茯苓抗肿瘤的有效化学成分是（　　）。

　　A. 茯苓酸　　　　　　　B. 胆碱　　　　　　　　C. 麦角甾醇

　　D. 茯苓次聚糖　　　　　E. 齿孔酸

4. 以子实体入药的是（　　）。

　　A. 海藻　　　　　　　　B. 茯苓　　　　　　　　C. 猪苓

　　D. 灵芝　　　　　　　　E. 冬虫夏草

5. 粉末用水装片，可见无色不规则颗粒状团块或末端钝圆的分枝状团块的生药是(　　)。

　　A. 茯苓　　　　　　　　B. 猪苓　　　　　　　　C. 灵芝

　　D. 冬虫夏草　　　　　　E. 海藻

6. 菌丝间含草酸钙结晶众多，大多呈正方八面体形、规则的双锥八面体形或不规则多面体的生药是（　　）。

　　A. 茯苓　　　　　　　　B. 猪苓　　　　　　　　C. 灵芝

　　D. 冬虫夏草　　　　　　E. 海藻

7. 冬虫夏草主产于（　　）。

　　A. 四川、青海、西藏等地　　　　　　　B. 湖北、安徽、云南等地

　　C. 陕西、云南、河南等地　　　　　　　D. 浙江、江西、广西等地

　　E. 河北、山西、四川等地

8. 下列哪一项不是灵芝的性状特征（　　）。

　　A. 有漆样光泽　　　　　B. 皮壳坚硬　　　　　　C. 菌盖肾形、半圆形或近圆形

　　D. 菌柄生于菌盖下部的中央

　　E. 皮壳具环状棱纹和辐射状皱纹

二、名词解释

1. 菌核　　2. 子实体　　3. 子座

三、简答题

1. 试比较茯苓、猪苓在来源、性状、显微特征方面的异同点。

2. 简述冬虫夏草性状特征及与亚香棒虫草、凉山虫草及蛹虫草的区别。

（敬小莉）

第十五章

树脂类生药

学习目标

1. 掌握乳香、没药、血竭的来源、性状、成分、理化鉴别及药理作用。
2. 熟悉安息香的来源及性状特征。
3. 了解树脂类生药的形成、采收、化学组成和分类。

树脂类生药是指供药用的天然树脂，是植物组织的正常代谢产物或分泌物。它们具有良好的抗菌、消炎、活血、祛瘀、消肿、防腐等功效。树脂常与挥发油并存于植物的树脂道中，有时也存在于某些分泌细胞及多年生木本植物心材部分的导管中。树脂亦可因植物受机械损伤后分泌物逐渐增加，如松树；但也有些植物原来并无分泌组织，只有损伤后才形成分泌组织而渗出树脂，如安息香树等。

树脂广泛存在于植物界，特别是种子植物中，大多取自松科（松香），金缕梅科（苏合香），橄榄科（乳香、没药），安息香科（安息香），棕榈科（血竭），伞形科（阿魏）等植物。

树脂的采收，除一部分为收集自然渗出的树脂外，一般用切割或刺伤的方法，用刀将树皮割破，使树脂从伤口中流出。有的植物经一次切割后，会持续很久不断产生树脂，有些则需经常切割，才能持续流出树脂。存在于分泌细胞或心材中的树脂，则需将植物粉碎，用有机溶剂提取、精制而得到。

一、树脂的化学组成

树脂是由树脂酸、树脂醇、树脂酯、树脂烃等成分组成的混合物。在树脂中常混有挥发油、树胶及游离芳香酸等成分。根据化学组成的不同，可将树脂分为四类。

（1）树脂酸类 通常为二萜酸类、三萜酸类及其衍生物类，常具羟基及羧基，能溶于碱性水溶液形成肥皂样乳液。多游离存在于植物体中，如乳香中含有大量的三萜树脂酸（α-乳香酸）。也有的与醇和酚结合成脂类。

（2）树脂醇类 可分为树脂醇和树脂鞣醇两类。前者是无色物质，含醇性羟基，遇三氯化铁试液不显颜色反应；后者含酚性羟基，遇三氯化铁试液则显鞣质样蓝色反应。多与苯甲酸、水杨酸、肉桂酸、阿魏酸等芳香酸结合成酯而存在于植物体中，少数呈游离状态。

（3）树脂酯类 为树脂醇或树脂鞣醇与树脂酸或芳香酸结合而成的酯类物质。在树脂中以游离形式存在的芳香酸称为"香脂酸"，为香树脂中的主要成分，具有与氢氧化钾的醇溶液共沸而皂化的性质，如枫香脂。

（4）树脂烃类 是一类含氧中性倍半萜烯及多萜烯的衍生物或氧化物。其化学性质比较稳定，不溶于碱，不被水解和氧化，与大多数化学试剂不发生反应。树脂中如含有较多的树脂烃时，可作为丸剂或硬膏剂的原料；利用其能形成坚固薄膜的性质，亦可作为油漆、涂料等。

二、树脂的性质

树脂多为无定形固体，少数为半固体或流体。固体树脂表面微有光泽，质硬而脆；不溶于水，易溶于醇、乙醚、三氯甲烷等大多数有机溶剂，能部分或完全溶解于碱性溶液，不溶于酸性溶液；加热至一定的温度，则软化、直至熔融，并具黏性，冷却后又变硬；燃烧时有浓烟及明亮的火焰，并具有特殊的香气或臭气。将树脂的乙醇溶液蒸干，则形成薄膜状物质。

树脂的商品名称易与树胶混淆，树胶为多糖类，能溶于水或吸水膨胀，或在水中成为混悬液，不溶于有机溶剂；加热至一定的温度，则焦化而分解，发生焦糖样气味。

三、药用树脂的分类

药用树脂常为树脂、挥发油、树胶及游离芳香酸等成分的混合物。根据所含成分的组成不同，通常将药用树脂分为以下几类。①单树脂类：主含树脂，不含或少含挥发油、树胶及游离芳香酸，如血竭、松香等。②胶树脂类：主成分为树脂和树胶，如藤黄。③油树脂类：主成分为树脂和挥发油，如加拿大油树脂。④油胶树脂类：主成分为树脂、树胶和挥发油，如乳香、没药。⑤香树脂类：主成分为树脂、挥发油和游离芳香酸，如苏合香、安息香。

乳香 Olibanum

【来源】 为橄榄科植物乳香树 *Boswellia carterii* Birdw. 及同属植物 *Boswellia bhaw-dajiana* Birdw. 树皮渗出的树脂。分为索马里乳香和埃塞俄比亚乳香，每种乳香又分为乳香珠和原乳香。

【产地与采制】 主产于索马里、埃塞俄比亚及阿拉伯半岛南部。春季于树干的皮部由下向上顺序切伤，开一狭沟，使树脂从伤口渗出，流入沟中，数天后凝成硬块，即可采取。落于地面者常黏附沙土等杂质，品质较次。

【性状】 呈长卵形滴乳状、类圆形颗粒或黏合成大小不等的不规则块状物。大者长达2cm（乳香珠）或5cm（原乳香）。表面黄白色，半透明，被有黄白色粉末，久存则颜色加深。质脆，遇热软化。破碎面有玻璃样或蜡样光泽。具特异香气，味微苦。与水共研，形成白色或黄白色乳状液。燃烧时显油性，冒黑烟，有香气（图15-1）。

以色淡黄、颗粒状、半透明、无杂质、气芳香者为佳。

【成分】 含树脂 60%～70%，树胶 27%～35%，挥发油 3%～8%。树脂中主要含 α-乳香酸、β-乳香酸及其衍生物 α-香树脂酮、绿花白千层醇等。树胶主要含多聚糖。挥发油中主含 α-蒎烯、柠檬烯、马鞭草烯酮、乙酸辛酯等。埃塞俄比亚乳香挥发油中主含乙酸辛酯，不含或含少量 α-蒎烯。

照挥发油测定法测定，索马里乳香含挥发油不得少于 6.0%（ml/g），埃塞俄比亚乳香含挥发油不得少于 2.0%（ml/g）。

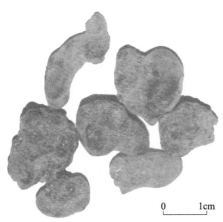

0   1cm

图 15-1 乳香

【药理作用】

（1）抗炎 乳香提取物具有显著的抗炎作用，可能是通过抑制促炎症反应细胞活素类生成起到抗炎作用。

（2）抗肿瘤 乳香中乳香酸类化合物及挥发油类可以抑制肿瘤细胞增殖、诱导细胞分化和凋亡等。

此外,乳香尚有镇痛、抗氧化、抗溃疡、改善记忆及抗幽门螺杆菌等作用。

【性味与功能】 性温,味辛、苦;活血定痛,消肿生肌。

没药 Myrrha

【来源】 为橄榄科植物地丁树 *Commiphora myrrha* Engl. 或哈地丁树 *Commiphora molmol* Engl. 的干燥树脂。分为天然没药和胶质没药。

【产地与采制】 主产于索马里、埃塞俄比亚、阿拉伯半岛南部以及印度等地。以索马里所产没药质量最佳。11 月至次年 2 月采收。本品多由树皮的裂缝处自然渗出;或将树刺伤,从伤口渗出。初呈淡黄白色的液体,接触空气后逐渐凝固而成红棕色硬块。采得后去净杂质,置干燥通风处保存。

【性状】

天然没药 呈不规则颗粒性团块,大小不等,大者直径长达 6cm 以上。表面黄棕色或红棕色,近半透明部分呈棕黑色,被有黄色粉尘。质坚脆,破碎面不整齐,无光泽。有特异香气,味苦而微辛(图 15-2)。

胶质没药 呈不规则块状和颗粒,多黏结成大小不等的团块,大者直径长达 6cm 以上,表面棕黄色至棕褐色,不透明,质坚实或疏松,有特异香气,味苦而有黏性。

以块大、红棕色、半透明、香气浓而持久、杂质少者为佳。

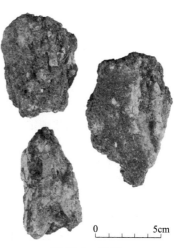

图 15-2 没药

【成分】 含树胶 57%~61%,树脂 25%~40%,挥发油 7%~17%。挥发油中主含丁香油酚、间苯甲基酚、桂皮醛等;树脂主要含没药酸、α-没药树脂酸、β-没药树脂酸、γ-没药树脂酸、次没药脂酸、α-罕没药脂酚、β-罕没药脂酚等;树胶水解后得阿拉伯糖、木糖、半乳糖等。

照挥发油测定法测定,本品含挥发油天然没药不得少于 4.0%(ml/g),胶质没药不得少于 2.0%(ml/g)。

【理化鉴别】

(1) 取本品粉末 0.1g,加乙醚 3ml,振摇,滤过,滤液置蒸发皿中,挥尽乙醚,残留的黄色液体滴加硝酸,显褐紫色。

(2) 取本品粉末少量,加香草醛试液数滴,天然没药立即显红色,继而变为红紫色;胶质没药立即显紫红色,继而变成蓝紫色。

【药理作用】

(1) 镇痛 没药的挥发油及醇提物与挥发油的混合物对小鼠均有明显的镇痛作用,醇提物与挥发油的混合物的镇痛作用比挥发油强,说明醇提物尽管本身无镇痛作用,却可明显增强挥发油的镇痛作用。

(2) 抗炎 没药油能减少白介素-1β 刺激的白介素-6 的合成,减少成纤维细胞产生致炎因子。

(3) 抗菌 没药对大肠埃希菌、金黄色葡萄球菌、铜绿假单胞菌、白色念珠菌等显示抗菌活性。没药的水煎剂在试管内对多种致病性皮肤真菌都有不同程度的抑制作用。

(4) 降血脂 没药油树脂部分能降低血胆固醇量,防止动脉内膜粥样斑块的形成。

此外,没药尚有抗血吸虫、抗动脉粥样硬化、保护胃黏膜、降血糖及抗肿瘤等作用。

【性味与功能】 性平,味辛、苦。散瘀定痛,消肿生肌。

安息香　Benzoinum

【来源】　为安息香科植物白花树 *Styrax tonkinensis* (Pierre) Craib ex Hart. 的干燥树脂。

【产地与采制】　主产云南、广西、广东、贵州等地。树干经自然损伤或于夏、秋二季割裂树干，收集流出的树脂，阴干。

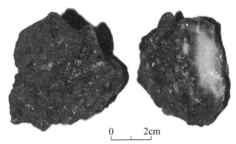

图 15-3　安息香

【性状】　为不规则的小块，稍扁平，常黏结成团块。表面橙黄色，具蜡样光泽（自然出脂）；或为不规则的圆柱状、扁平块状。表面灰白色至淡黄白色（人工割脂）。质脆，易碎，断面平坦，白色，放置后逐渐变为淡黄棕色至红棕色。加热则软化熔融。气芳香，味微辛，嚼之有沙粒感（图 15-3）。

以油性足、表面色红棕、断面夹有黄白色泪滴状物多、香气浓、无杂质者为佳。

【成分】　含树脂 70%～80%，其中总香脂酸 28%，游离香脂酸 15.8%。主要为泰国树脂酸、苯甲酸松柏醇脂、苯甲酸、苯甲酸桂皮醇脂、香荚兰醛等，不含肉桂酸。

照高效液相色谱法测定，本品含总香脂酸以苯甲酸（$C_7H_6O_2$）计，不得少于 27.0%。

【理化鉴别】

（1）取本品约 0.25g，置干燥试管中，缓缓加热，即发生刺激性香气，并产生多数棱柱状结晶的升华物。

（2）取本品约 0.1g，加乙醇 5ml，研磨，滤过，滤液加 5% 三氯化铁乙醇溶液 0.5ml，即显亮绿色，后变为黄绿色。

【药理作用】　本品有解热、抗炎作用。安息香醇提物可降低内毒素或 2,4-二硝基酚所致大鼠体温升高。安息香醇提物对乙酸所致小鼠腹腔毛细血管通透性亢进有抑制作用。

此外，安息香具有抗菌、抗溃疡及抗肿瘤的作用。

【性味与功能】　性平，味辛、苦。开窍清神，行气活血，止痛。

血竭　Draconis Sanguis

【来源】　为棕榈科植物麒麟竭 *Daemonorops draco* Bl. 果实渗出的树脂经加工制成。

【产地与采制】　主产于印度尼西亚、马来西亚、印度等国。采集成熟果实，取树脂加工而成。

【性状】　略呈类圆四方形或方砖形。表面暗红，有光泽，附有因摩擦而成的红粉。质硬而脆，破碎面红色，研粉为砖红色。气微，味淡。在水中不溶，在热水中软化（图 15-4）。

以表面黑红色、粉末鲜红色、燃烧呛鼻、有苯甲酸样香气、无杂质者为佳。

【成分】　含红色树脂酯约 57%，主成分为血竭红素（dracorubin）、血竭素（dracorhodin）等；黄烷类色素，如去甲血竭素、

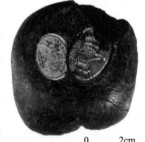

图 15-4　血竭

去甲血竭红素、黄烷醇等；尚含海松酸、异海松酸、去氢松香酸、山达海松酸等三萜类成分。

照高效液相色谱法测定，本品含血竭素（$C_{17}H_{14}O_3$）不得少于 1.0%。

【理化鉴别】

（1）取本品粉末，置白纸上，用火隔纸烘烤即熔化，但无扩散的油迹，对光照视呈鲜艳

的红色。以火燃烧则产生呛鼻的烟气。

（2）取本品粉末 0.1g，加乙醚 10ml，密塞，振摇 10min，滤过，滤液作为供试品溶液；另取血竭对照药材 0.1g，同法制成对照药材溶液；再精密称取血竭素高氯酸盐对照品 9mg，置 50ml 棕色量瓶中，加 3% 磷酸甲醇溶液使溶解，并稀释至刻度，摇匀，精密量取 1ml，置 5ml 棕色量瓶中，加甲醇至刻度，摇匀，即得每 1ml 含血竭素 26μg 的溶液（血竭素重量＝血竭素高氯酸盐重量/1.337），作为对照品溶液。吸取供试品溶液、对照药材溶液及血竭素高氯酸盐对照品溶液各 10～20μl，分别点于同一硅胶 G 薄层板上，以三氯甲烷-甲醇（19∶1）为展开剂，展开，取出，晾干。供试品色谱中，在与对照药材色谱和对照品色谱相应的位置上，显相同的橙色斑点。

（3）取本品粉末约 0.5g，加乙醇 10ml，密塞，振摇 10min，滤过，滤液加稀盐酸溶液 5ml，混匀，析出棕黄色沉淀，放置后逐渐凝成棕黑色树脂状物。取树脂状物，用稀盐酸 10ml 分次充分洗涤，弃去洗液，加 20% 氢氧化钾溶液 10ml，研磨，加三氯甲烷 5ml 振摇提取，三氯甲烷层显红色，取三氯甲烷液作为供试品溶液。另取血竭对照药材 0.5g，同法制成对照药材溶液。吸取上述两种溶液各 10～20μl，分别点于同一硅胶 G 薄层板上，以三氯甲烷-甲醇（19∶1）为展开剂，展开，取出，晾干。供试品色谱中，在与对照药材色谱相应的位置上，显相同的橙色斑点。

【药理作用】

（1）抗凝血　血竭对正常小鼠的凝血功能有一定的抑制作用，具有较明显抑制小鼠对血小板致聚剂诱发的血小板聚集作用。

（2）抗菌　血竭素及血竭红素对金黄色葡萄球菌、包皮垢分枝杆菌和白色念珠菌均有抑制作用，血竭水浸液对多种皮肤致病真菌亦有不同程度的抑制作用。

此外，血竭尚有抗炎、止血、抗血栓、镇痛、降血糖、降血脂等作用。

【性味与功能】　性平，味甘、咸。活血定痛，化瘀止血，生肌敛疮。

【附注】

（1）我国产龙舌兰科植物柬埔寨龙血树 *Dracaena cambodiana* Pierre ex Gagn 的干燥树脂也供药用，习称"龙血竭"。呈不规则块状，精制品呈片状；表面紫褐色，具光泽；断面平滑，有玻璃样光泽；气微，味微涩，嚼之有黏牙感。

（2）血竭掺伪现象严重，常掺有松香、染料、石粉、泥土等。伪制品表面暗红色，略有光泽，用刀刮之起白色的粉痕；火燃之，有松香气，冒黑烟；入水，水即染色；在石油醚或乙醇中呈黄色或淡红色，残留物甚多，呈灰白色，此残留物不溶于浓盐酸或氢氧化钠溶液。味淡。

 目标检测

一、单项选择题

1. 属于油胶树脂类的生药是（　　）。

A. 安息香　　　　　　　B. 乳香　　　　　　　C. 血竭

D. 松香　　　　　　　　E. 苏合香

2. 乳香与水共研，形成的乳状液颜色为（　　）。

A. 黄棕色　　　　　　　B. 蓝紫色　　　　　　C. 棕黄色

D. 棕色　　　　　　　　E. 黄白色

3. 血竭属于（　　）。

A. 单树脂类　　　　　　B. 胶树脂类　　　　　C. 油胶树脂类

D. 油树脂类　　　　　　E. 香树脂类

4. 点燃有苯甲酸样香气的药材是（　　　）。

A. 安息香　　　　　　B. 乳香　　　　　　　　C. 血竭

D. 松香　　　　　　　E. 没药

5. 下列哪一项不属于血竭性状特征（　　　）。

A. 呈四方形或不定形块状　B. 表面常附有红粉　　　C. 粉末血红色

D. 在水中溶解　　　　　E. 点燃有苯甲酸样香气

二、简答题

1. 根据化学组成的不同，可将树脂类生药分为哪几类？

2. 如何鉴别乳香与没药？

3. 简述血竭的来源、主成分、鉴别要点及药理作用。

（敬小莉）

第十六章

其他类生药

学习目标

1. 掌握青黛、冰片、五倍子的来源、性状、成分、理化鉴别及药理作用。
2. 熟悉海金沙、儿茶、芦荟的来源、性状、显微鉴别特征及主要成分。

本类生药均直接或间接来源于植物，但由于其自身的特殊性，不便按药用部位分类，故自成一类。此类生药主要包括：植物加工品，如儿茶、芦荟、青黛；蕨类植物的成熟孢子，如海金沙；植物的病理产物，如天竺黄；昆虫寄生于某些植物体上所形成的虫瘿，如五倍子。

海金沙　Lygodii Spora

【来源】　为海金沙科植物海金沙 *Lygodium japonicum*（Thunb.）Sw. 的干燥成熟孢子。

【产地与采制】　主产于广东、浙江、湖北、湖南、江苏等地。秋季孢子未脱落时采割藤叶，晒干，搓揉或打下孢子，除去藤叶。

【性状】　呈粉末状，棕黄色或浅棕黄色。体轻，手捻有光滑感，置手中易由指缝滑落。气微，味淡（图 16-1）。取本品少量，撒于火上，即发出轻微爆鸣及明亮的火焰。

以质轻、色棕黄、有光滑感、无杂质者为佳。

【显微特征】　粉末棕黄色或淡棕黄色。孢子为四面体，三角状圆锥形，顶面观三面锥形，可见三叉状裂隙，侧面观类三角形，底面观类圆形，直径 $60\sim85\mu m$，外壁有颗粒状雕纹（图 16-2）。

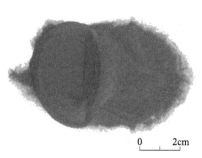

0　　2cm

图 16-1　海金沙

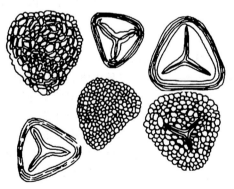

图 16-2　海金沙粉末

【成分】　主含脂肪油、海金沙素等。其脂肪油经分析有肉豆蔻酸、棕榈酸、十六碳烯酸、硬脂酸、油酸及亚油酸等。

【药理作用】

（1）抑菌　本品对金黄色葡萄球菌、铜绿假单胞菌、福氏痢疾杆菌及伤寒杆菌均有抑制作用。

(2) 利尿排石　海金沙水提醇沉制成的注射液给麻醉犬静脉注射，可明显促进输尿管的蠕动，并明显增加输尿管上段的压力，从而有利于排石。

此外，海金沙尚有利胆、降血糖、抗氧化、抗病毒、抑制雄性激素及促进毛发生长等作用。

【性味与功能】　性寒，味甘、咸；清利湿热，通淋止痛。

青黛　Indigo Naturalis

【来源】　为爵床科植物马蓝 *Baphicacanthus cusia*（Nees）Bremek.、蓼科植物蓼蓝 *Polygonum tinctorium* Ait. 或十字花科植物菘蓝 *Isatis indigotica* Fort. 的叶或茎叶经加工制得的干燥粉末、团块或颗粒。

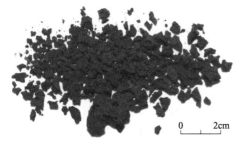

图 16-3　青黛

【产地与采制】　主产于福建、河北、江苏、云南等地。夏、秋二季茎叶生长茂盛时，割取茎叶加工而成。

【性状】　为深蓝色的粉末，体轻，易飞扬；或呈不规则多孔性的团块、颗粒，用手搓捻即成细末。微有草腥气，味淡（图 16-3）。取本品少量，用微火灼烧，有紫红色的烟雾产生。

以蓝色均匀、体轻能浮于水面、火烧产生紫红色烟雾时间长者为佳。

【成分】　含靛蓝（indigo）、靛玉红（indirubin）、靛黄、色氨酮（tryptatrin）及靛棕等。

照高效液相色谱法测定，本品按干燥品计算，含靛蓝（$C_{16}H_{10}N_2O_2$）不得少于 2.0%，含靛玉红（$C_{16}H_{10}N_2O_2$）不得少于 0.13%。

【理化鉴别】

(1) 取本品少量，滴加硝酸，产生气泡并显棕红色或黄棕色。

(2) 取本品 50mg，加三氯甲烷 5ml，充分搅拌，滤过，滤液作为供试品溶液。另取靛蓝对照品、靛玉红对照品，加三氯甲烷分别制成每 1ml 含 1mg 和 0.5mg 的溶液，作为对照品溶液。吸取上述三种溶液各 5μl，分别点于同一硅胶 G 薄层板上，以甲苯-三氯甲烷-丙酮（5∶4∶1）为展开剂，展开，取出，晾干。供试品色谱中，在与对照品色谱相应的位置上，显相同的蓝色和浅紫红色的斑点。

【药理作用】

(1) 对血液系统的作用　青黛所含靛玉红能有效治疗慢性粒细胞白血病。

(2) 抗炎、镇痛　青黛内服、外用均有一定的镇痛、抗炎作用，不同给药途径对于不同疼痛、炎症模型的影响表现出一定的差异性。

(3) 抗菌　青黛对金黄色葡萄球菌、炭疽杆菌、志贺痢疾杆菌、霍乱弧菌均有抑制作用。

(4) 护肝　靛蓝对四氯化碳引起的小鼠急性肝损害有一定的保护作用。

此外，青黛尚有增强机体免疫功能及防治肾小球肾炎等作用。

【性味与功能】　性寒，味咸。清热解毒，凉血消斑，泻火定惊。

儿茶　Catechu

【来源】　为豆科植物儿茶 *Acacia catechu*（L. f.）Willd. 的去皮枝、干的干燥煎膏。

【产地与采制】　主产于云南。广东、广西、福建、海南等省亦产。冬季采收枝、干，除去外皮，砍成大块，加水煎煮，浓缩，干燥。习称"儿茶膏"。

【性状】　呈方形或不规则块状，大小不一。表面棕褐色或黑褐色，光滑而稍有光泽。质硬，易碎，断面不整齐，具光泽，有细孔，遇潮有黏性。气微，味涩、苦，略回甜（图16-4）。

以色黑略棕、不糊不碎、涩味浓者为佳。

【显微特征】 粉末棕褐色，可见针状结晶及黄棕色块状物。

【成分】 含儿茶鞣质、儿茶素（d-catechin）、表儿茶素（epicatechin）、儿茶酸、儿茶鞣酸、树胶、低聚糖及蜡等。

照高效液相色谱法测定，本品含儿茶素（$C_{15}H_{14}O_6$）和表儿茶素（$C_{15}H_{14}O_6$）的总量不得少于21.0%。

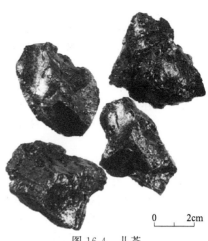

0 2cm

图16-4 儿茶

【药理作用】

（1）抗菌 儿茶对革兰阳性球菌、革兰阴性杆菌均有很好的抑菌作用。

（2）保肝 对四氯化碳引起的肝损伤有明显的保护作用，尚能抑制自由基诱导的脂质过氧化反应，保护生物膜结构和功能。

此外，儿茶尚有调血脂、降血糖、抗癌、抗脂质过氧化及抗血小板等作用。

【性味与功能】 性微寒，味苦、涩。活血止痛，止血生肌，收湿敛疮，清肺化痰。

【附注】 方儿茶为茜草科植物儿茶钩藤 *Uncaria gambir* (Hunter) Roxb. 带叶嫩枝制作的干燥煎膏，又称"棕儿茶"。主产于缅甸、马来西亚、印度及印度尼西亚等国。本品呈类方形，边长1.5～3cm，表面向内凹缩，棕黑色或黄褐色，有浅皱缩或纹理，有时具胶质样光泽，常数块粘连。质硬不易破碎或稍带黏性，破碎面红褐色或为棕色及黄色错杂的花纹。无臭，味苦涩。所含成分与儿茶相似，但含有儿茶荧光素及棕儿茶碱。性味与功能同儿茶。

冰片 Borneolum Syntheticum

【来源】 为化学合成制得的消旋龙脑结晶，习称"合成龙脑"、"机制冰片"。

【性状】 为无色透明或白色半透明的片状松脆结晶；气清香，味辛、凉；具挥发性，点燃产生浓烟，并有带光的火焰。在乙醇、三氯甲烷或乙醚中易溶，在水中几乎不溶。熔点为205～210℃（图16-5）。

以片大、菲薄、色洁白、质松脆、清香气浓者为佳。

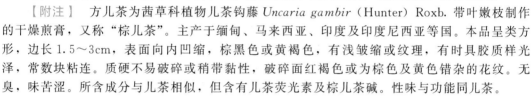

0 2cm

图16-5 冰片

【成分】 含消旋龙脑（dl-borneol）、樟脑及异龙脑（isoborneol）等。

照气相色谱法测定，本品含龙脑（$C_{10}H_{18}O$）不得少于55.0%。

【理化鉴别】

（1）取本品10mg，加乙醇数滴使溶解，加新制的1%香草醛硫酸溶液1～2滴，即显紫色。

（2）取本品3g，加硝酸10ml，即产生红棕色的气体，待气体产生停止后，加水20ml，振摇，滤过，滤渣用水洗净后，有樟脑臭。

【药理作用】

（1）抑菌 冰片对金黄色葡萄球菌、白色葡萄球菌、绿色链球菌、溶血性链球菌、肺炎球菌有抑制作用。

（2）抗炎 龙脑、异龙脑显著抑制大鼠蛋清性足肿胀，异龙脑对巴豆油性耳肿胀有抑制作用。

（3）保护心脑器官组织　对急性心肌梗死的麻醉犬，冰片能使冠状窦血流量回升，减慢心率，降低心肌耗氧量。冰片注射液对实验性脑缺血具有明显的保护作用。

（4）调节中枢神经系统　冰片既有镇静、抗惊厥作用，又有醒脑作用，可以延长惊厥潜伏期，减少惊厥死亡率；可以缩短戊巴比妥钠持续睡眠时间、延长苯巴比妥钠入睡时间，表现出中枢兴奋作用。

此外，还有抗病毒、抗肿瘤、抗生育及提高其他药物的生物利用度等作用。

【性味与功能】　性微寒，味辛、苦。开窍醒神，清热止痛。

【附注】

（1）天然冰片（右旋龙脑）Borneolum　本品由樟科植物樟 Cinnamomum camphora（L.）Presl 的新鲜枝、叶经提取加工制成。药材为白色结晶性粉末或片状结晶。气清香，味辛、凉。具挥发性，点燃时有浓烟，火焰呈黄色。在乙醇、三氯甲烷或乙醚中易溶，在水中几乎不溶。

（2）艾片（左旋龙脑）l-Borneolum　本品为菊科植物艾纳香 Blumea balsamifera（L.）DC. 的新鲜叶经提取加工制成的结晶。药材为白色半透明片状、块状或颗粒状结晶，质稍硬而脆，手捻不易碎。具清香气，味辛、凉，具挥发性，点燃时有黑烟，火焰呈黄色，无残迹遗留。在乙醇、三氯甲烷或乙醚中易溶，在水中几乎不溶。

五倍子　Galla Chinensis

【来源】　为漆树科植物盐肤木 Rhus chinensis Mill.、青麸杨 Rhus potaninii Maxim. 或红麸杨 Rhus punjabensis Stew. var. sinica（Diels）Rehd. et Wils. 叶上的虫瘿，主要由五倍子蚜 Melaphis chinensis（Bell）Baker 寄生而形成。

【产地与采制】　主产四川、贵州、云南、陕西、湖南、湖北等地。秋季采摘，置沸水中略煮或蒸至表面呈灰色，杀死蚜虫，取出，干燥。按外形不同，分为"肚倍"和"角倍"。

【性状】

肚倍　呈长圆形或纺锤形囊状，长 2.5～9cm，直径 1.5～4cm。表面灰褐色或灰棕色，微有柔毛。质硬而脆，易破碎，断面角质样，有光泽，壁厚 0.2～0.3cm，内壁平滑，有黑褐色死蚜虫及灰色粉状排泄物。气特异，味涩（图 16-6）。

角倍　呈菱形，具不规则的钝角状分枝，柔毛较明显，壁较薄（图 16-6）。

以个大、完整、色灰褐、壁厚者为佳。

【成分】　主含五倍子鞣质（gallotannin），肚倍含量高，角倍含量低。另含没食子酸、脂肪、蜡质及树脂等。

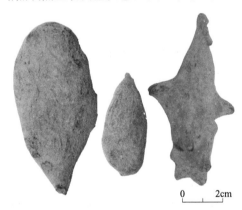

图 16-6　五倍子

照鞣质含量测定法测定，本品按干燥品计算，含鞣质不得少于 50.0%。照高效液相色谱法测定，本品按干燥品计算，含鞣质以没食子酸（$C_7H_6O_5$）计，不得少于 50.0%。

【药理作用】

（1）止血、抗溃疡　对皮肤溃疡有收敛作用，对创伤性出血有止血作用。

（2）抗菌　五倍子对金黄色葡萄球菌、链球菌、肺炎球菌以及伤寒、副伤寒、痢疾、炭疽、白喉、铜绿假单胞菌等均有明显的抑菌或杀菌作用。

（3）抗凝血　从五倍子水提物中分离到的没食子鞣质-5-O-没食子酰-β-D-葡萄糖苷有显著的抗凝血作用。

此外，五倍子提取物对黄曲霉素 B_1 诱发的 V79 细胞染色体畸变和细胞突变有明显的抑制作用，还有抗炎、抗病毒及清除自由基和抗氧化等作用。

【性味与功能】 性寒，味酸、涩。敛肺降火，涩肠止泻，敛汗，止血，收湿敛疮。

芦荟 Aloe

【来源】 为百合科植物库拉索芦荟 *Aloe barbadensis* Miller、好望角芦荟 *Aloe ferox* Miller 或其他同属近缘植物叶的汁液浓缩干燥物，前者习称"老芦荟"，后者习称"新芦荟"

【产地与采制】 主产非洲、南美洲及西印度群岛，我国南方地区有引种。全年可采，割取叶片，经木槽收集叶汁，蒸发浓缩至适当稠度，冷却凝固，即得。

【性状】

库拉索芦荟 呈不规则块状，常破裂为多角形，大小不一。表面呈暗红褐色或深褐色，无光泽。体轻，质硬，不易破碎，断面粗糙或显麻纹。富吸湿性。有特殊臭气，味极苦（图 16-7）。

好望角芦荟 表现呈暗褐色，略显绿色，有光泽。体轻、质松、易碎、断面玻璃样而有层纹。

以色深褐、气味浓、无杂质者为佳。

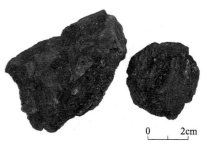

图 16-7 芦荟

【成分】 含芦荟苷（barbaloin）、异芦荟苷（iso-barbaloin）、芦荟大黄素（aloeemodin）、芦荟树脂、芦荟多糖（aloeferan）、芦荟苦素等。

照高效液相色谱法测定，本品按干燥品计算，含芦荟苷（$C_{21}H_{22}O_9$）库拉索芦荟不得少于 16.0%。好望角芦荟不得少于 6.0%。

【药理作用】

（1）泻下 芦荟及芦荟苷在肠道被水解成芦荟大黄素，刺激大肠蠕动加强，从而产生刺激性泻下作用。

（2）保肝 芦荟注射液、芦荟总苷对四氯化碳造成的小鼠和大鼠肝损伤及丙氨酸氨基转移酶（ALT）、天冬氨酸氨基转移酶（AST）活性升高，均有明显的对抗作用。

（3）抗菌 芦荟对大肠埃希菌、铜绿假单胞菌、链球菌及白喉杆菌、枯草杆菌、炭疽杆菌、副伤寒杆菌和痢疾杆菌均有抑制作用，其中对葡萄球菌和链球菌最为敏感。

（4）抗肿瘤 芦荟中含有多种抗肿瘤物质。芦荟苦素对肉瘤 S_{180}、H_{22} 瘤株造模小鼠均有显著的肿瘤抑制作用。芦荟大黄素还能抑制黑色素瘤细胞的增殖和入侵能力，同时改变细胞分化的途径。

（5）促进伤口愈合 芦荟汁对创伤有促进愈合作用。

此外，芦荟还有调节免疫、降血糖、抗溃疡、美容、抗衰老及镇痛抗炎等作用。

【性味与功能】 性寒，味苦。泻下通便，清肝泻火，杀虫疗疳。

 ## 目标检测

一、单项选择题

1. 海金沙来源于海金沙科植物海金沙的（ ）。

A. 干燥全草   B. 干燥分泌物   C. 干燥成熟的孢子

D. 干燥花粉   E. 干燥子实体

2. 青黛用微火灼烧（ ）。

A. 冒黑烟   B. 冒白烟   C. 有紫红色烟雾

D. 有香气   E. 有苯甲酸样香气

3. 冰片的主要成分是（ ）。

A. 左旋龙脑　　　　　　　B. 右旋龙脑　　　　　　　C. 薄荷脑

D. 消旋龙脑　　　　　　　E. 樟脑

4. 五倍子是（　　　）。

A. 虫瘿　　　　　　　　　B. 孢子　　　　　　　　　C. 种子

D. 果实　　　　　　　　　E. 子实体

5. 五倍子中主要化学成分是（　　　）。

A. 脂肪　　　　　　　　　B. 五倍子鞣质　　　　　　C. 树脂

D. 蜡质　　　　　　　　　E. 挥发油

6. 下列哪一项不是芦荟的性状特征（　　　）。

A. 表面呈暗红褐色或深褐色　B. 有特殊臭气　　　　　　C. 体轻，质硬

D. 富吸湿性　　　　　　　E. 味淡

二、简答题

1. 如何鉴别海金沙与蒲黄？

2. 简述青黛的来源、主要成分、鉴别特征及药理作用。

3. 简述五倍子性状鉴别主特征。

（敬小莉）

第十七章

动物类生药

动物类生药是指以动物的全体或某一部分入药。药用部位主要包括：①动物的干燥全体，如全蝎、蜈蚣等；②除去内脏的动物体，如蛤蚧、蕲蛇等；③动物体的某一部分，如羚羊角、鹿茸等；④动物的生理或病理产物，如麝香、珍珠、牛黄等；⑤动物的加工品，如阿胶、鹿角胶等。

第一节　动物类生药的应用概况

动物类生药是我国天然药物的重要组成部分。《神农本草经》收载动物药 65 种，其中麝香、鹿茸、牛黄等至今仍为常用中药品种。《新修本草》收载动物药 128 种，《本草纲目》收载动物药 461 种，《本草纲目拾遗》收载动物药 160 种，《中药大辞典》收载动物药 740 种，《中国动物药资源》报道我国有药用动物 2215 种。由此可见，动物类生药从古至今都是我国医药宝库的重要组成部分

由于长期无计划的滥捕，已造成动物药资源的严重破坏。我国政府已对某些稀有的动物药源实行禁猎，并取缔使用犀角、虎骨等生药。同时积极开展人工养殖工作，如梅花鹿、金钱白花蛇、全蝎、土鳖虫的养殖等。此外，根据其天然产品有效成分的种类和含量，对某些动物药的有效成分进行人工合成，先后研制出人造麝香、人工牛黄等，均已应用于临床。在寻找代用品方面也有很大进展，如通过理化分析和大量的临床研究证明，水牛角与犀角、珍珠层与珍珠、乌龟的背甲与腹甲等均有类似的成分和作用。这些工作的开展，不仅扩大了新的药物资源，而且也有力地保护了多种濒危动物的品种。

近年来，对动物类生药活性成分的研究也取得了很大成就。动物类生药所含化学成分常与人体中某些物质相似，被中医称为"血肉有情之品"，因而可直接用于调节和改善人体的生理功能。有些含有动物药的中成药，如中医称为"三宝"的中成药安宫牛黄丸（含犀角、牛黄、麝香、珍珠等）、紫雪散（含羚羊角、犀角、麝香等）和至宝丹（含犀角、牛黄、麝香、珍珠、玳瑁等），用于治疗急性温热病热入心包，出现高热、惊厥、神志昏迷、痰浊内闭者，临床上屡用屡验，其中动物药发挥了重要作用。这表明中医运用动物药治疗疾病有充分的临

床依据和文献依据。

动物类生药的活性成分如下。①蛋白质及其水解产物：主要包括氨基酸、动物多肽、酶、糖蛋白等，如牛黄中的牛磺酸。②生物碱类：主要包括吡咯烷类、吡啶类、吲哚类等，如麝香中含有的麝香吡啶、蟾酥中含有的蟾酥碱等。③甾体类：按生理作用可分为糖皮质激素、盐皮质激素、雄激素、雌激素、孕激素等类型，如鹿茸中含有雌酮。④萜类：如从海绵动物中分离出的二倍半萜内酯。⑤酮类、酸酐类：如麝香中含有麝香酮，斑蝥中含有的斑蝥素。⑥多不饱和脂肪酸：从海洋鱼类提取的鱼油中，富含人体必需的脂肪酸，如二十碳五烯酸和二十二碳六烯酸等。

由于动物类生药具有疗效高、活性强、来源广、潜力大等特点，越来越引起人们广泛关注，世界卫生组织（WHO）认为21世纪将是动物药研究发展的世纪，动物类生药的研究和应用也将随着科学技术的进步而不断发展，为人类的健康事业做出更大的贡献。

第二节　药用动物的分类

地球上生存的动物已达150万种以上。为了能正确区别和更好地利用它们，必须对其进行科学的分类。动物学的分类系统通常是以动物形态或解剖上的相似程度为依据。

一、动物分类简介

动物界和植物界一样，也划分为若干个等级，如门、纲、目、科、属、种，并以种为分类的基本单位。动物分类主要是根据动物细胞的分化、胚层的形成、体腔的有无、体节的分化、对称形式、骨骼的性质、附肢的特点及器官系统的发生等而划分为若干动物类群。在动物分类中与药用动物关系密切的有7门，由低等到高等依次排列如下：

海绵动物门 Spongia，又称多孔动物门，如脆针海绵等；

腔肠动物门 Coelenterata，如海蜇、珊瑚等；

环节动物门 Annelida，如地龙、水蛭等；

软体动物门 Mollusca，如珍珠贝、牡蛎、乌贼等；

节肢动物门 Arthropoda，如蜈蚣、土鳖虫、南方大斑蝥等；

棘皮动物门 Echinodermata，如海参、海胆等；

脊索动物门 Chordata，如海马、乌梢蛇、梅花鹿、林麝、赛加羚羊等。

药用种类较多的有脊索动物门、节肢动物门和软体动物门，其次是环节动物门和棘皮动物门。

二、动物的命名

动物的命名大多数也和植物命名一样，采用瑞典人林奈首创的双名法。由两个拉丁文分别表示动物学名的属名和种名，其后附加命名人姓氏。

如：意大利蜂 *Apis mellifera* Linn.

　　　　　属名　种名　命名人

动物与植物命名不同之处在于：

（1）种内若有亚种时则采用三名法，亚种紧接在种名的后面。

如：中华大蟾蜍 *Bufo bufo gargarizans* Cantor

　　　　　属名　种名　亚种名　　亚种命名人

（2）若有亚属，则亚属名在属名和种名之间，并外加括号，原命名人加括号，亚属名第一个字母需要大写。

如：乌龟 *Chinemys*（*Geoclemys*）*reevesii*（Gray）

　　　　　属名　　亚属名　　种名　原命名人

（3）若属名改变，则在原命名人姓氏外加括号。

如：马氏珍珠贝 *Pteria martensii*（Dunker）

　　　　新属名　种名　原命名人

（4）动物命名一般不用变种、变型。

此外，拉丁文学名中的属名、亚属名及命名人姓氏的第一个拉丁字母必须大写，其余均小写。

第三节　动物类生药的鉴定

一、来源鉴定

以完整动物或去除内脏的动物体入药的药材，可根据其形态及解剖特征进行动物分类学鉴定，确定其品种。对于其他动物类药材，可采用多种鉴定方法进行综合鉴定。

分子生物技术和方法被广泛应用于动物药的鉴定中，如已利用 DNA 分子遗传标记技术等对龟甲、鳖甲、蛇类等多种动物类生药的品种进行了鉴定。由于这些技术和方法是利用生物遗传信息直接载体的 DNA 分子作为鉴定依据，因此，对动物药的品种鉴定即真实性鉴定具有重大意义。

二、性状鉴定

性状鉴定是动物药最常用的鉴定方法。因动物类生药具有不同于其他类别生药的特殊性，除一般的性状鉴别外，特别要注意观察其专属性的特征。对于完整的动物体，可通过观察其形状、大小、表面特征、颜色及气味等确定其品种。对于动物体的某一部分，动物的生理、病理产物及加工品鉴别可用其传统经验鉴别方法，如天然牛黄能"挂甲"，麝香用针探有"冒槽"现象等。

三、显微鉴定

不同的动物类生药，其基本结构存在着差异，尤其是贵重（如麝香、牛黄、羚羊角、珍珠等）或破碎的药材，除进行性状鉴别外，常应用显微鉴别方法鉴别其真伪。在进行显微鉴别时，可根据不同鉴别对象，制作显微观察片，包括粉末片、动物组织切片和磨片（如贝壳类、角类、骨类）等。近年来，扫描电子显微镜也用于动物类生药的鉴定，其样品制备简单、分辨率高、立体感强，对样品损伤与污染程度小，可直接观察样品在自然状态下的表面特征。如用扫描电镜观察药用蛇背鳞的特征，为蛇类药材的鉴别提供了可靠的依据。

四、理化鉴定

动物类生药的理化鉴定手段越来越新，内容越来越广泛，特别是现代色谱和光谱技术的应用，使动物药鉴定更具科学性。色谱法尤其是薄层色谱法，在动物类生药的鉴别中应用十分广泛。常用的方法如下。①荧光鉴别法：利用动物类生药的某些成分在吸收自然光或紫外光后能发光的性质，对其进行鉴别，如珍珠的鉴别。②薄层色谱法：是动物药真伪鉴别常用方法之一，如鹿茸、牛黄、蟾酥等动物药的鉴别。③高效液相色谱法：如熊胆的鉴别。④紫外光谱法：如土鳖虫的鉴别。⑤电泳分析法：该方法主要用于含有蛋白质和氨基酸的生药鉴定，如水蛭、蛤蚧、海马、鹿茸等动物药的鉴别。

地龙　Pheretima

【来源】　为钜蚓科动物参环毛蚓 *Pheretima aspergillum*（E. Perrier）、通俗环毛蚓 *Pheretima vulgaris* Chen、威廉环毛蚓 *Pheretima guillelmi*（Michaelsen）或栉盲环毛蚓 *Pheretima pectinifera* Michaelsen 的干燥体。

【产地与采制】　参环毛蚓主产于广东、广西等地，习称"广地龙"；通俗环毛蚓、威廉环毛蚓、栉盲环毛蚓主产于上海、浙江、江苏等地，习称"沪地龙"。广地龙春季至秋季捕捉，沪地龙夏季捕捉，捕捉后及时剖开腹部，除去内脏及泥沙，洗净，晒干或低温干燥。

【性状】

广地龙　呈长条状薄片，弯曲，边缘略卷，长 15～20cm，宽 1～2cm。全体具明显环节，背部棕褐色至紫灰色，腹部浅黄棕色，第 14～16 环节为生殖带，习称"白颈"，较光亮。体前端稍尖，尾端钝圆，刚毛圈粗糙而硬，色稍浅。雄生殖孔在第 18 环节腹侧刚毛圈的一小孔突上，外缘有数个环绕的浅皮褶，内侧刚毛圈隆起，前面两边有横排（一排或两排）小乳突，每边 10～20 个不等。有受精囊孔 2 对，位于 7/8～8/9 环节间一椭圆形突起上，约占节周 5/11。体轻，略呈革质，不易折断。气腥，味微咸（图 17-1）。

沪地龙　长 8～15cm，宽 0.5～1.5cm。全体具环节，背部棕褐色至黄褐色，腹部浅黄棕色，有受精囊孔 3 对，在 6/7～8/9 环节间。第 14～16 环节为生殖带，较光亮。第 18 环节有一对雄性生殖孔。通俗环毛蚓的雄交配腔能全部翻出，呈花菜状或阴茎状；威廉环毛蚓的雄交配腔孔呈纵向裂缝状；栉盲环毛蚓的雄生殖孔内侧有 1 个或多个小乳突。受精囊孔 3 对，在 6/7～8/9 环节间。

以条大、肥厚、无泥土者为佳。

【显微特征】　粉末　淡灰色或灰黄色。①表皮细胞呈棕黄色，细胞界限不明显，分布有暗棕色的色素颗粒。②斜纹肌纤维无色或淡棕色，肌纤维散在或相互绞结成片状，多稍弯曲，直径 4～26μm，边缘常不平整。③刚毛少见，常碎断散在，呈淡棕色或黄棕色，直径 24～32μm，先端多钝圆，有的表面可见纵向裂纹（图 17-2）。

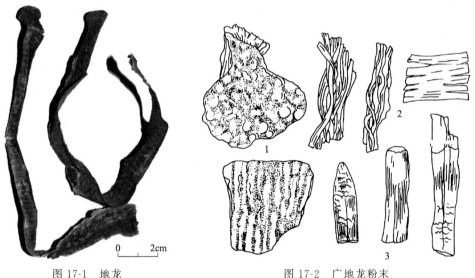

图 17-1　地龙　　　　　　　　图 17-2　广地龙粉末

1—表皮碎片；2—斜纹肌纤维；3—刚毛

【成分】　主含蛋白质、脂肪酸、次黄嘌呤、琥珀酸、蚯蚓解热碱、蚯蚓素、蚯蚓毒素、多种氨基酸及钙、镁、铁、锌等无机元素。其中次黄嘌呤具平喘、降压作用，琥珀酸具平喘、利尿作用，蚯蚓解热碱为解热的有效成分，蚯蚓素具溶血作用，蚯蚓毒素为有毒成分。

【药理作用】

（1）解热　地龙水浸剂对大肠杆菌内毒素及化学刺激引起发热的家兔、大鼠均有明显的解热作用；广地龙散剂对感染性疾病发热有良好的疗效。

（2）镇静、抗惊厥　地龙的热水浸液、醇提取液对小鼠及家兔均有镇静作用，对戊四氮及咖啡因引起的惊厥有对抗作用；地龙乙醇浸出液以 20g/kg 给小鼠腹腔注射可对抗电惊厥，但对士的宁引起的惊厥无明显对抗作用，提示其抗惊厥作用部位在脊髓以上的中枢神经。地龙抗惊厥作用与所含琥珀酸有关。

（3）抗凝血　体外实验证明，地龙提取液可使凝血酶时间、凝血酶原时间明显延长。小鼠腹腔注射地龙注射液，可使凝血时间明显延长。

（4）平喘　地龙醇提取液可明显扩张大鼠和家兔气管，并能对抗组胺和毛果芸香碱引起的支气管收缩；提高豚鼠对组胺的耐受力，对豚鼠过敏性哮喘有缓解作用。

（5）增强免疫功能　地龙提取物可促进小鼠脾淋巴细胞转化，提高自然杀伤细胞的活性，参与机体的免疫应答。

此外，地龙还具有抗肿瘤、抗心律失常及促进创伤愈合等作用。

【性味与功能】　性寒，味咸。清热定惊、通络、平喘、利尿。

水蛭　Hirudo

【来源】　为水蛭科动物蚂蟥 *Whitmania pigra* Whitman、水蛭 *Hirudo nipponica* Whitman 或柳叶蚂蟥 *Whitmania acranulata* Whitman 的干燥全体。

【产地与采制】　蚂蟥及水蛭产于全国各地，柳叶蚂蟥产于安徽、江苏等地。夏、秋二季捕捉，用沸水烫死，晒干或低温干燥。

【性状】

蚂蟥　呈扁平纺锤形，有多数环节，长 4～10cm，宽 0.5～2cm。前端略尖，后端钝圆，两端各具 1 个吸盘，前吸盘不显著，后吸盘较大；背部呈黑褐色或黑棕色，稍隆起，用水浸后，可见黑色斑点排成 5 条纵纹；腹部平坦，棕黄色；质脆，易折断，断面胶质样。气微腥（图 17-3）。

水蛭　呈扁长圆柱形，体多弯曲扭转，长 2～5cm，宽 0.2～0.3cm，呈黑棕色。

柳叶蚂蟥　体狭长而扁，长 5～12cm，宽 0.1～0.5cm，背腹两面均呈黑棕色。

均以体小、条整齐、黑褐色、无杂质者为佳。

【成分】　主含蛋白质、肝素（heparin）、抗凝血酶（antithrombin）等。活水蛭的唾液腺中含有水蛭素（hirudin），在 70℃以下可保持活性。

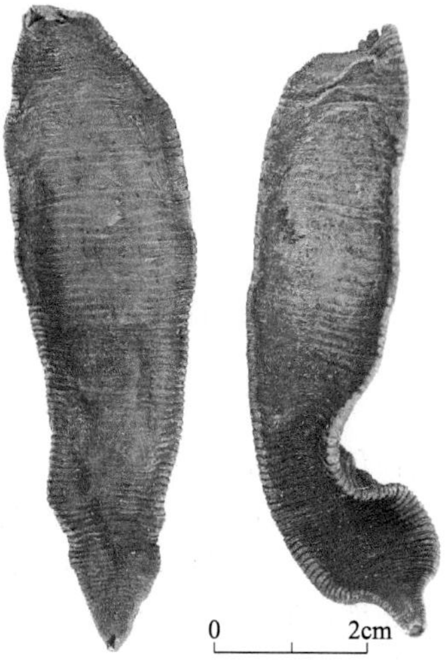

图 17-3　水蛭

【药理作用】

（1）溶栓　水蛭素是强效的凝血酶抑制剂，还可抑制血小板聚集，不但可以抗凝，而且对各种血栓性疾病都有效。

（2）降脂　对家兔实验性动脉粥样硬化有预防和治疗作用。

（3）改善微循环　水蛭有扩张毛细血管，改善微循环，增加肾脏血流量的作用。

（4）对心血管系统的影响　水蛭有增加心肌营养性血流量作用，对组织缺血缺氧有保护作用。水蛭素可对抗垂体后叶素引起的家兔冠状动脉痉挛，对缺血心肌有显著的保护作用。

此外，水蛭具有诱导肿瘤细胞凋亡，提高肿瘤小鼠的细胞免疫功能，抑制小鼠肿瘤的生长，显著延长小鼠存活时间的作用。

【性味与功能】　性平，味咸、苦。有小毒。破血通经、逐瘀消癥。

石决明　Haliotidis Concha

【来源】　为鲍科动物杂色鲍 *Haliotis diversicolor* Reeve、皱纹盘鲍 *Haliotis discus* hannai Ino、羊鲍 *Haliotis ovina* Gmelin、澳洲鲍 *Haliotis ruber*（Leach）、耳鲍 *Haliotis asinina* Linnaeus 或白鲍 *Haliotis laevigata*（Donovan）的贝壳。

【产地与采制】 杂色鲍主产于海南、台湾、福建沿海地区；皱纹盘鲍主产于辽宁、山东、江苏等地；澳洲鲍主产于澳洲、新西兰；羊鲍和耳鲍主产于台湾、海南等地；白鲍多混在澳洲鲍中。夏、秋二季捕捉，去肉后，洗净贝壳，干燥。

【性状】

杂色鲍　呈长卵圆形，内面观略呈耳形，长 7～9cm，宽 5～6cm，高约 2cm。表面暗红色，有多数不规则的螺肋和细密生长线，螺旋部小，体螺部大，从螺旋部顶处开始向右排列有 20 多个疣状突起，末端有 6～9 个开孔，孔口与壳面平。内面光滑，具珍珠样彩色光泽。壳较厚，质坚硬，不易破碎。气微，味微咸（图 17-4）。

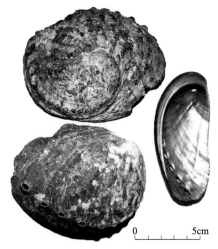

图 17-4　石决明

皱纹盘鲍　呈长椭圆形，长 8～12cm，宽 6～8cm，高 2～3cm。表面灰棕色，可见多数粗糙而不规则的皱纹，生长线明显，常有苔藓类或石灰虫等附着物，末端有 4～5 个开孔，孔口突出壳面，壳较薄。

羊鲍　近圆形，长 4～8cm，宽 2.5～6cm，高 0.8～2cm。壳顶位于近中部而高于壳面，螺旋部与体螺部各占 1/2，从螺旋部边缘有 2 行整齐的突起，以上部较为明显，末端有 4～5 个开孔，呈管状。

澳洲鲍　呈扁平卵圆形，长 13～17cm，宽 11～14cm，高 3.5～6cm。表面砖红色，螺旋部约为壳面的 1/2，螺肋和生长线呈波状隆起，疣状突起 30 多个，末端有 7～9 个开孔，孔口高出壳面。

耳鲍　狭长，呈耳状，略扭曲，长 5～8cm，宽 2.5～3.5cm，高约 1cm。表面光滑，有翠绿色、紫色及褐色等多种颜色形成的斑纹，体螺部大，螺旋部小，末端有 5～7 个开孔，孔口与壳面平，多为椭圆形，壳薄，质较脆。

白鲍　呈卵圆形，长 11～14cm，宽 8.5～11cm，高 3～6.5cm。表面砖红色，光滑，壳顶高于壳面，生长线颇为明显，螺旋部约为壳面的 1/3，疣状突起 30 多个，末端有 9 个开孔，孔口与壳面平。

均以壳厚、内面色彩鲜艳、无杂质者为最佳。

【成分】 主要含碳酸钙。珍珠层含有角蛋白，水解可得 20 余种氨基酸。另含镁、铁等无机元素。

【理化鉴别】 取本品粉末置紫外光灯（365nm）下观察，杂色鲍显苔绿色荧光，皱纹盘鲍显橙黄色荧光。取本品粉末（过 40 目筛）的 5％蒸馏水浸出液 1ml，加乙酸锌乙醇饱和溶液 2～3 滴，置紫外光灯（365nm）下观察。杂色鲍显苔绿色荧光，皱纹盘鲍显黄绿色荧光。

【性味与功能】 性寒，味咸。平肝潜阳，清肝明目。

珍珠　Margarita

【来源】 为珍珠贝科动物马氏珍珠贝 *Pteria martensii*（Dunker）、蚌科动物三角帆蚌 *Hyriopsis cumingii*（Lea）和褶纹冠蚌 *Cristaria plicata*（Leach）等双壳类动物受刺激而形成的珍珠。

【产地与采制】 马氏珍珠贝中所产的珍珠主产于广东、广西、海南及中国台湾等地。三角帆蚌和褶纹冠蚌中所产的珍珠主产于浙江、江苏、江西、湖南等地。天然珍珠全年可采收，人工养殖珍珠，以接种后养殖两年，秋末采收为宜。将其自动物体内取出，洗净，干燥。

【性状】　呈类球形、长圆形、卵圆形或棒形，直径1.5～8mm。表面类白色、浅粉红色、浅蓝色或浅黄绿色，半透明，光滑或微有凹凸，具特有的彩色光泽。质坚硬，破碎面可见层纹。气微，味淡。火烧有爆裂声，并呈层状破碎，碎片呈银灰色，内外色泽一致，有珠光闪烁（图17-5）。

以纯净、质坚硬、彩色光泽明显者为最佳。

【显微特征】

磨片　可见粗细相间排列的同心环状层纹，习称"珍珠结构环"。在暗视野中多数磨片有珍珠特有的彩光，习称"珍珠虹光环"。

粉末　类白色。不规则碎块，半透明，有彩虹样光泽。表面显颗粒性，由数至十数薄层重叠，片层结构排列紧密，可见致密的成层线条或极细密的微波状纹理（图17-6）。

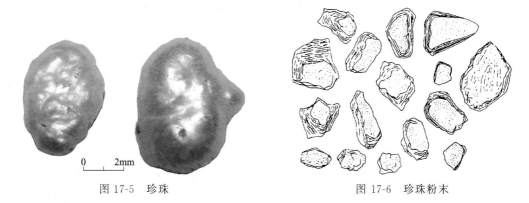

图17-5　珍珠　　　　　　　　　　图17-6　珍珠粉末

【成分】　主含碳酸钙。另含多种氨基酸、牛磺酸及少量角壳蛋白等。

【理化鉴别】

（1）取本品置紫外光灯（365nm）下观察，显浅蓝紫色或亮黄绿色荧光，通常环周部分较明亮。

（2）取本品粉末，加稀盐酸，即产生大量气泡，滤过，滤液显钙盐的鉴别反应。

【药理作用】

（1）对中枢神经系统的作用　珍珠粉对中枢神经系统有一定程度的抑制作用，酶解珍珠口服液具有中枢镇静作用。

（2）抗炎　珍珠水提取液具有显著的抑制二甲苯引起的小鼠耳廓肿、蛋清引起的大鼠足跖肿和乙酸刺激所引起的腹腔毛细血管通透性增高。

（3）对心脏的影响　水溶性珍珠粉能提高心肌收缩力、对心肌的基础张力呈现双相型影响，但不影响心率。

（4）对眼的作用　珍珠水煎液针对实验模型眼球的各种测量结果均证实，其具有明显的抑制眼球外径、内径及赤道半径扩张的作用，显著抑制了眼球形态学的扩张，抑制负性屈光度的增长。

此外，珍珠还具有提高免疫力、延缓衰老、抗骨质疏松、抗肿瘤、抗辐射及促进创面愈合等作用。

【性味与功能】　性寒，味甘、咸。安神定惊，明目消翳，解毒生肌，润肤祛斑。

【附】　　　　　　　　　　　　珍珠母 Margaritifera Concha

本品为蚌科动物三角帆蚌 *Hyriopsis cumingii*（Lea）、褶纹冠蚌 *Cristaria plicata*（Leach）或珍珠贝科动物马氏珍珠贝 *Pteria martensii*（Dunker）的贝壳。①三角帆蚌：略呈不等边四角形。壳面生长轮呈同心环状排列。后背缘向上突起，形成大的三角形帆状后翼。

壳内面外套痕明显；前闭壳肌痕呈卵圆形，后闭壳肌痕略呈三角形。左右壳均具两枚拟主齿，左壳具两枚长条形侧齿，右壳具一枚长条形侧齿；具光泽。质坚硬。气微腥，味淡。②褶纹冠蚌：呈不等边三角形。后背缘向上伸展成大形的冠。壳内面外套痕略明显；前闭壳肌痕大呈楔形，后闭壳肌痕呈不规则卵圆形，在后侧齿下方有与壳面相应的纵肋和凹沟。左、右壳均具一枚短而略粗后侧齿和一枚细弱的前侧齿，均无拟主齿。③马氏珍珠贝：呈斜四方形，后耳大，前耳小，背缘平直，腹缘圆，生长线极细密，成片状。闭壳肌痕大，长圆形。具一凸起的长形主齿。功能平肝潜阳，安神定惊，明目退翳。

牡蛎　Ostreae Concha

【来源】　为牡蛎科动物长牡蛎 *Ostrea gigas* Thunberg、大连湾牡蛎 *Ostrea talienwhanensis* Crosse 或近江牡蛎 *Ostrea rivularis* Gould 的贝壳。

【产地与采制】　长牡蛎主产于山东以北至东北沿海地区；大连湾牡蛎主产于辽宁、河北、山东等沿海地区；近江牡蛎沿海大部分地区均产。全年均可采收，去肉，洗净，晒干。

【性状】

长牡蛎　呈长片状，背腹缘几乎平行，长 10～50cm，高 4～15cm。右壳较小，鳞片坚厚，层状或层纹状排列。壳外面平坦或有数个凹陷，淡紫色、灰白色或黄褐色；内面瓷白色，壳顶两侧无小齿。左壳凹陷深，鳞片较右壳粗大，壳顶附着面小。质硬，断面层状，洁白。气微，味微咸（图 17-7）。

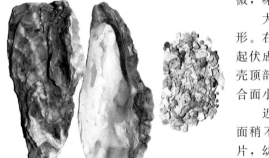

图 17-7　牡蛎

大连湾牡蛎　呈类三角形，背腹缘呈"八"字形。右壳外面淡黄色，具有疏松的同心鳞片，鳞片起伏成波浪状，内面白色。左壳同心鳞片坚厚，自壳顶部有明显的放射肋数个，内面凹陷呈盒状，铰合面小。

近江牡蛎　呈圆形、卵圆形或三角形。右壳外面稍不平，有灰、紫、棕、黄等色，环生同心鳞片，幼年生鳞片薄而脆，多年生长后鳞片层层重叠；内面白色，边缘有的淡紫色。

以质地坚硬、内面光洁、色白者为佳。

【成分】　主含碳酸钙，另含磷酸钙、硫酸钙及微量蛋白质和多糖类等成分。此外，尚含钠、镁、硅、铝、钛、锶等无机元素。

【性味与功能】　性微寒，味咸。重镇安神，潜阳补阴，软坚散结。

海螵蛸　Sepiae Endoconcha

【来源】　为乌贼科动物无针乌贼 *Sepiella maindroni* de Rochebrune 或金乌贼 *Sepia esculenta* Hoyle 的干燥内壳。

【产地与采制】　无针乌贼主产于江苏、浙江、广东等地；金乌贼主产于辽宁、山东等地。收集乌贼鱼的骨状内壳，洗净，干燥。

【性状】

无针乌贼　呈扁长椭圆形，边缘薄，中间厚，长 9～14cm，宽 2.5～3.5cm，厚约 1.3cm。背面有瓷白色脊状隆起，两侧略显微红色，有不甚明显的细小疣点；腹面白色，自尾端至中部有细密波状横层纹；角质缘半透明，尾部较宽平，无骨针。体轻，质松，易折断，断面粉质，显疏松层纹。气微腥，味微咸。

金乌贼　内壳较无针乌贼大，长 13～23cm，宽约 6.5cm。背面疣点明显，略呈层状排列；腹面细密的波状横层纹占全体大部分，中间有纵向浅槽；尾部角质缘渐宽，向腹面翘起，末端有一骨针，多已断落（图 17-8）。

以色白、洁净者为佳。

【成分】　主含碳酸钙，另含少量磷酸钙、氯化钠及多种无机元素和氨基酸。

【理化鉴别】　取本品粉末，滴加稀盐酸，产生气泡。

【性味与功能】　性温，味咸、涩。收涩止血，涩精止带，制酸止痛，收湿敛疮。

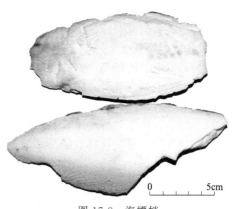

图 17-8　海螵蛸

全蝎　Scorpio

【来源】　为钳蝎科动物东亚钳蝎 *Buthus martensii* Karsch 的干燥体。

【产地与采制】　主产于山东、河南等地。春末至秋初捕捉，捕捉后，除去泥沙，置于沸水或沸盐水中煮至全身僵硬，捞出，置通风处阴干。

【性状】　头胸部与前腹部呈扁平长椭圆形，后腹部呈尾状，皱缩弯曲，完整者体长约6cm。头胸部呈绿褐色，前面有 1 对短小的螯肢及 1 对较长大的钳状脚须，形似蟹螯；背面覆有梯形背甲，腹面有足 4 对，均为 7 节，末端各具 2 爪钩；前腹部由 7 节组成，第 7 节颜色深，背甲上有 5 条隆脊线。背面绿褐色，后腹部棕黄色，6 节，节上均有纵沟，末节有锐钩状毒刺，毒刺下方无距。体轻、质脆易断。气微腥，味咸（图 17-9）。

以完整、身干、色绿褐、腹中杂质少者为佳。

【显微特征】　粉末　黄棕色或淡黄棕色。①体壁碎片外表皮表面观呈多角形网格样纹理，密布细小颗粒，可见毛窝、细小圆孔和淡棕色或无色的瘤状突起；内表皮无色，有横向条纹，内、外表皮纵贯较多长短不一的微细孔道。②横纹肌纤维多碎断，明带较宽，其中有一暗线，暗带有致密的短纵纹理。③刚毛红棕色，多碎断，先端尖锐或钝圆，具有纵直纹理，髓腔细而窄（图 17-10）。

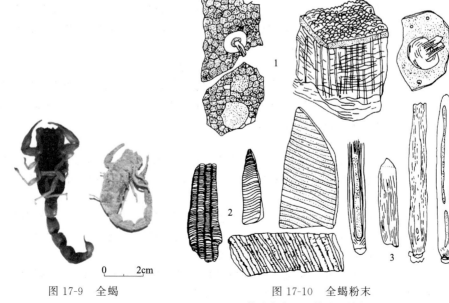

图 17-9　全蝎　　　　　图 17-10　全蝎粉末
1—体壁碎片；2—横纹肌纤维；3—刚毛

【成分】　主含蝎毒，是一类毒性仅次于蛇毒神经毒的毒性蛋白质，为本品的有效成分。

蝎毒中含有多种蝎毒素（buthotoxin）。全蝎水解液含多种氨基酸及多种无机元素。尚含牛磺酸、卵磷脂、软脂酸、硬脂酸、胆甾醇、三甲胺、甜菜碱及蝎酸等。

【药理作用】

（1）抗惊厥、抗癫痫 全蝎或蝎尾提取物给小鼠灌胃或静脉注射能对抗士的宁、尼可刹米、戊四氮及电惊厥引起的惊厥发作；蝎毒和抗癫痫肽能对抗印防己毒素、头孢菌素Ⅱ、青霉素等诱发的大鼠癫痫。

（2）镇痛 蝎毒对内脏痛、躯体痛、癌肿疼痛等有较好的疗效。对多种急、慢性疼痛均有较强抑制作用，具有较好的修复受损神经的功效，蝎毒活性成分的镇痛作用强于吗啡，又无成瘾性，为其独特优点。

（3）抗血栓 全蝎提取物对大鼠下腔静脉血栓形成有抑制作用。

（4）抗肿瘤 蝎毒体外试验，对艾氏腹水癌细胞、人体大肠癌细胞有明显的细胞毒作用。全蝎尾提取液口服对动物肉瘤 S_{180} 生长有抑制作用。

（5）对免疫功能的影响 全蝎粉混悬液灌服，对小鼠免疫功能有促进作用，可使巨噬细胞吞噬功能增强；蝎蛋白可以双向调节人体免疫系统功能，维护人体免疫系统的平衡。

此外，本品还具有抑制心肌收缩力的作用。

【性味与功能】 性平，味辛；有毒。息风镇痉，攻毒散结，通络止痛。

蜈蚣 Scolopendra

【来源】 为蜈蚣科动物少棘巨蜈蚣 Scolopendra subspinipes mutilans L. Koch 的干燥体。

【产地与采制】 主产于湖北、浙江、江苏等地。春、夏二季捕捉，用竹片插入头尾绷直，干燥。

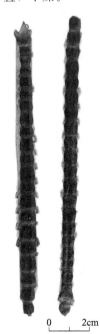

【性状】 呈扁平长条状，长 9~15cm，宽 0.5~1cm。由头部和躯干部组成，整体共 22 个环节。头部红褐色或暗红色，略有光泽，有近似圆形的头板覆盖，前端稍突出，两侧有颚肢及触角各 1 对。躯干部第 1 背板与头板颜色相同，其余 20 个背板为棕绿色或墨绿色，具有光泽，自第 4 背板至第 20 背板有两条纵沟线；腹部淡黄色或棕黄色，皱缩；自第 2 节起，每节两侧有步足 1 对，呈黄色或红褐色，偶有黄白色，呈弯钩状，最末 1 对步足形似尾状，故又称尾足，易脱落。质脆，断面有裂隙。气微腥，并有特殊刺鼻的臭气。味辛，微咸（图 17-11）。

以体大、完整、身干、腹干瘪者为佳。

【成分】 含有两种类似蜂毒的有毒成分，即组胺样物质及溶血性蛋白质。躯干部组胺的含量为头部的 7 倍。尚含多种氨基酸、脂肪油、胆甾醇、蚁酸及铜、锰、铁等无机元素。

【药理作用】

（1）抗炎、镇痛 少棘巨蜈蚣的水提物对炎症早期的毛细血管通透性增加和耳廓炎症均有明显的抑制作用，在乙酸扭体反应和热板致痛中均有一定的镇痛作用。

0   2cm

图 17-11 蜈蚣

（2）抗肿瘤 蜈蚣提取物中含有类组胺化学成分有一定的抗肿瘤作用，其提取物对人和小鼠肝癌、胃癌、肺癌、肾癌、结肠癌、卵巢癌、宫颈癌等细胞株的体外生长有显著抑制效力。

（3）中枢抑制、抗惊厥 蜈蚣水提取液对小鼠具明显的中枢抑制作用，随剂量增大而作用增强。少棘巨蜈蚣对士的宁所引起的惊厥有明显的对抗作用。

（4）对循环系统的作用 蜈蚣提取液对在体大鼠心脏血流动力学有明显改善作用，并对急性心肌缺血再灌注损伤的左心功能有明显保护作用。

此外，本品还有抑菌、解痉、增强胃肠功能及调节免疫功能等作用。

【性味与功能】　性温，味辛；有毒。息风镇痉，攻毒散结，通络止痛。

土鳖虫　Eupolyphaga；Steleophaga

【来源】　为鳖蠊科昆虫地鳖 *Eupolyphaga sinensis* Walker 或冀地鳖 *Steleophaga plancyi* (Boleny) 的雌虫干燥体。

【产地与采制】　地鳖主产于江苏、安徽、河南、湖北等地。冀地鳖主产于河北、北京、山东、浙江等地。捕捉后，置沸水中烫死，晒干或烘干。

【性状】

地鳖　呈扁平卵形，长 1.3～3cm，宽 1.2～2.4cm。头端较窄，尾端较宽，背部紫褐色，有光泽，无翅。前胸背板较发达，盖住头部；腹背板 9 节，呈覆瓦状排列。腹面红棕色，头部较小，有丝状触角 1 对，常脱落；胸部有足 3 对，具有刺和细毛。腹部有横环节。质松脆，易碎。气腥臭，味微咸（图 17-12）。

冀地鳖　呈长椭圆形，长 2.2～3.7cm，宽 1.4～2.5cm。背部黑棕色，通常在边缘带有淡黄褐色斑块及黑色小点。

以虫体完整、色紫褐、腹中内容物少者为佳。

【成分】　含有挥发油、蛋白质、多种氨基酸、糖类、甾体和油脂等。

【药理作用】

（1）对心血管系统的影响　土鳖虫有抗凝血和抗血栓、调血脂、抗氧自由基及保护血管内皮细胞的作用。也具有较强的改善血液流变性作用。

（2）抗肿瘤　土鳖虫醇提物对黑色毒瘤、胃癌、原发性肝癌等多种肿瘤细胞生长有明显的抑制作用。

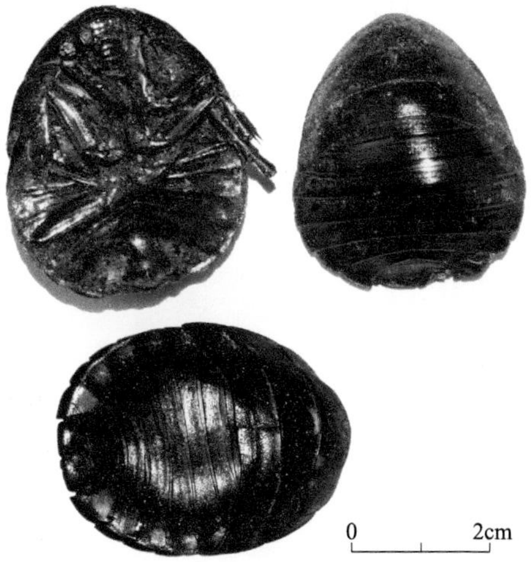

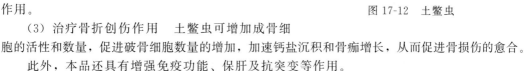

（3）治疗骨折创伤作用　土鳖虫可增加成骨细

图 17-12　土鳖虫

胞的活性和数量，促进破骨细胞数量的增加，加速钙盐沉积和骨痂增长，从而促进骨损伤的愈合。

此外，本品还具有增强免疫功能、保肝及抗突变等作用。

【性味与功能】　性寒，味咸；有小毒。破瘀血，续筋骨。

桑螵蛸　Mantidis Oötheca

【来源】　为螳螂科昆虫大刀螂 *Tenodera sinensis* Saussure、小刀螂 *Statilia maculata* (Thunberg) 或巨斧螳螂 *Hierodula patellifera* (Serville) 的干燥卵鞘。分别习称"团螵蛸"、"长螵蛸"及"黑螵蛸"。

【产地与采制】　全国大部分地区均有出产。深秋至次春均可采收，除去杂质，蒸至虫卵死后，干燥。

【性状】

团螵蛸　略呈圆柱形或半圆形，由多层膜状薄片构成，长 2.5～4cm，宽 2～3cm。表面浅黄褐色，上面带状隆起不明显，底面平坦或有凹沟。体轻，质松而韧。横断面可见外层为海绵状，内层为多个放射状排列的小室，室内各有一细小椭圆形的卵，呈深棕色，有光泽。气微腥，味淡或微咸（图 17-13）。

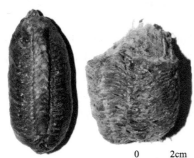

图 17-13　桑螵蛸

长螵蛸　略呈长条形，一端较细，长 2.5～5cm，宽 1～1.5cm，厚约 1cm。表面灰黄色，上面带状隆起明显，带的两侧各有 1 条暗棕色浅沟及斜向纹理。质硬而脆。

黑螵蛸　略呈平行四边形，长 2～4cm，宽 1.5～2cm，厚 1～1.5cm。表面灰褐色，上面带状隆起明显，两侧均有斜向纹理，近尾端微向上翘。质硬而韧。

均以个体完整、色黄、卵未孵出、体轻而带韧性、无杂质者为佳。

【成分】　主含蛋白质和脂肪。此外，尚含粗纤维、胡萝卜素样色素等。

【性味与功能】　性平，味甘、咸。固精缩尿，补肾助阳。

斑蝥　Mylabris

【来源】　为芫青科昆虫南方大斑蝥 *Mylabris phalerata* Pallas 或黄黑小斑蝥 *Mylabris cichorii* Linnaeus 的干燥体。

【产地与采制】　主产于河南、安徽、湖南、江苏等地。夏、秋二季捕捉，闷死或用沸水烫死，取出晒干。

【性状】

南方大斑蝥　呈长圆形，长 1.5～2.5cm，宽 0.5～1cm。头及口器向下垂，有较大的复眼及触角各 1 对，触角多已脱落。背部具有革质鞘翅 1 对，呈黑色，有 3 条黄色或棕黄色的横纹；鞘翅下面有棕褐色薄膜状透明的内翅 2 片。胸腹部乌黑色，胸部有足 3 对。有特殊的臭气（图 17-14）。

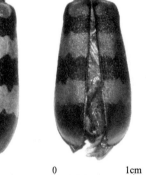

图 17-14　斑蝥

黄黑小斑蝥　体型较小，长 1～1.5cm。

以个大、完整、颜色鲜明、无败油气味者为佳。

【成分】　含斑蝥素（cantharidin）、羟基斑蝥素，为本品的有效成分。尚含脂肪油、树脂、甲酸、色素及磷、镁、钙、锌等无机元素。

照高效液相色谱法测定，本品含斑蝥素（$C_{10}H_{12}O_4$）不得少于 0.35％。

【理化鉴别】

（1）取本品粉末约 0.15g，微量升华，得白色升华物，放置片刻，在显微镜下观察，可见柱形、棱形结晶。取升华物，滴加氢氧化钡水溶液封藏后镜检，可见斑蝥酸钡盐的针晶束。

（2）取本品升华物，用石油醚洗 2～3 次，加硫酸（相对密度 1.77）2～3 滴，微热，溶解后转入试管内，继续用微火加热至发生气泡，立即离火，稍冷，滴入对二甲氨基苯甲醛硫酸溶液 1 滴，溶液即显樱红色或紫红色（检查斑蝥素）。

（3）取本品升华物，加硫酸（相对密度 1.77）2～3 滴，微热，溶解后转入试管内，加入间苯二酚粉末少许，微火加热至沸，溶液变红色，在紫外光灯（365nm）下观察，显绿色荧光。

【药理作用】

（1）抗肿瘤　斑蝥素对多种实验动物移植性肿瘤有明显抑制作用，机制是斑蝥素以各种方式作用于癌细胞，干扰细胞中蛋白质和核酸的合成。但斑蝥素毒性大，临床可用其半合成品羟基斑蝥胺，疗效类似而毒性只有斑蝥素的 1/500。

（2）抗菌　斑蝥水浸剂（1∶4）在体外可抑制堇色毛癣菌等 12 种致病皮肤真菌。

（3）局部刺激作用　斑蝥素有强烈的刺激性，可使动物和人的皮肤发红起疱。口服可引起胃肠炎和肾炎。

此外，本品还具有升高白细胞、抗炎及免疫抑制等作用。

【性味与功能】　性热，味辛；有大毒。破血逐瘀，散结消癥，攻毒蚀疮。

僵蚕 Bombyx Batryticatus

【来源】 为蚕蛾科昆虫家蚕 *Bombyx mori* Linnaeus 4～5龄的幼虫感染（或人工接种）白僵菌 *Beauveria bassiana* （Bals.） Vuillant 而致死的干燥体。

【产地与采制】 主产于浙江、江苏、四川、广东等地。多于春、秋季生产，将感染白僵菌病死的蚕干燥。

【性状】 略呈圆柱形，多弯曲皱缩，长2～5cm，直径0.5～0.7cm。表面灰黄色，被有白色粉霜状的气生菌丝和分生孢子。头部较圆，足8对，体节明显，尾部略呈二分歧状。质硬而脆，易折断，断面平坦，外层白色，中间有亮棕色或亮黑色的丝腺环4个，习称"胶口镜面"。气微腥，味微咸（图17-15）。

以条粗、质硬、色白、断面光亮者为佳。表面无白色粉霜、中空者不可入药。

【成分】 主含蛋白质、氨基酸及脂肪。尚含羟基促蜕皮甾酮（crustedysone）、白僵菌素（bassianins）、棕榈酸、油酸及壳质酶。僵蚕体表粉霜中含有草酸铵。

【药理作用】

（1）抗惊厥 僵蚕煎剂小鼠灌肠能降低士的宁所致惊厥的死亡数。

（2）抗凝、抗血栓、促纤溶 僵蚕水提液具有较强的抗凝作用，模型动物注射僵蚕液后，其血栓重量明显减轻，纤溶酶原含量、纤溶蛋白原含量均减少，优球蛋白溶解时间明显缩短。

（3）抗癌 僵蚕醇提物对小鼠 ECA 实体型抑制率为36%；对肉瘤 S_{180} 也有抑制作用。

此外，本品还具有催眠、降糖、降脂及抑菌等作用。

【性味与功能】 性平，味咸、辛。息风止痉，祛风止痛，化痰散结。

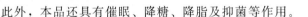

图17-15 僵蚕

海马 Hippocampus

【来源】 为海龙科动物线纹海马 *Hippocampus kelloggi* Jordan et Snyder、刺海马 *Hippocampus histrix* Kaup、大海马 *Hippocampus kuda* Bleeker、三斑海马 *Hippocampus trimaculatus* Leach 或小海马（海蛆）*Hippocampus japonicus* Kaup 的干燥体。

【产地与采制】 主产于广东、福建、海南、山东等地。夏、秋二季捕捞，洗净，晒干；或除去皮膜和内脏，晒干。

【性状】

线纹海马 呈扁长形而弯曲，体长约30cm。表面黄白色，头略似马头，有冠状突起，前端有一管状长吻，口小，无牙，两眼深陷。躯干部七棱形，尾部四棱形，渐细卷曲。体上有瓦楞形节纹并具短棘。习称"马头、蛇尾、瓦楞身"。体轻，骨质坚硬。气微腥，味微咸（图17-16）。

刺海马 体长15～20cm，头部及体上环节间的棘

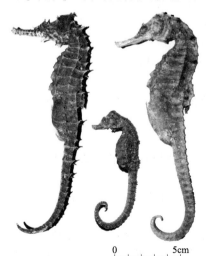

图17-16 海马

细而尖。

大海马　体长 20～30cm，表面黑褐色。

三斑海马　体侧背部第 1、4、7 节两侧的短棘基部各有 1 黑斑。

小海马（海蛆）　体形小，长 7～10cm，表面黑褐色，节纹及短棘均较细小。

均以体大、坚实、头尾齐全、洁净者为佳。

【成分】　含蛋白质、脂肪及多种氨基酸、甾体化合物及无机元素等。

【药理作用】

(1) 性激素样作用　海马的乙醇提取液，可延长正常雌性小鼠的发情期，并使子宫及卵巢重量增加，使雄鼠前列腺、精囊、肛提肌的重量明显增加。

(2) 抗衰老　海马能增加小鼠的耐氧性，减少单胺氧化酶的活性，降低过氧化脂质在体内的水平，同时还具有抗应激、抗氧自由基、降血脂、增强学习记忆能力、调节免疫功能、促进血液流变学作用等作用。

此外，本品还具有抗血栓、抗癌、镇静及镇痛等作用。

【性味与功能】　性温，味甘、咸。温肾壮阳，散结消肿。

蟾酥　Bufonis Venenum

【来源】　为蟾蜍科动物中华大蟾蜍 *Bufo bufo gargarizans* Cantor 或黑眶蟾蜍 *Bufo melanostictus* Schneider 的干燥分泌物。

【产地与采制】　主产于河北、山东、江苏、广东等地。多于夏、秋二季捕捉蟾蜍，洗净，挤取耳后腺及皮肤腺的白色浆液，加工，干燥。将白色浆液放入圆模型中晒干者，称"团蟾酥"；将收集的白色浆液直接涂在玻璃片上摊成薄膜晒干者，称"片蟾酥"。

【性状】　呈扁圆形团块状或片状，表面棕褐色或红棕色。团块状者质坚，不易折断，断面棕褐色，角质状，微有光泽；片状者质脆，易碎，断面红棕色，半透明。气微腥，味初甜而后有持久的麻辣感，粉末嗅之作嚏。本品断面沾水即呈乳白色隆起，粉末少许，于锡箔纸上加热即熔成油状（图 17-17）。

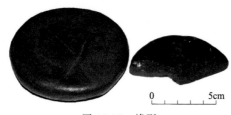

图 17-17　蟾酥

均以色红棕、断面角质状、半透明、微有光泽者为佳。

【成分】　主含强心甾类化合物，其中主要为蟾毒配基类化合物，已知有约 20 种，如脂蟾毒配基（resibufogenin）、华蟾酥毒基（cinobufagin）、蟾毒灵、蟾毒素等；含吲哚生物碱类，主要有蟾酥碱、蟾酥甲碱、去氢蟾酥碱及蟾酥硫碱等。此外，还含甾醇类、5-羟色胺、吗啡、多糖类、有机酸、肽类、肾上腺素及多种氨基酸。

照高效液相色谱法测定，本品按干燥品计算，含华蟾酥毒基（$C_{26}H_{34}O_6$）和脂蟾毒配基（$C_{24}H_{32}O_4$）的总量不得少于 6.0%。

【理化鉴别】

(1) 取本品粉末 0.1g，加甲醇 5ml，浸泡 1h，滤过，滤液加对-二甲氨基苯甲醛固体少量，滴加硫酸数滴，显示蓝紫色。

(2) 取本品粉末 0.1g，加三氯甲烷 5ml，浸泡 1h，滤过，将滤液蒸干，残渣加少量醋酐使其溶解，滴加硫酸，初显蓝紫色，渐变成蓝绿色。

(3) 取本品粉末 0.2g，加乙醇 10ml，加热回流 30min，滤过，滤液置 10ml 量瓶中，加乙醇至刻度，作为供试品溶液。另取蟾酥对照药材 0.2g，同法制成对照药材溶液。再取脂蟾毒配基对照品及华蟾酥毒基对照品，加乙醇分别制成每 1ml 含 1mg 的溶液，作为对照品溶液。

吸取上述四种溶液各 10μl，分别点于同一硅胶 G 薄层板上，以环己烷-三氯甲烷-丙酮（4：3：3）为展开剂，展开，取出，晾干，喷以 10% 硫酸乙醇溶液，加热至斑点显色清晰。供试品色谱中，在与对照药材色谱相应的位置上，显示相同颜色的斑点；在与对照品色谱相应的位置上，显示相同的一个绿色和一个红色的斑点。

【药理作用】

（1）强心　蟾毒配基类和蟾蜍毒素类均有强心作用，主要表现为加强心肌收缩力，增加心排出量，减慢心率，可消除水肿，缓解呼吸困难。蟾酥对血栓形成导致的冠状血管狭窄、心肌梗死等缺血性心脏病，能增加心肌血流量，改善微循环，增加心肌供氧量，有抗心肌缺血作用。

（2）升压　蟾蜍对麻醉家兔具有升高动脉压作用，但不持久，以蟾毒灵作用最强。

（3）呼吸兴奋作用　动物实验表明，静注脂蟾毒配基可直接兴奋延髓呼吸中枢，产生呼吸兴奋作用。

（4）抑菌、抗炎　蟾酥制剂能激活小鼠腹腔游走巨噬细胞，提高吞噬能力，还能直接杀伤细菌和抑制细菌生长，对大鼠甲醛-滤纸球肉芽肿具有抗炎作用。

（5）抗肿瘤、抗辐射　蟾毒配基对小鼠肉瘤 S_{180}、子宫颈癌、腹水型肝癌等均有抑制作用。蟾酥制剂具有类似肾上腺素的作用，能增强机体对化疗和放疗的耐受力，对 X 射线局部照射有保护作用。蟾酥还能防治化疗和放疗引起的血细胞下降。

（6）局部麻醉　蟾毒灵具有较强的局部麻醉作用。

此外，本品还具有增强机体免疫功能，心肌缺血再灌注损伤的保护作用。

【性味与功能】　性温，味辛；有毒。解毒，止痛，开窍醒神。

哈蟆油　Ranae Oviductus

【来源】　为蛙科动物中国林蛙 *Rana temporaria chensinensis* David 雌蛙的输卵管，经采制干燥而得。

【产地与采制】　主产东北三省。选肥大雌蛙，悬挂风干。剥油前用热水（70℃）浸烫 1～2min，立即捞出装入麻袋中闷润过夜，次日剖开腹部，轻轻取出输卵管，去尽卵子及其他内脏，通风处阴干。

【性状】　呈不规则块状，弯曲而重叠，长 1.5～2cm，厚 1.5～5mm。表面黄白色，呈脂肪样光泽，偶有带灰白色薄膜状干皮。摸之有滑腻感，在温水中浸泡体积可膨胀。质硬，易折断。气腥，味微甘，嚼之有黏滑感（图 17-18）。

以色黄白、有光泽、片大肥厚、无皮膜者为佳。

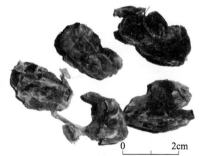

图 17-18　哈蟆油

【成分】　主含蛋白质、脂肪，另含雌酮、17β-雌二醇、17β-羟甾醇脱氢酶、胆固醇及维生素 A、B 族维生素、维生素 C、维生素 D、维生素 E 和磷脂等。还含有氨基酸及多种无机元素。

【理化鉴别】　膨胀度检查：取本品，破碎成直径约 3mm 的碎块，于 80℃ 干燥 4h，称取0.2g，照膨胀度测定法测定，开始 6h 每 1h 振摇 1 次，然后静置 18h，倾去水液，读取供试品膨胀后的体积，计算，即得。本品的膨胀度不得低于 55。

【药理作用】

（1）抗氧化、抗衰老　哈蟆油能够使衰老雌性大鼠抗氧化应激水平增强，改善其衰老程度；能够使超重辐射模型大鼠血清抑制羟基自由基能力增强，发挥抗氧化作用。

（2）对免疫功能的作用　哈蟆油能够提高吞噬细胞的吞噬功能，增加 T 淋巴细胞数量，增强机体免疫力。

(3) 抗疲劳　哈蟆油能延长肾虚小鼠的滚棒及游泳时间，常压耐缺氧的存活时间略有延长，能延长正常动物的爬杆、滚棒、游泳时间。

(4) 镇咳　哈蟆油及其甲醇、石油醚提取物均能使 SO_2 及浓氨水对小鼠引咳的潜伏期显著延长，并减少咳嗽次数。

此外，本品还具有促进生长发育、抑制血小板聚集及降低血脂等作用。

【性味与功能】　性平，味甘、咸。补肾益精，养阴润肺。

【附注】　伪品常见以下几种。①蟾蜍科动物中华大蟾蜍的干燥输卵管，呈扭曲状，形似鸡肠；手摸粗糙，无滑腻感；温水浸泡体积膨胀 3～5 倍；味微苦。②鳕鱼科明太鱼的精巢干制品，为不规则块状连接，手摸滑腻感，遇水膨胀 0.5～1 倍；气极腥。③马铃薯或甘薯加工品，呈不规则块状，表面灰白色，半透明，角质样，掐之表面无痕迹出现；水浸后膨胀小，手摸之即脱落，里面有硬心；气微，味甜。

龟甲　Testudinis Carapax et Plastrum

【来源】　为龟科动物乌龟 *Chinemys reevesii* (Gray) 的背甲及腹甲。

【产地与采制】　主产于江苏、浙江、安徽、湖北等地。全年均可捕捉，以秋、冬二季为多，捕捉后杀死或用沸水烫死，取其背甲及腹甲，除去残肉，晒干。

【性状】　背甲及腹甲由甲桥相连，背甲稍长于腹甲，与腹甲常分离。背甲呈长椭圆形拱状，长 7.5～22cm，宽 6～18cm；外表面棕褐色或黑褐色，脊棱 3 条；颈盾 1 块，前窄后宽；椎盾 5 块，第 1 椎盾长大于宽或近相等，第 2～4 椎盾宽大于长；肋盾两侧对称，各 4 块；缘盾每侧 11 块；臀盾 2 块。腹甲呈板片状，近长方椭圆形，长 6.4～21cm，宽 5.5～17cm；外表面淡黄棕色至棕黑色，盾片 12 块，每块具有紫褐色放射状纹理，腹盾、胸盾和股盾中缝均长，喉盾、肛盾次之，肱盾中缝最短；内表面黄白色至灰白色，有的略带血迹或残肉，习称"血板"，除净后可见骨板 9 块，呈锯齿状嵌接；前端钝圆或平截，后端具三角形缺刻，两侧残存呈翼状向斜上方弯曲的甲桥。质坚硬。气微腥，味微咸（图 17-19）。

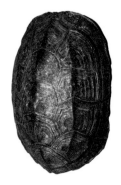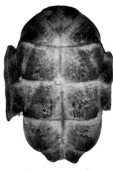

0   5cm

图 17-19　龟甲

以身干、块大、无残肉、洁净者为佳。

【成分】　含角蛋白，骨胶原（collagen）；天冬氨酸、苏氨酸等 18 种氨基酸；另含碳酸钙、氧化钙、氧化镁、二氧化硅及多种无机元素。

【药理作用】　具有降低甲亢型大鼠的甲状腺、肾上腺皮质功能，提高机体免疫力，延缓衰老及兴奋子宫等作用。

【性味与功能】　性寒，味咸、甘。滋阴潜阳，益肾强骨，养血补心，固经止崩。

鳖甲　Trionycis Carapax

【来源】　为鳖科动物鳖 *Trionyx sinensis* Wiegmann 的背甲。

【产地与采制】　主产于湖北、安徽、江苏、河南等地。全年均可捕捉，以秋、冬二季为多，捕捉后杀死，置沸水中烫至背甲上的硬皮能剥脱时，取出，剥取背甲，除去残肉，晒干。

【性状】　呈椭圆形或卵圆形，背面隆起，长 10～15cm，宽 9～14cm。外表面黑褐色或墨绿色，略有光泽，具有网状细皱纹，并伴有灰黄色或灰白色斑点，中间有 1 条纵棱，两侧各有左右对称的横凹纹 8 条，外皮脱落后，可见锯齿状嵌接缝。内表面类白色，中部有突起的脊椎骨，颈骨向内卷曲，两侧各有肋骨 8 条，伸出边缘。质坚硬。气微腥，味淡（图 17-20）。

以块大、甲厚、无残肉、洁净、无腐臭者为佳。

【成分】　含骨胶原、碳酸钙、磷酸钙、氨基酸及多种无机元素等。

【性味与功能】　性寒，味咸。滋阴潜阳，软坚散结，退热除蒸。

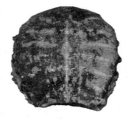
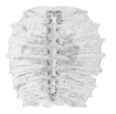

图 17-20　鳖甲

蛤蚧　Gecko

【来源】　为壁虎科动物蛤蚧 *Gekko gecko* Linnaeus 的干燥体。

【产地与采制】　主产于广西。云南、广东、福建等地亦产。全年均可捕捉，5～9 月为主要捕捉季节。除去内脏，拭净，用竹片撑开，使全体扁平顺直，低温干燥。

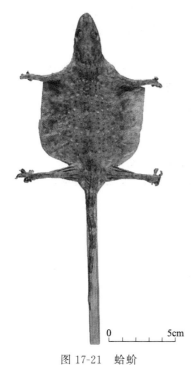

图 17-21　蛤蚧

【性状】　全体呈扁片状，头颈部及躯干部长 9～18cm，头颈部约占三分之一，腹背部宽 6～11cm，尾长 6～12cm。头略呈扁三角状，两眼多凹陷成窟窿，口内有细齿，生于颚的边缘，无异型大齿。吻部半圆形，吻鳞不切鼻孔，与鼻鳞相连，上鼻鳞左右各 1 片，上唇鳞 12～14 对，下唇鳞（包括颏鳞）21 片。腹背部呈椭圆形，腹薄。背部呈灰黑色或银灰色，有黄白色、灰绿色或橙红色斑点散在或密集成不显著的斑纹，脊椎骨及两侧肋骨突起。四足均有 5 趾，趾间仅具蹼迹，足趾底有吸盘。尾细长而坚实，微现骨节，与背部颜色相同，有 6～7 个明显的银灰色环带，有的再生尾较原生尾短，且银灰色环带不明显。全身密被圆形或多角形微有光泽的细鳞。气腥，味微咸（图 17-21）。

以体大、肥壮、尾粗而长、无虫蛀者为佳。

【显微特征】　粉末　为淡黄色或淡灰黄色。①鳞片近无色，表面可见半圆形、类圆形隆起，直径 9～32μm，有极细小的粒状物分布，有的可见圆形孔洞，直径 25～45μm。②皮肤碎片表面可见棕色或棕黑色色素颗粒。③横纹肌纤维侧面观细密横纹呈波峰状或稍平直，横断面常呈三角形、类圆形或近似方形。④骨碎片表面有细小裂缝状或针孔状孔隙；骨陷窝呈裂缝状（图 17-22）。

【成分】　含生物碱类，如胆碱（choline）、肉毒碱（carnitine）、鸟嘌呤（guanine）；磷脂类，其中以磷脂酰乙醇胺含量最多。尚含肌肽、脂肪酸、蛋白质、多种氨基酸及钙、磷、镁、锌等多种无机元素。

【药理作用】

（1）抗炎　蛤蚧乙醇提取物的水溶性部分和脂溶性部分，对甲醛所致大鼠踝关节肿胀及二甲苯所致的小鼠耳部的炎症肿胀有明显的抑制作用。

（2）抗应激　每日给小鼠按 20g/kg 灌服蛤蚧提取物 5 天，可使小鼠耐高温能力增强；按 10g/kg 腹腔注射 30min 后，能显著延长小鼠的缺氧存活时间。

此外，蛤蚧提取物还具有平喘、抗衰老和增强机体免疫功能以及性激素样作用。动物实

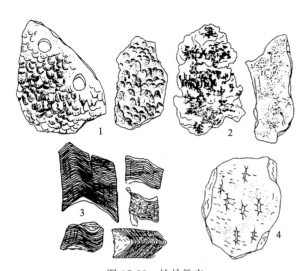

图 17-22　蛤蚧粉末

1—鳞片；2—皮肤碎片；3—横纹肌纤维；4—骨碎片

验表明，蛤蚧在促进生长发育、降血糖方面也显示一定的作用。

【性味与功能】　性平，味咸。补肺益肾，纳气定喘，助阳益精。

【附注】　蛤蚧伪品较多，常见的有以下几种。

（1）壁虎科动物多疣壁虎 Gekko japonicus（Dumerill et Bibron）除去内脏的干燥体，习称"小蛤蚧"。体长在 20cm 以下，背、腹肌肉很薄，无眼睑，吻鳞切鼻孔，鳞片极细小，体背灰褐色，具多数不规则疣鳞，生活中尾易断。

（2）鬣蜥科动物蜡皮蜥 Leiolepis belliana rubritaeniata Mertens 除去内脏的干燥体。全长约 40cm，尾长近体长两倍。上唇具 2 个异形大齿，有眼睑，鳞片细小，无疣鳞。体背灰黑色，密布橘红色圆形斑点，体两侧有条形横向的橘红色斑纹。指、趾狭长而细，均具锐利爪。

（3）鬣蜥科动物喜山鬣蜥 Agama himalayana（Steindachner）除去内脏的干燥体，习称"西藏蛤蚧"。全长 34～36cm，尾长超过体长，有眼睑，吻鳞不切鼻孔，口内有异形大齿，脊背有几行大鳞，四肢及尾背鳞具棱，指、趾狭长，圆柱形，均有爪。

金钱白花蛇　Bungarus Parvus

【来源】　为眼镜蛇科动物银环蛇 Bungarus multicinctus Blyth 的幼蛇干燥体。

【产地与采制】　主产于广东、广西、海南等地。夏、秋二季捕捉，剖开腹部，除去内脏，擦净血迹，用乙醇浸泡处理后，盘成圆形，用竹签固定，干燥。

【性状】　呈圆盘状，盘径 3～6cm，蛇体直径 0.2～0.4cm。头盘在中间，尾细，常纳口内，口腔内上颌骨前端有毒沟牙 1 对，鼻间鳞 2 片，无颊鳞，上下唇鳞通常各为 7 片。背部黑色或灰黑色，有白色环纹 45～58 个，黑白相间，白环纹在背部宽 1～2 行鳞片，向腹面逐渐增宽；黑环纹宽 3～5 行鳞片，背部正中明显突起一条脊棱，脊鳞扩大呈六角形，背鳞细密，通身 15 行，尾下鳞单行。气微腥，味微咸（图 17-23）。

以身干、头尾齐全、色泽明亮、盘径小者为佳。

【成分】　主含蛋白质、脂肪及鸟嘌呤核苷。头部毒腺中含有多种酶及多种蛇毒，如 α-环蛇毒、β-环蛇毒、γ-环蛇毒（为强烈的神经性毒）等。

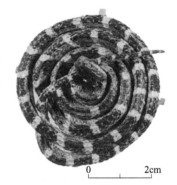

图 17-23　金钱白花蛇

照醇溶性浸出物测定法项下的热浸法测定，用稀乙醇作溶剂，浸出物不得少于 15.0%。

【药理作用】

（1）镇静、镇痛　白花蛇提取物对小鼠有镇静、催眠和镇痛作用。

（2）抗凝血、抑制血栓形成　能降低纤维蛋白原转化成纤维蛋白的数量；降低血小板数量，抑制血小板黏附和聚集功能，使血液黏稠度下降；延长凝血酶原时间，具有抗凝血、抗血栓形成作用。

（3）对免疫功能的影响　动物实验证明，本品可刺激巨噬细胞，增加其吞噬能力。

（4）抗炎　对大鼠琼脂性足肿和二甲苯所致鼠耳肿胀有显著抑制作用，可减少炎症渗出，减轻炎症反应。

【性味与功能】　性温，味甘、咸；有毒。祛风，通络，止痉。

【附注】　金钱白花蛇伪品较多，常见的如下。

（1）游蛇科动物百花锦蛇 *Elaphe moellendorffi* （Boettger），其头背呈赭红色，似梨形，体背灰绿色，有 30 余个排列成三行略呈六角形的红褐色斑块，尾部有黑红相间的环纹。

（2）眼镜蛇科动物金环蛇 *Bungarus fasciatus* （Schneider），全体具 23～33 个黄色环纹，黑黄纹相间近等宽（均宽 3～4 个鳞片），横纹环绕腹部。

（3）用成体银环蛇剖割加工成若干条小蛇身，再装上其他蛇的蛇头，盘成圆盘状，冒充金钱白花蛇。其蛇身不完整，蛇头颈部与蛇身有拼接痕迹，蛇身白环纹数约 10 个，无蛇尾。

（4）以其他蛇的幼体用褪色药水或油漆等将蛇身涂成白色环纹，其环纹的宽窄、间距不规则，背鳞不扩大为六角形。

蕲蛇　Agkistrodon

【来源】　为蝰科动物五步蛇 *Agkistrodon acutus* （Güenther）的干燥体。

【产地与采制】　主产于浙江、江西、福建、湖北等地。多于夏、秋二季捕捉，剖开蛇腹，除去内脏，洗净，用竹片撑开腹部，盘成圆盘状，干燥后拆除竹片。

【性状】　呈圆盘状，盘径 17～34cm，体长可达 2m。头在中间稍向上，呈三角形而扁平，吻端向上，习称"翘鼻头"。上腭有管状毒牙，中空尖锐。背部两侧各有黑褐色与浅棕色组成的"Ｖ"形斑纹 17～25 个，其"Ｖ"形的两上端在背中线上相接，习称"方胜纹"，有的左右不相接，呈交错排列。腹部撑开或不撑开，呈灰白色，鳞片较大，有黑色类圆形的斑点，习称"连珠斑"；腹内壁黄白色，脊椎骨的棘突较高，呈刀片状上突，前后椎体下突基本同形，多为弯刀状，向后倾斜，尖端明显超过椎体后隆面。尾部骤细，末端有三角形深灰色的角质鳞片 1 枚，习称"佛指甲"。气腥，味微咸（图 17-24）。

以头尾齐全、条大、花纹明显、内壁洁净者为佳。

【成分】　主含蛋白质、氨基酸及脂肪。头部毒腺含有多量出血性毒素及少量神经性毒素、微量溶血成分（如抗凝血酶）及鸟嘌呤核苷等。

【药理作用】

（1）镇静、镇痛　蕲蛇提取物具有镇静、镇痛作用，并能直接扩张血管而降低血压。

（2）抗血栓　蕲蛇酶具有防止血栓形成及溶栓作用；可抑制由凝血酶、胶原等诱导的血小板聚集。

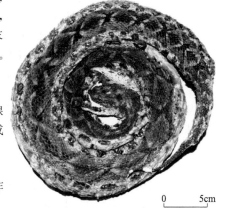

图 17-24　蕲蛇

（3）降血脂　动物实验证明，由蛇毒中提取的精氨酸酯酶，具有降低血脂、降低血液黏稠度作用，还可减少血小板的数量，降低血小板的黏附和聚集功能。

【性味与功能】　性温，味甘、咸；有毒。祛风，通络，止痉。

乌梢蛇　Zaocys

【来源】　为游蛇科动物乌梢蛇 *Zaocys dhumnades* （Cantor）的干燥体。

【产地与采制】　主产于浙江、江苏、安徽、江西等地。夏、秋二季捕捉，剖开腹部，或先剥去蛇皮留头尾，除去内脏，卷成圆盘状，干燥。

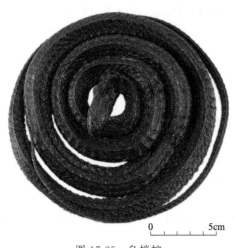

图 17-25　乌梢蛇

【性状】　呈圆盘状，盘径约 16cm。表面黑褐色或绿黑色，密被菱形鳞片，背鳞行数成双，背中央 2～4 行鳞片强烈起棱，形成两条纵贯全体的黑线。头盘在中间，扁圆形，眼大而向下凹陷，有光泽。上唇鳞 8 枚，第 4、5 枚入眶，颊鳞 1 枚，眼前下鳞 1 枚，较小，眼后鳞 2 枚。脊部高耸成屋脊状，俗称"剑脊"。腹部剖开，边缘向内卷曲，脊肌肉厚，黄白色或淡棕色，可见排列整齐的肋骨。尾部渐细而长，尾下鳞为双行。剥皮者仅留头尾之皮鳞，中段较光滑。气腥，味淡（图 17-25）。

以身干、头尾齐全、皮黑、肉黄白色、质坚实者为佳。

【成分】　含蛋白质、脂肪及大量钙、磷、镁、铁、铝、锌等无机元素。

【药理作用】

(1) 镇痛　乌梢蛇水煎剂或醇提液对小鼠有显著的镇痛作用。

(2) 抗炎　乌梢蛇水煎液或醇沉液及以乌梢蛇为主药的复方蛇制剂具有明显的抗炎作用。

(3) 抗毒　由于乌梢蛇血清中含有能抗尖吻蝮蛇毒的因子，故具有一定的抗毒作用。

此外，乌梢蛇具有一定的镇静、抗惊厥作用。

【性味与功能】　性平，味甘。祛风，通络，止痉。

鸡内金　Calli Gigerii Endothelium Corneum

【来源】　为雉科动物家鸡 *Gallus gallus domesticus* Brisson 的干燥沙囊内壁。

【产地与采制】　杀鸡后，取出鸡胗，立即剥下内壁，洗净，干燥。

【性状】　呈不规则卷片，厚约 2mm。表面呈黄色、黄绿色或黄褐色，薄而半透明，具明显的条状皱纹。质脆，易碎，断面角质样，有光泽。气微腥，味微苦（图 17-26）。

以个大、色黄、完整、破碎少者为佳。

【成分】　含多种酶类，如胃蛋白酶、淀粉酶等；多种氨基酸，如谷氨酸、精氨酸、天冬氨酸、缬氨酸等 18 种氨基酸；多种维生素，如维生素 B_1、维生素 B_2，并含铝、钙、铁、镁、铜、锌等无机元素。

【药理作用】　口服鸡内金粉，可增加胃液的分泌量，提高胃内酸度和消化能力，胃运动功能加强，排空加快。尚有改善血液流变学、抗动脉粥样硬化作用。鸡内金水煎剂对加速排除放射性锶有一定作用。

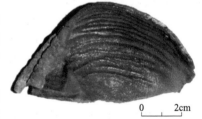

图 17-26　鸡内金

【性味与功能】　性平，味甘。健脾消食，涩精止遗，通淋化石。

阿胶　Asini Corii Colla

【来源】　为马科动物驴 *Equus asinus* L. 的干燥皮或鲜皮经煎煮、浓缩制成的固体胶。

【产地与采制】　主产山东、河北、浙江等省。将驴皮浸泡去毛，切块洗净，分次水煎，滤过，合并滤液，浓缩（可分别加入适量的黄酒、冰糖及豆油）至稠膏状，冷凝，切块，晾干，即得。

【性状】　呈长方形块、方形块或丁状。棕色至黑褐色，有光泽。质硬而脆，断面光亮，碎片对光照视呈棕色半透明状。气微，味微甘（图 17-27）。

以色匀、质脆、半透明、断面光亮、无腥气者为佳。

【成分】 主含明胶蛋白，水解后可产生多种氨基酸，其中以甘氨酸含量最高。此外，还含有 Fe、Na、K、Ca、Cu 等多种无机元素。

照高效液相色谱法测定，本品按干燥品计算，含 L-羟脯氨酸不得少于 8.0%，甘氨酸不得少于 18.0%，丙氨酸不得少于 7.0%，L-脯氨酸不得少于 10.0%。

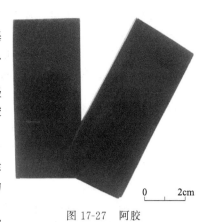

0　　2cm

图 17-27　阿胶

【药理作用】

（1）对血液系统的作用　阿胶具有显著的抗贫血作用，也能使末梢血中血小板数增多，具有促进凝血的作用。

（2）对造血系统的作用　阿胶能刺激骨髓造血干细胞，特别是巨核系组细胞，并能提高骨髓髓外造血功能。

（3）对免疫系统的作用　阿胶口服液能够提高小鼠的细胞免疫和体液免疫功能，对小鼠的免疫功能有正向调节作用。

此外，本品还具有抗疲劳、耐缺氧、抗休克、增强记忆及抗肿瘤等作用。

【性味与功能】 性平，味甘。补血滋阴，润燥，止血。

【附注】 新阿胶：用猪皮熬制而成的胶，呈方块状，表面棕褐色，对光透视不透明，断面不光亮。于水中加热熔化，液面有一层脂肪油，具皮肉汤味。

麝香　Moschus

【来源】 为鹿科动物林麝 *Moschus berezovskii* Flerov、马麝 *Moschus sifanicus* Przewalski 或原麝 *Moschus moschiferus* Linnaeus 成熟雄体香囊中的干燥分泌物。

【产地与采制】 野生品主产于四川、西藏、陕西、甘肃等地。现四川、陕西、安徽等地均有养殖，以四川和西藏产量大、质量优。野麝多在冬季至次春猎取，捕获后，割取香囊，阴干，习称"毛壳麝香"；剖开香囊，除去囊壳，取囊中分泌物，习称"麝香仁"。家麝直接从其香囊中取出麝香仁，阴干或用干燥器密闭干燥。

【性状】

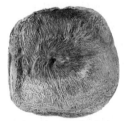

0　　1cm

图 17-28　麝香

毛壳麝香　为扁圆形或近似椭圆形的囊状体，直径 3～7cm，厚 2～4cm。开口面皮革质，略平，棕褐色，密生白色或灰棕色短毛，从两侧围绕中心排列，中心有 1 小囊孔。另一面为棕褐色略带紫色的皮膜，微皱缩，偶显肌肉纤维，略有弹性；剖开后，可见中层皮膜呈棕褐色或灰褐色，半透明；内层皮膜呈棕色，内含颗粒状、粉末状的麝香仁和少量细毛及脱落的内层皮膜（习称"银皮"）。有特殊香气（图 17-28）。

麝香仁　野生品质软、油润、疏松。其中不规则圆球形或颗粒状者习称"当门子"，表面多呈紫黑色，微有麻纹，油润光亮，断面深棕色或黄棕色；粉末状者多呈棕褐色或黄棕色，并有少量脱落的内层皮膜和细毛。饲养品呈颗粒状、短条形或不规则团块；表面不平，紫黑色或深棕色，显油性，微有光泽，并有少量毛和脱落的内层皮膜。气香浓烈而特异，味微辣、微苦带咸。

【经验鉴别】

（1）取毛壳麝香用特制槽针从囊孔插入，转动槽针，撮取麝香仁，立即检视，槽内的麝香仁应有逐渐膨胀高出槽面的现象，习称"冒槽"。麝香仁油润，颗粒疏松，无锐角，香气浓烈。不应有纤维等异物或异常气味。

（2）取麝香仁粉末少量，置手掌中，加水润湿，用手搓之能成团，再用手指轻揉即散，不应粘手、染手、顶指或结块。

（3）取麝香仁少量，撒于炽热坩埚中灼烧，初则迸裂，随即熔化膨胀起泡似珠，香气浓烈四溢，应无毛、肉焦臭，无火焰或火星出现。灰化后残渣呈白色或灰白色。

毛壳麝香以饱满、皮薄、仁多、捏之有弹性、香气浓烈者为佳。

麝香仁以当门子多、颗粒色紫黑、质柔润、香气浓烈者为佳。

【显微特征】　麝香仁粉末　棕褐色或黄棕色。①为无数无定形颗粒状物集成半透明或透明团块，淡黄色或淡棕色。②团块中包埋或散在有方形、柱状、八面体或不规则的晶体。③可见圆形油滴，偶见毛及脱落的内层皮膜组织（图17-29）。

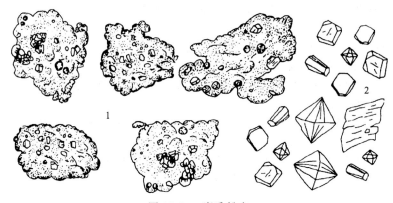

图 17-29　麝香粉末
1—分泌物团块；2—晶体

【成分】　含麝香酮（muscone），为本品的有效成分及香气成分；十余种雄甾烷衍生物，如雄性酮、表雄酮等；生物碱类化合物，如麝香吡啶、羟基麝香吡啶等。此外，还含有蛋白质、多种氨基酸、多肽、胆甾醇、脂肪酸、尿囊素、尿素和无机盐等。

照气相色谱法测定，本品按干燥品计算，含麝香酮（$C_{16}H_{30}O$）不得少于 2.0%。

【药理作用】

（1）调节中枢神经系统　麝香对中枢神经系统的影响呈双向作用，小剂量兴奋中枢，大剂量抑制中枢。小鼠腹腔注射小剂量麝香或麝香酮，均能缩短巴比妥类所致的睡眠时间。相反，用大剂量天然麝香或麝香酮，则可使戊巴比妥钠引起的小鼠睡眠时间延长。

（2）抗脑缺氧　麝香能显著延长小鼠急性呼吸停止后脑电波存在时间，可避免小量氰化钾中毒所致死亡并缩短其昏睡时间、延长其断头后的呼吸时间、延长其颈动脉结扎后、常压无氧或减压无氧的生存时间。

（3）抗炎　麝香提取物对多种动物炎症模型均有显著抑制作用，能明显降低毛细血管通透性，使渗出减少，减轻炎症肿胀。

（4）对心血管系统作用　麝香具有明显强心作用，能使离体蟾蜍心脏收缩力增强，心排出量增加。还可显著增加冠状动脉血流量。

（5）对子宫平滑肌的影响　麝香的醇提取物或麝香酮对离体及在体子宫平滑肌均有明显的兴奋作用。

此外，具有增强机体免疫功能、镇痛及雄激素样作用。

【性味与功能】　性温，味辛。开窍醒神，活血通经，消肿止痛。

【附注】

（1）麝香为贵重药材，伪品及掺假现象严重，如用动物的肠衣、膀胱或麝皮缝制捆扎而成。常见三类掺假物。①动物类，如肉松、肝脏粉末、血块、蛋黄粉、奶粉等。②植物类，如儿茶粉、丁香粉、淀粉、锁阳粉、桂皮粉、地黄粉、大豆粉、海金沙等。③矿物类，如雄黄、赤石脂、铁末、铅粉、砂石等。以上掺伪品用显微鉴别和理化鉴别方法均能与真品麝香区别。

（2）与麝香成分及药理作用相似的品种如下。

① 人工麝香 系根据天然麝香的化学成分合成的产品。以合成麝香酮为主，按规定比例与其他物质配制而成。经药理试验、理化分析和临床试用证明，人工麝香与天然麝香作用相近，对心绞痛有显著的缓解作用。

② 灵猫香 为灵猫科动物大灵猫 *Viverra zibetha* Linnaeus 及小灵猫 *Viverricula indica* Desmarest 香囊中的分泌物。分泌物为蜂蜜样的稠厚液体，呈白色或黄白色，存放日久，色渐变成褐色，呈软膏状，有类似麝香的香气。

③ 麝鼠香 为田鼠科动物麝鼠 *Ondatra zibethica* Linnaeus 雄性香囊中的分泌物。具有类似麝香的特殊香气。含有与天然麝香相同的麝香酮、降麝香酮等大环化合物。

鹿茸 Cervi Cornu Pantotrichum

【来源】 为鹿科动物梅花鹿 *Cervus Nippon* Temminck 或马鹿 *Cervus elaphus* Linnaeus 的雄鹿未骨化密生茸毛的幼角。前者习称"花鹿茸"，后者习称"马鹿茸"。

【产地与采制】 花鹿茸主产于吉林、辽宁、河北及黑龙江等地。马鹿茸主产于黑龙江、吉林、内蒙古、新疆等地，东北产者习称"东马鹿茸"，品质较优；西北产者习称"西马鹿茸"，品质较次。夏、秋二季锯取鹿茸，经加工后，阴干或烘干。

一般从第三年开始锯茸，二杠茸每年采收两次，第一次多在清明后45～50天，习称"头茬茸"；立秋前后采收第二次，习称"二茬茸"；三岔茸每年只采收一次，大约在7月下旬。锯取的鹿茸，经排血（或不排血）、洗茸、煮烫后，阴干或烘干。

【性状】

花鹿茸 呈圆柱状分枝，具有一个分枝者习称"二杠"，主枝习称"大挺"，长17～20cm，锯口直径4～5cm，离锯口约1cm处分出侧枝，习称"门庄"，长9～15cm，枝顶钝圆，直径较大挺略细。外皮红棕色或棕色，多光润，表面密生红黄色或棕黄色细茸毛，上端较密，下端较疏；分岔间具有一条灰黑色筋脉，皮茸紧贴。锯口黄白色，外围无骨质，中部密布小孔。体轻。气微腥，味微咸。具有两个分枝者，习称"三岔"，大挺长23～33cm，直径较二杠细，略呈弓形而微扁，枝端略尖，下部多有纵棱筋及突起的疙瘩；皮红黄色，茸毛较稀而粗。

二茬茸和头茬茸相似，但大挺长而不圆或上细下粗，下部有纵棱筋。皮灰黄色，茸毛较粗糙，锯口外围多已骨化。体较重，无腥气（图17-30）。

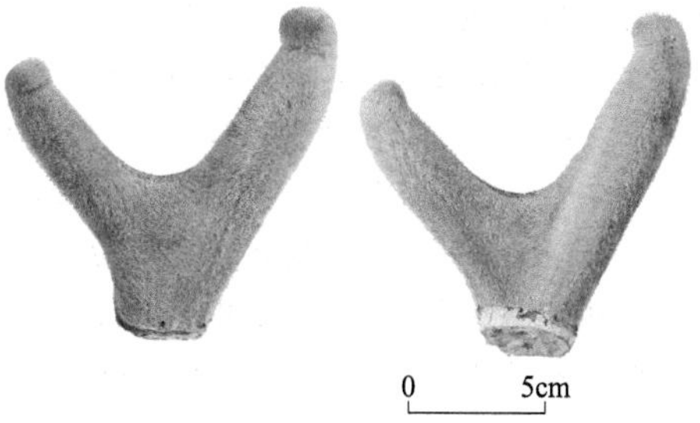

马鹿茸 较花鹿茸粗大，分枝较多，侧枝一个者习称"单门"，两个者习称"莲花"，三个者习称"三岔"，四个者习称"四岔"或更多。

（1）东马鹿茸 "单门"大挺长25～27cm，直

0   5cm
图 17-30 鹿茸

径约3cm，外皮灰黑色，茸毛灰褐色或灰黄色，锯口面外皮较厚，灰黑色，中部密布细孔，质嫩；"莲花"大挺长可达33cm，下部有棱筋，锯口面蜂窝状小孔稍大；"三岔"皮色深，质较老；"四岔"茸毛粗而稀，大挺下部具有棱筋和疙瘩，分枝顶端多无毛，习称"捻头"。

（2）西马鹿茸 大挺多不圆，顶端圆扁不一，长30～100cm，表面有棱，多抽缩干瘪，分枝较长且弯曲，茸毛粗而长，灰色或黑灰色。锯口色较深，常见骨质。气腥臭，味咸。

均以茸形粗壮、饱满、皮毛完整、质嫩、油润、无骨棱者为佳。

【成分】 主含氨基酸，其中以甘氨酸、谷氨酸、脯氨酸含量最高。尚含胆甾醇类、脂肪酸类、多胺类、尿嘧啶、次黄嘌呤、烟酸、肌酐、神经酰胺、溶血磷脂酰胆碱、多种前列腺

素、少量雌酮、雌二醇及多种无机元素等。多胺类化合物在鹿茸尖部多胺含量较高。

【药理作用】

(1) 性激素样作用　鹿茸精可以促进雄性大鼠前列腺、贮精囊和包皮腺的生长。对未成年雌性小鼠皮下注射鹿茸精可促进子宫的发育和卵巢增重。

(2) 促进核酸和蛋白质的合成　鹿茸中的多胺类化合物是刺激核酸和蛋白质合成的有效成分。鹿茸有明显的促生长的作用，可使动物体重显著增加，加速未成年小鼠的生长发育。促进老化小鼠肝和肾组织的蛋白质和 RNA 的合成。

(3) 增强免疫功能　能促进健康人的淋巴细胞转化；使小鼠血清中的 IgG 含量升高，使单核-吞噬细胞系统的功能增强，促进小鼠血清溶血素抗体的生成。

(4) 延缓衰老　鹿茸中的次黄嘌呤和磷脂是鹿茸延缓衰老的主要成分，具有明显的抗脂质过氧化作用，可延缓衰老。

(5) 对心血管系统的作用　中等剂量的鹿茸精具有强心作用，可加强心肌收缩力，使心率加快，心排出量增加，对疲劳的心脏作用更加明显；而大剂量的鹿茸精可使心肌收缩力减弱，心率减慢，外周血管扩张，血压下降。

此外，本品还具有抗应激、促进骨骼生长及增强造血功能等作用。

【性味与功能】　性温，味甘、咸。壮肾阳，益精血，强筋骨，调冲任，托疮毒。

【附注】　鹿茸的伪品较多，常见的有驼鹿茸、驯鹿茸、狍茸、草鹿茸、水鹿茸、白唇鹿茸及赤鹿茸等。驼鹿茸为鹿科动物驼鹿 *Alces alces* Linnaeus 的幼角，整枝较粗大，分岔较粗壮且扁宽；驯鹿茸为鹿科动物驯鹿 *Rangifer tarandus* Linnaeus 的幼角，分枝较多，断面外皮棕色或灰黑色，中心淡棕红色；狍茸为鹿科动物狍 *Capreolus capreolus* Linnaeus 的幼角，多见带有头盖骨的双茸，通常为 3 岔，全长约 20cm，基部有纵棱筋及明显的瘤状突起。草鹿茸、水鹿茸、白唇鹿茸和赤鹿茸的分枝均较少，茸毛较粗长，茸形与鹿茸有明显差别。

【附】

(1) 鹿角 Cervi Cornu　本品为鹿科动物马鹿或梅花鹿已骨化的角或锯茸后翌年春季脱落的角基，分别习称"马鹿角"、"梅花鹿角"、"鹿角脱盘"。多于春季拾取，除去泥沙，风干。

① 马鹿角　呈分枝状，通常分成 4～6 枝，全长 50～120cm。主枝弯曲，直径 3～6cm，基部盘状，上面有不规则瘤状突起，习称"珍珠盘"，周边常有稀疏细小的孔洞。侧枝多向一面伸展，第一枝与珍珠盘相距较近，与主干几乎成直角或钝角伸出，第二枝靠近第一枝伸出，习称"坐地分枝"；第二枝与第三枝相距较远。表面灰褐色或灰黄色，有光泽，角尖平滑，中、下部常有疣状突起，习称"骨钉"，并具长短不等的断续纵棱，习称"苦瓜棱"，质坚硬，断面外围骨质，灰白色或微带淡褐色，中部多呈灰褐色或青灰色，具有蜂窝状小孔。气微，味微咸。

② 梅花鹿角　呈分枝状，一般分成 3～4 枝，全长 30～60cm。直径 2.5～5cm，侧枝多向两边伸展，第一枝与珍珠盘相距较近，第二枝与第一枝相距较远。主枝末端分成两小枝。表面黄棕色或灰棕色，枝端灰白色。枝端以下有明显的骨钉，纵向排成"苦瓜棱"，顶部黄色或灰白色，有光泽。

③ 鹿角脱盘　呈盔状或扁盔状，直径 3～6cm，高 1.5～4cm。表面灰黄色或灰褐色，有光泽。底面较平，具有蜂窝状小孔。多呈黄棕色或黄白色。珍珠盘周边常有细小稀疏的孔洞。上面略平或呈不规则的半球形。质坚硬，断面外围骨质，灰白色或类白色。

鹿角具有温肾阳，强筋骨，行血消肿的功能。

(2) 鹿角胶　为鹿角经水煎熬、浓缩制成的固体胶。为扁方形块，黄棕色或红棕色，半透明，有的上部有黄白色泡沫层。质脆、易碎，断面光亮。气微，味微甜。具有温补肝肾，益精养血的功能。

(3) 鹿角霜　为鹿角去胶质后的角块。呈长圆柱形或不规则的块状，大小不一。表面灰白色，显粉性，常具纵棱，偶见灰色或棕色的斑点。体轻，质酥，断面外层较致密，白色或灰白色，内层有蜂窝状小孔，灰褐色或灰黄色，有吸湿性。嚼之有黏牙感。具有温肾助阳，收敛止血功能。

牛黄 Bovis Calculus

【来源】 为牛科动物牛 *Bos taurus domesticus* Gmelin 的干燥胆结石。习称"天然牛黄"。

【产地与采制】 主产于华北、东北、西北等地。全年均可收集。宰牛时，如发现有牛黄，即滤去胆汁，将牛黄取出，除去外部薄膜，阴干。取自胆囊的牛黄习称"胆黄"，取自胆管或肝管的牛黄习称"管黄"。

【性状】

胆黄 多呈卵形、类球形、四方形或三角形，大小不一，直径 0.6～3（4.5）cm。表面黄红色至棕黄色，有的表面挂有一层黑色光亮的薄膜，习称"乌金衣"；有的粗糙，具疣状突起；有的具龟裂纹。体轻，质酥脆，易分层剥落，断面金黄色，可见细密的同心层纹，有的夹有白心。气清香，味苦而后甘，有清凉感，嚼之易碎，不黏牙。

管黄 呈管状或为破碎的小片。表面不平或有横曲纹，有裂纹及小突起，红棕色或棕褐色。质酥脆，断面层纹较少，有的中空，色较深（图 17-31）。

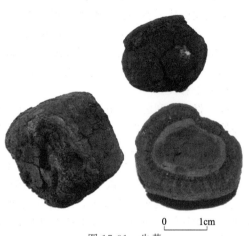

图 17-31 牛黄

以完整、色棕黄、质酥脆、断面金黄色、层纹清晰而细腻者为佳。

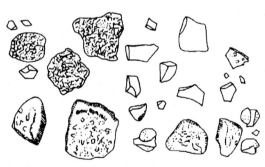

图 17-32 牛黄粉末

【显微特征】 取本品粉末少许，用水合氯醛试液装片，不加热，置显微镜下观察：可见由多数黄棕色或红棕色小颗粒集成的不规则团块，稍放置，色素迅速溶解，并显鲜明的金黄色，久置后变绿色（图 17-32）。

【成分】 主含胆色素，其中主要为胆红素（cbilirubin）及其钙盐。另含胆汁酸类，如胆酸、去氧胆酸、牛磺胆酸盐、甘氨胆酸盐等；此外，还含有胆甾醇类、牛磺酸、卵磷脂、酸性肽、多种氨基酸和无机元素等。

照薄层色谱法测定，本品按干燥品计算，含胆酸（$C_{24}H_{40}O_5$）不得少于 4.0%。用紫外-可见分光光度法测定，本品按干燥品计算，含胆红素（$C_{33}H_{36}N_4O_6$）不得少于 35.0%。

【理化鉴别】

（1）取本品少量，加清水调和，涂于指甲上，能将指甲染成黄色，习称"挂甲"。

（2）取本品粉末 10mg，加三氯甲烷 20ml，超声处理 30min，滤过，滤液置水浴上蒸干，残渣加乙醇 1ml 使其溶解，作为供试品溶液。另取胆酸、去氧胆酸对照品，加乙醇制成每 1ml 各含 2mg 的混合溶液，作为对照品的药材溶液。吸取上述两种溶液各 2μl，分别点于同一硅胶 G 薄层板上，以异辛烷-乙酸乙酯-冰醋酸（15：7：5）为展开剂，展开，取出，晾干，喷以 10% 硫酸乙醇溶液，在 105℃加热至斑点显色清晰。置紫外光灯（365nm）下检视。供试品色谱中，在与对照品色谱相应的位置上，显相同颜色的荧光斑点。

（3）取本品粉末 10mg，加三氯甲烷-冰醋酸（4：1）混合溶液 5ml，超声处理 5min，滤过，滤液作为供试品溶液。另取胆红素对照品，加三氯甲烷-冰醋酸（4：1）混合溶液制成每

1ml 含 0.5mg 的溶液，作为对照品溶液。吸取上述两种溶液各 5μl，分别点于同一硅胶 G 薄层板上，以环己烷-乙酸乙酯-甲醇-冰醋酸（10：3：0.1：0.1）为展开剂，展开，取出，晾干。供试品色谱中，在与对照品色谱相应的位置上，显示相同颜色的斑点。

【药理作用】

（1）解热　牛磺酸具有明显的解热作用，能降低 2,4-二硝基酚所致发热大鼠的体温，也能使正常大鼠的体温下降。

（2）镇静、抗惊厥　牛磺酸具有中枢抑制作用，对大脑皮质、脑干、脊髓均有一定抑制作用，口服能减少小鼠的自主活动，对抗咖啡因引起的中枢兴奋，拮抗多种药物所致的惊厥；并能协同戊巴比妥钠的催眠作用，延长小鼠睡眠时间。

（3）对心血管系统的作用　牛磺酸可改善心脏功能，对抗异丙肾上腺素注射后诱发的心肌缺血和损伤。并具有降低血压，降低血胆固醇，增加高密度脂蛋白，防止动脉粥样硬化等作用。

（4）抗炎　对急、慢性炎症均有抑制作用。抗炎机制与抑制前列腺素 E_2 的合成和抑制白细胞的游走有关。

（5）保肝、利胆　牛磺酸具有促进肝细胞康复和预防脂肪肝的作用。胆酸及去氧胆酸能松弛胆道括约肌，有助于胆汁排出，产生利胆作用。

此外，牛黄制剂还具有抗病毒及镇咳祛痰等作用。

【性味与功能】　性凉，味甘。清心，豁痰，开窍，凉肝，息风，解毒。

【附注】　天然牛黄因价格昂贵，伪品较多，有用黄连、黄柏、鸡蛋黄等与动物胆汁混合制成。其外表色浅黄，体较重，断面棕褐色，粗糙，无层纹，味苦，无清香气，入口即化成糊状，无"挂甲"现象。显微镜检查可见植物性粉末特征。亦有用骆驼黄、猪胆结石、牛肠结石等伪充牛黄出售，应注意鉴别。

【附】

（1）人工牛黄 Calculus Bovis Artifactus　本品由牛胆粉、胆酸、猪去氧胆酸、牛磺酸、胆红素、胆固醇、微量元素等制成。为黄色疏松粉末。质轻。气微清香，略有腥味，味微甜而苦，入口无清凉感。人工牛黄可作为天然牛黄的代用品，其疗效与天然牛黄相似。

（2）体外培育牛黄　以牛科动物牛的新鲜胆汁作母液，加入复合胆红素钙、胆酸、去氧胆酸等制成。本品呈球形、类球形，直径 0.5～3cm。表面光滑，呈黄红色至棕黄色。体轻，质松脆，断面有同心层纹。气香，味苦而后甘，有清凉感，嚼之易碎，不黏牙。功能同天然牛黄。

此外，以外科手术的方法，在健康牛体的胆囊内植入异物，使胆汁在异物核外表面沉积形成的牛黄，习称"培植牛黄"。药材为不规则的小块、碎片或粉末，层纹不明显。呈金黄色、棕黄色或黄褐色。质较疏松，间有少量灰白色疏松状物和乌黑硬块。气微腥，味微苦而后甘，嚼之不黏牙，有清凉感，可以"挂甲"。其成分及功能与天然牛黄基本相同。

天然牛黄代用品——体外培育牛黄

牛黄是传统名贵药材。由于天然牛黄药源紧缺，国家食品药品监督管理部门陆续批准了人工牛黄、培育牛黄和体外培育牛黄 3 种牛黄代用品。体外培育牛黄是在工厂化的环境中，以牛胆汁、胆红素为主要原料，根据现代生物学原理，利用先进的仿生学技术，模拟牛胆结石的生成原理，人工合成的牛黄代用品，品质优良且稳定。体外培育牛黄作为国家中药一类新药，药效和品质已得到证实，价格居中，是较为理想的天然牛黄代用品。体外培育牛黄的质量标准已列入《中国药典》（2015 年版），其功能和主治与天然牛黄完全一致。国家药典委员会组织的专家认证指出："体外培育牛黄与天然牛黄可以等同使用，进行产业化生产能从根本上解决天然牛黄稀缺的现实难题。"

羚羊角　Saigae Tataricae Cornu

【来源】　为牛科动物赛加羚羊 *Saiga tatarica* Linnaeus 的角。

【产地与采制】　主产于俄罗斯、新疆等地。全年可捕捉，猎取后将角从基部锯下，晒干。

【性状】　呈长圆锥形，略呈弓形弯曲，长 15～33cm，基部直径3～4cm。类白色或黄白色，基部略呈青灰色。嫩枝全体光润如玉，无裂纹，对光透视可见"血丝"或紫黑色斑纹；老枝有细纵裂纹。除尖端部分外，有 10～16 个隆起的环脊，间距约 2cm，用手握之，四指正好嵌入凹处。角的基部横截面类圆形，直径 3～4cm，内有坚硬质重的角柱，习称"骨塞"，骨塞长约占全角的 1/2 或 1/3，表面有突起的纵棱与其外面角鞘内的凹沟紧密嵌合，从横断面观，其结合部呈锯齿状。除去"骨塞"后，角的下半段成空洞状，全角呈半透明，对光透视，上半段中央有一条隐约可辨的细孔道直通角尖，习称"通天眼"。质坚硬。气微，味淡（图 17-33）。

以质嫩、色白、光润、内含红色斑纹、无裂纹者为佳。

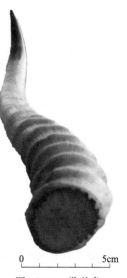

0　　　　　5cm

图 17-33　羚羊角

【显微特征】

横切面　①可见组织构造呈波浪状起伏。角顶部组织波浪起伏最为明显，在峰部有束状结构存在，束多呈三角形；角中部略呈波浪状，束多呈双凸透镜形；角基部波浪形不明显，束状结构呈椭圆形或类圆形。②髓腔大小不一，长径 10～50（80）μm，以角基部的髓腔最大。③束的皮层细胞为扁棱形，有 3～5 层。束间距离较宽广，充满近等径的多边形、长菱形或狭长形的基本角质细胞。④皮层细胞或基本角质细胞均无色透明，其中不含或仅含少量细小浅灰色色素颗粒，细胞中央可见一个折光性强的圆粒或线状物。

纵切面　髓呈长管形，内有疏松排列或阶梯状排列的类圆形髓细胞；髓管间有大量长棱形的角质细胞。

粉末　为灰白色。①横断面碎片，髓腔呈双凸透镜形、椭圆形、类圆形或类三角形，长径 10～80μm，周围有 3～5 层窄棱形同心性排列的皮层细胞，外侧为基本角质细胞，呈菱形、长方形或多角形，这两种细胞均不含或仅含少数灰色色素颗粒，细胞中央有 1 个发亮的圆粒或线状物。②纵断面碎片，髓呈长管形，基本角质细胞为长菱形（图 17-34）。

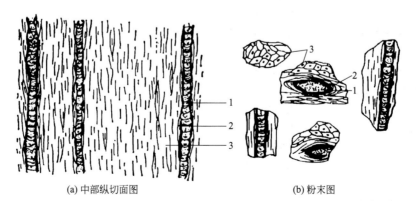

(a) 中部纵切面图　　　　　　　(b) 粉末图

图 17-34　羚羊角纵切面及粉末

1—髓；2—皮层组织；3—角质组织

【成分】　主含角蛋白。羚羊角经酸水解后测定，含异白氨酸、白氨酸、苯丙氨酸、酪氨酸等多种氨基酸。另含多种磷脂类成分，如卵磷脂、脑磷脂、神经鞘磷脂、磷脂酰丝氨酸及磷脂酰肌醇等；尚含磷酸钙及多种无机元素。

【药理作用】

（1）镇静、抗惊厥 羚羊角煎剂、醇提取液、水解液均能使小鼠的自主活动减少，并可显著延长硫喷妥钠、水合氯醛引起的小鼠睡眠时间，对戊巴比妥钠的催眠作用也有明显的协同作用。煎剂具有抗惊厥作用，能降低咖啡因所致的蟾蜍和小鼠的惊厥率，腹腔注射可对抗士的宁所致惊厥。

（2）解热 羚羊角煎剂对伤寒、副伤寒疫苗所致人工发热的家兔具有解热作用。

（3）镇痛 羚羊角外皮浸出液、注射液或醇浸液均有镇痛作用。

（4）抗菌 羚羊角注射液对多种革兰阳性和革兰阴性细菌均有抑制作用。

此外，本品还具有抗病毒、促进免疫功能、降压及耐缺氧等作用。

【性味与功能】 性寒，味咸。平肝息风，清肝明目，散血解毒。

【附注】 羚羊角常见的伪品如下。①鹅喉羚羊角：呈长圆锥形而稍侧扁，角尖显著向内弯转，长 14～30cm；表面灰黑色，不透明，粗糙，多纵裂纹，中下部有隆起斜向环脊5～10个，另一侧不明显，其间距 1.5～2cm。②藏羚羊角：不规则细长圆锥形，弯曲，基部侧扁，较直，长 40～70cm；表面黑色或黑褐色，较光滑，不透明，有环脊 10～16 个，其间距几相等，约 2cm。③黄羊角：呈长圆锥形而侧扁，略作"S"形弯曲，长 20～30cm；表面淡灰棕色或灰黑色，不透明，有多数纵纹理，微波状环脊17～20 个，斜向弯曲，其下部间距较小，约5mm；基部横切面椭圆形。④伪制品：用聚酯等材料用模具压制而成。类白色，半透明，无"通天眼"。⑤进口的羚羊角曾发现角内灌有铅粒，以增加重量。可检查骨塞是否松动，或用 X 光机检查。

 # 目标检测

一、单项选择题

1. 下列何种动物的贝壳不作为石决明的来源（   ）。

A. 杂色鲍   B. 羊鲍   C. 半纹鲍

D. 澳洲鲍   E. 耳鲍

2. 下列生药采制时需要蒸制的是（   ）。

A. 蝉蜕   B. 僵蚕   C. 桑螵蛸

D. 海螵蛸   E. 全蝎

3. 下列动物类中药材属于病理产物的是（   ）。

A. 蚕沙   B. 蝉蜕   C. 麝香

D. 哈蟆油   E. 珍珠

4. 阿胶最著名的主产地是（   ）。

A. 内蒙古   B. 西藏   C. 山东

D. 河北   E. 贵州

5. 下列药材中，具有通天眼的是（   ）。

A. 鹿角   B. 羚羊角   C. 水牛角

D. 牦牛角   E. 鹿茸

6. 具有佛指甲特征的是（   ）。

A. 乌梢蛇   B. 蕲蛇   C. 金钱白花蛇

D. 穿山甲   E. 龟甲

7. 马鹿茸具 2 个侧枝者可称（   ）。

A. 单门　　　　　　　　B. 二杠　　　　　　　　C. 三岔

D. 莲花　　　　　　　　E. 大挺

8. 根据传统中医的临床经验，蛤蚧的药效主要存在于（　　　）。

A. 头部　　　　　　　　B. 眼睛　　　　　　　　C. 躯干

D. 尾部　　　　　　　　E. 四肢

9. 麝香含有的特有香气，其主要成分是（　　　）。

A. 麝香吡啶　　　　　　B. 雄甾酮　　　　　　　C. 薄荷油

D. 麝香酮　　　　　　　E. 茴香醚

10. 下列哪项不是蟾酥的功效（　　　）。

A. 清热　　　　　　　　B. 解毒止痛　　　　　　C. 抗癌

D. 开窍醒神　　　　　　E. 抗溃疡

11. 牛黄的气味是（　　　）。

A. 气清香，味苦微涩

B. 气清香，味先苦而后甜，有清凉感

C. 气清香，味苦，嚼之黏牙

D. 气芳香，味微苦，嚼之黏牙

E. 气芳香，味先甜而后苦

二、名词解释

1. 胶口镜面　2. 方胜纹　3. 连珠斑　4. 挂甲　5. 冒槽　6. 银皮　7. 通天眼

8. 乌金衣　9. 白颈

三、简答题

1. 举例说明动物类生药的药用部位有哪些？

2. 简述地龙、斑蝥、珍珠、麝香、牛黄的来源、规格、主要成分、药理作用及鉴别要点。

3. 试述全蝎、蛤蚧、羚羊角的来源、主要成分、性状及显微鉴别要点。

4. 试述蟾酥、鹿茸的来源、主要成分、性状及理化鉴定特征。

5. 简述水蛭的炮制方法。

（屈云飞）

第十八章

矿物类生药

🎯 **学习目标**

1. 掌握朱砂、雄黄、自然铜、赭石、炉甘石、滑石、石膏、芒硝的来源、性状、成分、理化鉴别方法及药理作用。
2. 熟悉矿物的透明度、颜色、硬度、解理及断口等性质。

矿物类生药（mineral drugs）是以无机化合物为主要成分的一类药物。包括采自自然界的天然矿物（如石膏、朱砂）、矿物加工品（如轻粉、芒硝）及动物化石（如龙骨）。

一、矿物的性质

矿物包含无机化合物和少数自然元素，大部分是固体。每一种矿物都具有一定的化学组成和结晶构造，这也决定了它们具有独特的物理及化学性质。利用这些性质的不同，可鉴别不同种类的矿物。

（1）结晶性质　自然界的矿物，绝大部分为晶体。根据晶体常数的特点，可将晶体分为等轴晶系、三方晶系、四方晶系、六方晶系、斜方晶系、单斜晶系及三斜晶系七大晶系。通过结晶形状及 X 射线衍射手段，可以准确地辨认不同的晶体。矿物常以单体聚集而成的集合体出现，集合体的形态多样，如粒状、晶簇状、放射状及结核状等。

有些矿物为含水化合物。含水矿物中，水的存在形式直接影响到矿物的性质。矿物中的水，按其存在的形式分为两大类：一是不加入晶格的吸附水或自由水；一是加入晶格组成的，包括以水分子（H_2O）形式存在的结晶水，如石膏（$CaSO_4 \cdot 2H_2O$），以离子（H^+、OH^-）形式存在的结晶水，如滑石 $[Mg_3(Si_4O_{10})(OH)_2]$。

（2）透明度　矿物透光能力的大小为透明度。以矿物磨至 0.03mm 标准厚度时的透光能力为依据，将矿物的透明度分为三等：透明矿物（如云母）、半透明矿物（如雄黄）、不透明矿物（如赭石）。透明度是鉴定矿物的主要特征之一。

（3）颜色　矿物的颜色是矿物对光线中不同波长的光波均匀吸收或选择吸收所表现的性质。根据其颜色发生原因的不同，一般分为三类。

① 本色　是矿物的成分和内部构造所决定的颜色，如朱砂。

② 外色　由外来的带色物质、气泡等包裹体所引起。外色的深浅，除与带色杂质的量有关外，还与其分散的程度有关，如紫石英。

③ 假色　由于投射光受晶体内部裂缝面、解理面及表面氧化膜的反射所引起光波的干涉作用而产生的颜色，又称变彩现象，如云母。

矿物在白色毛瓷板上划过后留下的痕迹称为条痕，条痕的颜色称为条痕色。条痕色比矿物表面的颜色更为固定，因而具有鉴定意义。有的条痕色与矿物本身颜色相同，如朱砂；也有的不同，如自然铜（黄铁矿）本身为铜黄色，而其条痕为黑色；磁石（磁铁矿）和赭石

（赤铁矿）两者表面均为灰黑色，但磁石条痕为黑色，赭石条痕则为樱桃红色，可用此特征鉴别。

（4）光泽 矿物表面对于投射光线的反射能力称为光泽，反射能力的强弱，即光泽的强度。矿物的光泽由强至弱分为金属光泽（如自然铜）、金刚光泽（如朱砂）、玻璃光泽（如硼砂）等。如果矿物的断口或集合体表面不平滑，并有细微的裂缝及小孔等，使一部分反射光发生散射或相互干扰，则可形成特殊的光泽，如珍珠光泽（如云母）、绢丝光泽（如石膏）、油脂光泽（如硫黄）等。

（5）硬度 矿物抵抗外来机械作用的程度，称为硬度。不同的矿物有不同的硬度，用测硬仪和显微硬度计等仪器，可精密测定矿物的绝对硬度。但在生药检验工作中，一般采用莫氏硬度计来确定矿物类生药的相对硬度，它是以一种矿物与另一种矿物相互刻划，比较矿物硬度相对高低的方法。莫氏硬度计多由十种不同的矿物组成，按其硬度由小到大分为十级，等级低的矿物可被等级高的矿物刻划。十种矿物的硬度等级如下（表18-1）。

表 18-1 十种常见矿物的硬度

矿物	滑石	石膏	方解石	萤石	磷灰石	正长石	石英	黄玉	刚玉	金刚石
莫氏硬度/级	1	2	3	4	5	6	7	8	9	10
硬度/(kg/mm²)	2.4	36	109	189	536	759	1120	1427	2060	10060

在实际工作中，常用四级法代替莫氏硬度计的10级，指甲相当于2.5级；铜钥匙约3级；小刀约5.5级；石英或钢锉7级。测定硬度时，可将供试品矿物与标准矿物互相刻划，使供试品受损的最低硬度等级为该供试品的硬度。

（6）脆性、延展性和弹性 脆性是指矿物容易被击破或压碎的性质，如自然铜。延展性是指矿物能被压成薄片或拉伸成细丝的性质。弹性是指矿物在外力作用下而变形，除去外力后，能恢复原状的性质，如云母等。

（7）磁性 磁性是指矿物本身可以被磁铁或电磁铁吸引或其本身能吸引铁物体的性质，如磁石。

（8）相对密度 相对密度是指矿物与4℃时同体积水的重量比。各种矿物的相对密度在一定条件下为一常数，具有鉴别意义。如石膏为2.3，朱砂为8.09～8.20等。

（9）解理、断口 矿物受力后沿一定结晶方向裂开成光滑平面的性质称为解理，所裂成的平面称为解理面。解理是某些结晶物质特有的性质，如云母可极完全解理；方解石可完全解理；石英没有解理。矿物受力后不是沿一定结晶方向断裂，断裂面不平整，这种断裂面称为断口。断口形状有：锯齿状（如铜）、平坦状（如软滑石）、贝壳状（如胆矾）、参差状（如青礞石）。

（10）气味 有些矿物有特殊的气味，尤其是锤击、受热或湿润时较为明显。如雄黄灼烧有蒜臭气，胆矾具涩味，芒硝具咸味等。

少数矿物类生药具有吸湿性，可以吸粘舌头，如龙骨、龙齿等。

二、矿物类生药的分类

常依据矿物中所含主成分的阴离子或阳离子对矿物药进行分类。

（1）阳离子分类法 由于阳离子通常对药效起主要作用，因此常依据矿物中所含主成分的阳离子种类将矿物药分为以下几类。①汞化合物类：如朱砂。②铁化合物类：如自然铜。③铅化合物类：如密陀僧。④铜化合物类：如胆矾。⑤铝化合物类：如白矾。⑥砷化合物类：如雄黄。⑦镁化合物类：如滑石。⑧钙化合物类：如石膏。⑨钠化合物类：如芒硝。

（2）阴离子分类法 依据矿物中所含主成分的阴离子种类可将矿物药分为以下几类。①硫化物类：如雄黄。②氧化物类：如赭石。③卤化物类：如轻粉。④碳酸盐类：如炉甘石。

⑤硫酸盐类：如石膏。⑥硅酸盐类：如滑石。

三、矿物类生药的鉴定

（1）性状鉴定　外形明显的矿物类生药，首先应根据矿物的一般性质进行鉴定，除需观察形状、颜色、质地、气味外，还应注意其硬度、条痕、透明度、解理、断口、有无磁性及相对密度等的检查。

（2）显微鉴定　粉末状的矿物生药可用显微镜观察其形状、透明度和颜色等。在矿物药的研究中，常使用透射偏光显微镜研究透明的非金属矿物的晶形、解理和化学性质，如折射率、双折射率等；用反射偏光显微镜对不透明与半透明的矿物进行形态、光学性质和测试某些必要的物理常数。

（3）理化鉴定　利用物理和化学分析方法，对矿物药所含主要化学成分进行定性和定量分析，鉴定矿物类生药品质的优良度。对外形和粉末无明显特征的生药或剧毒的矿物类生药，进行物理和化学分析尤为重要，如玄明粉、信石等。

朱砂　Cinnabaris

【来源】　为硫化物类矿物辰砂族辰砂。

【产地与采制】　主产于湖南、贵州、四川及广西等地，以湖南沅陵（古代辰州）产量大，质量好。采挖后，选取纯净者，用磁铁吸净含铁的杂质，再用水淘去杂石和泥沙。

【性状】　为粒状或块状集合体，呈块片状或颗粒状。鲜红色或暗红色，具光泽，条痕红色至褐红色。体重，质脆，片状者易破碎，粉末状者有闪烁的光泽；硬度 2～2.5，相对密度 8.09～8.20。气微，无味。

其中呈细小颗粒或粉末状，色红，有闪烁光泽，触之不染手者，习称"朱宝砂"；呈不规则板片状、斜方形或长条形，大小厚薄不一，色红而鲜艳，光亮如镜面而微透明，质松脆而易碎者，习称"镜面砂"；块较大，方圆形或多角形，色发暗或呈灰褐色，质坚而重，不易碎者，习称"豆瓣砂"（图 18-1）。

以色鲜红、有光泽、体重质脆者为佳。

【成分】　主含硫化汞（HgS）。本品含硫化汞（HgS）不得少于 96.0%。

【理化鉴别】

（1）取本品粉末，用盐酸湿润后，在光洁的铜片上摩擦，铜片表面显银白色光泽，加热烘烤后，银白色消失。

（2）取粉末 2g，加盐酸-硝酸（3：1）的混合液 2ml 使溶解，蒸干，加水 2ml 使溶解，滤过，滤液显汞盐及硫酸盐反应。

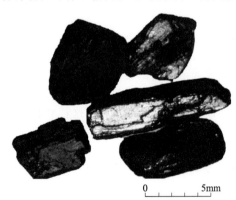

0 |___|___|___|___|___| 5mm

图 18-1　朱砂

【药理作用】　本品有镇静、催眠、抗焦虑作用，外用能抑杀皮肤细菌及寄生虫。

【性味与功能】　性微寒，味甘；有毒。清心镇惊，安神解毒。

【附注】　人工朱砂　又称"灵砂"。是以水银、硫黄为原料，经加热升炼而成。含硫化汞 99% 以上。本品完整者呈盆状，商品多为大小不等的碎块，全体暗红色，断面呈纤维柱状，习称"马牙柱"，具有宝石样或金属光泽，质松脆易碎。气微，味淡。

雄黄　Realgar

【来源】　为硫化物类矿物雄黄族雄黄。

【产地与采制】 主产于湖南、湖北、贵州、云南等地。全年均可采挖。在矿中质软如泥，遇空气后变硬。采挖后，除去杂质。

【性状】 本品为块状或粒状集合体，呈不规则块状。深红色或橙红色，条痕淡橘红色，晶面有金刚石样光泽。质脆，易碎，断面具树脂样光泽。莫氏硬度 1.5～2.0，相对密度 3.4～3.6。微有特异的臭气，味淡。精矿粉为粉末状或粉末集合体，质松脆，手捏即成粉，橙黄色，无光泽。本品燃烧易熔融成红紫色液体，并产生黄白色烟和强烈的蒜臭气（图 18-2）。

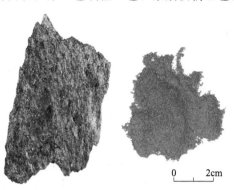

图 18-2 雄黄

以色红、块大、质松脆、有光泽者为佳。

【成分】 主含二硫化二砷（As_2S_2）。本品含砷量以二硫化二砷（As_2S_2）计，不得少于 90.0%。

【理化鉴别】

（1）取本品粉末 10mg，加水湿润后，加氯酸钾饱和的硝酸溶液 2ml，溶解后，加氯化钡试液，生成大量白色沉淀。放置后，倾出上层酸液，再加水 2ml，振摇，沉淀不溶解。

（2）取本品粉末 0.2g，置坩埚中，加热熔融，产生白色或黄白色火焰，伴有白色浓烟。取玻片覆盖后，有白色冷凝物，刮取少量，置试管内加水煮沸使溶解，必要时滤过，溶液加硫化氢试液数滴，即显黄色，加稀盐酸后生成黄色絮状沉淀，再加碳酸铵试液，沉淀复溶解。

【药理作用】 本品有抗菌、抗病毒及抗肿瘤作用，尤其对金黄色葡萄球菌有非常明显的抑制作用。

【性味与功能】 性温，味辛，有毒。解毒杀虫，燥湿祛痰，截疟。

【附注】 雌黄常与雄黄共生，为黄色块状或粒状体，条痕鲜黄色，主含三硫化二砷（As_2S_3）。

自然铜 Pyritum

【来源】 为硫化物类矿物黄铁矿族黄铁矿。

【产地与采制】 主产四川、广东、江苏、云南等地。全年可采。采挖后，除去杂质。

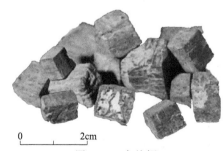

图 18-3 自然铜

【性状】 本品晶形多为立方体，集合体呈致密块状。表面亮淡黄色，有金属光泽；有的黄棕色或棕褐色，无金属光泽。具条纹，条痕绿黑色或棕红色。体重，质坚硬或稍脆，易砸碎，断面黄白色，有金属光泽；或断面棕褐色，可见银白色亮星（图 18-3）。

以块整齐、色黄而光亮、断面有金属光泽者为佳。

【成分】 主含二硫化铁（FeS_2）。

【理化鉴别】 取本品粉末 1g，加稀盐酸 4ml，振摇，滤过，滤液加亚铁氰化钾试液，即生成深蓝色沉淀。

【药理作用】 本品具明显的成骨效果，对供试的多种病原性真菌均有不同程度的抗菌作用，尤其对石膏样毛癣菌、土曲霉菌等丝状真菌作用较强。

【性味与功能】 味辛，性平。散瘀止痛，续筋接骨。

赭石 Haematitum

【来源】 为氧化物类矿物刚玉族赤铁矿。

【产地与采制】　主产河北、山西、山东、广东等地。全年可采。采挖后，选取表面有乳头状突起的部分，去净杂石、泥土。

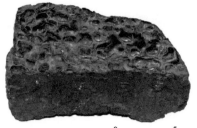

【性状】　本品为鲕状、豆状、肾状集合体，多呈不规则的扁平块状。全体暗棕红色或灰黑色，条痕樱红色或红棕色，有的有金属光泽。一面多有圆形突起，习称"钉头"；另一面与突起相对应处有同样大小的凹窝。体重，质硬。砸碎后断面显层叠状。气微，味淡（图18-4）。

以色棕红、断面层次明显、有"钉头"、无杂石者为佳。

图18-4　赭石

【成分】　主含三氧化二铁（Fe_2O_3）。本品含铁（Fe）不得少于45.0%。

【理化鉴别】　取本品粉末0.1g，置试管中，加盐酸2ml，振摇，静置。取上清液2滴，加硫氰酸铵试液2滴，溶液即显血红色；另取上清液2滴，加亚铁氰化钾试液1～2滴，即生成蓝色沉淀；再加25%氢氧化钠溶液5～6滴，沉淀变成棕色。

【性味与功能】　性寒，味苦。平肝潜阳，重镇降逆，凉血止血。

炉甘石　Calamina

【来源】　为碳酸盐类矿物方解石族菱锌矿。

【产地与采制】　主产于广西，湖南、四川等地亦产。全年均可采挖。采挖后，洗净，晒干，除去杂石。

【性状】　本品为块状集合体，呈不规则块状，大小不一。灰白色或淡红色，表面粉性，无光泽，凹凸不平，多孔，呈蜂窝状。体轻，易碎。气微，味微涩（图18-5）。

以体轻、质松、色白者为佳。

【成分】　主含碳酸锌（$ZnCO_3$）。本品按干燥品计算，含氧化锌（ZnO）不得少于40.0%。

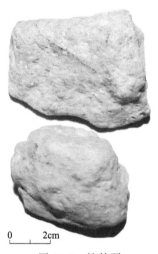

图18-5　炉甘石

【理化鉴别】

（1）取本品粗粉1g，加稀盐酸10ml，即泡沸。将此气体通入氢氧化钙试液中，即生成白色沉淀。

（2）取本品粗粉1g，加稀盐酸10ml使溶解，滤过，滤液加亚铁氰化钾试液，即生成白色沉淀，或杂有微量的蓝色沉淀。

【性味与功能】　性平，味甘。解毒明目退翳，收湿止痒敛疮。

滑石　Talcum

【来源】　为硅酸盐类矿物滑石族滑石，习称"硬滑石"。

【产地与采制】　主产于山东、江苏、辽宁、江西等地。采挖后，除去泥沙及杂石。

【性状】　本品多为块状集合体，呈不规则的块状。白色、黄白色或淡蓝灰色，有蜡样光泽。质软细腻，手摸有润滑感，无吸湿性，置水中不崩散，气微，味淡（图18-6）。

以色白、润滑者为佳。

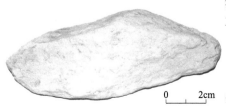

图18-6　滑石

【成分】　主含含水硅酸镁[$Mg_3(Si_4O_{10})(OH)_2$]。

【性味与功能】　性寒，味甘、淡。利尿通淋，清热解暑；外用祛湿敛疮。

【附】　滑石粉　系滑石经精选加工、粉碎、干燥而成。白色或类白色，呈细微、无沙性的粉末，手摸有滑腻感。气微，味淡。性味功能同滑石。

石膏 Gypsum Fibrosum

【来源】 为硫酸盐类矿物硬石膏族石膏。

【产地与采制】 主产于湖北、甘肃、四川及安徽等地。采挖后，除去泥沙及杂石。

【性状】 本品为纤维状集合体，呈长块状、板块状或不规则块状。白色、灰白色或淡黄色，有的半透明。体重质软，纵断面具有绢丝样的光泽。气微，味淡（图18-7）。

以块大、色白、半透明、纵断面如绢丝者为佳。

【成分】 主含含水硫酸钙（$CaSO_4 \cdot 2H_2O$）。本品含含水硫酸钙（$CaSO_4 \cdot 2H_2O$）不得少于95.0%。

【理化鉴别】

（1）取本品一小块（约2g），置具有小孔软木塞的试管内，灼烧，管壁有水生成，小块变为不透明体。

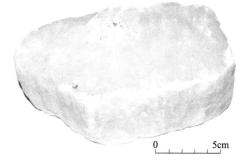

图18-7 石膏

（2）取本品粉末0.2g，加稀盐酸10ml，加热使溶解，溶液显钙盐及硫酸盐的鉴别反应。

【药理作用】 石膏对人工发热家兔有明显的退热作用，但对正常体温家兔无降温作用。生石膏具有镇痛作用，但其主要成分$CaSO_4 \cdot 2H_2O$并不是镇痛的物质基础。

【性味与功能】 性大寒，味甘、辛。清热泻火，除烦止渴。

【附】 煅石膏 Gypsum Ustum

煅石膏为石膏的炮制品，主含硫酸钙（$CaSO_4$），呈白色的粉末或酥松块状物，表面透出微红色的光泽，不透明。体较轻，质软，易碎，捏之成粉。气微，味淡。功能收湿、生肌、敛疮、止血。

芒硝 Natrii Sulfas

【来源】 为硫酸盐类矿物芒硝族芒硝，经加工精制而成的结晶体。

【产地与采制】 主产于河北、山东、江苏及安徽等地。取天然芒硝，加水溶解，滤过，取滤液加热浓缩，放冷后析出结晶（朴硝），再将朴硝重结晶，即得。

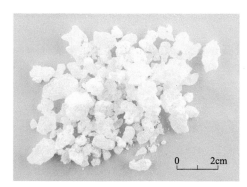

图18-8 芒硝

【性状】 本品呈棱柱状、长方形或不规则块状及粒状结晶。无色透明或类白色半透明，质脆、易碎，断面呈玻璃样光泽。气微，味咸（图18-8）。

以无色、透明、呈结晶状者为佳。

【成分】 主含含水硫酸钠（$Na_2SO_4 \cdot 10H_2O$）。本品按干燥品计算，含硫酸钠（Na_2SO_4）不得少于99.0%。

【药理作用】

（1）泻下 硫酸根离子不易被肠黏膜吸收，潴留肠内形成高渗溶液，使肠内水分增加引起机械性刺激，而促进肠蠕动，产生泻下作用。

（2）抗炎 10%～25%硫酸钠外敷可加快淋巴循环，增强网状内皮细胞的吞噬功能，而具有抗炎作用。

（3）利尿 4.3%无菌硫酸钠静脉注射，有利尿作用。

（4）利胆　口服小剂量芒硝，可刺激小肠壶腹部，反射性地引起胆囊收缩，胆道括约肌松弛，故能促进胆汁排出。

【性味与功能】　性寒，味苦、咸。泻热通便，润燥软坚，清火消肿。

【附】　玄明粉 Natril Sulfas Exsiccatus　为芒硝经风化干燥制得。主含硫酸钠（Na_2SO_4），为白色粉末，气微，味咸，有引湿性。性味功能与芒硝同。

 目标检测

一、单项选择题

1. 具含水硫酸钙的生药是（　　）。
A. 芒硝　　　　　　　　　B. 石膏　　　　　　　　　C. 炉甘石
D. 赭石　　　　　　　　　E. 滑石

2. 生药雄黄的主要化学成分是（　　）。
A. 三氧化二砷　　　　　　B. 三硫化二砷　　　　　　C. 二硫化二砷
D. 硫　　　　　　　　　　E. 硫化汞

3. 具"钉头"的矿物类生药是（　　）。
A. 磁石　　　　　　　　　B. 自然铜　　　　　　　　C. 朱砂
D. 赭石　　　　　　　　　E. 滑石

4. 主要成分为二硫化铁的矿物类生药为（　　）。
A. 自然铜　　　　　　　　B. 芒硝　　　　　　　　　C. 石膏
D. 朱砂　　　　　　　　　E. 赭石

5. 粉末用盐酸湿润后，在光洁铜片上摩擦，能使铜片表面呈现银白色光泽的生药是（　　）。
A. 朱砂　　　　　　　　　B. 赭石　　　　　　　　　C. 自然铜
D. 雄黄　　　　　　　　　E. 石膏

6. 燃之易熔融成红紫色液体，并产生黄白色烟气，有强烈蒜臭的是（　　）。
A. 硫黄　　　　　　　　　B. 明矾　　　　　　　　　C. 雄黄
D. 朱砂　　　　　　　　　E. 赭石

二、名词解释

1. 条痕色　　2. 解理　　3. 断口

三、简答题

1. 矿物类生药的分类方法有哪些？
2. 简述朱砂、雄黄、自然铜、赭石、炉甘石、滑石、石膏、芒硝的来源及主要成分。
3. 简述朱砂、赭石、石膏及芒硝的主要鉴别特征。

（魏国栋）

第三篇

生药鉴定技能训练

实训一　显微鉴定基本技能训练

【实训目标】　掌握生药粉末标本片的制作方法及注意事项；学会粉末图及组织简图的绘制。

【实训准备】

（1）材料　百部横切面永久制片、山药粉末。

（2）仪器　显微镜、镊子、解剖针、载玻片、盖玻片、酒精灯等。

（3）试剂　稀甘油、甘油乙酸试液、水合氯醛试液。

【实训内容】

1. 粉末制片

用解剖针挑取粉末少许，置载玻片中央偏右的位置，滴加适宜的透明剂1～2滴，搅匀，待液体渗入粉末后，用左手食指与拇指夹持盖玻片边缘，使其左侧与试液左侧接触，再用右手持小镊子或解剖针托住盖玻片的右侧，轻轻下放，使液体逐渐扩延并充满盖玻片下方。若液体未充满盖玻片，应从空隙相对的边缘滴加液体，以防产生气泡；若液体过多，用滤纸吸去溢出的液体，最后在载玻片的左端贴上标签，即可镜检。

需用水合氯醛试液透化时，滴加试液后，手执载玻片一端或用镊子夹持，保持水平置酒精灯火焰上方1～2cm处加热，微沸后，离开火焰，再滴加水合氯醛试液，放在小火上继续加热，如此反复操作至粉末呈透明状为止，滴加稀甘油1～2滴，封片镜检。

2. 粉末图绘制

将粉末标本片置显微镜下观察后，绘出有代表性的细胞、后含物及组织碎片特征。绘图时，主要特征绘在中央部位，次要特征绘在边缘部位。单个细胞要求完整，组织碎片可绘全部或典型的一部分。

3. 组织简图绘制

组织简图即用代表符号画成较简明的组织构造图，能清晰地表示出各组织和某些特征排列的位置、分布情况及比例关系，以了解该器官组织构造的全貌。组织简图各主要部位代表符号如下（图1）。

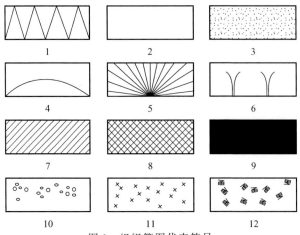

图1　组织简图代表符号

1—木栓层；2—基本组织；3—韧皮部；4—形成层；5—木质部；6—射线；7—厚角组织；

8—纤维；9—石细胞；10—分泌组织；11—晶体；12—针晶束

绘图步骤：①将组织标本片置于显微镜下观察，用铅笔将图像的各部位轮廓画出；②按照规定的代表符号绘出各部位的重要特征；准确表示组织中各部位的范围、界限及重要特征所在的位置；③将各部位依次向右方引出直线，标上图注，图下注明各部分名称及放大倍数。

【实训提示】

(1) 装片用的液体如易挥发，装片后应立即观察；滴加少许甘油可延长保存时间。

(2) 用水合氯醛试液透化处理时，加热温度不宜过高，以防带入气泡；搅拌时产生的气泡可随时用针将其移出。

(3) 观察时应采用"先低倍后高倍"的原则，先在低倍镜下采用"之"字移动法，使标本片沿着一定的线路移动，以便能检查到标本片的各个部位。

【实训报告】 绘山药粉末特征图；绘百部横切面组织简图。

（敬小莉）

实训二 大黄的鉴定

【实训目标】 掌握大黄的显微鉴别特征；熟悉大黄理化鉴别方法。

【实训准备】

(1) 材料 大黄饮片、大黄粉末、大黄永久制片等。

(2) 仪器 显微镜、微量升华装置、紫外分析仪等。

(3) 试剂 蒸馏水、稀甘油、甘油乙酸试液、水合氯醛试液、氢氧化钠试液、甲醇、45%乙醇等。

【实训内容】

1. 性状鉴别

大黄表面黄棕色至红棕色，有的可见类白色网状纹理。断面淡红棕色或黄棕色，显颗粒性；根茎髓部有"星点"环列或散在；根木部发达，具放射状纹理，形成层环明显，无髓部及星点。气清香，味苦而微涩，嚼之黏牙，有沙粒感，唾液被染成黄色。

2. 显微鉴别

(1) 大黄根茎横切面 注意观察：①木栓层及栓内层大多已除去；②韧皮部筛管群明显，薄壁组织发达；③形成层成环；④木质部射线宽2~4列细胞，内含棕色物；导管非木化，常1至数个相聚，稀疏排列；⑤髓部有异常维管束环列或散在；异常维管束的形成层成环，外侧为木质部，内侧为韧皮部，射线呈星状射出；韧皮部中有黏液腔，内含红棕色物质；⑥薄壁细胞含草酸钙簇晶及淀粉粒。

(2) 大黄粉末 注意观察：①草酸钙簇晶 大而多，直径20~160μm（有的至190μm），棱角较钝；②导管 多为网纹，另有具缘纹孔、螺纹及环纹导管，非木化；③淀粉粒 甚多，单粒呈类球形或多角形，直径3~45μm，脐点星状；复粒由2~8分粒组成（图2）。

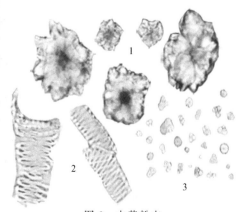

图2 大黄粉末
1—草酸钙簇晶；2—导管；3—淀粉粒

3. 理化鉴别

(1) 微量升华 取本品粉末，进行微量升华，可见菱状针晶或羽状结晶。

（2）检查土大黄苷　取粉末 0.2g，加甲醇 2ml，温浸 10min，放冷，取上清液 10μl，点于滤纸上，以 45％乙醇展开，取出，晾干，放置 10min，置紫外光灯（365nm）下检视，不得显持久的亮紫色荧光。

【实训提示】　微量升华时注意温度的调控，同时准备几张载玻片，先后收集升华物，比较几种晶形的不同。

【实训报告】　绘大黄根茎横切面简图及粉末特征图；记录理化鉴定结果。

（王立娟）

实训三　黄连的鉴定

【实训目标】　掌握黄连性状及显微鉴别特征；熟悉黄连理化鉴别方法。

【实训准备】

（1）材料　黄连药材、黄连粉末、黄连永久制片、黄连对照药材、盐酸小檗碱对照品等。

（2）仪器　显微镜、紫外分析仪、分析天平、硅胶 G 薄层板、展开缸、紫外光灯、恒温干燥箱等。

（3）试剂　蒸馏水、稀甘油、水合氯醛试液、甲醇、乙酸乙酯、乙醇、30％硝酸异丙醇、浓氨水等。

【实训内容】

1. 性状鉴别

（1）味连　多集聚成簇，常弯曲，形如鸡爪。表面粗糙，有不规则结节状隆起，有的节间表面平滑如茎秆，习称"过桥"。质硬，断面皮部橙红色或暗棕色，木部鲜黄色或橙黄色，呈放射状排列，髓部有的中空。气微，味极苦。

（2）雅连　多为单枝，略呈圆柱形，微弯曲。"过桥"较长。顶端有少许残茎。

（3）云连　多为单枝，较细小，弯曲呈钩状，"过桥"短。

2. 显微鉴别

（1）横切面　①味连：木栓层为数列细胞；栓内层较宽，石细胞单个或成群散在；中柱鞘纤维成束或伴有少数石细胞，均显黄色；维管束外韧型，环列；木质部黄色，均木化，木纤维较发达；髓部均为薄壁细胞，无石细胞。②雅连：髓部有石细胞。③云连：皮层、中柱鞘部位及髓部均无石细胞。

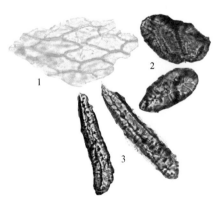

（2）味连粉末　注意观察以下内容。①石细胞：鲜黄色，类圆形、类方形、类长方形、类多角形、纺锤形或不规则形，壁厚，孔沟明显。②中柱鞘纤维：鲜黄色，纺锤形或长梭形，长 136～185μm，直径 27～37μm，壁厚。③木纤维：较细长，直径 10～13μm，壁木化，纹孔稀疏；有的交叉成"人"字形。④鳞叶表皮细胞：绿黄色或黄棕色，长方形或长多角形或形状不一，壁微波状弯曲，或呈连珠状增厚（图3）。

3. 理化鉴别

（1）检查盐酸小檗碱　取粉末或切片，加95％乙醇及30％硝酸1～2滴，片刻后镜检，有黄色针状或针簇状结晶析出，加热结晶消失并显红色。

图 3　黄连粉末
1—鳞叶表皮细胞；2—石细胞；
3—中柱鞘纤维

（2）薄层色谱　①供试品溶液的制备：取本品粉末 0.25g，加甲醇 25ml，超声处理 30min，滤过，取滤液，即得。②对照药材溶液的制备：取黄连对照药材 0.25g，同法制成对照药材溶液。③对照品溶液的制备：取盐酸小檗碱对照品，加甲醇制成每 1ml 含 0.5mg 的溶液，即得。④薄层色谱试验：吸取上述三种溶液各 1μl，分别点于同一硅胶 G 薄层板上，以环己烷-乙酸乙酯-异丙醇-甲醇-水-三乙胺（3∶3.5∶1∶1.5∶0.5∶1）为展开剂，置用浓氨试液预饱和 20min 后的展开缸内，展开，取出，晾干，置紫外灯（365nm）下检视。⑤结果判断：供试品色谱中，在与对照药材色谱相应位置上，应显 4 个以上相同颜色的荧光斑点；在与对照品色谱相应的位置上，应显相同颜色的荧光斑点。

【实训提示】　黄连品种复杂，市售品质量鉴别时，基于简便性和准确性的角度，先观察性状及显微特征进行真伪鉴定，再使用薄层色谱鉴别对优劣进行初步衡量，最后使用高效液相色谱法按照药典标准进行质量的最终确定。

【实训报告】　绘黄连横切面简图及粉末特征图；记录理化鉴定结果。

（王立娟）

实训四　人参的鉴定

【实训目标】　掌握人参横切面及粉末显微特征。

【实训准备】

（1）材料　人参药材、人参粉末、人参根横切面永久制片等。

（2）仪器　显微镜、酒精灯等。

（3）试剂　蒸馏水、稀甘油、水合氯醛试液等。

【实训内容】

1. 性状鉴别

主根呈纺锤形或圆柱形。表面灰黄色，上部或全体有横纹及明显的纵皱纹。下部有支根 2～3 条，并着生多数细长的须根，须根上常有细小疣状突起。根茎多拘挛而弯曲，具不定根（艼）和凹窝状茎痕（芦碗）。质较硬。香气特异，味微苦、甘。

2. 显微鉴别

（1）人参主根横切面　注意观察以下内容。①木栓层为数列细胞。栓内层窄。②韧皮部外侧有裂隙，内侧薄壁细胞排列较紧密，树脂道散在，内含黄色分泌物。③形成层成环。④木质部射线宽广；导管单个散在或数个相聚，断续排列成放射状，导管旁偶有非木化的纤维。⑤薄壁细胞含草酸钙簇晶。

（2）人参粉末　注意观察以下内容。①树脂道碎片：内含黄色块状分泌物。②草酸钙簇晶：直径 20～68μm，棱角锐尖。③淀粉粒：众多，单粒类球形、半圆形或不规则多角形，直径 4～20μm，脐点点状或裂缝状；复粒由 2～6 个分粒组成。④木栓细胞：表面观呈类方形或多角形，壁细波状弯曲。⑤导管：网纹或梯纹导管，直径 10～56μm（图 4）。

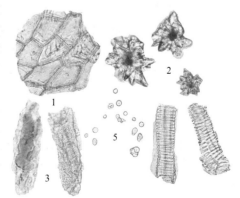

图 4　人参粉末

1—木栓细胞；2—草酸钙簇晶；
3—树脂道；4—导管；5—淀粉粒

【实训提示】 人参性状主要观察人参的芦、艼、体、腿、须的形状和表面特征。

【实训报告】 绘人参根横切面简图及粉末特征图。

（王立娟）

实训五 根及根茎类生药的性状鉴定

【实训目标】 掌握各生药的性状鉴别要点并区别易混生药。

【实训准备】 常用根及根茎类生药。

【实训内容】 观察生药性状，并注意区分下列各组生药。

1. 牛膝与川牛膝

（1）牛膝 断面中心有黄白色小木心，周围有黄白色点状维管束断续排列成 2～4 轮。

（2）川牛膝 断面点状维管束断续排成 4～11 轮同心环。

2. 川乌与草乌

（1）川乌 中部多向一侧膨大；外表棕褐色或灰棕色，皱缩，有小瘤状侧根及除去子根后的痕迹；质坚实，断面类白色或浅灰黄色，粉性，形成层环纹多角形；味辛辣而麻舌。

（2）草乌 较川乌瘦缩，断面有裂隙，髓部较大或中空。

3. 北豆根与山豆根

（1）北豆根 根茎呈细长圆柱形；断面木部淡黄色，呈放射状排列，中心有髓；气微，味苦。

（2）山豆根 根茎呈不规则结节状，其下生根数条；根断面皮部浅棕色，木部淡黄色；有豆腥气，味极苦。

4. 当归与独活

（1）当归 表面黄棕色至棕褐色，具纵皱纹和横长皮孔样突起；质柔韧；断面黄白色或淡黄棕色，有裂隙及多数棕色点状分泌腔，木部色较淡，形成层环黄棕色；气香浓郁，味甘、辛、微苦。

（2）独活 表面灰褐色或棕褐色；质较硬，受潮则变软；断面皮部灰白色，有多数散在的棕色油室，形成层环棕色，木部灰黄色至黄棕色；香气特异，味苦、辛、微麻舌。

5. 北柴胡与南柴胡

（1）北柴胡 下部常分枝；表面黑褐色或浅棕色；质硬而韧，不易折断；断面显纤维性，皮部浅棕色，木部黄白色；气微香，味微苦。

（2）南柴胡 下部多不分枝或稍分枝；表面红棕色或黑棕色；质稍软，易折断；断面略平坦，不显纤维性；具败油气。

6. 玄参与生地黄

（1）玄参 表面灰黄色或灰褐色；断面黑色，微有光泽；气特异似焦糖，味甘、微苦。

（2）生地黄 表面棕黑色或灰棕色，极皱缩；断面棕黑色或乌黑色，有光泽，具黏性；气微，味微甜。

7. 山药与天花粉

（1）山药 切面维管束形成的细小筋脉点散在；味淡微酸，嚼之发黏。

（2）天花粉　切面导管小孔黄色，略呈放射状排列，纵切面可见黄色条状筋脉纹；味微苦。

8. 木香与川木香

（1）木香　表面黄棕色或灰褐色，有时可见不规则菱形网纹；质坚，不易折断，断面形成层环棕色，有放射状纹理及散在的褐色点状油室，老根中心常呈朽木状；气香特异，味微苦。

（2）川木香　呈圆柱形或有纵槽的半圆柱形；外皮脱落处可见丝瓜络状细筋脉，根头偶有黑色发黏的胶状物（油头）；体较轻，质硬脆，易折断，断面散有深黄色稀疏油点及裂隙；气微香，味苦，嚼之黏牙。

9. 半夏与水半夏

（1）半夏　呈类球形，有的稍扁斜，顶端有凹陷的茎痕，周围密布麻点状根痕；下面钝圆，较光滑；气微，味辛辣、麻舌而刺喉。

（2）水半夏　呈圆锥形或椭圆形；全体有多数隐约可见的点状根痕；上端类圆形，有凸起的叶痕或芽痕，下端略尖；气微，味辛辣、麻舌而刺喉。

【实训提示】　川乌、草乌、天南星及半夏生品毒性较强，口尝需谨慎。

【实训报告】　记录所观察生药的性状鉴别特征。

（闫　欣）

实训六　茎木类及皮类生药的性状鉴定

【实训目标】　掌握各生药的性状鉴别要点并区别易混生药。

【实训准备】　常用茎木及皮类生药。

【实训内容】　观察生药性状，并注意区分下列各组生药。

1. 海风藤与青风藤

（1）海风藤　呈扁圆柱形，略弯曲，节部膨大，上生不定根；断面中心髓部呈灰褐色；气香，味微苦、辛。

（2）青风藤　呈长圆柱形，常微弯曲，节部稍膨大，有分枝；断面中心髓部呈淡黄白色或黄棕色；气微，味苦。

2. 木通与川木通

（1）木通　表面粗糙；断面皮部较厚，黄棕色，可见淡黄色颗粒状小点，木部黄白色，射线呈放射状排列；气微，味微苦而涩。

（2）川木通　表面有纵向凹沟及棱线；断面残存皮部黄棕色，木部浅黄棕色或浅黄色，宽广，导管小孔排列成若干同心环状层纹，具黄白色放射状纹理；气微，味淡。

3. 大血藤与鸡血藤

（1）大血藤　呈圆柱形；断面皮部呈红棕色环状，有数处向内嵌入木部，木部黄白色，导管细孔被红棕色射线隔开，呈放射状花纹，中央髓部红棕色，气微，味微涩。

（2）鸡血藤　呈椭圆形或不规则斜切片；韧皮部有红棕色或黑棕色树脂状分泌物，与木部相间排列成数个同心性椭圆形环或偏心性半圆形环，髓小，偏向一侧；气微，味涩。

4. 皂角刺与钩藤

（1）皂角刺　由主刺和1~2次分枝的棘刺组成。主刺长圆锥形，刺端锐尖，表面紫棕色或棕褐色，光滑，体轻，质坚硬，不易折断；断面木部黄白色，髓部疏松，淡红棕色。

（2）钩藤　茎枝呈圆柱形或类方柱形，枝节上对生两个向下弯曲的钩，或仅一侧有钩，另一侧为凸起的疤痕，钩略扁或稍圆，基部较阔，先端细尖；质坚韧，断面黄棕色，髓部黄白色，疏松似海绵或中空。

5. 通草、小通草与灯心草

（1）通草　呈圆柱形，直径1～2.5cm；表面白色或淡黄色，有浅纵沟纹；体轻，质松软，稍有弹性，易折断；断面平坦，显银白色光泽，中部有半透明圆形薄膜，纵剖面呈梯状排列。

（2）小通草　①旌节花：直径0.5～1cm，表面白色或淡黄色；断面平坦，无空心；质松软，捏之能变形，水浸后有黏滑感。②青荚叶：表面淡黄色，有浅纵条纹，质较硬，捏之不易变形，水浸后无黏滑感。

（3）灯心草　直径1～3mm；表面白色或淡黄色，有细纵纹，断面白色。

6. 桑白皮与牡丹皮

（1）桑白皮　外表面白色或淡黄色，有纵向裂纹，内表面黄白色或灰黄色，体轻，质韧，纤维性强，难折断，易纵向撕裂，撕裂时有粉尘飞扬；气微，味微甘。

（2）牡丹皮　外表灰褐色或黄褐色，栓皮脱落处粉红色，内表面淡灰黄色或淡棕色，有细纵纹；质硬脆，易折断，断面较平坦，淡粉红色，粉性；气芳香，味微苦而涩。

7. 香加皮、五加皮与地骨皮

（1）香加皮　内表面淡黄色或淡黄棕色，较平滑，有细纵纹；断面黄白色；有特异香气，味苦。

（2）五加皮　外表面灰褐色，有扭曲的纵皱纹及横长皮孔样斑痕；内表面淡黄色或灰黄色，有细纵纹；体轻，质脆，易折断，断面不整齐，灰白色；气微香，味微辣而苦。

（3）地骨皮　外表面易呈鳞片状剥落（糟皮）；内表面黄白色至灰黄色，折断面外层较厚，黄棕色，内层灰白色（白里）；气微，味微甘而后苦。

【实训报告】　记录所观察生药的性状鉴别特征。

（张　俊）

实训七　苏木的鉴定

【实训目标】　掌握苏木的显微及理化鉴别特征。
【实训准备】
（1）材料　苏木饮片、苏木粉末。
（2）仪器　显微镜、紫外分析仪、试管、试管夹、玻璃棒等。
（3）试剂　50%硝酸、氯酸钾、氢氧化钠试液、盐酸、稀甘油。
【实训内容】

1. 性状鉴别

表面黄红色至棕红色，有时可见红黄相间的细密纵向条纹。质坚硬，断面略具光泽，年轮明显，有的可见暗棕色、质松、带亮星的髓部。气微，味微涩。

2. 显微鉴别

（1）组织解离（氯酸钾法）　将小块苏木置试管中，加50%硝酸以淹没材料为度，投入相当于生药体积量的氯酸钾粉末，酒精灯或沸水浴中加热，待气泡平息后，立即再投入少量氯酸钾，以保持气泡稳定发生，至用玻璃棒挤压材料能离散为止，倾去酸液，用清水洗涤3～5次后，取少许置载玻片上，用解剖针撕开，以稀甘油封片观察。

（2）解离组织或粉末　注意观察以下内容。①木纤维及晶纤维：多成束，橙黄色或无色，具稀疏的单斜纹孔，含晶细胞壁不均匀增厚，木化。②射线细胞：长方形，细胞壁连珠状增厚，木化，单纹孔较密，切向纵断面射线宽1～2（～3）列细胞。③具缘纹孔导管：纹孔排列紧密，导管中常含棕色块状物。④薄壁细胞：长方形，壁稍厚，木化，纹孔明显。⑤草酸钙结晶：呈类方形或双锥形（图5）。

3. 理化鉴别

取本品粉末10g，加水50ml，放置4h，时时振摇，滤过，滤液显橘红色，置紫外光灯（365nm）下观察，显黄绿色荧光。取滤液5ml，加氢氧化钠试液2滴，显猩红色，置紫外光灯（365nm）下观察，显蓝色荧光，再加盐酸使呈酸性后，溶液变为黄色，置紫外光灯（365nm）下观察，显黄绿色荧光。

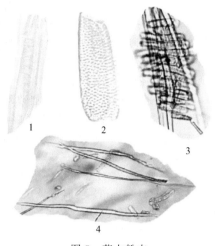

图5　苏木粉末
1—晶纤维；2—导管；
3—木射线细胞；4—木纤维

【实训报告】　绘苏木解离组织特征图；记录理化鉴定结果。

（张　俊）

实训八　厚朴、黄柏与肉桂的鉴定

【实训目标】　掌握厚朴、黄柏与肉桂的显微与理化鉴别特征。

【实训准备】

（1）材料　厚朴药材、厚朴粉末、厚朴横切面永久制片、厚朴酚与和厚朴酚对照品；黄柏与关黄柏药材、黄柏横切面永久制片、黄柏粉末；肉桂药材、肉桂横切面永久制片及肉桂粉末。

（2）仪器　显微镜、培养皿、毛笔、刀片、酒精灯、硅胶G薄层板、具塞锥形瓶、紫外分析仪、超声处理仪等。

（3）试剂　稀甘油、甘油乙酸试液、水合氯醛试液、甲苯、1%香草醛硫酸溶液、甲醇等。

【实训内容】

1. 性状鉴别

（1）厚朴　内表面紫棕色或深紫褐色，可见多数小亮星；断面外层灰棕色，颗粒性，内层紫褐色或棕色，纤维性，油润，有时可见发亮的结晶；气香，味辛辣，微苦。

（2）肉桂　内表面红棕色；断面不平坦，颗粒性，外层棕色而粗糙，内层红棕色而油润，中间有一条黄棕色线纹；气香浓烈，味甜，辣。

（3）黄柏　外表面黄褐色至黄棕色；断面深黄色，纤维性，呈片状分层；气微，味极苦，嚼之有黏性。

（4）关黄柏　外表面黄绿色或淡棕黄色，偶有灰白粗皮残留；断面鲜黄色或黄绿色。

2. 显微鉴别

（1）厚朴横切面　注意观察以下内容。①木栓层为10余列细胞，有的可见落皮层。②皮层外侧有石细胞环带，内侧散有多数油细胞及石细胞群。③韧皮射线宽1～3列细胞；纤维束

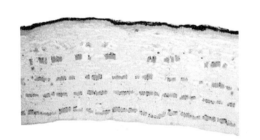

众多，壁极厚，油细胞较多，单个散在或 2～5 个相连。④薄壁细胞中含淀粉粒（蒸过的大多已糊化）及少数草酸钙方晶。

（2）黄柏横切面　注意观察以下内容。①未去净栓皮者，有木栓细胞残留，内含黄棕色物质，栓内层细胞中含草酸钙方晶。②皮层较窄，散有石细胞群及纤维束。③韧皮部外侧有少数石细胞，纤维束切向排列呈断续的层带（硬韧部），纤维束周围的薄壁细胞中常含草酸钙方晶，形成晶纤维。④射线宽 2～4 列细胞，常弯曲而细长。⑤薄壁细胞中含细小淀粉粒及草酸钙方晶，黏液细胞随处可见（图 6）。

（3）肉桂横切面　①木栓细胞数列，最内层细胞外壁增厚，木化。②皮层散有石细胞和分泌细胞。③中柱鞘部位有石细胞群，断续排列成环，外侧伴有纤维束，石细胞外壁较薄。④韧皮部射线宽 1～2 列细胞，含细小草酸钙针晶；纤维常 2～3 个成群。油细胞随处可见；薄壁细胞中含有淀粉粒。

（4）厚朴粉末　注意观察如下内容。①石细胞：呈类方形、椭圆形、卵圆形或不规则分枝状，直径 11～65μm，有时可见层纹。②纤维：甚多，直径 15～32μm，壁甚厚，有的呈波浪形或一边呈锯齿状，木化，纹孔不明显。③油细胞：呈椭圆形或类圆形，直径 50～85μm，含黄棕色油状物（图 7）。

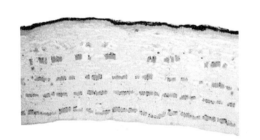

图 6　黄柏横切面

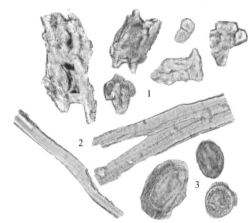

图 7　厚朴粉末

1—石细胞；2—纤维；3—油细胞

（5）黄柏粉末　注意观察如下内容。①石细胞：鲜黄色类圆形或纺锤形，直径 35～128μm，有的呈分枝状，枝端锐尖，壁厚，层纹明显；可见大型纤维状的石细胞，长可达900μm。②纤维及晶纤维：纤维鲜黄色，直径 16～38μm，常成束，纤维束周围的细胞中含草酸钙方晶，形成晶纤维，含晶细胞壁木化增厚（图 8）。

（6）肉桂粉末　注意观察以下内容。①纤维：多单个散在，长梭形，长 195～920μm，直径约至 50μm，壁厚，木化，纹孔不明显。②石细胞：类圆形或类方形，直径 32～88μm，壁厚，有一面菲薄，木化。③油细胞：类圆形或长圆形，直径 45～108μm。④草酸钙针晶：细小，散在于射线细胞中。⑤木栓细胞：多角形，含红棕色物质（图 9）。

3. 理化鉴别

厚朴薄层色谱　①供试品溶液的制备：取本品粉末 0.5g，加甲醇 5ml，密塞，振摇30min，滤过，取滤液，即得。②对照品溶液的制备：取厚朴酚对照品与和厚朴酚对照品，加甲醇 制成每 1ml 各含 1mg 的混合溶液，即得。③薄层色谱试验：吸取上述两种溶液各 5μl，分别点于同一硅胶 G 薄层板上，以甲苯-甲醇（17∶1）为展开剂，展开，取出，晾干，喷以1%香草醛硫酸溶液，100℃加热至斑点显色清晰。④结果判断：供试品色谱中，在与对照品色谱相应的位置上，应显相同颜色的斑点。

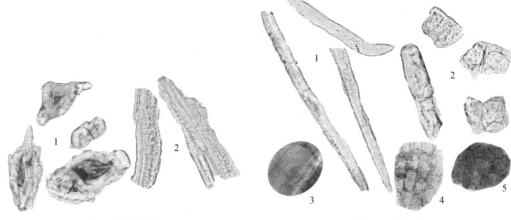

图 8　黄柏粉末　　　　　　　　图 9　肉桂粉末
1—石细胞；2—晶纤维　　　　1—纤维；2—石细胞；3—油细胞；
　　　　　　　　　　　　　　4—草酸钙针晶；5—木栓细胞

【实训提示】　注意比较厚朴与黄柏粉末显微特征的异同点。

【实训报告】　绘厚朴、黄柏、肉桂粉末特征图；记录理化鉴定结果。

（张　俊）

实训九　叶类及花类生药的性状鉴定

【实训目标】　掌握各生药的性状鉴别要点并区别易混生药。

【实训准备】　常用叶类及花类生药。

【实训内容】　观察生药性状，并注意区分下列各组生药。

1. 款冬花与辛夷

（1）款冬花　呈长圆棒状，单生或 2～3 个基部连生，苞片外表面紫红色或淡红色，内表面密被白色絮状茸毛；体轻，撕开后可见白色茸毛。

（2）辛夷　呈长卵形，似毛笔头；基部常具短梗，梗上有点状皮孔；苞片外表面密被灰白色或灰绿色茸毛，内表面棕色，无毛；气芳香，味辛凉而稍苦。

2. 淫羊藿与巫山淫羊藿

（1）淫羊藿　三出复叶，小叶片卵圆形，先端微尖，顶生小叶基部心形，两侧小叶较小，偏心形，外侧较大，呈耳状，边缘具黄色刺毛状细锯齿；上表面黄绿色，下表面灰绿色，基部有稀疏细长毛。

（2）巫山淫羊藿　二回三出复叶，小叶片披针形至狭披针形，先端渐尖或长渐尖；边缘具刺齿，侧生小叶基部的裂片偏斜，内边裂片小，圆形，外边裂片大，三角形，渐尖；下表面被绵毛或秃净。

3. 大青叶与蓼大青叶

（1）大青叶　完整叶片呈长椭圆形至长圆状倒披针形，叶片暗灰绿色；先端钝，全缘或微波状，基部狭窄下延至叶柄呈翼状。

（2）蓼大青叶　完整叶片呈长椭圆形，蓝绿色或黑蓝色，先端钝，基部渐狭，全缘，叶脉浅黄棕色，于下表面略突起；叶柄扁平，基部有膜质托叶鞘。

4. 金银花与山银花

（1）金银花　表面黄白色或绿白色（久贮色渐深），密被短柔毛；花萼绿色，先端5裂，裂片有毛；开放者花冠筒状，先端二唇形；雄蕊5枚，附于筒壁，黄色；雌蕊1枚，子房无毛。

（2）山银花　①灰毡毛忍冬：表面绿棕色至黄白色，开放者花冠裂片不及全长之半；质稍硬，手捏之稍有弹性。②红腺忍冬：表面黄白色至黄棕色，无毛或疏被毛；萼筒无毛，先端5裂，裂片长三角形，被毛；开放者花冠下唇反转，花柱无毛。③华南忍冬：萼筒和花冠密被灰白色毛。④黄褐毛忍冬：花冠表面淡黄棕色或黄棕色，密被黄色茸毛。

5. 菊花与野菊花

（1）菊花　直径1.5~3cm；舌状花数层，类白色或黄色；气清香，味甘、微苦。
（2）野菊花　直径0.3~1cm；舌状花1轮，黄色；气芳香，味苦。
【实训提示】　叶类及花类生药常皱缩卷曲，可用水湿润后展开观察。
【实训报告】　记录所观察生药的性状鉴别特征。

（魏国栋）

实训十　番泻叶的鉴定

【实训目标】　掌握番泻叶性状及显微鉴别特征。
【实训准备】
（1）材料　番泻叶药材、番泻叶永久制片、番泻叶粉末。
（2）仪器　显微镜、酒精灯。
（3）试剂　蒸馏水、稀甘油、水合氯醛试液。
【实训内容】

1. 性状鉴别

（1）狭叶番泻叶　小叶片呈长卵形或卵状披针形，叶端急尖，叶基稍不对称；上表面黄绿色，下表面浅黄绿色，无毛或近无毛，叶脉稍隆起；革质；气微弱而特异，味微苦，稍有黏性。

（2）尖叶番泻叶　呈披针形或长卵形，略反卷，叶端短尖或微突，叶基不对称。两面均有细短毛茸。

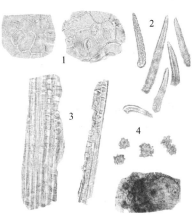

图10　番泻叶粉末
1—表皮细胞及平轴式气孔；2—非腺毛；
3—晶纤维；4—草酸钙簇晶

2. 显微鉴别

（1）叶片横切面　①表皮细胞1列，部分细胞内含黏液质，上、下表面均有气孔，下表面非腺毛较多。②叶肉组织为等面型，上表面的栅栏组织通过主脉；海绵组织细胞中常含草酸钙簇晶。③主脉维管束外韧型，上、下两侧均有纤维束，纤维外方薄壁细胞含草酸钙方晶，形成晶纤维。

（2）叶粉末　注意观察以下内容。①表皮细胞及气孔：多角形，垂周壁平直；气孔多为平轴式。②非腺毛：单细胞，长100~350μm，直径12~25μm，壁厚，有疣状突起。③晶纤维：多见，方晶直径12~15μm。④草酸钙簇晶：直径9~20μm（图10）。

【实训报告】　绘番泻叶横切面简图及粉末特征图。

（魏国栋）

实训十一　红花、西红花的鉴定

【实训目标】　掌握红花及西红花的性状及显微鉴别特征。

【实训准备】

（1）材料　红花药材及粉末、西红花药材及粉末。

（2）仪器　显微镜、酒精灯。

（3）试剂　蒸馏水、稀甘油、水合氯醛试液。

【实训内容】

1. 性状鉴别

（1）红花　为不带子房的管状花；花冠红黄色或红色，筒部细长，先端5裂，裂片狭条形；雄蕊花药聚合成筒状，黄白色；柱头长圆柱形，顶端微分叉；质柔软；气微香，味微苦；花浸入水中，水染成金黄色。

（2）西红花　呈线形，暗红色，上部较宽而略扁平，顶端边缘呈不整齐的齿状，内侧有一短裂隙；柱头呈喇叭状，有短缝；体轻，质松软，无油润光泽，干燥后质脆易断；气特异，微有刺激性，味微苦；放入水中，可见橙黄色成直线下降，并逐渐扩散，水被染成黄色。

2. 显微鉴别

（1）红花粉末　注意观察以下内容。①柱头和花柱上部表皮细胞：分化成圆锥形单细胞毛，先端尖或稍钝。②分泌管：细胞内含黄棕色至红棕色分泌物。③花粉粒：类圆形、椭圆形或橄榄形，直径约至60μm，外壁有齿状突起，具3个萌发孔。④花冠顶端表皮细胞：分化成乳头状短绒毛。⑤草酸钙方晶：存在于薄壁细胞中（图11）。

（2）西红花粉末　注意观察以下内容。①表皮细胞：表面观长条形，壁薄，微弯曲，有的外壁凸出呈乳头状或绒毛状，表面隐约可见纤细纹理。②柱头顶端表皮细胞：呈绒毛状，表面有稀疏纹理。③有时可见花粉粒，呈圆球形，外壁近于光滑，内含颗粒状物质（图12）。

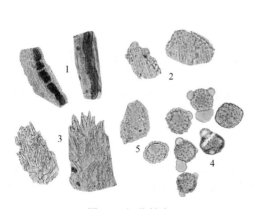

图11　红花粉末

1—分泌管；2—花瓣顶端碎片；3—柱头及
花柱碎片；4—花粉粒；5—草酸钙方晶

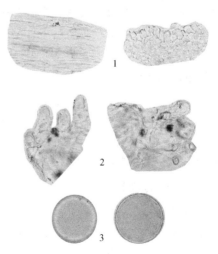

图12　西红花粉末

1—表皮细胞；2—柱头顶端表皮细胞；3—花粉粒

【实训报告】　绘红花和西红花的粉末显微特征图。

（魏国栋）

实训十二　果实及种子类生药的性状鉴定

【实训目标】　掌握各生药的性状鉴别要点并区别易混生药。
【实训准备】　常用果实及种子类生药。
【实训内容】　观察生药性状，并注意区分下列各组生药。

1. 五味子与南五味子

（1）五味子　表面红色、紫红色或暗红色，皱缩，油润；果肉柔软，种子1～2粒，肾形，表面棕黄色，有光泽，种皮薄而脆；果肉气微，味酸，种子破碎后，有香气，味辛、微苦。

（2）南五味子　表面棕红色至暗棕色，干瘪，皱缩，果肉常紧贴于种子上；味微酸。

2. 肉豆蔻与槟榔

（1）肉豆蔻　呈卵圆形或椭圆形；表面灰棕色或灰黄色，有不规则网状沟纹；种脐位于宽端，呈浅色圆形突起；合点呈暗色凹陷；种脊呈纵沟状，连接两端；质坚实，断面显棕黄色相杂的大理石样花纹；气香浓烈，味辛。

（2）槟榔　呈扁球形或圆锥形；表面淡黄棕色或淡红棕色，具稍凹下的网状沟纹；底部中心有圆形凹陷的珠孔，其旁有1明显疤痕状种脐；断面可见棕色与白色相间的大理石花纹；气微，味涩、微苦。

3. 南葶苈子与北葶苈子

（1）南葶苈子　呈长圆形略扁；一端钝圆，另端微凹或较平截；气微，略带黏性。

（2）北葶苈子　呈扁卵形；一端钝圆，另一端尖而微凹，种脐位于凹入端；黏性较强。

4. 木瓜与光皮木瓜

（1）木瓜　外表面紫红色或红棕色，有不规则的深皱纹；剖面边缘向内卷曲，果肉红棕色；种子多脱落；质坚硬；气微清香，味酸。

（2）光皮木瓜　外表红棕色，光滑无皱或稍粗糙，剖开面较饱满，果肉粗糙，显颗粒性；种子多数密集；气微，果肉嚼之有沙粒感。

5. 苦杏仁与桃仁

（1）苦杏仁　呈扁心形；一端尖，另一端钝圆，肥厚，左右不对称，尖端一侧有短线形种脐，圆端合点处向上具多数深棕色的脉纹；味苦。

（2）桃仁　呈扁长卵形；表面密布颗粒状突起；一端尖，中部膨大，另端钝圆稍偏斜，边缘较薄；气微，味微苦。

6. 枳壳、枳实与青皮

（1）枳壳　呈半球形，直径3～5cm；外果皮棕褐色至褐色，有颗粒状突起；切面中果皮黄白色，光滑而稍隆起，厚0.4～1.3cm，边缘散有1～2列油室；瓤囊7～12瓣，少数至15瓣；气清香，味苦、微酸。

（2）枳实　呈半球形或球形，直径0.5～2.5cm。外果皮黑绿色或暗棕绿色，具颗粒状突起和皱纹，有明显的花柱残迹或果梗痕。切面中果皮略隆起，厚0.3～1.2cm，黄白色或黄褐色，边缘有1～2列油室，瓤囊棕褐色。质坚硬。气清香，味苦、微酸。

（3）青皮（个青皮）　呈类球形；表面灰绿色或黑绿色，有细密凹下的油室，顶端有稍突起的柱基，基部有圆形果梗痕；质硬，断面果皮黄白色或淡黄棕色，厚0.1～0.2cm；气清香，味酸、苦、辛。

7. 陈皮、橘红与化橘红

（1）陈皮　质稍硬而脆。气香，味辛、苦。广陈皮常3瓣相连，形状整齐，厚度均匀；点状油室较大，对光照视，透明清晰；质较柔软。

（2）橘红　质薄如纸；外表面黄棕色或橙红色，存放后呈棕褐色，密布黄白色突起或凹下的油室；气芳香，味微苦、麻。

（3）化橘红　呈对折的七角或展平的五角星状；外表面黄绿色；断面不整齐，外缘有1列不整齐的下凹的油室；气芳香，味苦、微辛。

8. 小茴香与蛇床子

（1）小茴香　双悬果呈圆柱形，长4～8mm；分果呈长椭圆形，背面有纵棱5条，接合面平坦而较宽；横切面略呈五边形，背面的四边近等长；有特异香气，味微甜、辛。

（2）蛇床子　双悬果呈椭圆形，长2～4mm；分果呈椭圆形，分果的背面有薄而突起的纵棱5条；果皮松脆，揉搓易脱落；气香，味辛凉，有麻舌感。

9. 菟丝子与天仙子

（1）菟丝子　呈类球形；表面灰棕色至棕褐色，粗糙，种脐线形或扁圆形；质坚实，不易以指甲压碎。加沸水浸泡后，表面有黏性；加热煮至种皮破裂时，可露出黄白色卷旋状的胚，形如吐丝。

（2）天仙子　呈类扁肾形或扁卵形，直径约1mm。表面棕黄色或灰黄色，有细密的网纹，略尖的一端有点状种脐。

10. 鹤虱与南鹤虱

（1）鹤虱　为瘦果，呈圆柱状，细小；表面黄褐色或暗褐色，具多数纵棱；顶端收缩呈细喙状，先端扩展成灰白色圆环；基部稍尖，有着生痕迹；果皮薄，纤维性，种皮菲薄透明，子叶2，类白色；气特异，味微苦。

（2）南鹤虱　为双悬果，多裂为分果；基部钝圆，背面隆起，具4条窄翅状次棱，翅上密生1列黄白色钩刺；接合面平坦；体轻；搓碎时有特异香气。

【实训报告】　记录所观察生药的性状鉴别特征。

（刘灿仿）

实训十三　五味子、小茴香的鉴定

【实训目标】　熟练掌握五味子和小茴香的性状、显微与理化鉴别特征。

【实训准备】

（1）材料　五味子粉末、小茴香横切面永久制片、小茴香粉末等。

（2）仪器　显微镜、培养皿等。

（3）试剂　蒸馏水、稀甘油、水合氯醛试液。

【实训内容】　显微鉴别

（1）小茴香分果横切面　①外果皮为1列扁平细胞，外被角质层。②中果皮纵棱处有维管束，其周围有多数木化网纹细胞；背面纵棱间各有大的椭圆形棕色油管1个，接合面有油管2个，共6个。③内果皮为1列扁平薄壁细胞，细胞长短不一。④种皮细胞扁长，含棕色物。⑤胚乳细胞多角形，含多数糊粉粒，每个糊粉粒中含有细小草酸钙簇晶。

（2）小茴香粉末　注意观察以下内容。①网纹细胞：类长方形或类圆形，壁厚，木化，具卵圆形网状壁孔。②油管碎片：黄棕色或深红棕色，分泌细胞呈扁平多角形。③镶嵌细胞：内果皮细胞狭长，以5～8个细胞为一组，以其长轴相互作不规则嵌列。④胚乳细胞：多角形，无色，壁颇厚，内充满脂肪油和糊粉粒，每一糊粉粒中含细小簇晶1个，直径约7μm（图13）。

（3）五味子粉末　注意观察以下内容。①种皮表皮石细胞：表面观呈多角形或长多角形，直径18～50μm，壁厚，孔沟极细密，胞腔内含深棕色物。②种皮内层石细胞：多角形、类圆形或不规则形，直径约至83μm，壁稍厚，纹孔较大。③果皮表皮细胞：表面观类多角形，垂周壁略呈连珠状增厚，表面有微细的角质线纹；表皮中散有油细胞。④中果皮细胞：皱缩，含暗棕色物，并含淀粉粒（图14）。

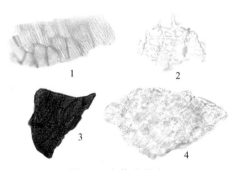
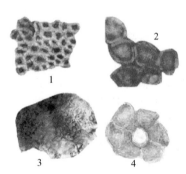

图13　小茴香粉末　　　　　　　　图14　五味子粉末
1—镶嵌状细胞；2—网纹细胞；　　1—种皮外层石细胞；2—种皮内层石细胞；
3—油管碎片；4—胚乳细胞　　　　3—中果皮碎片；4—果皮碎片

【实训报告】　绘五味子与小茴香的粉末特征图；绘小茴香的横切面简图。

（刘灿仿）

实训十四　全草类生药的性状鉴定

【实训目标】　掌握各生药的性状鉴别要点并区别易混生药。
【实训准备】　常用全草类生药。
【实训内容】　观察生药性状，并注意区分下列各组生药。

1. 甜地丁与苦地丁

（1）甜地丁　主根呈圆锥形，质坚韧，不易折断，断面皮部绵毛状，纤维甚多；单数羽状复叶，灰绿色，被有白柔毛；荚果圆筒形，内含黑色种子；味淡而稍甜，具豆腥气。

（2）苦地丁　主根纤细，叶片3～4回羽状全裂，裂片纤细；常可见长椭圆形扁平条状蒴果，内含数粒黑色种子，扁圆形，黑色，光亮；味苦而持久。

2. 薄荷与广藿香

（1）薄荷　茎断面白色，髓部中空；揉搓后有特异清凉香气，味辛凉。

（2）广藿香　老茎近圆柱形，嫩茎略呈方形，密被毛茸；质脆易断，断面中部有髓。

3. 肉苁蓉与锁阳

（1）肉苁蓉　表面密被覆瓦状排列的肉质鳞叶；断面维管束排成波状环纹。

（2）锁阳　表面偶可见三角形鳞片；断面散生黄色三角状维管束。

4. 金钱草、广金钱草与连钱草

（1）金钱草　茎扭曲，棕色，有纵纹，实心；叶对生，心形，全缘，水浸后对光透视可见黑色或褐色条纹，叶背面有主脉1条，侧脉不明显；味淡。

（2）广金钱草　茎圆柱，密被黄柔毛；叶背灰白毛，侧脉羽状；味微甘。

（3）连钱草　茎方柱形，断面中空；叶肾形或心形，边缘具圆钝齿；味微苦。

【实训报告】　记录所观察生药的性状特征。

（牛林敏）

实训十五　麻黄、薄荷的鉴定

【实训目标】　掌握麻黄与薄荷的性状、显微及理化鉴别特征；从横切面区别草麻黄、中麻黄与木贼麻黄。

【实训准备】

（1）材料　麻黄药材及永久制片、草麻黄粉末、薄荷药材及粉末、薄荷茎永久制片。

（2）仪器　显微镜、刀片、培养皿、分液漏斗、微量升华装置等。

（3）试剂　稀盐酸、氨试液、三氯甲烷、氨制氯化铜试液、二硫化碳、硫酸、香草醛、水合氯醛试液、稀甘油等。

【实训内容】

1. 性状鉴别

（1）麻黄　细长圆柱形。表面淡绿色至黄绿色，有细纵脊线。节明显，节上有膜质鳞叶。断面略呈纤维性，周边绿黄色，髓部红棕色。气微香，味涩、微苦。

（2）薄荷　茎呈方柱形，表面紫棕色或淡绿色，质脆；断面白色，髓部中空。叶对生，有短柄；完整者展平后呈宽披针形、长椭圆形或卵形。轮伞花序腋生，花萼钟状，先端5齿裂，花冠淡紫色。揉搓后有特异清凉香气，味辛凉。

2. 显微鉴别

（1）麻黄茎的横切面

草麻黄　①表皮细胞外被厚的角质层，脊线较密，有蜡质疣状凸起，两脊线间有下陷气孔。②下皮纤维束位于脊线处，壁厚，非木化。③皮层较宽，纤维成束散在。④中柱鞘纤维束新月形。⑤维管束外韧型，8～10个，形成层环类圆形；木质部呈三角形。⑥髓部薄壁细胞含棕色块；偶有环髓纤维。⑦表皮细胞外壁、皮层薄壁细胞及纤维均可见细小草酸钙砂晶或方晶。

中麻黄　①维管束12～15个。②形成层环类三角形。③环髓纤维成束或单个散在。

木贼麻黄　①维管束8～10个。②形成层环类圆形。③无环髓纤维。

（2）草麻黄粉末　注意观察以下内容。①表皮碎片：甚多，细胞呈长方形，含颗粒状晶体；气孔特异，内陷，保卫细胞侧面观呈哑铃形或电话听筒状；角质层常破碎呈不规则条块状。②纤维：多而壁厚，木化或非木化，狭长，胞腔狭小，常不明显，附有众多细小的草酸钙砂晶和方晶。③棕色块：薄壁细胞常含红紫色或棕色物质，多散出。④导管：端壁具麻黄式穿孔板（图15）。

（3）薄荷茎横切面　①表皮为1层长方形细胞，外被角质层，有腺鳞、小腺毛及非腺毛。②皮层薄壁细胞数列，排列疏松，四棱角处由厚角细胞组成；内皮层明显。③维管束于四角处较发达，韧皮部狭窄。④形成层成环。⑤木质部在四棱处发达。⑥髓薄壁细胞大，中心常呈空洞。

（4）薄荷粉末　注意观察以下内容。①表皮细胞及气孔：细胞壁薄，呈波状，下表皮有众多直轴式气孔。②非腺毛：1～8个细胞组成，稍弯曲，具细密的疣状突起。③腺毛：单细胞头，椭圆形，内含淡黄色分泌物，柄单细胞。④腺鳞：顶面观圆形，由8个分泌细胞排列成辐射状，单细胞柄极短，侧面观扁球形。⑤橙皮苷结晶：存在于薄壁细胞中，呈针簇状（图16）。

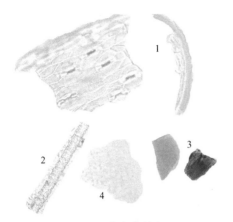

图15　草麻黄粉末

1—表皮细胞、气孔及角质层；2—纤维上附小晶体；
3—棕色块；4—皮层薄壁细胞

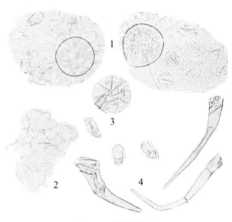

图16　薄荷粉末

1—表皮细胞及腺鳞；2—下表皮细胞与气孔；
3—小腺毛；4—非腺毛

3. 理化鉴别

（1）麻黄化学定性　取麻黄粉末0.2g，加水5ml与稀盐酸1～2滴，煮沸2～3min，滤过；滤液置分液漏斗中，加氨试液数滴使成碱性，再加三氯甲烷5ml，振摇提取；分取三氯甲烷液，置两支试管中，一管加氨制氯化铜试液与二硫化碳各5滴，振摇，静置，三氯甲烷层显深黄色；另一管为空白，以三氯甲烷5滴代替二硫化碳5滴，振摇后三氯甲烷层无色或显微黄色。

（2）薄荷挥发油检查　取薄荷叶的粉末少量，经微量升华得油状物，加硫酸2滴及香草醛结晶少量，初显黄色至橙黄色，再加水1滴，即变紫红色。

【实训提示】　微量升华时注意温度的调控，同时准备几张载玻片，先后收集升华物，比较几种晶形的不同。

【实训报告】　绘麻黄粉末特征图；记录理化鉴定结果。

（牛林徽）

实训十六　菌类、树脂类及其他类生药的鉴定

【实训目标】　掌握猪苓、茯苓、乳香、没药、血竭、海金沙、青黛、儿茶的显微及理化鉴别方法。

【实训准备】

（1）材料　猪苓、茯苓、乳香、没药、血竭、海金沙、青黛、儿茶药材及粉末。

（2）仪器　显微镜、研钵、试管、烧杯、白瓷板、水浴锅、酒精灯等。

（3）试剂　氢氧化钠溶液、碘试液、稀盐酸、碘化钾-碘试液、5%氢氧化钾、乙醚、硝酸、香草醛、稀甘油、水合氯醛试液等。

【实训内容】

1. 显微鉴别

（1）茯苓粉末　注意观察以下内容。①团块：水或稀甘油装片，可见无色不规则颗粒状

团块或末端钝圆的分枝状团块。②菌丝：用5％氢氧化钾溶液装片，团块溶化露出菌丝，菌丝细长，稍弯曲，有分枝，无色或淡棕色（图17）。

（2）猪苓粉末　注意观察以下内容。①菌丝团：菌丝交织成团，不易分离，大多无色，少数棕色。②菌丝：无色或棕色，细长弯曲。③草酸钙结晶：呈正方八面体形、双锥八面体形或不规则多面体（图18）。

（3）海金沙粉末　注意观察以下内容。孢子为四面体，三角状圆锥形，顶面观三面锥形，可见三叉状裂隙，侧面观类三角形，底面观类圆形，外壁有颗粒状雕纹（图19）。

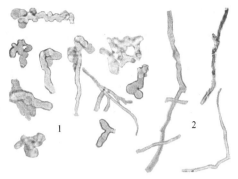

图17　茯苓粉末
1—颗粒状及分枝状团块；2—菌丝

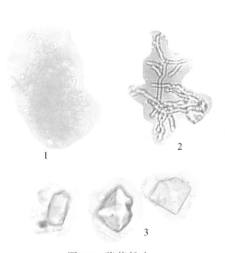

图18　猪苓粉末
1—菌丝团；2—菌丝；3—晶体

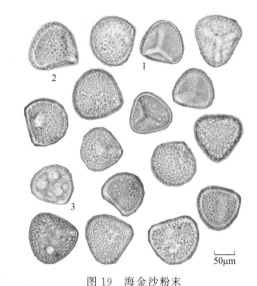

图19　海金沙粉末
1—孢子的顶面观；2—孢子的侧面观；3—孢子的底面观

2. 理化鉴别

（1）茯苓　①取粉末少量，加碘化钾碘试液1滴，显深红色。②取粉末0.1g于试管中，加水5ml，煮沸，加碘试液3滴，得黄色溶液，应不显蓝色或紫红色。③取粉末少量，加氢氧化钠溶液（1→5）适量，搅拌，呈黏胶状。

（2）猪苓　①取粉末1g，加稀盐酸10ml，置水浴上煮沸15min，搅拌，呈黏胶状。②取粉末0.1g于试管中，加水5ml，煮沸，加碘试液3滴，不显蓝色或紫红色。

（3）海金沙　取本品少量，撒于火焰上，即发出轻微爆鸣声及明亮的火焰。

（4）乳香　①与少量水共研能形成白色或黄白色乳状液。②燃烧时显油性，烧之有香气（但不应有松香气），冒黑烟。

（5）没药　①取本品与水共研，形成黄棕色乳状液。②取本品粉末少量，加香草醛试液数滴，天然没药立即显红色，继而变为红紫色，胶质没药立即显紫红色，继而变为蓝紫色。③取本品粉末0.1g，加乙醚3ml，振摇，滤过，滤液置蒸发皿中，挥尽乙醚，残留的黄色液体加硝酸数滴，显褐紫色。

（6）血竭　取粉末置白纸上，用火隔纸烘烤则熔化，但无扩散的油迹；对光照视，呈鲜艳的红色。

(7) 儿茶　取火柴杆浸于儿茶水浸液中，使轻微着色，待干燥后，再浸入盐酸中立即取出，置火焰附近烘烤，杆上即显深红色（检查儿茶素）。

(8) 青黛　①取本品少量，用微火灼烧，有紫红色的烟雾产生。②取本品少量，滴加硝酸，产生气泡，并显棕红色或黄棕色。

【实训报告】　绘茯苓、猪苓及海金沙的显微特征图；记录理化鉴定结果。

（敬小莉）

实训十七　珍珠、蟾酥的鉴定

【实训目标】　掌握珍珠与蟾酥的显微及理化鉴别特征。

【实训准备】

(1) 材料　珍珠药材、珍珠粉末、蟾酥药材、蟾酥粉末等。

(2) 仪器　显微镜、分析天平、紫外光灯、蒸发皿、恒温水浴锅、滤纸、试管等。

(3) 试剂　蒸馏水、稀盐酸、甲醇、对二甲氨基苯甲醛固体、硫酸、三氯甲烷、醋酐。

【实训内容】

1. 珍珠

(1) 性状鉴别　呈类球形、长圆形、卵圆形或棒形。表面类白色、浅粉红色、浅蓝色或浅黄绿色，半透明，光滑或微有凹凸，具特有的彩色光泽。质坚硬，破碎面可见层纹。气微，味淡。

(2) 显微鉴别　注意观察如下内容。①不规则碎块，半透明，有彩虹样光泽；②表面显颗粒性，由数至十数薄层重叠，片层结构排列紧密，可见致密的层纹或极细密的微波状纹理（图20）。

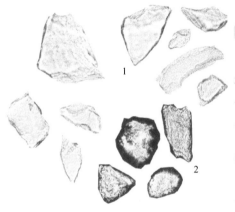

图20　珍珠粉末
1—不规则碎块；2—不规则碎块（偏光镜）

(3) 理化鉴别　①荧光试验：取珍珠药材，置紫外光灯（365nm）下观察，显浅蓝紫色（海水珍珠）或亮黄绿色荧光（淡水珍珠），通常环周部分较明亮。②火试：取本品火烧，表面变黑色、爆裂，并可见层层剥落的银灰色小片。③取本品粉末，加稀盐酸，即产生大量气泡，滤过，滤液显钙盐的鉴别反应。

2. 蟾酥

(1) 性状鉴别　本品呈扁圆形团块状或薄片状，棕褐色，薄片状者对光透视为红棕色。团块状者质坚，不易折断，断面棕褐色，角质状微有光泽；薄片状者质脆，易碎，断面红棕色，半透明。气微腥，味初甜而后有持久的麻辣感，粉末嗅之作嚏。

(2) 理化鉴别　①水试：取蟾酥药材断面沾水，可见到断面呈乳白色隆起。②取蟾酥粉末0.1g，加甲醇5ml，浸泡1h，滤过，滤液加对二甲氨基苯甲醛固体少量，滴加硫酸数滴，显示蓝紫色。③取蟾酥粉末0.1g，加三氯甲烷5ml，浸泡1h，滤过，将滤液蒸干，残渣加少量醋酐使其溶解，滴加硫酸，初显蓝紫色，渐变成蓝绿色。

【实训提示】

(1) 火烧珍珠时需用器皿隔离，以免珍珠爆裂伤人。

(2) 蟾酥毒性较强，实验时应注意不要将蟾酥粉末误入眼睛。

【实训报告】 绘珍珠粉末显微特征图；记录珍珠与蟾酥理化鉴定结果。

（屈云飞）

实训十八 动物与矿物类生药的性状鉴定

【实训目标】 掌握各生药的性状鉴别要点并区别易混生药。
【实训材料】 常用动物与矿物类生药。
【实训内容】 观察生药性状，并注意区分下列各组生药。

1. 地龙与水蛭

（1）地龙 呈长条状薄片，弯曲，全体具环节；第14～16环节为生殖带，习称"白颈"，较光亮；背部棕褐色至紫灰色，腹部浅黄棕色；体轻，略呈革质，不易折断。

（2）水蛭 呈扁平纺锤形，由多数环节组成，前端略尖，后端钝圆；两端各具1吸盘，前吸盘不显著，后吸盘较大；背部黑褐色或黑棕色，用水浸后可见黑色斑点排成5条纵纹；两侧及腹面为棕黄色；质脆，易折断，断面胶质状，有光泽。

2. 石决明与牡蛎

（1）石决明 表面有多数不规则的螺肋和细密生长线，末端有开孔，内面光滑，具珍珠样彩色光泽。质坚硬，不易破碎。

（2）牡蛎 呈长片状，壳内面瓷白色，质硬，断面层状，洁白。

3. 朱砂与赭石

（1）朱砂 表面具光泽；条痕红色至褐红色；入水不溶，不染水。

（2）赭石 表面一面多有圆形乳头状的突起，习称"钉头"；另一面与突起相应处有同样大小的凹窝；砸碎后断面显层叠状，条痕樱红色或红棕色。

4. 石膏、滑石与芒硝

（1）石膏 为纤维状的集合体；体重，质软，指甲能刻划；纵断面具绢丝样光泽，条痕白色。

（2）滑石 表面有蜡样光泽；质软，细腻，手摸有滑润感，条痕白色；无吸湿性，置水中不崩散。

（3）芒硝 条痕白色；气微，味咸；入水溶解。

【实训报告】 记录所观察生药的性状特征。

（魏国栋）

生药中文名称索引

二画

丁香 …………………… 168
人工牛黄 ……………… 286
人参 …………………… 74
人参叶 ………………… 77
儿茶 …………………… 256

三画

三七 …………………… 78
三棱 …………………… 109
土木香 ………………… 106
土鳖虫 ………………… 271
大血藤 ………………… 135
大青叶 ………………… 159
大黄 …………………… 48
大腹皮 ………………… 212
山麦冬 ………………… 123
山豆根 ………………… 67
山茱萸 ………………… 201
山药 …………………… 123
山银花 ………………… 172
山楂 …………………… 185
千年健 ………………… 116
川木香 ………………… 106
川木通 ………………… 135
川贝母 ………………… 117
川牛膝 ………………… 53
川乌 …………………… 56
川芎 …………………… 84
川射干 ………………… 125
川楝子 ………………… 195
广金钱草 ……………… 225

广藿香 ………………… 225
女贞子 ………………… 203
小茴香 ………………… 199
小通草 ………………… 140
马钱子 ………………… 203

四画

天仙子 ………………… 206
天冬 …………………… 121
天花粉 ………………… 101
天南星 ………………… 112
天麻 …………………… 127
云芝 …………………… 245
木瓜 …………………… 184
木香 …………………… 105
木通 …………………… 134
五加皮 ………………… 153
五味子 ………………… 181
五倍子 ………………… 258
太子参 ………………… 55
车前子 ………………… 235
车前草 ………………… 234
牛黄 …………………… 285
牛蒡子 ………………… 209
牛膝 …………………… 52
片姜黄 ………………… 126
化橘红 ………………… 193
丹参 …………………… 93
乌药 …………………… 64
乌梢蛇 ………………… 279
乌梅 …………………… 188
巴豆 …………………… 196
巴豆霜 ………………… 196
巴戟天 ………………… 98
水蛭 …………………… 265

五画

玉竹 …………………… 121

甘松 …………………… 100
甘草 …………………… 69
甘遂 …………………… 73
艾叶 …………………… 164
石韦 …………………… 157
石决明 ………………… 265
石菖蒲 ………………… 115
石斛 …………………… 238
石膏 …………………… 295
龙胆 …………………… 88
平贝母 ………………… 119
北豆根 ………………… 63
北沙参 ………………… 88
仙鹤草 ………………… 222
白及 …………………… 130
白术 …………………… 106
白芍 …………………… 59
白芷 …………………… 80
白蔹 …………………… 74
白薇 …………………… 91
瓜蒌 …………………… 208
瓜蒌子 ………………… 209
瓜蒌皮 ………………… 208
冬虫夏草 ……………… 242
玄参 …………………… 96
半枝莲 ………………… 227
半夏 …………………… 113

六画

地龙 …………………… 263
地肤子 ………………… 181
地骨皮 ………………… 153
地黄 …………………… 97
地榆 …………………… 66
芒硝 …………………… 295
西红花 ………………… 176
西洋参 ………………… 77
百部 …………………… 116
当归 …………………… 81

肉苁蓉 ·················· 231
肉豆蔻 ·················· 182
肉桂 ····················· 147
朱砂 ····················· 292
延胡索 ···················· 64
自然铜 ·················· 293
伊贝母 ·················· 119
血竭 ····················· 252
全蝎 ····················· 269
关黄柏 ·················· 151
灯心草 ·················· 140
决明子 ·················· 189
安息香 ·················· 252
冰片 ····················· 257
防己 ······················ 62
防风 ······················ 86
红花 ····················· 173
红芪 ······················ 72
红参 ······················ 77

七画

麦冬 ····················· 122
远志 ······················ 73
赤芍 ······················ 60
苍术 ····················· 108
芦荟 ····················· 259
苏木 ····················· 136
杜仲 ····················· 149
巫山淫羊藿 ············ 159
豆蔻 ····················· 215
连钱草 ·················· 225
连翘 ····················· 202
吴茱萸 ·················· 194
牡丹皮 ·················· 144
牡蛎 ····················· 268
体外培育牛黄 ········· 286
何首乌 ··················· 50
皂角刺 ·················· 137
谷精草 ·················· 177
龟甲 ····················· 276
辛夷 ····················· 167
羌活 ······················ 83
沙苑子 ·················· 189
没药 ····················· 251

沉香 ····················· 138
诃子 ····················· 199
补骨脂 ·················· 190
灵芝 ····················· 244
阿胶 ····················· 280
陈皮 ····················· 192
附子 ······················ 58
忍冬藤 ·················· 172

八画

鸡内金 ·················· 280
鸡血藤 ·················· 136
青风藤 ·················· 134
青皮 ····················· 193
青蒿 ····················· 236
青黛 ····················· 256
苦地丁 ·················· 223
苦杏仁 ·················· 185
苦参 ······················ 66
枇杷叶 ·················· 160
板蓝根 ··················· 65
郁李仁 ·················· 187
郁金 ····················· 126
虎杖 ······················ 52
罗布麻叶 ··············· 163
制川乌 ··················· 57
制天南星 ··············· 113
制何首乌 ················· 51
制草乌 ··················· 57
知母 ····················· 123
使君子 ·················· 198
侧柏叶 ·················· 158
金钱白花蛇 ············ 278
金钱草 ·················· 223
金银花 ·················· 171
金樱子 ·················· 188
乳香 ····················· 250
鱼腥草 ·················· 221
狗脊 ······················ 44
炉甘石 ·················· 294
法半夏 ·················· 114
泽泻 ····················· 110
降香 ····················· 137
细辛 ······················ 47

九画

珍珠 ····················· 266
珍珠母 ·················· 267
荆芥 ····················· 227
荆芥穗 ·················· 228
茜草 ······················ 99
草乌 ······················ 57
草豆蔻 ·················· 215
草果 ····················· 214
茵陈 ····················· 235
茯苓 ····················· 245
茯苓皮 ·················· 246
茺蔚子 ·················· 229
胡黄连 ··················· 98
南五味子 ··············· 182
南沙参 ·················· 104
南板蓝根 ················· 66
南鹤虱 ·················· 209
枳壳 ····················· 191
枳实 ····················· 192
栀子 ····················· 207
枸杞子 ·················· 207
枸骨叶 ·················· 162
威灵仙 ··················· 55
厚朴 ····················· 145
砂仁 ····················· 212
鸦胆子 ·················· 195
哈蟆油 ·················· 275
钩藤 ····················· 140
香加皮 ·················· 152
香附 ····················· 111
胖大海 ·················· 198
独活 ······················ 82
姜半夏 ·················· 114
姜黄 ····················· 126
前胡 ······················ 83
首乌藤 ··················· 51
洋金花 ·················· 170
穿心莲 ·················· 232

十画

秦艽 ······················ 90
秦皮 ····················· 151

莪术 …………………… 125
桂枝 …………………… 148
桔梗 …………………… 102
桃仁 …………………… 186
夏枯草 ………………… 206
柴胡 …………………… 86
党参 …………………… 103
铁皮石斛 ……………… 239
射干 …………………… 125
徐长卿 ………………… 91
高良姜 ………………… 127
粉葛 …………………… 69
益母草 ………………… 228
益智 …………………… 216
浙贝母 ………………… 119
海马 …………………… 273
海风藤 ………………… 133
海金沙 ………………… 255
海螵蛸 ………………… 268
海藻 …………………… 242
通草 …………………… 140
桑叶 …………………… 144
桑白皮 ………………… 143
桑枝 …………………… 144
桑螵蛸 ………………… 271

十一画

黄芩 …………………… 95
黄芪 …………………… 71
黄连 …………………… 60
黄柏 …………………… 150
黄精 …………………… 120
菟丝子 ………………… 204
菊花 …………………… 172
野菊花 ………………… 173
蛇床子 ………………… 201
银柴胡 ………………… 54
甜地丁 ………………… 223

猪苓 …………………… 246
麻黄 …………………… 219
麻黄根 ………………… 221
鹿角 …………………… 284
鹿角胶 ………………… 284
鹿角霜 ………………… 284
鹿茸 …………………… 283
商陆 …………………… 54
羚羊角 ………………… 287
清半夏 ………………… 114
淫羊藿 ………………… 158
淡竹叶 ………………… 237
续断 …………………… 100
绵马贯众 ……………… 45

十二画

斑蝥 …………………… 272
款冬花 ………………… 172
葛根 …………………… 68
葶苈子 ………………… 183
雄黄 …………………… 292
紫花地丁 ……………… 223
紫花前胡 ……………… 84
紫苏子 ………………… 164
紫苏叶 ………………… 163
紫苏梗 ………………… 164
紫草 …………………… 92
紫萁贯众 ……………… 47
紫菀 …………………… 108
蛤蚧 …………………… 277
锁阳 …………………… 232
番泻叶 ………………… 161
湖北贝母 ……………… 119
滑石 …………………… 294
滑石粉 ………………… 294

十三画

蒲黄 …………………… 175

槐花 …………………… 167
蜈蚣 …………………… 270
煅石膏 ………………… 295

十四画

蔓荆子 ………………… 205
蓼大青叶 ……………… 160
槟榔 …………………… 210
酸枣仁 ………………… 196

十五画

赭石 …………………… 293
蕲蛇 …………………… 279
僵蚕 …………………… 273
熟地黄 ………………… 98
鹤虱 …………………… 209
鹤草芽 ………………… 222

十六画

薏苡仁 ………………… 210
薄荷 …………………… 229
橘红 …………………… 193
橘核 …………………… 193
藏菖蒲 ………………… 116

十七画

藁本 …………………… 85

十九画

蟾酥 …………………… 274

二十画

鳖甲 …………………… 276

二十一画

麝香 …………………… 281

参 考 文 献

[1] 国家药典委员会. 中华人民共和国药典（2015年版）. 北京：中国医药科技出版社，2015.

[2] 王苏丽，易东阳. 生药学. 北京：化学工业出版社，2013.

[3] 张钦德. 中药鉴定技术. 第3版. 北京：人民卫生出版社，2014.

[4] 蔡少青. 生药学. 北京：人民卫生出版社，2011.

[5] 李萍. 生药学. 北京：中国医药科技出版社，2010.

[6] 国家药典委员会. 中华人民共和国药典中药材显微鉴别彩色图鉴. 北京：人民卫生出版社，2008.

[7] 肖培根. 新编中药志. 北京：化学工业出版社，2002.

[8] 徐国钧. 中药材粉末显微鉴定. 北京：人民卫生出版社，1986.

[9] 李新中等. 生药学. 北京：科学出版社，2010.

[10] 国家中医药管理局《中华本草》编委会. 中华本草. 上海：上海科技出版社，1999.